AF894322

Verhandlungen

der

Deutschen Pathologischen Gesellschaft.

Im Auftrage des Vorstandes
herausgegeben von dem derzeitigen Schriftführer

E. Ponfick in Breslau.

Zweite Tagung,

gehalten zu München vom 18.—22. September 1899.

Berlin.
Druck und Verlag von Georg Reimer.
1900.

Vorrede.

Wie schon der stattliche Umfang dieses zweiten Bandes bekundet, hat das Interesse an den Verhandlungen der Deutschen Pathologischen Gesellschaft seit der kurzen Zeit ihres Bestehens bedeutend zugenommen: ein Beweis, dass das bei deren Begründung gesteckte Ziel wissenschaftlicher Zusammenarbeit und persönlicher Annäherung in immer weiteren Kreisen Anklang und thätige Förderung gefunden hat.

Die Versammlung in München hat denn auch die Lebhaftigkeit der wissenschaftlichen Production anschaulich wiedergespiegelt, welche sich auf dem Gebiete der Allgemeinen Pathologie und Pathologischen Anatomie allerwärts geltend macht. So entschloss sich die Medicinische Hauptgruppe der Versammlung Deutscher Naturforscher und Aerzte, welche sämmtliche Fachabtheilungen um ein allgemein fesselndes Thema zu schaaren berufen ist, auf 1 Tag mit unserer Gesellschaft gleichsam zu verschmelzen, um unter der Leitung des Altmeisters der Pathologie, Herrn Rudolf Virchow, gemeinsam mit uns zu tagen. Die hiebei gehaltenen Vorträge eröffnen die heurigen Verhandlungen.

Ein vollständiges Bild von der gesammten dortigen Thätigkeit gewährt aber erst die Reihe von Aufsätzen, welche hiermit der Oeffentlichkeit übergeben werden und an denen zu unserer grossen Freude auch angesehene ausländische Fachgenossen wiederum betheiligt sind.

Die Beigabe zahlreicher, zum Theil bunter Tafeln bezeichnet einen weiteren werthvollen Fortschritt. Trotz der in den Verhältnissen begründeten Bescheidenheit dieses „Anfanges" wird er sicherlich dazu beitragen, unserem Unternehmen neue Freunde zu erwerben.

Im Auftrage des Vorstandes der Deutschen Pathologischen Gesellschaft

E. Ponfick.

Inhaltsverzeichniss.

Seite

IV. Wissenschaftliche Sitzung der Deutschen Pathologischen Gesellschaft.

V. Wissenschaftliche Sitzung der Deutschen Pathologischen Gesellschaft.

I.

Allgemein-wissenschaftliche Sitzung der Deutschen Pathologischen Gesellschaft

in Gemeinschaft mit der **ganzen medicinischen Hauptgruppe** der Versammlung Deutscher Naturforscher und Aerzte gehalten im Deutschen Theater zu München

am 21. September 1899 Vormittags 9 Uhr.

Der Vorsitzende, Herr Rudolf Virchow, eröffnet die Verhandlungen mit folgender Ansprache:

Zur Zeit, als die Gesellschaft der deutschen Naturforscher gegründet wurde, befand sich die Pathologie, in der noch die Construction von Systemen als Ziel der wissenschaftlichen Bestrebungen galt, auf einem ziemlich niedrigen Niveau. Sie erhob sich aber bald zu grosser Bedeutung durch ihren Eintritt in die Reihe der exacten Wissenschaften. Freilich ist man im Siegesgefühl etwas zu weit gegangen. Ich habe mich alsbald bemüht, die zu weit gehenden Erwartungen Rokitansky's zu mässigen. Das Gebiet der pathologischen Anatomie hört auf an der Grenze des Sichtbaren. Darüber hinaus kann nur das Experiment oder die directe Beobachtung lebendiger Vorgänge zur weiteren Erforschung der Vorgänge im Körper dienen.

Daher bieten dem Verständniss diejenigen Processe, die ohne sichtbare Veränderung der Substanz einhergehen, besonders die Vorgänge der Reizung, grosse Schwierigkeit, und daher scheitern so viele Aerzte an der Unterscheidung von Irritation und Entzündung. So ist man heute noch nicht im Stande, eine bloss gereizte von einer entzündeten Ganglienzelle scharf zu unterscheiden. Nur darüber besteht jetzt ein allgemeines Einverständniss, dass jeder entzündliche Vorgang auch ein irritativer, somit ein vitaler ist.

Zur Zeit, da Oken, innerlich voller Muth, nach aussen mit begreiflicher Schüchternheit, die neue Vereinigung von Naturforschern und Aerzten ins Leben rief, stand der Vitalismus in voller Blüte. Jetzt kann er, im alten Sinne, als abgethan gelten. Man erkennt allgemein an, dass den Lebensvorgängen materielle Veränderungen zu Grunde liegen; aber man verkennt noch zu oft den Gegensatz von Tod und Leben. So z. B. in dem absterbenden Gewebe von Tuberkeln. Es ist unmöglich, todtes Gewebe wieder lebendig zu machen, und doch sollen nach der Meinung Vieler die Lungen-Heilstätten das leisten. Abgestorbenes Gewebe ist aus dem Körper zu entfernen, eine Restitution desselben ist ausgeschlossen. Erst wenn dies allgemein eingesehen wird, ist eine rationelle Beurtheilung und Behandlung der Tuberculose denkbar; die jetzige Beurtheilung und Behandlung mit ihrem groben Schematismus ist ein Unglück. Die Resorption todter käsiger Massen herbeizuführen, ist eine an sich denkbare, jedoch sicherlich recht schwierige Aufgabe. Aber Resorption ist Zerstörung. Auch bei der Tuberculose lässt sich also im besten Falle eine Defect-Heilung durch Vernarbung einleiten, aber sie bringt keine Restitutio in integrum. So ist die scharfe Unterscheidung von Leben und Tod im Gewebe eine wichtige Aufgabe der praktischen Pathologie geblieben.

Nirgends ist das mehr augenfällig als in der Lehre von den pathologischen Neubildungen. Eines freilich ist im Laufe dieses Jahrhunderts allgemein anerkannt worden: Das Bildungsgesetz dieser Neubildungen kann kein anderes sein als das der physiologischen. Nur über den Hergang der Bildung, namentlich über die Anfänge derselben, bestehen noch immer grosse Meinungsverschiedenheiten. Es liegt daher im Interesse Aller, diese genetischen Vorgänge durch genauere Nachweise klargelegt zu sehen und eine allgemeine Verständigung zwischen Embryologen und Pathologen herbeizuführen. Die heutige Verhandlung wird ein erster Versuch sein, durch persönliche Erörterung die wünschenswerthe Uebereinstimmung zu erreichen. Wir beginnen mit einer der schwierigsten Aufgaben. Ihr zahlreiches Erscheinen bezeugt das Interesse grosser Kreise daran.

Die Keimblatt-Theorie ist allgemein anerkannt; allein die Ueberzeugung von ihrer Richtigkeit und ihrer Bedeutung beruht vielfach auf einer bloss dogmatischen Tradition, nicht auf genauer Kenntniss der Thatsachen. Der Vorstand der Pathologischen Gesellschaft hat es deshalb als eine dankbare Aufgabe betrachtet, die heutigen Erfahrungen über die Bildung von Gewebe aus den Keimblättern und die Beziehungen der letzteren zu pathologischen Vorgängen im Zusammenhange vorzuführen. Er ist so glücklich gewesen, zwei der erfahrensten Untersucher für diese Auseinandersetzungen zu gewinnen; er dankt den Herren Rabl und Marchand bestens für ihr bereitwilliges Entgegenkommen.

---

1. Herr Rabl-Prag:

Homologie und Eigenart.

Hochgeehrte Versammlung! Es ist Ihnen Allen bekannt, wie sanguinisch zuweilen über die Erfolge einer neuen Heilmethode geurtheilt wird. Der Wunsch und das Streben, den leidenden Mitmenschen zu helfen, trübt nur allzu leicht das Urtheil selbst ruhig denkender, nüchterner Männer. Ich brauche Sie nur an den hellen Jubel zu erinnern, der allerwärts herrschte, als man in dem Tuberculin ein Mittel gefunden zu haben glaubte, um einer der verheerendsten Krankheiten zu steuern, und an die tiefe Depression, die sich einstellte, als sich zeigte, dass die Hoffnungen unbegründete waren. — Wenn wir einige Jahre weiter zurückgreifen, finden wir in der vermeintlichen Heilung der Tabes durch Dehnung des Nervus ischiadicus ein ähnliches Beispiel; auch hier musste man sich bald sagen, dass der erwartete und anfangs mit Freuden begrüsste Erfolg ein durchaus negativer war. — Als ein drittes Beispiel eines derartigen Misserfolges einer neuen Heilmethode ist die Transplantation thierischer Gewebe auf den Menschen zu erwähnen. Man hat Kaninchennerven auf den Menschen übertragen und gehofft, dass sie die resecirten Stücke menschlicher Nerven ersetzen würden; man hat aber nie beobachtet, dass solche Nerven leitungs- und functionsfähig wurden. Man hat Stücke des Periosts vom Kaninchen oder von anderen Thieren auf den Menschen transplantirt, in der Hoffnung, dass sie Knochen bilden würden; indessen hat auch hier der Erfolg die Hoffnungen getäuscht. Man hat Stücke der Hornhaut des Kaninchens, des Hundes, der Ratte, ja sogar des Huhnes an die Stelle der menschlichen Hornhaut gesetzt; jedoch war auch hier der Erfolg, wenn er auch anfangs zuweilen ein günstiger zu sein schien, immer nur von vorübergehender Dauer; die transplantirte Hornhaut trübte sich nach längerer oder kürzerer Zeit oder sie wurde wieder abgestossen. — Auch die Transfusion des Blutes können wir, wenn wir auch das Blut nicht nach dem Vorgange einiger älteren Histologen als Bindegewebe mit flüssiger Intercellularsubstanz betrachten wollen, als eine Art Transplantation bezeichnen. Sie erinnern sich, welche traurigen Erfahrungen man z. B. mit der Transfusion von Lammsblut gemacht hat. Nach kurzer Zeit, oft schon nach wenigen Minuten, traten schwere Störungen auf, die rothen Blutkörperchen zerfielen, das Haemoglobin wurde aufgelöst und erschien in grosser Menge im Harne wieder. Hatte man grössere Mengen fremden Blutes transfundirt, so konnte der Tod die Folge des Eingriffes sein.

Indessen hatte man doch sowohl bei der Transplantation, als bei der Transfusion auch manche sehr werthvolle günstige Erfahrung gemacht. Man hatte gelernt, dass sie ganz gut und mit Erfolg ausführbar waren zwischen Individuen einer und derselben Art, dass sie dagegen misslangen zwischen Individuen verschiedener Arten. Uebertrug man ein Stückchen Periost vom Hund auf den Menschen oder auf die Katze oder das Kaninchen, so wurde es nach einiger Zeit entweder resorbirt oder abgestossen oder es heilte wie ein Fremdkörper ein, aber ohne Knochen zu produciren. Transplantirte man dagegen ein Stückchen Periost von Hund auf Hund, von Katze auf Katze u. s. w., so blieb es erhalten, entwickelte sich weiter und producirte Knochen. Machte man eine Transfusion vom Lamm auf den Menschen, oder vom Hund auf das Kaninchen, so traten die erwähnten schweren Störungen auf; transfundirte man dagegen von Mensch auf Mensch, von Hund auf Hund u. s. w., so erzielte man in der Regel den gewünschten Erfolg.

Hierher gehören auch die merkwürdigen Ergebnisse, welche Born[1]) in neuerer Zeit bei seinen Verwachsungsversuchen mit Amphibienlarven erzielt hat, sowie die Resultate Joest's[2]) hinsichtlich der zwischen verschiedenen Arten von Regenwürmern ausgeführten Transplantationen. Es würde mich zu weit führen, wenn ich auf die interessanten Resultate aller dieser Versuche im Detail eingehen wollte; ich muss mich begnügen, zu erwähnen, dass sie alle zu wesentlich demselben Schlusse geführt haben: Transplantationen und Transfusionen sind ganz wohl ausführbar

---

1) G. Born, Ueber die Ergebnisse der mit Amphibienlarven angestellten Verwachsungsversuche. Verh. d. anat. Ges. auf d. IX. Versammlung in Basel 1895.

Derselbe, Ueber Verwachsungsversuche mit Amphibienlarven. Arch. f. Entwicklungsmechanik IV. Bd. 1897.

2) Ernst Joest, Transplantationsversuche an Lumbriciden. Morphologie und Physiologie der Transplantationen. Arch. f. Entwicklungsmechanik. V. Bd. 1897.

zwischen Individuen einer und derselben Art, sie misslingen dagegen zwischen Individuen verschiedener Arten. Man hat daraus den Schluss gezogen, dass zwischen den homologen Geweben und Gewebsbestandtheilen Unterschiede existiren, Unterschiede im anatomischen Bau und in der chemischen Zusammensetzung, und man hat die Verwandtschaft homologer Gewebe und Gewebszellen als vegetative Affinität bezeichnet.

Dass solche Unterschiede im anatomischen Bau und in der chemischen Zusammensetzung thatsächlich existiren, kann nach unseren bisherigen Erfahrungen, so dürftig sie auch sind, keinem Zweifel mehr unterliegen. Huppert[1]) ist auf Grund der Ergebnisse der physiologischen Chemie zu der Ueberzeugung gekommen, dass die verschiedenen Thierarten nicht nur aus verschiedenen chemischen Stoffen aufgebaut sind, sondern dass sie, in Abhängigkeit hiervon, auch ein eigenartiges chemisches Leben führen. Er hat vor Allem darauf hingewiesen, dass das Haemoglobin der verschiedenen Thierarten ein verschiedenes ist; das Haemoglobin des Menschen ist ein anderes, als das des Hundes, dieses ein anderes, als das des Pferdes, dieses wieder ein anderes, als das des Eichhörnchens, des Meerschweinchens, des Hamsters u. s. w. Die verschiedenen Haemoglobine unterscheiden sich durch ihre Löslichkeitsverhältnisse, durch ihre Krystallform und durch ihre elementare Zusammensetzung von einander. Transfundirt man daher Blut einer Thierart auf eine andere, von ihr verschiedene, so führt man in diese einen Fremdkörper ein und der Eingriff muss um so schwerer sein, als sich der Fremdkörper rasch im ganzen Körper verbreitet; in diesem Falle wirkt der Fremdkörper wie ein in den Organismus eingeführtes Gift. — Es bestehen aber sicher nicht blos chemische Unterschiede zwischen dem Blute verschiedener Thierarten, sondern, im Zusammenhange damit, auch anatomische. Wir wissen, dass die Zahl und Grösse und auch der feinere Bau der Blutkörperchen bei den verschiedenen Thieren verschieden sind.

Freilich sind wir heute in den meisten Fällen noch nicht im Stande, die anatomischen Unterschiede zwischen den homologen Geweben und Gewebsbestandtheilen verschiedener Thierarten auch

---

[1]) Huppert, Ueber die Erhaltung der Arteigenschaften. Vortrag, gehalten bei der Installation des Rectors der k. k. deutschen Carl-Ferdinands-Universität in Prag am 16. Nov. 1895.

nur mit einiger Sicherheit anzugeben. Wir schliessen auf dieselben auf Grund der angeführten Experimente, auf Grund der Verschiedenartigkeit des Erfolges der Transplantationen homologer Gewebe auf Thiere gleicher oder verschiedener Art. Es dürfte heute wohl kaum einen Histologen geben, der im Stande wäre ein Stückchen Leber eines Kaninchens von einem ebensolchen Stückchen Leber eines Hundes unter dem Mikroskop mit Sicherheit zu unterscheiden, oder der uns die Unterschiede zwischen dem Muskelgewebe des Menschen und dem des Hundes, des Kaninchens oder irgend eines anderen Säugethieres demonstriren könnte; und doch müssen solche Unterschiede existiren. Nicht mit Unrecht hat unlängst Minot[1]) darüber geklagt, dass unsere Studenten in der Regel nur die mikroskopische Structur der Niere des Hundes oder des Kaninchens kennen lernen, dass sie aber von dem feineren Bau der menschlichen Niere, wenn überhaupt, nur eine ganz oberflächliche Kenntniss erlangen.

Indessen bin ich in der Lage, wenigstens an einem Beispiel zu zeigen, dass in der That in dem feineren, mikroskopischen Bau homologer Gewebe bei den verschiedenen Thierarten typische, ja geradezu ziffermässig nachweisbare Unterschiede existiren. Das Beispiel, das ich anführen kann, betrifft die Linse[2]). Um dies zu erläutern, muss ich ein paar Worte über den feineren Bau derselben vorausschicken, werde aber vom Detail nur so viel anführen, als zu meiner Beweisführung unbedingt nothwendig ist. Sie Alle wissen, dass die Linse aus einer structurlosen Capsel, aus einem Epithel — dem sogenannten Epithel der vorderen Capsel — und aus den Linsenfasern besteht; es ist Ihnen ferner bekannt, dass die Zellen des Linsenepithels an der Epithelgrenze zu Linsenfasern auswachsen, dass also an dieser Stelle die Bildungszone der die Hauptmasse der Linse aufbauenden Linsenfasern zu suchen ist. Genauere Untersuchungen des Linsenepithels haben nun ergeben,

---

[1]) Charles Sedgwick Minot, Knowledge and Practice. Yale University Medical Commencement Address, June 29, 1899. Science, N. S. Bl. X. July 7, 1899.

[2]) Vergl. darüber meine Arbeiten „Ueber den Bau und die Entwicklung der Linse" in der Zeitschr. f. wiss. Zool. I. Theil. „Die Linse der Selachier und Amphibien". Bd. LXIII, 1898; II. Theil. „Die Linse der Reptilien und Vögel". Bd. LXV, 1898; III. Theil (im Erscheinen begriffen). „Die Linse der Säugethiere". Rückblick und Schluss. Bd. LXVII. 1899.

dass seine Zellen an der Epithelgrenze bei allen Wirbelthieren zu sehr regelmässigen, meridional gestellten Reihen angeordnet sind, und da nun am Hinterende dieser meridionalen Reihen die Linsenfasern entstehen, so müssen sich diese zu ebenso regelmässigen, radiären Lamellen über einander legen. Diese radiären Lamellen bauen nun weitaus die Hauptmasse der ganzen Linse auf. Ihre Zahl muss dieselbe sein, wie die der meridionalen Reihen an der Epithelgrenze.

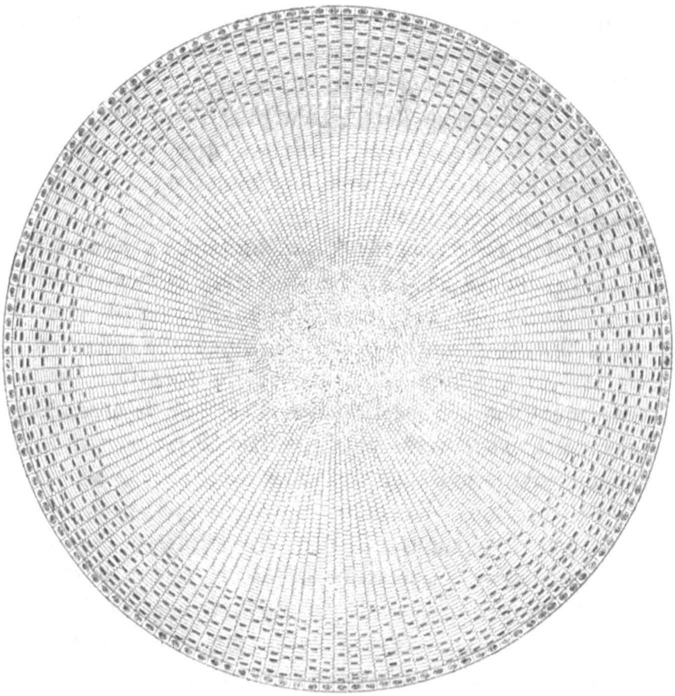

Schema eines Aequatorialschnittes durch die Linse.

Bis vor Kurzem war man nun der Meinung, dass, von gewissen Grössen- und Formunterschieden abgesehen, die Linsen fast aller Wirbelthiere den gleichen Bau besitzen, dass, mit anderen Worten, das mikroskopische Bild einer Kaninchenlinse dasselbe sei, wie das einer Hunde-, Katzen- oder Menschenlinse. Diese Meinung hat sich indessen als durchaus irrig herausgestellt. Es hat sich gezeigt, dass der feinere Bau der Linse nicht blos nach den einzelnen Classen und Ordnungen der Wirbelthiere ein verschiedener ist, sondern dass sogar jede einzelne Art ihre eigene, specifische, wohl charakterisirte Linse besitzt. Gewöhnlich genügt die Untersuchung eines einzigen Aequatorialschnittes, um eine sichere Diagnose zu ermöglichen; in anderen Fällen muss auch zu der Untersuchung von Meridionalschnitten gegriffen werden.

Diese specifische Verschiedenheit der Linse hängt zum Theil mit der verschiedenen Ausbildung ihrer Function bei den einzelnen Arten zusammen. In der That bietet uns die Linse eines der schlagendsten Beispiele für die Anpassung eines Organs oder eines Gewebes an die Funktion, welche es ausübt, also für das, was Roux als „functionelle Anpassung" bezeichnet hat.

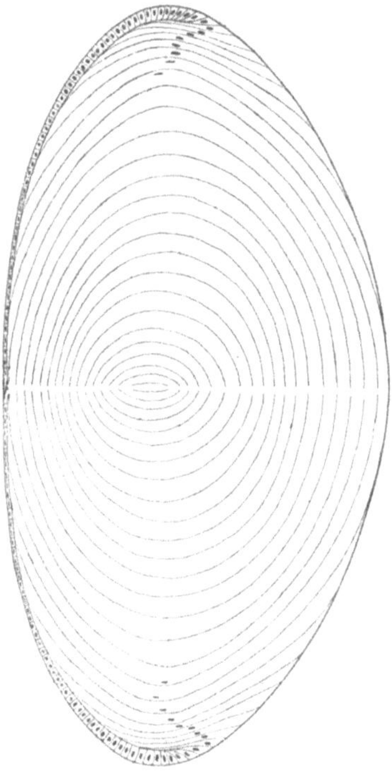
Schema eines Meridionalschnittes durch die Linse.

Bekanntlich spielt die Linse bei der Accommodation eine sehr wichtige Rolle. Die Accommodation kommt nun bei den Wirbelthieren in zweierlei Weise zu Stande; entweder, wie bei den Fischen und Schlangen, durch eine Ortsverschiebung der Linse oder aber, wie bei der Mehrzahl der Reptilien, bei den Vögeln und den Säugethieren, durch eine Formveränderung derselben. Bei einem Theil der Amphibien und einigen Säugethieren konnte bisher überhaupt keine oder nur eine sehr geringfügige Accommodation nachgewiesen werden. Nun hat die Untersuchung des feineren Baues der Linse gelehrt, dass sowohl die Geschwindigkeit, mit der die Accommodation erfolgt, als auch die Accommodationsbreite in der Struktur der Linse ganz unverkennbar zum Ausdrucke kommen. Im Ganzen und Grossen können wir sagen, dass ein Thier, vorausgesetzt, dass es überhaupt accommodirt, um so schneller accommodiren muss, je schneller es sich bewegt. Ein

Segler, der im Stande ist, in einer Stunde eine Strecke von mehr als 300 Kilometern zu durchfliegen, muss schneller accomodiren als eine Krähe, die in der Stunde nur etwa 160 Kilometer zurücklegt, diese wieder schneller als eine Taube, deren Fluggeschwindigkeit im Mittel etwa 100 Kilometer in der Stunde beträgt, und diese endlich schneller als ein Papagei oder eine Hausente, deren Geschwindigkeit eine relativ geringe ist. Die verschiedene Schnelligkeit der Accommodation setzt gewisse Eigenthümlichkeiten des feineren Baues der Linse voraus und diese Eigenthümlichkeiten sind so scharf und bestimmt ausgeprägt, dass wir aus denselben geradezu einen Schluss auf die Schnelligkeit der Fortbewegung zu ziehen vermögen. Der Parallelismus zwischen der mikroskopischen Structur der Linse und der Fluggeschwindigkeit eines Vogels ist so gross, dass wir sozusagen in den Stand gesetzt werden, die letztere von dem mikroskopischen Bilde der Linse abzulesen.

Ein ähnlicher Parallelismus besteht bei den Säugethieren zwischen dem feineren Bau der Linse und der Accommodationsbreite. Aus den vor Kurzem veröffentlichten Untersuchungen von Hess und Heine[1]) wissen wir, dass die Accommodationsbreite bei den meisten Säugethieren eine sehr geringe ist. Sie erhebt sich selten über 3 bis 3,5 Dioptrieen. Nur bei den Primaten, den Affen und dem Menschen, ist dieselbe eine relativ grosse, indem sie bei intacter Accommodation mindestens 10—12 Dioptrieen beträgt. Diese grosse Accommodationsbreite der Primaten ist in Zusammenhang zu bringen mit der viel freieren Beweglichkeit der vorderen, beziehungsweise oberen Extremitäten, welche sie in den Stand setzt, die Gegenstände viel näher an's Auge heranzubringen und sie viel sorgfältiger und genauer zu betrachten, als dies den meisten anderen Säugethieren möglich ist. Die Unterschiede in der Accommodationsbreite kommen nun aber auch im mikroskopischen Bilde der Linse so klar und unverkennbar zum Ausdrucke, dass uns dadurch die Möglichkeit geboten wird, die Zahl der Dioptrieen gewissermassen noch unter dem Mikroskope zu erkennen. So bestehen also die innigsten Wechselbeziehungen

---

[1]) C. Hess und L. Heine, Arbeiten aus dem Gebiete der Accomodationslehre. IV. Experimentelle Untersuchungen über den Einfluss der Accommodation auf den intraocularen Druck, nebst Beiträgen zur Kenntniss der Accommodation bei Säugethieren. Arch. f. Ophthalmologie. 44. Jahrg. Bd. LVI. 1898.

zwischen Form und Function, zwischen dem feineren Bau und der Leistungsfähigkeit eines Organs oder eines Gewebes. Ja, noch mehr! Zwei Säugethiere, welche dieselbe Accommodationsbreite besitzen, oder zwei Vögel, deren Accomodationsgeschwindigkeit die gleiche ist, haben deshalb noch nicht ganz gleich gebaute Linsen; vielmehr hat, wie schon erwähnt, jede Familie, ja jede Art ihre specifische, wohl charakterisirte Linse. Wie gesagt, besteht jede Linse der Hauptmasse nach aus radiär gestellten Lamellen, deren Zahl von der Zahl der meridionalen Reihen am Epithelrand abhängt. Diese Zahl ist nun bei den verschiedenen Arten eine verschiedene. Ich will dafür ein paar Beispiele anführen. Beim Wassersalamander (Triton cristatus) beträgt die Zahl im Mittel 100, beim Landsalamander (Salamandra maculosa) 221, beim Laubfrosch etwas über 500, bei der Wechselkröte nahezu 600 und beim braunen Wasserfrosch über 900. Oder, um einige Säugethiere zu nennen, so finden wir beim Pferd ungefähr 4300, beim Kaninchen im Mittel etwa 2500, beim Schwein etwas über 2600, bei der Katze über 3500 und beim Menschen ungefähr 2180.[1]) Nehmen wir nun an, es würde Jemandem einfallen, die Linse eines Wassersalamanders auf einen Landsalamander zu transplantiren; er würde dann an die Stelle einer Linse mit 221 Radiärlamellen eine solche mit nur 100 Lamellen setzen. Einen ähnlichen Fehler würde man begehen, wenn man die Linse des braunen Wasserfrosches, die aus mehr als 900 Lamellen besteht, durch die Linse eines Laubfrosches, die nur 500 Lamellen enthält, ersetzen wollte.

Nun hat man ganz ohne Bedenken die Cornea des Menschen durch die Cornea des Kaninchens ersetzen wollen. Man hat dabei denselben Fehler gemacht, den man machen würde, wenn man an die Stelle der Linse des Menschen die Linse eines Kaninchens setzen wollte. Man würde eine Linse mit 2500 Lamellen an die Stelle einer Linse mit 2180 Lamellen setzen. Uebrigens ist die Verschiedenheit, welche in diesen beiden Zahlen zum Ausdrucke kommt, verschwindend klein im Vergleich mit jener, welche in der Anordnung der Lamellen und der Form der Faserquerschnitte besteht. Die Linse des Kaninchens unterscheidet sich in ihrem feineren Bau so sehr von der

[1]) Siehe Genaueres darüber in den citirten Arbeiten.

des Menschen, dass es gar keiner besonderen Uebung bedarf, um sie sicher von ihr unterscheiden zu können. — Aber auch wenn man die Linse des Menschen mit der Linse einer näher verwandten Art, als es das Kaninchen ist, vertauschen wollte, würde man einen groben Missgriff begehen. Die Linse des Mantelpavians z. B. besitzt 1578 Radiärlamellen; die Zahl derselben bleibt also hinter der der menschlichen Linse um rund 600 zurück. Wenn auch die Linse des Mantelpavians in ihrer Form und Grösse, vielleicht auch in ihrem Lichtbrechungsvermögen der menschlichen Linse sehr nahe kommt und wenn auch das Bild der Faserquerschnitte beider Linsen eine grosse Aehnlichkeit aufweist, so stellen sie doch durchaus verschiedene Gebilde dar, Gebilde, die mit einander nie vertauscht oder verwechselt werden dürfen.

Die angeführten Beispiele werden, wie ich hoffe, genügen, um zu zeigen, wie fehlerhaft, ja geradazu wie unwissenschaftlich es ist, Transplantationen zwischen Individuen verschiedener Arten auszuführen. Denn dasselbe, was von dem Gewebe der Linse gilt, gilt sicher auch von allen anderen Geweben des Körpers. Ein Stückchen Periost des Kaninchens ist etwas ganz anderes, als ein Stückchen Periost des Menschen, ein Nerv eines Kaninchens kann nicht einen Nerv eines Menschen ersetzen und ebenso ist auch das Blut des Schafes von dem des Menschen specifisch verschieden.

Das angeführte Beispiel mag dazu dienen, um uns jene Eigenschaft der Gewebe vor Augen zu führen, welche man in neuerer Zeit mit einem etwas unglücklich gebildeten Worte als „Specifität" bezeichnet hat. Barfurth[1]) hat dafür den Ausdruck „Specietät" einzuführen gesucht, er hat aber mit Recht bemerkt, dass das deutsche Wort „Eigenart" diese Eigenschaft der Gewebe am besten zum Ausdrucke bringt.

Die homologen Gewebe der verschiedenen Thierarten sind von einander specifisch verschieden, sie besitzen ihre Eigenart und bewahren dieselbe während des ganzen Lebens. Sie sind nicht blos verschieden in ihrem fertigen, ausgebildeten Zustande, sondern sie sind verschieden von dem ersten

---

[1]) Barfurth, Regeneration und Involution. Merkel und Bonnet, Ergebnisse d. Anat. u. Entw. Literatur 1897. Wiesbaden 1898.

Stadium ihrer Entwicklung an. Die Linse eines Säugethiers ist nicht etwa erst in ihrem entwickelten Zustande von der eines Vogels, diese von der einer Eidechse, diese von der eines Salamanders verschieden, sondern diese Linsen sind verschieden in jedem Stadium, welches sie während ihrer individuellen Existenz durchlaufen. Wenn wir irgend ein Stadium der Entwicklung der Linse des Kaninchens — etwa jenes, in welchem das Linsenbläschen gerade im Begriff steht, sich vom Ectoderm, der äusseren Haut des Embryo, abzulösen (Abb. s. S. 14) — mit dem correspondirenden Stadium der Linsenentwicklung der Ente, oder der Ringelnatter, oder der Eidechse, oder des Axolotls, oder endlich eines Haifisches vergleichen, so finden wir ganz typische, durchaus charakteristische Unterschiede. Niemand wird die Linsenanlage eines Kaninchens mit der einer Ente oder einer Eidechse oder irgend eines anderen Thieres verwechseln können.

Wenn aber die Eigenart eines Gewebes bis in die frühesten Stadien einer Entwicklung zurückreicht, bis in jene Stadien, in welchen es eben erst in die Erscheinung tritt, so können wir nicht umhin, anzunehmen, dass schon die „organbildenden Keimbezirke" (His) selbst und die sie zusammensetzenden Zellen specifische Unterschiede aufweisen müssen.

Die Organe und Gewebe, welche den Körper eines Thieres im fertigen Zustande aufbauen, entstehen aus den Keimblättern. Jedes Keimblatt liefert nur eine ganz bestimmte Art von Organen und Geweben. Nie entsteht das Nervensystem aus dem inneren, der Darm mit seinen Anhangsorganen aus dem äusseren Keimblatte; vielmehr entstehen die homologen, morphologisch gleichwerthigen Organe stets aus derselben Anlage, aus demselben Keimblatte. Das Ectoderm oder äussere Keimblatt liefert überall die äussere Bedeckung des Körpers, das Epithel der äusseren Haut und ihrer Anhangsorgane; es liefert ferner überall das Nervensystem und die wichtigsten Theile der Sinnesorgane. Das Mesoderm oder mittlere Keimblatt lässt überall die Muskulatur und das Skelet, also die activen und passiven Bewegungsorgane, hervorgehen; überall entwickeln sich aus ihm die harnbereitenden Organe und die Geschlechtsdrüsen. Das Entoderm oder innere Keimblatt endlich liefert überall das innere Oberflächenepithel des Darms und seiner Anhangsorgane, der grossen und kleinen Drüsen, mögen diese in dauernder Verbindung mit dem Darm bleiben oder sich, wie die

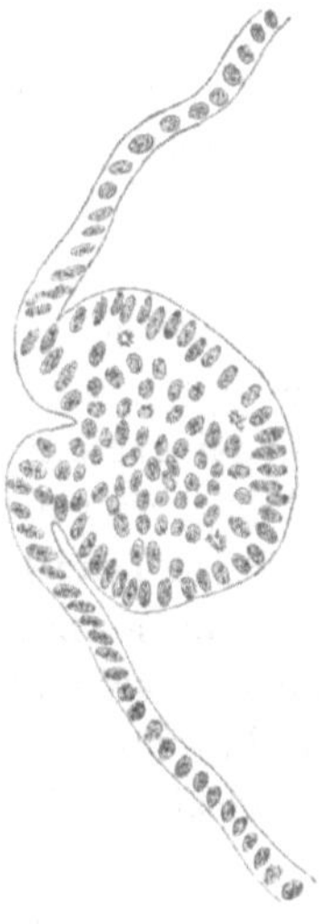

Linsenanlage von Pristiurus.

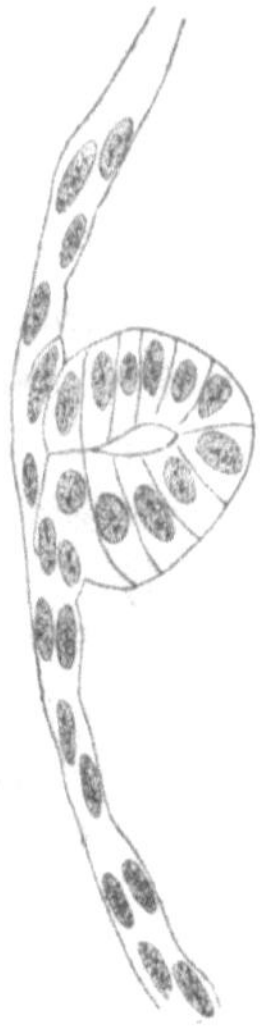

Linsenanlage des Axolotl.

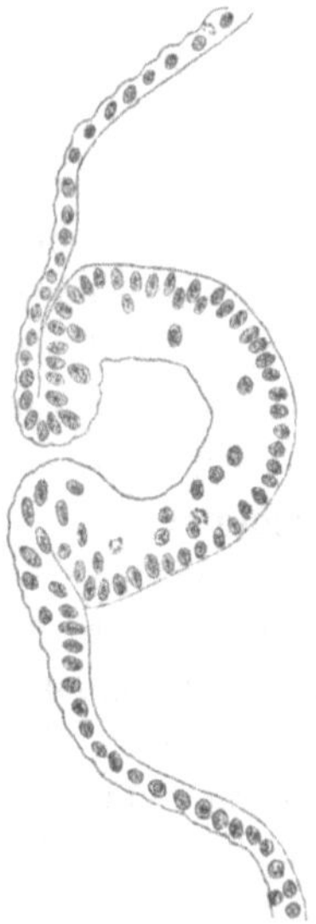

Linsenanlage der Eidechse.

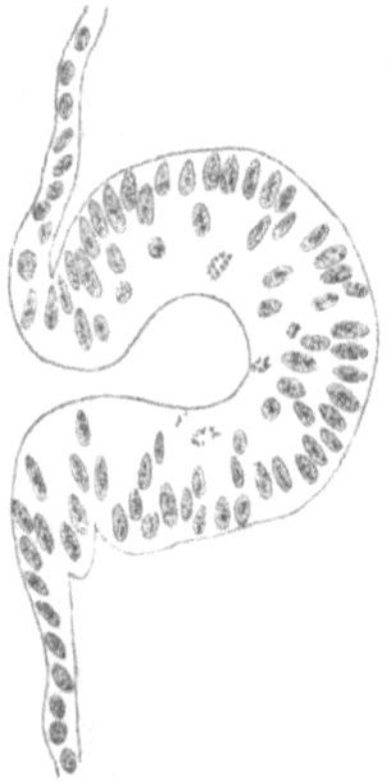

Linsenanlage der Ringelnatter.

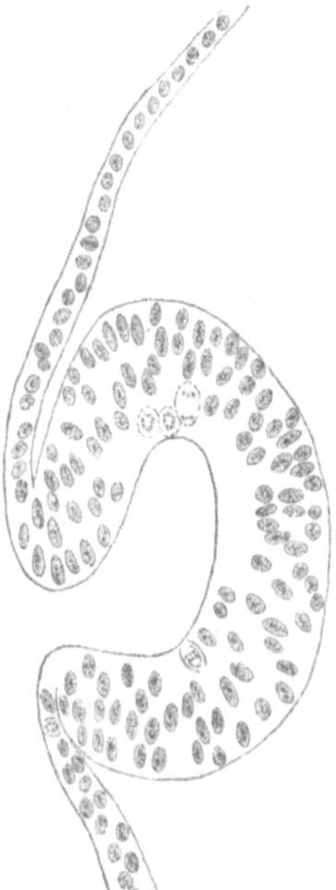

Linsenanlage der Ente.

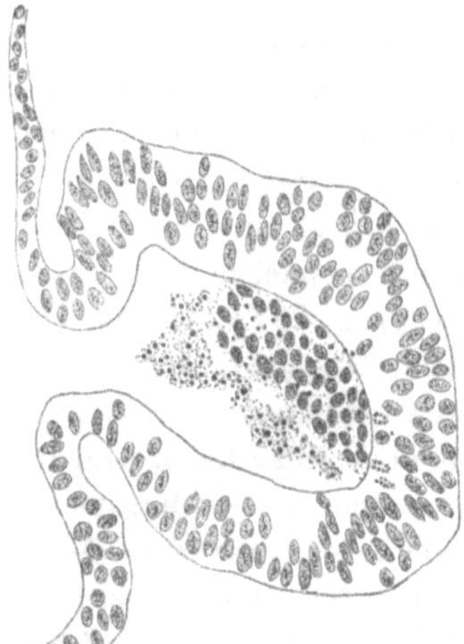

Linsenanlage des Kaninchens.

Thyreoidea und Thymus, secundär von ihm ablösen; es lässt auch stets das primäre Axenskelet des Körpers, die Chorda dorsalis, hervorgehen. Nun wird niemand daran zweifeln, dass das Nervensystem der Fische und der Amphibien und das Nervensystem der Reptilien, Vögel und Säugethiere morphologisch gleichwerthige oder, wie wir uns ausdrücken, homologe Bildungen sind; und wenn wir nun finden, dass es überall aus der gleichen Grundlage, dass es überall aus dem Ectoderm oder äusseren Keimblatte den Ursprung nimmt, so dürfen wir wohl auch sagen, dass das Ectoderm der Fische dem Ectoderm der Amphibien oder dem Ectoderm der Reptilien oder der anderen Wirbelthiere homolog, morphologisch gleichwerthig, ist. So leiten wir also von der Art der Entwicklung der Organe, von ihren genetischen Beziehungen zu den Keimblättern, die wichtige Lehre von der Homologie der Keimblätter selbst ab. Diese Lehre, die für die gesammte Morphologie von der grössten Wichtigkeit und Bedeutung geworden ist, wurde zuerst im Beginn der siebenziger Jahre von Haeckel und Ray-Lankester aufgestellt; sie ist im Laufe der letzten Decennien immer weiter ausgebaut und bis in's kleinste Detail hinein verfolgt worden.

Wir dürfen aber noch weiter gehen. Wie in neuerer Zeit namentlich Conklin[1]) überzeugend dargethan hat, dürfen wir auch von einer Homologie der Furchungszellen, ja von einer Homologie bestimmter Zellen überhaupt sprechen. Sowie die einzelnen Organe des Körpers aus den Keimblättern hervorgehen, nehmen diese selbst wieder von noch einfacheren Formationen den Ursprung. Dem dreiblätterigen Keim geht der zweiblätterige, die Gastrula, voraus und diesem der einblätterige, die Blastula. In den einfachsten Fällen stellt die Blastula eine kleine Hohlklugel dar mit einem grossen centralen Hohlraum und einer aus einer einfachen Lage von cubischen oder cylindrischen Epithelzellen bestehenden Wand. Nicht selten, wie vor Allem bei zahlreichen wirbellosen Thieren, u. z. in solchen Fällen, in welchen die Zellenzahl der Blastula nur eine geringe ist, lassen sich schon an den die Wand derselben constituirenden Elementen je nach ihrer späteren Bedeutung deutliche Unterschiede erkennen. Die Zellen, welche

[1]) E. G. Conklin, Cleavage and Differentiation. A Lecture delivered at the Marine Biological Laboratory Wood's Holl, Mass. August 1896. Boston 1898.

später das Ectoderm liefern, sehen anders aus, als die, welche das Entoderm entstehen lassen und oft genug sind auch die späteren Mesodermzellen schon mit Sicherheit im Blastulastadium erkennbar. Bestimmte Zellen der Blastula der einen Thierart sind also bestimmten Zellen der Blastula einer anderen Thierart homolog. Dasselbe muss natürlich auch von den Zellen gelten, welche den Keim in noch jüngeren Stadien zusammensetzen und schliesslich von den ungefurchten, noch nicht getheilten Eizellen selbst.

So kommen wir also zu dem Schlusse, dass die Eizellen aller Thiere, welche es zu einer geweblichen Differenzirung gebracht haben, welche während ihrer Entwicklung das Stadium der Blastula durchlaufen, also aller sogenannten Metazoen, einander homolog, morphologisch gleichwerthig sind. Indessen ist, wie wir noch sehen werden, der Grad dieser Homologie nicht überall der gleiche.

Neben dieser Homologie und im Rahmen derselben besteht jene Eigenart oder Specifität, von welcher früher gesprochen wurde. Gewiss ist jener Keimbezirk, welcher die Linse eines Axolotls hervorgehen lässt, dem Keimbezirk homolog, welcher die Linse einer Eidechse entstehen lässt, aber trotzdem bestehen zwischen beiden ganz bestimmte, specifische Unterschiede. Und ebenso ist auch das Ectoderm des Axolotls im Ganzen, wenn es auch dem Ectoderm der Eidechse homolog ist, doch von diesem specifisch verschieden. Diese specifischen Unterschiede reichen aber nicht blos in jene Stadien zurück, in welchen eben die einzelnen Organe ihre Entstehung nehmen, nicht blos in jene Stadien, in welchen der Keim nur aus den Keimblättern besteht, sondern sie reichen bis in die frühesten Furchungsstadien, ja selbst in das Stadium der ungefurchten Eizelle zurück. Die Eizellen der verschiedenen Thierarten, mögen sie einander noch so ähnlich sehen, sind specifisch von einander verschieden. In dieser Verschiedenheit liegt in letzter Instanz der Grund, weshalb die Eizellen der verschiedenen Thierarten eine verschiedene Entwicklungsrichtung nehmen. Aeussere Einflüsse mögen fördernd oder hemmend auf die Entwicklung einwirken, sie mögen dieselbe beschleunigen oder stören oder selbst ganz aufheben, aber irgend eine gestaltende Kraft kann ihnen nicht zugeschrieben werden. Dies ist der Standpunkt, den Roux und seine Anhänger einnehmen, der Standpunkt, zu dem ich selbst schon vor zwanzig Jahren auf Grund meiner Untersuchungen über die Entwicklung der Tellerschnecke[1]) gelangt bin. Ihm steht ein anderer gegenüber, den namentlich O. Hertwig und Driesch mit grossem Nachdruck und viel Geschick vertheidigt haben, und nach welchem in erster Linie die äusseren Factoren, unter deren Einfluss sich ein Organismus während seiner Entwicklung befindet, die Gestaltung desselben beherrschen sollen. Es würde mich zu weit führen, wenn ich auf eine Kritik dieser Lehre, die O. Hertwig als „Theorie der Biogenesis"[2]) bezeichnet hat, hier näher eingehen wollte. —

Unserer Ueberzeugung nach bewahrt also ein Organismus seine Eigenart während seines ganzen Lebens, vom Beginn seiner individuellen Existenz bis zu seinem Untergang. Diese Eigenart charakterisirt nicht blos den Organismus als Ganzes, sondern auch alle seine Theile, seine Organe, seine Gewebe, seine Zellen. Der Mensch ist Mensch vom Beginn seiner individuellen Existenz an; er wird nicht erst Mensch zur Zeit seiner Geburt, er ist schon Mensch in dem Stadium, in welchem er noch Kiemenbogen besitzt, in dem Stadium, in welchem der Keim nur aus den Keimblättern besteht, ja selbst in dem Stadium der ungetheilten, befruchteten Eizelle. Alle Stadien, die er während seiner individuellen Entwicklung durchläuft, bilden eine einzige, untheilbare Entwicklungseinheit; nicht das Endstadium der Entwicklung, der fertige Zustand, allein ist für den Menschen charakteristisch und von dem Endstadium aller anderen Organismen specifisch verschieden, sondern ebenso verschieden sind auch alle anderen Zustände, die er während seiner Entwicklung durchläuft. Der Mensch ist aber nicht blos Mensch in jedem Momente seiner individuellen Existenz, er ist auch Mensch in allen seinen Theilen; jedes Organ, welches seinen Körper aufbauen hilft, ist specifisch menschlich und ebenso ist es auch jedes seiner Gewebe und jede seiner Zellen. Und was von dem Menschen gilt, gilt auch von jedem anderen Organismus[3]). —

Es wurde früher erwähnt, dass wir mit grosser Wahrscheinlichkeit annehmen dürfen, dass unter den Wirbelthieren jede Art

---

[1]) C. Rabl, Ueber die Entwicklung der Tellerschnecke. Morph. Jahrb. Bd. V. 1879.

[2]) O. Hertwig, Die Zelle und die Gewebe. Zweites Buch. Jena 1898.

[3]) Vgl. darüber und über das Folgende den Rückblick und Schluss zu meiner Arbeit über die Linse.

ihr eigenartiges, wohlcharakterisirtes Haemoglobin besitze. Es müssen also die chemischen Vorgänge, welche in den rothen Blutkörperchen oder deren Vorstufen bei der Bildung des Haemoglobins ablaufen, bei den verschiedenen Arten verschiedene sein. Nun ist aber, wie Huppert[1]) betont hat, „die Verschiedenheit der Haemoglobine nur eine Theilerscheinung, gewissermassen ein Kennzeichen des chemischen Zustandes, der chemischen Constitution des Thierleibes, dem sie angehören.“ Es ist daher mehr als wahrscheinlich, dass die Gesammtheit der chemischen Processe, die im Stoffwechsel zum Ausdrucke kommen, bei den verschiedenen Thierarten eine verschiedene sei, dass mit anderen Worten jede Thierart ihr eigenartiges chemisches Leben führe. Dies muss auch in der That aus zahlreichen Thatsachen, mit denen uns die Chemie und Pathologie bekannt gemacht haben, erschlossen werden. So bildet jede Thierart ihr eigenes Fett, die chemische Zusammensetzung der Galle ist bei den verschiedenen Thierarten eine verschiedene, jede Art reagirt in verschiedener Weise gegen Gifte und gegen pathogene Mikroorganismen.

Die chemischen Vorgänge, welche sich in einem Organismus abspielen, sind aber an ein ganz bestimmtes Substrat, sie sind an den anatomischen Bau der Zellen geknüpft. Sowie also jede Thierart, ja jeder Organismus überhaupt, ein eigenartiges chemisches Leben führt, so müssen auch die Zellen jeder Thierart und jedes Organismus einen eigenartigen anatomischen Bau besitzen. So werden wir also zu der Frage geführt, ob sich Beobachtungen namhaft machen lassen, welche darauf hinweisen, dass in der That die homologen Zellen der verschiedenen Thierarten, geradeso wie ihre homologen Gewebe, einen verschiedenen anatomischen Bau besitzen. Es ist klar, dass diese Frage erst beantwortet werden kann, wenn die Vorfrage, wie denn der Bau der Zelle überhaupt beschaffen sei, eine Antwort gefunden hat. Diese Frage ist von so allgemeiner und einschneidender Bedeutung, dass ich es wohl unternehmen darf, in dieser Versammlung ein paar Worte darüber zu sagen.

Wie in so vielen Grundfragen der Morphologie gehen auch hier die Ansichten sehr weit auseinander. Sehr oft sind wir darauf angewiesen, aus den Vorgängen, die wir an einer Zelle bei ihren

---

[1]) l. s. c.

Lebensäusserungen ablaufen sehen, einen Schluss auf ihren feineren Bau zu ziehen. Ich kann hier nicht auf eine Kritik aller Lehren über den Bau der Zellen eingehen; eine solche würde unsere Betrachtung wenig fördern und Sie gewiss ermüden. Ich will mich darauf beschränken, jene Lehre zu besprechen, welche mir nach dem gegenwärtigen Stand unserer Kenntnisse die grösste Wahrscheinlichkeit zu besitzen scheint.

An jeder vollkommen entwickelten Zelle haben wir, wie Ihnen Allen bekannt ist, zunächst den Zellleib oder das Protoplasma und den Zellkern zu unterscheiden; dazu kommt noch als ein drittes Gebilde das Centrosoma oder Centralkörperchen. Dieses ist stets nur von geringer Grösse und findet sich entweder in der Einzahl oder es ist in zwei oder mehrere Theile, die man in ihrer Gesammtheit auch als Mikrocentrum bezeichnet hat, getheilt. In den meisten Zellen, speciell, wie es scheint, in allen Zellen der Wirbelthiere ist das Centrosoma ausserhalb des Kerns im Protoplasma der Zelle gelegen. Im Protoplasma findet sich eine geformte Substanz, welche zu einem Gerüst- oder Netzwerk angeordnet zu sein scheint; es ist das die von Flemming sogenannte Filarmasse der Zelle. Im Zellkern haben wir vor Allem eine färbbare Masse, das Chromatin Flemming's, und eine unfärbbare Substanz, das Achromatin, das im Ganzen dem Kernsaft R. Hertwig's entspricht, zu unterscheiden. Nun bestehen Gründe zu der Annahme, dass schon der Kern nicht bei allen Thierarten den gleichen anatomischen Bau besitzt; darauf weist vor Allem die Thatsache hin, dass die Zahl der chromatischen Schleifen, der Chromosomen Waldeyer's, welche sich bei der Theilung einer Zelle aus dem Chromatin bilden, nicht überall die gleiche ist. Es ist sehr wahrscheinlich, dass das Chromatin in der ruhenden Zelle wesentlich dieselbe Anordnung zeigt, wie am Beginn oder am Ende einer Theilung, im Stadium des Mutterknäuels oder im Stadium des Tochterknäuels; wenigstens ist mir nicht bekannt geworden, dass sich gegen diese Annahme ein ernstlicher Widerspruch erhoben hätte. — Nun müssen wir, wenn wir nicht annehmen wollen, dass alle Bestandtheile der Zelle erst zur Zeit, wenn sich diese zur Theilung anschickt, eine bestimmte, gesetzmässige Anordnung gewinnen, aus den Vorgängen, die sich bei der Theilung abspielen, den Schluss ziehen, dass dieselben auch während der sogenannten Ruhe ähnlich, wie während der Theilung, gegen das Centrosoma centrirt sind. Die Fäden des protoplasmatischen Gerüstes, sowie die feinen Fasern, welche gegen den Kern ziehen und später die Mantelfasern der Theilungsfiguren bilden, inseriren sich gewissermassen am Centrosoma.

Wie früher erwähnt, gehen alle Zellen und Gewebe aus Epithelien hervor. Schon die Ei- und Samenzelle leiten sich von Epithelzellen ab. Aus der Furchung geht die Blastula hervor und diese besteht, wenn ihre Zellenzahl eine verhältnissmässig geringe ist, aus einer einfachen, in anderen Fällen aus einer mehrfachen Lage von Epithelzellen. Ebenso sind auch die beiden primären Keimblätter, das Ectoderm und Entoderm, welche die Leibeswand der Gastrula zusammensetzen, aus Epithelzellen aufgebaut. Dasselbe gilt endlich auch von dem aus dem Entoderm sich entwickelnden mittleren Keimblatt, dem Mesoderm. Nun haben wir an jeder Epithelzelle eine freie und eine basale Seite zu unterscheiden und die Entwicklung der Gewebe lehrt, dass diese beiden Seiten stets typisch von einander verschieden bleiben. Gewisse Differenzirungsvorgänge laufen nur an der freien, andere nur an der basalen Seite ab. Diese polare Verschiedenheit kennzeichnet nicht nur die Epithelzellen, sondern sie bleibt auch erhalten, wenn die Zellen den epithelialen Verband verlassen und sich zu Geweben anderer Art entwickeln. Man hat diese Eigenschaft der Zellen als Polarität bezeichnet und es ist gelungen, dieselbe als eine der Grundeigenschaften einer jeden Zelle nachzuweisen. — Nun hat M. Heidenhain vor wenigen Jahren gezeigt, dass das Centrosoma oder, falls dieses bereits getheilt ist, das Diplosoma (Zimmermann), stets an oder in der Nähe der freien Seite der Zellen gelegen ist[1]). Der Kern aber liegt in den Epithelzellen bekanntlich gewöhnlich mehr oder weniger tief an der basalen Seite. Heidenhain verbindet nun das Centrosoma mit dem Mittelpunkte des Kerns und bezeichnet diese Linie als die organische Axe der Zelle. Eine andere Zellaxe hat Flemming einmal unterschieden; er fand, dass in den meisten ruhenden Zellen zwei, meist nahe neben einander liegende Centrosomen vorhanden

---

[1]) Hinsichtlich der seltenen Fälle, in welchen man die Centrosomen nicht an der freien Seite, sondern an der basalen oder anderswo gefunden hat, vgl. man die ausgezeichnete Arbeit von K. W. Zimmermann, Beiträge zur Kenntniss einiger Drüsen und Epithelien. Arch. f. mikr. Anat., Bd. LII, 1898.

sind, dass sich also das ursprünglich einfache Centrosoma schon sehr frühzeitig theilt; er verband nun die beiden Centrosomen durch eine gerade Linie, verlängerte diese nach beiden Seiten und nannte diese Linie die Axe der Zelle; sie konnte jede beliebige Lage in der Zelle einnehmen.

Alle diese Bestrebungen, eine bestimmte Axe durch die Zellen zu legen, sind aus dem mehr oder weniger klar empfundenen Bedürfnisse entsprungen, die für die Organismen höherer Ordnung für die Personen und Stöcke, geltenden Gesetze auch auf die Individuen erster Ordnung, die Zellen, anzuwenden. Indessen ist man, wie mir scheint, bei der Bestimmung der Axenverhältnisse der Zellen nicht ganz glücklich gewesen; den Grund davon glaube ich darin suchen zu müssen, dass man von den allgemein giltigen Principien der Promorphologie oder Grundformenlehre der Organismen abgegangen ist. Bei der Bestimmung der Axenverhältnisse der höheren Organismen richtet man sich nach der Gesammtorganisation des Körpers, nicht nach dem Bau und der Lage einzelner seiner Organe. Man verbindet, wenn man eine Axe ziehen will, nicht, wie dies Heidenhain bei der Bestimmung seiner Zellaxe thut, die Mittelpunkte zweier verschiedener Organe mit einander und auch nicht, wie es Flemming macht, zwei gleichwerthige Organe, sondern man verbindet zwei Regionen des Körpers mit einander. Die Hauptaxe des Menschen zieht man vom Scheitel zum Steiss, nicht vom Hirn zu der Leber oder vom Mund zum After, und von den beiden Nebenaxen verbindet die eine, die Dorsoventralaxe, die Rückenseite mit der Bauchseite, und die andere, die Quer- oder Transversalaxe, die rechte und die linke Körperseite. Wir verbinden also immer zwei Regionen, nie zwei Organe mit einander. — Beim Menschen stehen die drei Axen senkrecht aufeinander, zwei davon, die Hauptaxe und die Dorsoventralaxe, sind ungleichpolig oder heteropol, die dritte, die Queraxe, ist gleichpolig oder homopol. In ähnlicher Weise suche ich auch die Axenverhältnisse der Zelle zu bestimmen, indem ich zwei Regionen derselben mit einander verbinde. Die Hauptaxe ziehe ich von der freien zur basalen Seite; sie ist, da diese beiden Seiten stets typisch von einander verschieden sind, ungleichpolig; die beiden Nebenaxen ziehe ich senkrecht auf die Hauptaxe. Gewisse Differenzirungsvorgänge sprechen dafür, dass sie stets gleichpolig sind; ihre Richtung ist gewöhnlich erst dann mit Sicherheit anzugeben, wenn die

Zellen längs derselben eine Differenzirung erfahren haben. — Die Länge der Axen kann eine sehr verschiedene sein; die Hauptaxe kann die Nebenaxen an Länge mehr oder weniger übertreffen, wie z. B. in einer Cylinderzelle, oder sie kann weit hinter ihnen zurückbleiben, wie z. B. in einer Plattenzelle.

Nun hat schon vor längerer Zeit van Beneden, der unsere Kenntnisse vom Bau der Zelle in so hervorragender Weise gefördert hat, auf Grund seiner Untersuchungen an Ascaris megalocephala, dem Spulwurm des Pferdes, die Vermuthung ausgesprochen, dass jede Zelle des Körpers ein bilateral-symmetrischer Organismus sei, ein Organismus also, der durch eine Ebene in zwei symmetrische Hälften zerlegt werden könne. Diese Vermuthung hat, namentlich durch die entwicklungsmechanischen Arbeiten der neuesten Zeit, einen hohen Grad von Wahrscheinlichkeit gewonnen. Für sie spricht schon die allgemein bekannte Thatsache, dass eine Zelle unter normalen Verhältnissen stets in zwei Stücke zerfällt, dass sie sich nicht nach Belieben in zwei, drei oder mehr Zellen theilen kann. Unter pathologischen Verhältnissen — namentlich in rasch wachsenden Geschwülsten, — wenn die bilaterale Symmetrie der Zellen gestört ist, kann allerdings eine Theilung in mehr als zwei Stücke erfolgen, es können dann sogenannte pluripolare Theilungsfiguren auftreten.

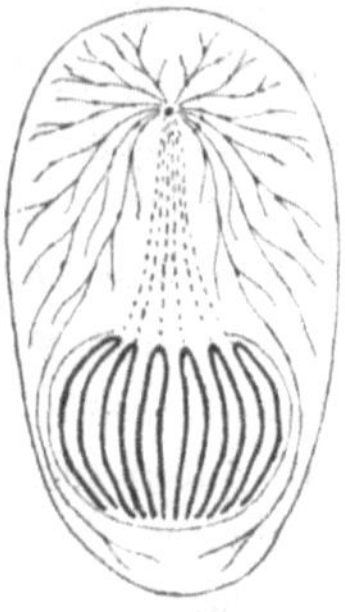

Schema der Zelle.

So hätten wir also die Zelle als einen polar-differenzirten, bilateral-symmetrischen Organismus zu betrachten, als einen Organismus, durch welchen wir eine heteropole Hauptaxe und zwei senkrecht darauf und aufeinanderstehende homopole Nebenaxen ziehen können.

Wir können uns also nebenstehendes Schema einer Zelle entwerfen.

In Beziehung auf dieses allgemeine Verhalten kommen alle Zellen mit einander überein; im Einzelnen unterscheiden sie sich aber nicht unbeträchtlich von einander. Die Entwicklung der Gewebe lehrt, dass dieses Axenverhältniss der Zellen ein durchaus feststehendes und bestimmtes ist und dass die Differenzirungsvorgänge, welche an denselben ablaufen, stets strenge an dasselbe gebunden sind. Wenn sich z. B. aus einer Epithelzelle eine Muskelzelle entwickelt, so treten die Muskelfibrillen zunächst stets nur an der basalen Seite derselben in die Erscheinung und gleichzeitig streckt sich die Zelle in der Richtung einer der beiden Nebenaxen in die Länge. Bildet sich eine Epithelzelle zu einer Nervenzelle um, so treibt sie an ihrem basalen Pol einen Axencylinderfortsatz hervor, während an den Seiten die Wurzelfortsätze entstehen. Und so liesse sich für jedes Gewebe die Abhängigkeit der Differenzirung von dem feststehenden Axenverhältniss der Zellen darthun.

Indessen will ich auf einen Augenblick diesen Gegenstand verlassen, um Ihre Aufmerksamkeit auf einige höchst interessante Ergebnisse der entwicklungsmechanischen Forschung der neueren Zeit zu lenken, Ergebnisse, welche auf den ersten Blick kaum irgend etwas mit dem Gesagten zu thun zu haben scheinen, welche aber doch, wie wir sehen werden, damit auf's Innigste verknüpft sind. Es ist Ihnen wohl Allen bekannt, welch' grosses und berechtigtes Aufsehen vor einiger Zeit die Mittheilung Roux's,[1]) des Führers der Entwicklungsmechaniker, machte, dass sich aus jeder der beiden ersten Furchungskugeln des Frosches nur ein halber Embryo entwickle, dass sich, wie Roux sich ausdrückte, eim Hemiembryo dexter bilde, wenn man die linke, ein Hemiembryo sinister, wenn man die rechte Furchungskugel zerstöre. Er hat seine Experimente auch auf spätere Furchungsstadien ausgedehnt und aus seinen Versuchsergebnissen den Schluss gezogen, dass jede Furchungskugel eine ganz bestimmte Bedeutung für den Aufbau des Embryo besitze. Nun gelingt es beim Frosche leider

---

[1]) W. Roux, Ueber die Zeit der Bestimmung der Hauptrichtungen des Froschembryo. Leipzig, Engelmann, Juni 1883. (Gesammelte Abhandl. II. Bd. 1895, p. 95.)

Derselbe, Beiträge zur Entwicklungsmechanik des Embryo. Nr. III. Ueber die Bestimmung der Hauptrichtungen des Froschembryo im Ei und über die erste Theilung des Froscheies. Breslauer ärztl. Zeitschr. 1885. (Ges. Abh. II. p. 277.)

Derselbe, Beitr. z. Entwicklungsmech. Nr. V. Ueber die künstliche Hervorbringung „halber“ Embryonen durch Zerstörung einer der beiden ersten Furchungszellen, sowie über die Nachentwicklung (Postgeneration) der fehlenden Körperhälfte. Virchow's Archiv Bd. 114. 1888. (Ges. Abh. II. p. 419).

Derselbe, Ueber das entwicklungsmechanische Vermögen jeder der beiden ersten Furchungszellen des Eies. Verh. d. anat. Gesellsch. in Wien 1892. (Ges. Abh. II. p. 766.)

nicht, die beiden ersten Furchungskugeln vollständig von einander zu trennen; man kann die eine oder die andere Furchungskugel durch eine glühende Nadel oder in anderer Weise abtödten, aber sie bleibt stets als eine todte oder doch nicht normal weiter entwicklungsfähige Masse neben der intacten Furchungskugel liegen. Für besonders skeptische Leute mochten daher noch immer gewisse Bedenken gegen die Deutung der Versuchsergebnisse bestehen. Diese Bedenken schienen an Berechtigung zu gewinnen, als Oscar Schultze[1]) im Jahre 1894 fand, dass es bei einer bestimmten Versuchsanordnung gelingt, aus jeder der beiden ersten Furchungskugeln ganze Larven zur Entwicklung zu bringen; bei seinen Versuchen erhielt er in ungefähr 50 Procent der Fälle Doppelbildungen der mannigfachsten Art. Entweder bildeten sich Larven mit zwei wohlentwickelten, ganz von einander getrennten Köpfen, oder solche mit zwei Schwänzen, oder endlich es entstanden zwei vollständige Larven, die nur am Bauche mit einander verbunden waren. Schultze erzielte diese merkwürdigen Resultate mit einer, wie er sagt, „erstaunlichen Regelmässigkeit“, wenn er die in Zwangslage versetzten Eier, sobald das Zweizellenstadium eingetreten war, um 180° drehte. Während also unter normalen Entwicklungsbedingungen jede der beiden ersten Furchungskugeln nur eine Hälfte eines Embryo liefert, bildet unter diesen abnormen Bedingungen jede derselben fast ein ganzes Individuum aus[2]).

---

[1]) O. Schultze, Ueber die Bedeutung der Schwerkraft für die organische Gestaltung, sowie über die mit Hilfe der Schwerkraft mögliche künstliche Erzeugung von Doppelbildungen. Verh. d. phys.-med. Ges. in Würzburg. N. F. Bd. XXVIII, 1894.

Derselbe, Die künstliche Erzeugung von Doppelbildungen bei Froschlarven mit Hilfe abnormer Gravitationswirkung. Arch. f. Entwicklungsmechanik. Bd. I, 1895.

Vgl. damit auch desselben Autors soeben erschienene Abhandlung: Zur Frage von der Entwicklung der Doppelbildungen (Centralbl. f. Pathol. u. path. Anat. Bd. X, Nr. 10. 1899.)

[2]) Interessante Versuche am Froschei hat auch Morgan angestellt. Er ist zu dem Schlusse gekommen, „that the position in which the egg is placed after the operation is an important factor in determining whether a half-embryo or a whole-embryo of half size will develope from one of the first two blastomeres.“ (T. H. Morgan, Half-Embryos and Whole-Embryos from one of the first two Blastomeres of the Frog's Egg. Anat. Anz. X. 1895, Nr. 19.) Herlitzka ist es gelungen, bei Triton cristatus durch Umschnürung mit einem Seidenfaden die beiden ersten Furchungskugeln von einander zu trennen

Ganz ähnlich waren die Ergebnisse, welche Driesch[1]) und Andere bei ihren Experimenten an Echinodermeneiern erzielten. Auch aus einem Seeigelei entwickelt sich unter normalen Verhältnissen — ähnlich, wie bei fast allen Thieren — stets nur eine einzige Larve; trennt man aber im Zweizellenstadium die beiden Furchungskugeln von einander, so bringt jede derselben eine ganze Larve zur Ausbildung; die Larven sind dann nur kleiner als gewöhnliche Larven, besitzen aber im Uebrigen dieselbe Organisation. Ja man kann auch noch in späteren Stadien die Furchungskugeln von einander trennen und gesondert zur Entwicklung bringen und erzielt dann aus jeder derselben ganze, nur entsprechend kleine Larven. — Aehnliche Resultate hat man bei Experimenten mit den Eiern des Amphioxus[2]), der Ascidien[3]) und einiger Medusen[4]) erhalten.

Während nun aber die Eier der genannten Thiere insoferne mit einander übereinstimmen, als aus jeder der beiden ersten Furchungskugeln ein ganzer Embryo, aus einem Ei also zwei Individuen entstehen können, unterscheiden sie sich doch wieder dadurch von einander, dass bei den einen von ihnen, wie vor Allem beim Froschei, diese Entwicklung zu ganzen Individuen nur unter ganz bestimmten Bedingungen erfolgt, während es bei den anderen, wie bei den Echinodermen, gar keiner besonderen Versuchsanordnung bedarf, um dieses Resultat zu erzielen. Nicht mit

---

und aus jeder derselben einen ganzen Embryo zur Entwicklung zu bringen. (A. Herlitzka, Contributo allo studio della capacita evolutiva dei due primi blastomeri nell' uovo di tritone. A. f. E. M. Bd. II. Ders., Sullo sviluppo di embrioni completi da blastomeri isolati di uova di tritone. A. f. E. M. Bd. IV. 1897).

[1]) Driesch, Entwicklungsmechanische Studien I. Der Werth der beiden ersten Furchungszellen in der Echinodermenentwicklung. Experimentelle Erzeugung von Theil- und Doppelbildungen. Z. f. w. Z. 53. Bd., 1892.

Ders., Die Verminderung des Furchungsmaterials und ihre Folgen. Z. f. w. Z. 55. Bd. 1893.

[2]) E. B. Wilson, Amphioxus and the Mosaic Theory of Development. Journ. of Morph. Vol. VIII.

[3]) Driesch, Von der Entwicklung einzelner Ascidienblastomeren. A. f. E. M. I. Bd.

[4]) R. Zoja, Sullo sviluppo dei blastomeri isolati dalle uova di alcune Meduse. A. f. E. M. Bd. I u. II.

Unrecht hat daher Driesch[1]) das Froschei als ein Ei mit facultativer, die Eier der Echinodermen dagegen als solche mit obligatorischer Regulationsfähigkeit bezeichnet.

Ganz anders verhalten sich die Eier der Rippenquallen oder Ctenophoren. Bekanntlich zeichnen sich die Rippenquallen durch eigenthümliche ectodermale Bildungen, die sogenannten Rippen, aus, welche, acht an der Zahl, in der Richtung vom Sinnespol gegen den Mundpol über die Körperoberfläche ziehen. Nachdem schon Chun, Driesch u. A. an den sich entwickelnden Ctenophoreneiern interessante Versuche angestellt hatten, ist es A. Fischel[2]) gelungen, durch eine sinnreiche Modification der Methode zu neuen, höchst merkwürdigen Ergebnissen zu gelangen. Es ist ihm gelungen, die einzelnen Furchungskugeln innerhalb der Eihülle von einander zu trennen, und ihr weiteres Schicksal mit aller nur wünschenswerthen Sicherheit zu verfolgen. Wenn er nun, nachdem sich das Ei in zwei Zellen getheilt hatte, die beiden Zellen von einander trennte, so entwickelte sich aus jeder derselben ein scheinbar ganzer, wenigstens nach aussen hin vollkommen abgeschlossener Embryo, der sich indessen bei genauerer Untersuchung als ein halber Embryo oder eine halbe Larve herausstellte. Namentlich war es auffallend, dass jede Larve nur die halbe Zahl von Rippen, also statt acht, nur vier Rippen enthielt.

Aber auch die anderen Organe waren nur in der halben Zahl vorhanden. Trennte er im Vierzellenstadium die Furchungskugeln in drei Gruppen, deren eine aus zwei, deren beide anderen aus je einer Furchungskugel bestanden, so entwickelten sich drei Larven, von denen die eine vier, die beiden anderen nur je zwei Rippen besassen. Fischel hat dann die Experimente in der mannigfachsten Art modificirt und dabei gefunden, dass sich stets Theillarven entwickelten und dass die Gesammtzahl der Rippen aller Larven, die aus einem Ei hervorgingen, stets acht betrug. Nie

---

[1]) Driesch, Betrachtungen über die Organisation des Eies und ihre Genese. Arch. f. Entwicklungsmechanik. Bd. IV, 1897.

[2]) A. Fischel, Experimentelle Untersuchungen am Ctenophorenei. I. Von der Entwicklung isolirter Eitheile. Arch. f. E. M. VI. Bd. 1897, und Ders. Fortsetzung. II. Von der künstlichen Erzeugung (halber) Doppel- und Missbildungen. III. Ueber Regulationen der Entwicklung. IV. Ueber den Entwicklungsgang und die Organisationsstufe des Ctenophoreneies. A. f. E. M. VII. Bd. 1898. Daselbst die einschlägige Literatur.

gelang es, aus einer einzigen Furchungskugel eine ganze Larve, eine solche mit acht Rippen und der Vollzahl aller Organe, zur Entwicklung zu bringen. — Er ist dann noch weiter gegangen und hat die einzelnen Furchungskugeln nicht von einander getrennt, sondern nur in abnorme Stellungen zu einander gebracht. Es hat sich dabei herausgestellt, dass solche Stellungsänderungen der Furchungskugeln auch immer Stellungsänderungen der Rippen und auch der anderen Organe des Körpers zur Folge hatten. So konnte er nach Belieben Missbildungen der mannigfachsten Art erzielen, ja er war im Stande, diejenigen Missbildungen zur Ausbildung zu bringen, die er gerade haben wollte. Ich kann hier auf das Detail dieser, auch in pathologisch-anatomischer Beziehung ungemein wichtigen Versuchsergebnisse nicht näher eingehen, sondern will mich mit dem Gesagten begnügen.

Aus den angeführten Thatsachen ist ersichtlich, dass das Ei der Ctenophoren auf experimentelle Eingriffe in ganz anderer Weise antwortet, als das Ei der Echinodermen oder der Amphibien. Während die beiden ersten Furchungskugeln der Echinodermen, wenn sie von einander getrennt werden, stets zwei ganze Individuen entstehen lassen und dies bei den ersten Furchungskugeln der Amphibien wenigstens bei entsprechender Versuchsanordnung möglich ist, bilden die beiden ersten Furchungskugeln der Ctenophoren nie und unter keinen Umständen ganze, sondern immer nur halbe Individuen aus. —

Einen dritten, auf den ersten Blick noch merkwürdigeren Fall führen uns die Schnecken oder Gastropoden vor Augen. Sie alle wissen, dass der Schneckenkörper eine auffallende Störung der bilateralen Symmetrie, eine eigenthümliche spiralige Drehung aufweist. Haeckel[1]) hat die Grundform des Schneckenkörpers als Dysdipleurie oder Heteropleurie bezeichnet und schon C. E. v. Baer,[2]) der den Typus der Mollusken als den „massigen" bezeichnete, hat hervorgehoben, dass bei den Schnecken „keine gerade Axe nachzuweisen sei, um welche sich die Organisation vertheile", dass diese „vielmehr durch sehr mannigfache Curven

---

[1]) E. Haeckel, Generelle Morphologie der Organismen. Bd. I. 1866 p. 524 u. ff.

[2]) C. E. v. Baer, Ueber Entwicklungsgeschichte der Thiere. Beobachtung und Reflexion. I. Theil, 1828. p. 211 u. ff.

bestimmt werde“. — Nun habe ich vor zwanzig Jahren gezeigt, dass bei der Tellerschnecke schon die beiden ersten Furchungskugeln nicht mehr die gleiche genetische Bedeutung besitzen[1]). Es war dies der erste Fall, in welchem die Furchnng von ihrem ersten Anfang an bis zur vollständigen Sonderung der Keimblätter Zelle für Zelle verfolgt worden war. Seither ist dies in vielen anderen Fällen gelungen, und die ausgezeichneten Arbeiten Blochmann's[2]), Patten's[3]), Conklin's[4]), Kofoid's[5]) und Anderer haben uns einen Einblick in die erste Entwicklung der Gastropoden verschafft, wie wir ihn in ähnlicher Vollständigkeit kaum von einer zweiten Thierklasse besitzen. Die Furchung der Schnecken ist, um mit Conklin zu reden, eine determinirte; bestimmte Furchungskugeln geben bestimmten Organen und Geweben des Embryo oder des fertigen Thieres den Ursprung. Von den beiden ersten Furchungskugeln lässt die eine nur ectodermale und entodermale, die andere ausser solchen auch mesodermale Organe entstehen. Die beiden ersten Furchungskugeln sind also genetisch ungleichwerthig[6]).

---

[1]) Carl Rabl, Ueber die Entwicklung der Tellerschnecke. Morph. Jahrb. Bd. V. 1879. In dem auf S. 571—573 gegebenen Rückblick auf die Furchung heisst es: „. . . wenn wir schliesslich noch das Zweizellenstadium in's Auge fassen, so sehen wir, dass selbst schon zu dieser frühen Zeit die Zellen nicht mehr einerlei Bedeutung besitzen. Denn es enthält jetzt nur mehr die eine der beiden Zellen, ähnlich wie der ungefurchte Keim, Partikelchen aller drei Keimblätter, die andere dagegen blos mehr Ectoderm- und Entoderm-Partikelchen.“

[2]) Friedrich Blochmann, Beiträge zur Kenntniss der Entwicklung der Gastropoden. Zeitschr. f. wiss. Zool. Bd. XXXVIII.

[3]) William Patten, The embryology of Patella. Arbeiten d. zool. Inst. zu Wien. Bd. VI. 1885.

[4]) Edwin Grant Conklin, The embryology of Crepidula. A Contribution to the Cell Lineage and Early Development of some Marine Gasteropods. Journ. of Morphology. Vol. XIII. 1897.

[5]) C. A. Kofoid, On the early Development of Limax. Bulletin of the Museum of comparative Zoology at Harward College. Vol. XXVII. Nr. 2. 1895. Ich citire nur die Hauptarbeiten von Conklin und Kofoid, nicht auch die vorläufigen Mittheilungen.

[6]) Conklin meint, dass ein kleiner Theil des Mesoderms („the scattered mesoblast cells“) später unabhängig von den beiden Urzellen des Mesoderms entstehe, ohne aber etwas Sicheres darüber angeben zu können (l. c. p. 149 u. ff.).

Nun hat Crampton[1]) auf Anregung Wilson's Versuche an den Eiern eines Gastropoden, Ilyanassa, angestellt, deren Resultate, so interessant sie an sich sind, doch im Wesentlichen nur eine Bestätigung der Beobachtungen über die normale, ungestörte Entwicklung gebracht haben. Er hat gezeigt, dass, wenn man die beiden ersten Furchungskugeln von einander trennt, aus denselben zwei ungleichwerthige Keime entstehen; der eine derselben besteht blos aus ectodermalen und entodermalen Elementen, der andere bringt auch mesodermale zur Ausbildung. Ja, es gelang ihm, zu zeigen, dass man nur einen bestimmten Theil der noch nicht gefurchten Eizelle wegzuschneiden braucht, um die Bildung des Mesoderms zu verhindern. — Es ist, wenigstens vorderhand, so lange unsere Kenntnisse noch so mangelhaft sind, wie heute, ganz gleichgültig, ob wir sagen, der betreffende Theil des Eies enthalte das Material zur Bildung des Mesoderms, oder aber, ob wir es für richtiger halten, mit Crampton zu sagen, es sitze in dem betreffenden Theil des Eies nur der „Stimulus" oder die Fähigkeit oder das Vermögen zur Mesodermbildung[2]). —

---

[1]) H. E. Crampton, Experimental Studies on Gasteropod Development. Arch. f. Entwicklungs-Mechanik. Bd. III. 1896. Die Experimente wurden zunächst an Ilyanassa angestellt, später, mit dem gleichen Erfolg, an Urosalpinx und Anachis. Das Hauptergebniss fasst Crampton in folgende Worte zusammen: „Isolated blastomeres developing under normal conditions, exhibit as a rule a typical partial development: that is, each develops as if the missing portions of the embryo were present. No regeneration of the missing part takes place; and therefore a whole embryo of small size is never developed from a part of the original ovum."

[2]) Die Frage, in welcher Richtung bei den Gastropoden die erste Furche einschneide, halte ich noch für offen. Conklin sagt darüber in Beziehung auf Crepidula u. A.: „The first cleavage is transverse to the long axis of the embryo, exactly as it is in the case of Teredo, Nereis, and Umbrella, and divides the ovum into an anterior and a posterior half; the second cleavage coincides with the anterior-posterior axis of the future embryo, and divides the ovum into right and left moieties. The four macromeres formed by the first two cleavages are nearly equal in size, and each contains the elements of both ectoblast and entoblast, and the left posterior macromere contains, in addition, most of the future mesoblast" (l. c. p. 26). Nach meinen eigenen Untersuchungen an Planorbis würde die erste Furchungsebene eine schiefe Lage haben. Die Frage ist nicht so leicht zu entscheiden, als es vielleicht auf den ersten Blick scheinen könnte. Die Furchungskugeln führen während der Bildung der einzelnen „Zellquartette" eigenthümliche Rotationen aus, die

Es ist durchaus nicht unwahrscheinlich, dass mit diesen drei Fällen, deren erster durch die Medusen, Echinodermen, Ascidien, den Amphioxus und die Amphibien, deren zweiter durch die Ctenophoren und deren dritter durch die Gastropoden repräsentirt wird, noch keineswegs alle Möglichkeiten erschöpft sind. Es ist vielmehr durchaus denkbar, dass bei anderen Formen mit determinirter Furchung, etwa bei den Anneliden, Lamellibranchiaten, Bryozoen u. A., die Trennung der beiden ersten Furchungskugeln noch andere Ergebnisse liefern werde.[1]) Indessen haben wir uns vorderhand mit den thatsächlich beobachteten und bis jetzt sicher gestellten Erscheinungen zu beschäftigen. Wir haben uns vor Allem zu fragen, ob und wie sich diese Erscheinungen in den Kreis unserer früheren Betrachtungen über den Bau der Zelle einordnen lassen und ob wir ausser den früher erwähnten Grundeigenschaften einer jeden Zelle, der Polarität und der bilateralen Symmetrie, für die Eizelle noch andere, nicht in den Rahmen derselben hineinpassende Eigenthümlichkeiten annehmen müssen, um die Verschiedenheit der Versuchsergebnisse verstehen zu können.

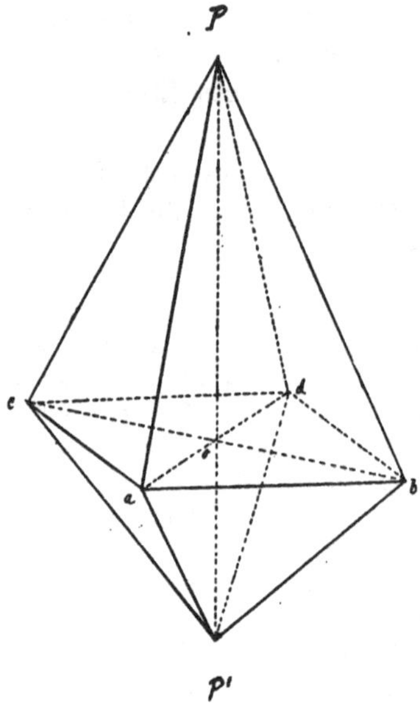

Abb. A.

Ich will, um dieser Frage näher treten zu können, die früher besprochenen Axenverhältnisse der Zelle an einer stereometrischen Grundform erläutern. Denken wir

abwechselnd nach rechts und nach links gerichtet sind, und wohl nicht immer die gleiche Excursionsweite haben. Dadurch wird die Bestimmung der Lage der ersten Furchungsebene sehr erschwert; denn es ist durchaus nicht ausgemacht, dass die vier Makromeren immer in ihrer ursprünglichen Lage verharren, vielmehr können sich die Rotationen, wenn auch wahrscheinlich in geringerem Grade, als an den Mikromeren, auch an ihnen bemerkbar machen. Auf diese Frage näher einzugehen, ist hier nicht der Ort, aber ich hoffe, darauf bei Gelegenheit wieder zurückzukommen.

[1]) Vgl. über determinirte und nicht determinirte Furchung Conklin, l. c. p. 190—192.

uns zwei vierseitige Pyramiden von gleicher Basis, aber ungleicher Höhe mit ihren basalen Endflächen auf einander gesetzt; die Basis der beiden Pyramiden soll ein Rhombus sein (s. Abb. A). An einer solchen Doppelpyramide haben wir eine ungleichpolige oder bipolare Hauptaxe zu unterscheiden, welche die Spitzen der beiden halben Pyramiden mit einander verbindet, und zwei gleichpolige, aber ungleich lange Nebenaxen, welche auf einander und auf der Hauptaxe senkrecht stehen (s. Abb. C). Eine solche Form kann durch eine Ebene leicht in zwei symmetrische Hälften zerlegt werden; sie ist bilateral-symmetrisch. In neuerer Zeit gebraucht man für diese Art von Symmetrie häufig auch den Ausdruck „Bisymmetrie".

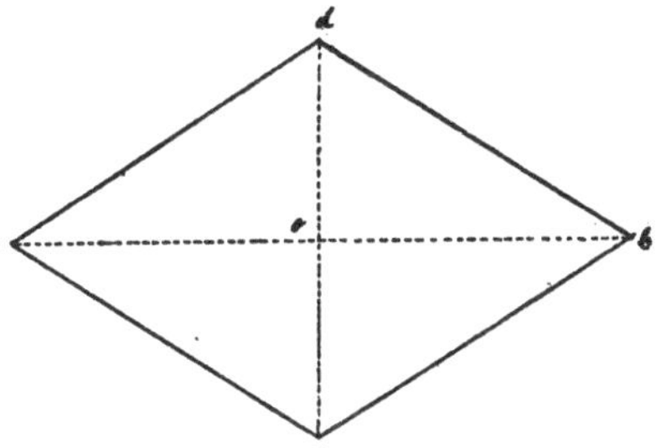

Abb. B.

Nun kann eine Zelle, auf welche diese Grundform passt, leicht, ohne dass ihre innere Organisation eine wesentliche Aenderung zu erfahren braucht, in eine etwas andere Form übergeführt werden. Denken wir uns z. B., es würde die kürzere der beiden Nebenaxen so lange wachsen, bis sie die Länge der anderen Nebenaxe erreicht. Wir würden dann eine Form bekommen, welche aus zwei halben Pyramiden mit quadratischer Basis bestände (s. Abb. C). Auch an ihr würden wir eine ungleichpolige Hauptaxe und zwei gleichpolige senkrecht auf einander und auf der Hauptaxe stehende Nebenaxen unterscheiden können; der Unterschied gegen früher würde nur in der relativen Länge der Nebenaxen bestehen. Auch in eine solche Form würden wir die Organisation der Zelle ohne Zwang eintragen können.

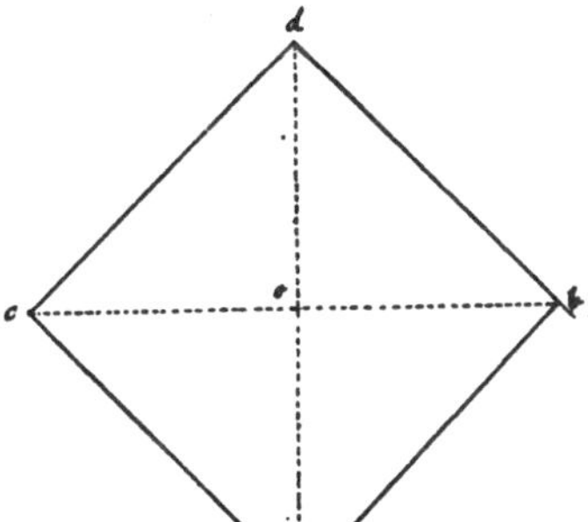

Abb. C.

Denken wir uns nun, die Eier der meisten Thiere, vor Allem die Eier aller sogenannten Bilaterien würden nach diesem zweiten Typus gebaut sein. Durch die erste Furchungsebene würden sie in eine rechte und linke Hälfte zerlegt werden, aus jeder Hälfte würde sich ein halber Embryo entwickeln und die beiden halben Embryonen würden sich zu einem ganzen zusammensetzen. — In den einfachsten Fällen, in welchen nur wenig Mesodermmaterial in der Eizelle enthalten ist oder in welchen die Fähigkeit oder das Vermögen oder der „Stimulus" zur Mesodermbildung auf einen engbegrenzten Bezirk der Eizelle beschränkt ist, würde das Mesodermmaterial oder die Fähigkeit, Mesoderm zu bilden, in der Umgebung des Hinterendes der sagittalen Nebenaxe der unteren Pyramide localisirt sein.

Nehmen wir nun aber an, die untere Pyramide wäre gegen die obere um 90° nach rechts oder nach links gedreht; die ganze Form wäre also um die Hauptaxe torquirt. Dadurch würde das Mesodermmaterial oder die Fähigkeit, Mesoderm zu bilden, ganz in die rechte, bezw. linke Hälfte fallen und nach dem Durchschneiden der ersten Furche würde entweder die rechte oder die linke Furchungskugel das gesammte Mesodermmaterial oder die ganze Fähigkeit, Mesoderm zu bilden, enthalten.

Dass nun in der That das Ei der Gastropoden eine solche spiralige Drehung aufweist, kann nach den über die Befruchtung und Furchung der Schneckeneier vorliegenden Untersuchungen nicht in Zweifel gezogen werden. Schon die von Conklin erwähnte Thatsache, dass die Kerne der beiden ersten Furchungskugeln in eigenthümlicher Weise gegen einander verschoben sind, muss in diesem Sinne gedeutet werden. Ganz besonders aber sprechen die Beobachtungen über das Verhalten der Polstrahlen in befruchteten, ungefurchten Eiern zu Gunsten unserer Annahme. In einer ausgezeichneten, jetzt fast vergessenen Arbeit über die Reifung, Befruchtung und Furchung des Eies von Limax campestris hat Mark[1]) gezeigt, dass die Polstrahlen während und nach der Austreibung der Richtungskörperchen in rechtsläufigen Spiralen angeordnet sind; nun ist Limax selbst eine rechtsgewundene Schnecke und die erwähnte Struktureigenthümlichkeit des Eies bringt also den spiraligen Typus des fertigen Thieres ganz rein und unverkennbar zum Ausdruck. Ja, noch mehr! Wie aus den

---

[1]) E. L. Mark, Maturation, Fecundation and Segmentation of Limax campestris. Bulletin of the Museum of comparative Zoology at Harvard University. Vol. VI. Nr. 12. Cambridge 1881.

Untersuchungen von Kostanecki und Siedlecki[1]) über das Verhältniss der Centrosomen zum Protoplasma hervorgeht, sind bei Physa fontinalis, einer mit Limax nahe verwandten, aber linksgewundenen Schnecke, die Polstrahlen nicht blos gleichfalls spiralig gedreht, sondern sie sind, dem linksläufigen Typus von Physa entsprechend, nach links gewunden. Sie sehen in der Figur a eine Copie eines Eies von Limax nach Mark und in

Fig. a

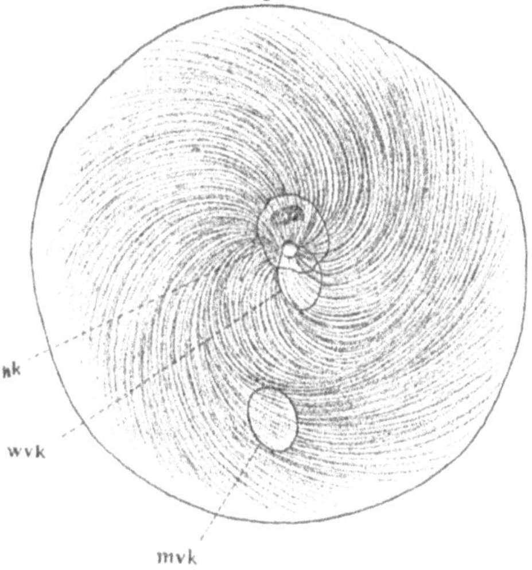

Fig. b

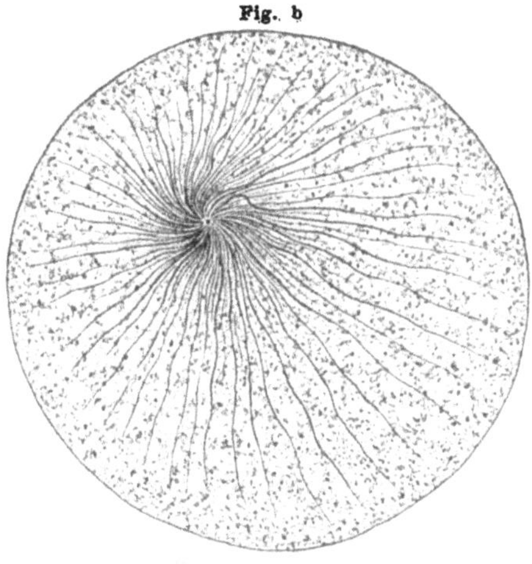

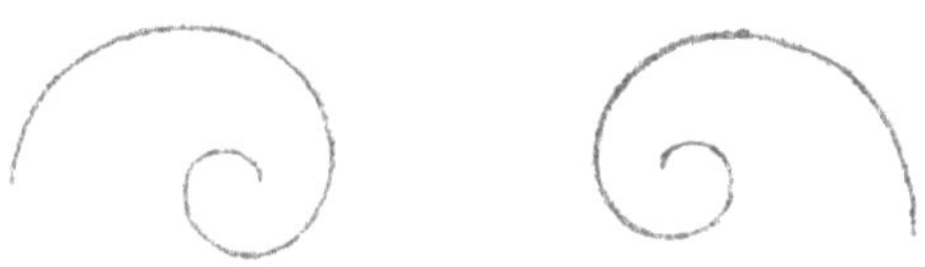

der Figur b eine solche eines Eies von Physa nach Kostanecki und Siedlecki und darunter die einander entgegengesetzten Spiralen, welche die Polstrahlen beschreiben.

Die Struktureigenthümlichkeit des Eies beherrscht nun die ganze Entwicklung; daher sehen wir, dass bei den rechtsgewundenen Schnecken die merkwürdigen Rotationen, welche die Furchungskugeln in den aufeinander folgenden Stadien ausführen, denen gerade entgegengesetzt sind, welche man an den Furchungskugeln

[1]) K. Kostanecki und M. Siedlecki, Ueber das Verhältniss der Centrosomen zum Protoplasma. Arch. f. mikr. Anat. Bd. 48. 1896.

linksgewundener Schnecken beobachtet. Es geht dies schon aus meinen Untersuchungen über die Furchung von Planorbis und anderer Gastropoden hervor und hat obendrein in neuester Zeit durch eine Arbeit Crampton's[1]) volle Bestätigung gefunden. — Der spiralige Typus der Gastropoden ist also auch in ihren Eizellen zum Ausdrucke gebracht und eben darin besteht auch die Eigenart derselben und ihre Verschiedenheit von den Eizellen aller anderen Thiere. —

Dass wir zur Erklärung der Ergebnisse der experimentellen Untersuchungen am Ctenophorenei mit der Annahme ausreichen, dass die Eier der Ctenophoren bilateral-symmetrisch und polardifferenzirt sind, hat schon Fischel[2]) hervorgehoben. Ihre Eier sind aber nicht, wie die der Schnecken, um die Hauptaxe gedreht, und sie unterscheiden sich wohl auch von denen aller anderen Bilaterien durch gewisse Eigenthümlichkeiten ihres Baues. Vielleicht dürfen wie sie auf jene Grundform zurückführen, bei welcher die beiden halben Pyramiden eine rhombische Grundfläche haben. Diese Grundform entspricht in der That der Grundform des entwickelten Ctenophorenkörpers und wir würden auf diese Weise zu dem Schlusse kommen, dass, geradeso wie bei den Schnecken, auch bei den Ctenophoren die Grundform des fertigen Körpers die Grundform des Eies beherrscht, dass also, mit anderen Worten, die Organisation des Ctenophorenkörpers in der Organisation einer jeden seiner Zellen, also auch schon in der Organisation der ungefurchten Eizelle, zum Ausdrucke kommt. —

Wie steht es nun aber mit der Erklärung der merkwürdigen Thatsache, dass bei den Amphibien, dem Amphioxus, den Ascidien und den Echinodermen jede der beiden ersten Furchungskugeln unter abnormen Entwicklungsbedingungen oder, wenn sie künstlich von einander getrennt werden, einen ganzen Embryo oder eine ganze Larve zu liefern vermag? Wir stehen hier ohne Zweifel einem der schwierigsten, ja vielleicht geradezu dem schwierigsten Problem gegenüber, welches die Experimente der Entwicklungsmechaniker bis heute zu Tage gefördert haben. Es scheint fast,

---

[1]) H. E. Crampton, Reversal of Cleavage in a Sinistral Gasteropod. Ann. New-York Acad. Sciences. Vol. VIII; p. 167—169. 1895. Diese Arbeit kenne ich nur aus den citirten Arbeiten Conklin's und Kofoid's.

[2]) l. c.

als ob zur Zeit eine befriedigende Antwort auf diese Frage noch nicht gefunden werden könne. Ich will indessen versuchen, einige Thatsachen anzuführen, die uns vielleicht den Schlüssel zu einem Verständnisse liefern können.

Wenn wir eine Gastrula oder auch eine Blastula eines Frosches mit einer Gastrula oder Blastula einer Tellerschnecke vergleichen, so fällt uns bei aller principiellen Uebereinstimmung zwischen beiden doch ein sehr merkwürdiger Unterschied in die Augen. Dieser Unterschied betrifft die Zellenzahl der einander correspondirenden Keimformen. Die Gastrula eines Frosches besteht aus mindestens hundertmal mehr Zellen, als die Gastrula einer Schnecke. Aber auch schon im Stadium der Blastula sind die Unterschiede in der Zellenzahl ganz ausserordentlich grosse. Und wenn auch die Gastrula oder Blastula eines Amphioxus oder eines Seeigels viel weniger zellenreich sind, als die correspondirenden Keimformen eines Frosches, so sind sie doch viel zellenreicher als jene einer Schnecke oder einer Rippenqualle oder irgend einer anderen Form mit determinirter Furchung. Bei einem Seeigel oder einem Frosche wird eine gewisse Stufe der Organisation, ein bestimmter Grad der Differenzirung, sehr viel später erreicht, als bei einem Gastropoden oder einer Ctenophore. — Dieser Unterschied muss doch wohl in der Organisation des Eies selbst begründet sein. Es müssen die Fähigkeiten zur Bildung der verschiedenen Organe oder Organanlagen, oder, wenn man lieber will, das Material zur Bildung derselben in der Eizelle eines Frosches oder eines Echiniden viel gleichmässiger vertheilt oder weiter ausgebreitet, gewissermassen zerstreut sein, als in der Eizelle einer Schnecke oder einer Rippenqualle. Vielleicht repräsentiren hundert oder mehr Zellen einer Froschblastula oder zwanzig bis dreissig Zellen einer Echinidenblastula einen Keimbezirk von ähnlicher Bedeutung, wie eine einzige Zelle einer Gastropoden- oder Ctenophorenblastula. Wenn aber diese Annahme richtig ist, so werden wir nothgedrungen zu dem weiteren Schlusse geführt, dass auch die beiden ersten Furchungskugeln eines Frosches eine viel weitergehende oder, vielleicht besser ausgedrückt, eine weniger limitirte formative Bedeutung besitzen, als die beiden ersten Furchungskugeln einer Schnecke oder einer Rippenqualle. Wir müssen dann annehmen, dass beim Frosch erst im Stadium von hundert oder mehr Zellen, bei einem Seeigel im Stadium von zwanzig bis dreissig Zellen jener Grad von

Sonderung eingetreten ist, den der Keim einer Schnecke oder einer Rippenqualle schon im Zweizellenstadium aufweist. Wenn es unter den Amphibien oder Echiniden Formen gäbe, bei welchen das Mesoderm ähnlich, wie bei zahlreichen wirbellosen Bilaterien, aus zwei Zellen den Ursprung nähme, so würde auch ihren beiden ersten Furchungskugeln eine ganz andere formative Bedeutung zukommen, als dies thatsächlich der Fall ist. Es würde dann sicherlich nicht mehr gelingen, aus jeder derselben einen ganzen Embryo zur Entwicklung zu bringen.

Das ist ein Moment und gewiss ein sehr wichtiges, welches bei der Beurtheilung der Versuchsergebnisse von O. Schultze, Driesch u. A. beachtet werden muss. Dazu kommt dann noch ein zweites, nicht minder wichtiges, ein Moment, das sich auf die morphologische Grundform des Eies bezieht. Ich will dies wieder an einer bestimmten stereometrischen Grundform zu erläutern suchen. Denken wir uns, wie für das Ei der Schnecken, eine Form, die aus zwei ungleich hohen Pyramiden mit quadratischer Grundfläche zusammengesetzt ist; nur soll die untere Pyramide nicht, wie bei der dem Schneckenei zu Grunde gelegten Form, gegen die obere um 90^{0} gedreht sein. Eine solche Form kann ich durch Theilungsebenen, welche die beiden Pole der Hauptaxe mit einander verbinden, so lange in gleichwerthige Stücke zerlegen, als die Hauptaxen der einzelnen Theilstücke parallel zu einander stehen. Dies ist aber nicht möglich, sobald wir es mit einer Form zu thun haben, deren Nebenaxen von ungleicher Länge sind, bei der also die Grundfläche der beiden Pyramiden kein Quadrat, sondern ein Rhombus ist, wie wir dies für das Ctenophorenei angenommen haben. Hier müssen die Theilproducte schon von der zweiten Theilung an ungleichwerthig sein. — Es lässt sich in die für die Amphibien und Echiniden angenommene Grundform ganz leicht die Organisation einer Zelle mit mehr gleichmässig vertheilten Fähigkeiten oder Protoplasmatheilchen eintragen, ohne dass an der jeder Zelle zu Grunde liegenden Polarität und bilateralen Symmetrie etwas geändert zu werden braucht[1]).

Ohne behaupten zu wollen, alle Schwierigkeiten beseitigen zu

---

[1]) Ueber die bilaterale Symmetrie des Amphibieneies vgl. den interessanten Vortrag von O. Schultze in den Verh. der anat. Ges. in Tübingen 1899, p. 23—29.

können, glaube ich doch sagen zu dürfen, dass uns von den erörterten Gesichtspunkten aus dieselben nicht mehr so unüberwindlich erscheinen, als dies anfangs der Fall war.

Wie lange die Fähigkeit eines Eies, mehr als einen Embryo zu bilden, dauert, dürfte bei den verschiedenen Thierarten verschieden sein. Vielleicht steht auch sie in Beziehung zu der Zellenzahl des Keimes, der aus der Furchung hervorgeht. Bei so zellenreichen Keimen, wie es z. B. diejenigen der Knochenfische im Allgemeinen sind, dürfte diese Fähigkeit vielleicht länger erhalten bleiben, als bei relativ so zellenarmen, wie es etwa jene der Tritonen sind.

Die angeführten Thatsachen weisen darauf hin, dass schon den ungefurchten Eizellen der verschiedenen Thierarten eine bestimmte Eigenart zukommt. Ein Ei einer Schnecke ist specifisch anders beschaffen, als ein Ei einer Rippenqualle und dieses wieder anders, als ein Ei eines Frosches oder eines Seeigels. Ja, ein Ei eines Limax ist anders gebaut, als ein Ei einer Physa! Freilich sind wir nur in den seltensten Fällen in der glücklichen Lage, die Structurdifferenzen der Eier nahe verwandter Arten mit solcher Sicherheit zu erkennen, wie in dem zuletzt erwähnten Falle; oft sind wir nicht einmal im Stande, zwischen entfernt stehenden Formen Unterschiede zu finden. Aber was heute nicht möglich ist, kann's morgen werden und das Beispiel von Limax und Physa zeigt uns, dass wir auf dem rechten Wege sind. Immer und überall hält sich die Eigenart der Eizelle im Rahmen der Polarität und der bilateralen Symmetrie, als der beiden Grundeigenschaften einer jeden Zelle.

So beherrscht denn die Eigenart eines Organismus die Eigenart aller seiner Theile; sie beherrscht die Eigenart seiner Organe, die Eigenart der die Organe aufbauenden Gewebe und die Eigenart der die Gewebe zusammensetzenden Zellen. Sie bleibt während des ganzen Lebens eines Organismus, vom Beginn seiner individuellen Existenz bis zu seinem Untergange erhalten. Sie charakterisirt ihn und seine Theile nicht blos unter normalen, sondern nicht minder unter pathologischen Verhältnissen[1]).

---

[1]) Ein paar Wochen, nachdem dieser Vortrag gehalten war, wurde ich von befreundeter Seite auf einen Vortrag aufmerksam gemacht, der in überaus klarer Weise die Frage der Eigenart vom physiologischen Standpunkt aus behandelt. (Vgl. Ewald Hering, Ueber die specifischen Energieen des Nervensystems. Lotos, Jahrb. f. Naturw. 1884, N. F. Bd. V.)

3. Herr Marchand-Marburg.

Ueber die Beziehungen der pathologischen Anatomie zur Entwickelungsgeschichte, besonders der Keimblattlehre.[1])

Die Beziehungen der pathologischen Anatomie zur Entwickelungsgeschichte sind so mannigfaltig, dass es sehr gewagt erscheinen könnte, sie hier zum Gegenstand einer kurzen Uebersicht zu machen.

Ich brauche nur an das grosse Gebiet der Missbildungen, der Produkte einer pathologischen Entwickelung der gröberen Formen zu erinnern. Diese sollen indess nicht Gegenstand des heutigen Referates sein.

Es liegt vielmehr in meiner Absicht, die pathologische Gewebs-Entwicklung in ihren Beziehungen zu den normalen Bildungsvorgängen zu betrachten. Selbstverständlich kann es sich auch dabei nicht um ein Eingehen auf Einzelnheiten handeln. Nur in kurzen Zügen möchte ich versuchen, den gegenwärtigen Stand einiger Fragen zu skizziren, welche die Pathologen z. Zt. lebhaft beschäftigen, und die, wie mir scheint, zur Entscheidung drängen, ohne dass ich dabei den Anspruch erheben möchte, zu dieser Entscheidung erheblich beitragen zu können.

Ausgehend von dem ersten Grundsatz der Pathologie, dass alle pathologischen Vorgänge Abänderungen normaler Vorgänge sind, sind wir beständig bestrebt, die unendlich mannigfaltigen Gewebsveränderungen des erkrankten Körpers mit dem Normalzustand zu vergleichen, um daraus ein Verständniss der zu Grunde liegenden Störung zu gewinnen. Nicht alle diese führen uns auf einen Vergleich mit der normalen Entwickelung. Eine grosse Reihe pathologischer Gewebsveränderungen, wie die degenerativen oder sogenannten regressiven Processe, bei denen abnorme chemische Vorgänge in den Vordergrund treten, ist hier von vorn herein auszuschliessen.

Diesen gegenüber stehen die mit einer Neubildung, einer Vermehrung von Gewebselementen einhergehenden Processe; sie zerfallen in zwei Hauptgruppen: erstens die Regenerations- und Heilungsvorgänge, die ohne scharfe Grenze in die der proli-

[1]) Abgekürzt vorgetragen.

forirenden Entzündung übergehen; zweitens das weite Gebiet der Geschwulstbildungen.

Alle diese Processe wiederholen gewissermassen Entwickelungsvorgänge, denn sie beruhen wie diese auf einer fortschreitenden Theilung vorhandener Zellen und, wenigstens theilweise, auf der Bildung weiter differenzirter Gewebe.

Seitdem dieses grosse Princip durch Remak[1]) und Virchow zuerst erkannt ist und in dem Satze „Omnis cellulae cellula" seinen prägnantesten Ausdruck gefunden hat,[2]) ist fast ein halbes Jahrhundert verflossen; wir dürfen uns glücklich schätzen, dass es uns heut — am Ende des Jahrhunderts — vergönnt ist, den grossen Begründer jenes Satzes an der Spitze unserer Gesellschaft und in unserer Mitte zu sehen.

Von den gewöhnlichen Wachsthumsvorgängen unterscheiden sich jene Gewebsneubildungen dadurch, dass sie stets eine besondere, dem normalen Organismus fremdartige Ursache haben, mag diese nun in einer äusseren Einwirkung (Verletzung, Infektion) bestehen, durch welche der normale Bestand eines Theils geschä-

---

[1]) R. Remak, Ueber die extracelluläre Entstehung thierischer Zellen und über Vermehrung derselben durch Theilung.

Müller's Archiv f. Anat. und Physiol. Jahrg. 1852. S. 47.

Der Schlusssatz (p. 57) lautet:

Diese Ergebnisse haben zur Pathologie eine ebenso nahe Beziehung wie zur Physiologie. Es kann kaum noch bestritten werden, dass die pathologischen Gewebsformen nur Varianten der normalen embryonischen Entwickelungstypen bilden und es ist nicht wahrscheinlich, dass sie das Vorrecht der extracellularen Entstehung von Zellen besitzen sollten. Die sogenannte „Organisation der plastischen Exsudate" und die früheste Bildungsgeschichte der krankhaften Geschwülste bedarf in dieser Hinsicht einer Prüfung. Gestützt auf die Bestätigung, welche meine vieljährigen Zweifel erfahren, wage ich die Vermuthung auszusprechen, dass die pathologischen Gewebe ebenso wenig wie die normalen in einem extracellulären Cytoblastem sich bilden, sondern Abkömmlinge oder Erzeugnisse normaler Gewebe des Organismus sind.

S. ferner R. Remak, Untersuchungen über die Entwickelung der Wirbelthiere; Berichtigungen und Nachträge. Berlin 1855.

[2]) R. Virchow, Cellular-Pathologie; Virchow's Archiv, Bd. VIII. S. 1. 1855.

„Ich formulire die Lehre der pathologischen Generation, von der Neoplasie im Sinne der Cellularpathologie einfach: Omnis cellula e cellula" (das. p. 23).

Virchow, Handb. d. spec. Pathologie und Therapie. B. 1. 1854, S. 329, 330.

digt wird, oder auf einer sogenannten inneren Ursache, d. h. einer gewissen — ererbten oder in einer frühen Entwicklungsperiode erworbenen — Anlage beruhen, durch welche einzelne Gewebetheile — oft erst in später Zeit — zu abnormen Leistungen veranlasst werden.

Die erste Reihe dieser Bildungsvorgänge verläuft zum Theil mit einer so augenfälligen Gesetzmässigkeit, — d. h. ihre einzelnen Phasen stehen in einem streng causalen Abhängigkeitsverhältniss zu einander und sie finden ihren natürlichen Abschluss mit der Beseitigung der sie verursachenden Schädigung — dass man geneigt ist, sie als zweckmässige Vorgänge zu bezeichnen.

Bei der zweiten Reihe treten die causalen Beziehungen meist sehr viel weniger deutlich hervor; hier ist so gut wie nichts von einer folgerichtigen Entwickelung, einer scheinbaren Zweckmässigkeit — im Gegentheil, der ganze Vorgang ist etwas dem Plane des Organismus ebenso Widersprechendes, Heterogenes, wie die Entstehung der Missbildungen. Wenn es nicht etwas so Alltägliches wäre, würde es uns sehr wunderbar erscheinen, wenn ein Theil des so harmonisch zusammengefügten Organismus ohne erkennbare Veranlassung die Schranken seiner natürlichen Organisation durchbricht und geradezu unbegrenzt weiterwuchert, noch dazu in Gewebsformen, die unsere Bemühungen, sie auf bekannte Elemente zurückzuführen, oft auf eine harte Probe stellen.

Wenden wir uns zunächst der ersten dieser beiden Gruppen zu!

Mit der Erkenntniss der „legitimen Herkunft“ aller neuen Gewebe von bereits vorhandenen Zellen entstand naturgemäss das Problem, von welchen Elementen die neugebildeten Theile herzuleiten seien. So einfach die Beantwortung der Frage für viele Gewebe heute auch erscheinen mag, so hat es recht lange gedauert, bis man eine gewisse Gesetzmässigkeit in diesen Vorgängen erkannte, und noch viel länger, bis man diese Gesetzmässigkeit mit Bewusstsein mit den Vorgängen der ersten Embryonal-Entwickelung in Verbindung brachte.

Remak lehrte zuerst, dass mit der Differenzirung des Keimes in die dreiblätterige Anlage auch der histologische Charakter der später daraus hervorgehenden Organe festgelegt sei, dass ein Uebergang zwischen den Geweben der drei Keimblätter nicht mehr stattfinde.

Wie schwer es war, diesen Satz — wenn wir seine Richtigkeit vorläufig voraussetzen — durch die Beobachtung der Regenerationsvorgänge wirklich zu beweisen, zeigt die Geschichte der Regeneration der Epidermis und der Epithelien des unteren Keimblattes.

Von der alten festgewurzelten Anschauung, dass das formlose Blastem oder Exsudat in seiner Umwandlung in Gewebe durch die vorhandenen Nachbargewebe beeinflusst werde, ja selbst, dass die neue Epidermis durch eine einfache Umwandlung der obersten freiliegenden Schicht der Wundfläche durch äussere Einwirkung erzeugt werde, konnte man sich noch nicht so bald losmachen. Wenn auch die Beobachtungen einer fortschreitenden Vermehrung der Epithelzellen am Rande eines Defectes, z. B. der Hornhaut[1], sich mehrten (Schneider, Schalygen, Eberth, Hoffmann u. A.), so waren doch noch vor 30 Jahren, ja noch viel später, die Meinungen sehr getheilt, ob nicht daneben, oder in gewissen Fällen sogar ausschliesslich, die Neubildung von der bindegewebigen Unterlage ausginge. Ich erinnere hier nur an die mühevollen Untersuchungen Arnold's[2], welche dies für die inselförmigen Ueberhäutungen der Granulationen zu beweisen schienen, aber schon bei ihrer Nachprüfung durch Heine und Billroth[3] keine Bestätigung fanden. Gerade das scheinbar indifferente Gewebe der jungen Granulationen, den tissu embryonnaire der Franzosen, hielten Viele für fähig zu einer derartigen Umwandlung. Selbst Thiersch[4] hielt diese Möglichkeit nicht für ausgeschlossen, wenn auch mit dem Vorbehalt, dass die neugebildete Schicht in diesem Falle wahrscheinlich keine eigentliche Epidermis sei. Hat doch sogar

---

[1] Regeneration des Hornhaut-Epithels:
Al. Schneider, Würzburger Verhandlungen. Bd. III. S. 104. 1862.
C. Schalygen, Archiv f. Ophthalmologie, Bd. XII. p. 83. 1866.
Wadsworth und C. J. Eberth, Virchow's Archiv, Bd. 51. p. 361. 1870.
F. A. Hoffmann, Virchow's Archiv, Bd. 51. p. 373.
H. Heiberg, Wiener med. Jahrbücher S. 7. 1871.

[2] J. Arnold, Die Vorgänge bei der Regeneration epithelialer Gebilde. Virchow's Archiv, Bd. 46. 1869.

[3] Th. Billroth, Mancherlei über die morphologischen Vorgänge bei der Entzündung. Med. Jahrbücher Bd. 18. 1869. S. 31.

[4] Thiersch, Die feineren anatomischen Veränderungen durch Verwundung der Weichtheile.
Pitha-Billroth, Chirurgie 1868. S. 39.

Reverdin, der Schöpfer der Epidermis-Transplantation, daran festgehalten, dass die neugebildete Oberhaut nicht durch Proliferation von der überpflanzten Epidermis ausgehe, sondern in Folge einer Contactwirkung von den embryonalen Zellen der Granulationen. Cornil und Ranvier[1]) sind dieser Ansicht noch im Jahre 1884 beigetreten. Jene Anschauung wurde durch Biesiadecki[2]) vorübergehend dahin modificirt, dass aus der Unterlage ausgewanderte Zellen die neue Epidermis liefern sollten.

Heute ist die Regeneration der Epidermis und der ihr gleichwerthigen Epithelien der oberflächlichen Schleimhäute (und der Cornea) sowie der aus ihr hervorgegangenen drüsigen Theile durch ausschliessliche Abstammung von Zellen der gleichen Art so leicht beweisbar und so sicher bewiesen, dass wir überall, wo wir auf Wundflächen Epidermis scheinbar unabhängig von der vorhandenen auftreten sehen, mit Sicherheit auf verborgene Reste in der Tiefe des Gewebes (oder auf eine Uebertragung von anderen Stellen) schliessen dürfen.

Dabei ist indes noch ein gewisser Unterschied in den Regenerationsvorgängen erkennbar. Ausführungsgänge der Haut- und Schleimhautdrüsen, Haarbälge können, sobald wucherungsfähige Reste an eine freie Oberfläche gelangen, die schönste Epidermis bilden; auch den Zellen der eigentlichen Drüse, wenigstens der Schweiss- und Talgdrüsen, kommt diese Fähigkeit zu, während diese andererseits auch wieder gleichartige secernirende Zellen liefern können. Am schönsten kann man sich davon an transplantirten Hautstücken überzeugen, deren Drüsen (ebenso wie die Haarbälge) bis auf kleine Reste zu Grunde gehen, von denen aus die Neubildung erfolgt. Umgekehrt ist aber das sich regenerirende Deck-Epithel nicht fähig, aus sich selbst neue Haarbälge und Drüsen hervorzubringen — ein bemerkenswerther Unterschied gegenüber der ersten Entwickelung, der wohl nicht durch die verschiedene Beschaffenheit der Unterlage allein bedingt ist.

Die Ausführungsgänge der Milchdrüse haben, obwohl sie bekanntlich durch Sprossenbildung aus der Epidermis entstehen, nach den interessanten Untersuchungen Ribbert's, die Fähigkeit verloren, bei der Regeneration wieder Epidermis zu bilden. Dabei ergeben sich bemerkenswerthe Verschiedenheiten in dem Verhalten der beiden Zellschichten des Epithels der Ausführungsgänge zu der Epidermis.[3])

---

[1]) Reverdin, De la greffe épidemique. Archives gén. de med. Chap. VII. 1872.
Cornil et Ranvier, Manuel d'Histologie pathologique 2me éd. T. I. p. 130. 1884.

[2]) A. v. Biesiadecki, Sitzungsber. der math.-naturw. Cl. der Wiener Acad. d. Wiss. Bd. 56. S. 111. 1867.

[3]) Ribbert, Regeneration der Mammilla, Archiv f. mikr. Anat. Bd. XXXVII. 1891.

Ich brauche hier nicht an die grosse Bedeutung zu erinnern, die die Entdeckung der indirekten Kerntheilung für die Erforschung der Regenerationsvorgänge, so auch die der Epidermis gehabt hat. Andererseits kann ich nicht unterlassen, zu bemerken, dass gerade hier auch die direkte Kerntheilung nach dem alten Remak'schen Schema eine grosse Rolle spielt. Die in lebhaftem Wachsthum begriffene Oberhaut eines vernarbenden Wundrandes zeigt so gut wie gar keine Mitosen, dagegen viele eingeschnürte Kerne, zweikernige Zellen, am Rande zahlreiche kleine augenscheinlich frisch getheilte Zellen. Erst in einiger Entfernung vom Rande treten Mitosen in wechselnder Zahl auf.

Man hat zwar oft den Zellen mit zwei und mehr Kernen, z. B. im Epithel der Cornea, der Mundschleimhaut jede Bedeutung für die Regeneration absprechen wollen (wie noch neuerdings Ranvier[1]). Dabei muss man aber doch die Frage aufwerfen, was aus diesen Zellen sonst wird, da die oberflächlichen Zellen stets einkernig sind. Die Annahme Ranvier's, dass bei der Ausfüllung eines Epitheldefectes der Cornea überhaupt keine Neubildung an Ort und Stelle, sondern nur eine Verlagerung der vorhandenen Zellen vorkomme, scheint mir durchaus nicht haltbar.

Auch bei der Regeneration anderer Gewebe (z. B. der Muskeln) ist die direkte Theilung der Kerne durch Abschnürung ein häufiger Vorgang. Der Ansicht, dass aus einer solchen keine vollgiltigen, theilungsfähigen Zellen hervorgehen (Flemming),[2]) kann ich mich nicht ganz anschliessen. So lange die Kerne lebend bleiben, scheinen sie auch die Fähigkeit der Reproduction — oft nach langem Ruhezustand — zu behalten, gleichviel, ob sie aus einer indirekten, oder aus direkter Theilung hervorgegangen sind, aber es ist mehr als wahrscheinlich, dass unter dem Einfluss mehrfach wiederholter direkter Theilungen die reguläre Uebertragung der vererbten Eigenschaften leidet.

Von der Neubildung der entodermalen Deck-Epithelien gilt im Ganzen dasselbe, wie für die ectodermalen. Hervorzuheben ist das

---

[1]) Ranvier, Archives d'anat. microscopique T. II, p. 44. 1898.

[2]) Flemming hat diese Ansicht allerdings selbst in etwas hypothetischer Form geäussert.

Theilung und Kernformen der Leukocyten, Archiv f. mikr. Anat. Bd. 37. 1831 u. Ergebnisse der Anat. und Entw.-Gesch. II. 1893. S. 77.

Verhalten der grossen entodermalen Drüsen, besonders der Leber. Während die eigentliche Regeneration, d. h. die Wucherung neuen Gewebes an der Stelle eines Defectes (z. B. nach Trauma) nur einen geringen Grad erreicht (Podwyssozki)[1]), sehen wir hier einen Vorgang zu einer früher kaum geahnten Höhe entwickelt, die vicariirende Hypertrophie, durch welche, wie Ponfick[2]) zeigte und Meister[3]) bestätigte, sehr grosse Theile dieses Organs vollständig ersetzt werden. Dahin gehört auch die zuweilen enorme Wucherung erhaltener Reste des Leberparenchyms, sowie die regeneratorische Neubildung der interacinösen Gallengänge bei ausgedehnten Zerstörungen des Parenchyms durch pathologische Processe.

Ich kann gleich hier vorgreifend bemerken, dass bei den grossen mesodermalen Drüsen, ganz besonders bekanntlich bei den Nieren[4]) der gleiche Vorgang, die vicariirende Hypertrophie, die eigentlichen Regenerationserscheinungen an der Stelle des Defectes bei Weitem überwiegt. Wenn auch die beiden Vorgänge sich nicht ganz streng von einander trennen lassen, so haben sie doch eine verschiedene Bedeutung, denn die erstere ist ein gesteigerter Wachsthumsprocess, hervorgerufen durch eine Zunahme der functionellen Erregung, während die regenerative Wucherung eine besondere örtliche Einwirkung auf das defect gewordene Gewebe voraussetzt.

Ich kehre nun zu demjenigen Theil der epiblastischen Gewebe zurück, welche aus der Medullarplatte hervorgehen, zu dem Centralnervensystem, mit Einschluss der Sinnesorgane und des peripherischen Nervensystems.

Ein Eingehen in die Einzelnheiten verbietet sich hier schon durch die ausserordentlich complicirten Verhältnisse.

---

[1]) Podwyssozki, Ziegler's Beiträge z. allg. Pathologie und patholog. Anatomie. Bd. I. S. 251. 1886.

[2]) E. Ponfick, Virchow's Archiv, Bd. 118. S. 209. 1889; Bd. 119. S. 193. Bd. 138, Suppl. S. 81. 1895.

[3]) V. v. Meister, Ziegler's Beiträge z. path. Anat. und z. allg. Pathol. Bd. XV. S. 1.

[4]) A. Barth, Histologische Vorgänge bei der Heilung von Nierenwunden und über die Frage des Wiederersatzes von Nierengewebe.

Habil.-Schrift Marburg 1892 (auch in den Verhandl. des Chir. Congr. u. Langenbeck's Archiv).

Dass bei den höheren Wirbelthieren eine Regeneration der gangliösen Theile des Centralnervensystems nicht vorkommt, ist eine kaum noch bezweifelte Thatsache.

Für die markhaltigen Fasern im Gehirn und Rückenmark gilt im Allgemeinen das Gleiche, doch deuten manche Beobachtungen darauf hin, dass in gewissen Fällen von pathologischen Zerstörungen von Rückenmarkssubstanz eine unregelmässige Regeneration von Nervenfasern vorkommt (Saxer bei Syringomyelie)[1]). Von besonderem Interesse sind die von Stroebe nachgewiesenen Faserneubildungen nach Durchschneidung des Rückenmarkes an den durchtrennten hinteren Wurzeln und Anfänge einer solchen von den spinalen Nervenfasern aus[2]).

Die Bindesubstanz, die Neuroglia, ist dagegen einer sehr beträchtlichen Wucherung fähig, die den Charakter einer wirklichen Regeneration besitzt. Das gilt nicht nur von der faserigen Neuroglia, sondern auch von dem Neuro-Epithel, z. B. der Auskleidung des Centralkanals. Höhlen, welche nicht aus einer primären Erweiterung des Kanals hervorgegangen sind, sondern aus einer Zerstörung von Nervensubstanz, finden wir später auf grosse Strecken mit schönem Epithel ausgekleidet, welches meist mit dem Centralkanal zusammenhängt, und zwar können die Zellen sich dann ganz ähnlich über die freie Fläche verbreiten, wie andere Epithelzellen, ohne direkte Verbindung mit der Unterlage.

Eine zweite Bildungsweise, welche sehr häufig zu sein scheint, ist die, dass in die Tiefe verlagerte Zellen des Oberflächen-Epithels, wenn sie an eine neu entstandene Höhlenfläche gelangen, oder, wenn sich ein Hohlraum in ihrer Mitte bildet, wieder epitheliale Form und Anordnung annehmen (Weigert)[3]).

---

[1]) Fr. Saxer, Anat. Beiträge z. Kenntniss d. sog. Syringomyelie. Ziegler's Beiträge. 1896.

[2]) Stroebe, Beiträge z. pathol. Anat. und z. allg. Pathol. v. Ziegler, Bd. XV. 1894. S. 81, 83.

[3]) Weigert, Beiträge zur Kenntniss der normalen menschlichen Neuroglia Abhandlungen der Senckenbergischen naturf. Gesellschaft. Bd. XIX. 2.

Saxer, l. c. p. 54. p. 94. Sup. IV. 1895.

Wie weit diese Eigenschaft unter pathologischen Verhältnissen z. B. bei Gliomen auch der gewöhnlichen Neurogliazelle zukommt, ist schwer zu sagen; epithelähnliche Anordnungen, wie sie z. B. in Gliomen der Netzhaut vorkommen, sind wahrscheinlich auf diese Weise zu erklären.

Diese Zellen hängen, soviel ich sehe, stets mit der faserigen Neuroglia in der gewöhnlichen Weise durch Ausläufer zusammen. Ein Uebergang der epithelialen Zellen in „Astrocyten" kann daher wohl stets auch secundär stattfinden, während ein solcher in nervöse Elemente, wie bei der ersten Entwicklung, nie vorzukommen scheint.

Im Gegensatz zu dem Centralorgan sind die gesammten peripherischen Nerven, wie bekannt, einer sehr ausgebildeten Neubildung fähig. Dass die histologischen Verhältnisse hier sehr schwierig liegen, geht aus der sehr grossen Anzahl der bereits über diesen Gegenstand angestellten Untersuchungen hervor. Die eine Reihe von Autoren — und zwar die Mehrzahl — hat sich dafür ausgesprochen, dass die Regeneration in ähnlicher Weise stattfindet, wie es bei der ersten Entwickelung der Nerven von den Meisten angenommen wird, nämlich durch Auswachsen des Axenfortsatzes der Ganglienzellen. Der durchtrennte Axencylinder soll am Ende sich verlängern und oft unter Bildung mehrerer schmälerer Fasern in die peripherischen Theile hineinwachsen, unabhängig von anderen Elementen. Auch die Markscheide der Nerven soll gleichzeitig ein Produkt der auswachsenden Faser sein. (Ranvier, Vanlair, E. Ziegler, v. Notthafft, Stroebe, Kolster und Andere.[1])

Eine kleine Anzahl von Autoren hat, nach Analogie mit der Annahme einer discontinuirlichen Entwickelung des Nerven aus einzelnen Zellterritorien, eine ähnliche discontinuirliche Entwicklung bei der Regeneration von den Kernen der Schwann'schen Scheide aus und nachträgliche Verbindung der neugebildeten Faser

---

[1]) Ranvier, Leçons sur l'histologie du système nerveux 1878.

Vanlair, Arch. de Biologie (van Beneden et Bambeke) 1882, 1885. Arch. de Physiol. norm. et pathol. 1882. X. und anderwärts.

E. Ziegler, Lehrbuch d. patholog. Anat. 9. Aufl. Bd. I. S. 315. 1898.

v. Notthafft, Zeitschr. f. wissensch. Zoologie. Bd. 55. 1892.

Stroebe, Zieglers Beiträge. Bd. XIII. 1893, und dessen zusammenfassendes Referat, Centralbl. f. allg. Path. und pathol. Anat. Bd. VI. 1895.

Kolster, Archiv f. mikrosk. Anat. Bd. 41. 1893 und Ziegler's Beiträge Bd. XXII. p. 190. 1899.

mit dem alten Axencylinder angenommen (Neumann, Tizzoni, v. Büngner, Galeotti und Levi, Kennedy[1]).

Einen gewissermassen vermittelnden Standpunkt nehmen Howell und Huber sowie Wieting[2]) ein, welche den Kernen der Schwann'schen Scheide bei der Regeneration eine bedeutende Rolle zuschreiben, indem diese (mit dem um sie angehäuften Protoplasma) das für die Bildung der neuen Axencylinder durchaus nothwendige Substrat, wahrscheinlich auch die Markscheide bilden sollen. Dabei ist als selbstverständlich zu betrachten, dass der neugebildete Axencylinder nur in Verbindung mit dem noch functionsfähigen Theil des alten Axencylinders entstehen kann, da mit dem Wegfall der centralen Erregung bekanntlich der Nerv zu Grunde gehen muss, sich also auch nicht neubilden kann.

Ich glaube mich der letzteren Auffassung anschliessen zu müssen und zwar aus folgenden Gründen: Das bekannte normalhistologische Verhalten der Schwann'schen Kerne zu den Nervenfasern, sodann aber ihre im Anschluss an jede Kontinuitätstrennung eintretende enorme Wucherung durch Mitose mit sehr reichlicher Protoplasmabildung weist auf eine besondere Bedeutung dieser Elemente für die Nervenfaser hin. Man kann sie daher als Nervenkerne bezeichnen. Eine Regeneration von faserigen, hoch differenzirten Gewebstheilen durch einfaches Weiterwachsen an den Enden ohne Betheiligung von Kernen und Protoplasma, wie es nach der verbreiteten Vorstellung beim Nerven der Fall sein würde, wäre ganz ohne Analogie.

---

[1]) E. Neumannn, Archiv f. mikr. Anat. Bd. XVIII. S. 337. 1880.

Einige Versuche über Nerventransplantationen, Archiv f. Entw.-Mech. Bd. VI. 1898.

Tizzoni, Sulla patologia del tessuto nervoso, Arch. per le sc. med. vol. III. 1878.

v. Büngner, Ziegler's Beiträge Bd. X, S. 321. 1891.

Galeotti und Levi, Ziegler's Beiträge z. path. Anat. u. allg. Pathol. Bd. XVII. p. 369. 1895.

Robert Kennedy, On the Regeneration of nerves. Philosoph. Transactions of the Royal Soc. vol. 188. London. 1897.

[2]) Howell und Huber, Journal of Physiology. vol. LV. 1892.

J. Wieting, Zur Frage der Regeneration der peripherischen Nerven. Ziegler's Beiträge, Bd. XXIII. S. 42.

Ranvier[1]) beruft sich auf das von ihm formulirte Gesetz des continuirlichen Wachsthums der Nervenfasern. Man wirft dabei aber doch unwillkürlich die Frage auf, woher denn der Axencylinder in verhältnissmässig kurzer Zeit die grosse Menge Substanz nimmt, die zu der Regeneration erforderlich ist. Ist der Axencylinder ein assimilirendes Organ? Erlangt er nach der Durchtrennung die Eigenschaften des undifferenzirten Protoplasma? Oder hat die interfibrilläre Substanz diese Bedeutung? Das sind Fragen, die sich schwer beantworten lassen. Wir sehen, dass (bei der Regeneration) das wuchernde Protoplasma innerhalb der Schwann'schen Scheide (sowohl am centralen als am peripherischen Ende) abgesehen von dem zur Zerklüftung und weiteren Verarbeitung des Myelins bestimmten Theil, spindelförmige Elemente, schliesslich bandförmige Fasern bildet; die jungen, mit einer zarten Markscheide versehenen Fasern nehmen sodann vollständig die Stelle der protoplasmatischen Fasern ein, während die Kerne den jungen Fasern sich anlegen. Dieser ganze Vorgang verläuft noch innerhalb der alten Schwann'schen Scheiden. Das Resultat ist, dass der neugebildete Axencylinder als Fortsetzung des alten erscheint; die Art und Weise, wie die Verlängerung der Axencylinder-Fibrillen in dem neugebildeten Protoplasma zu Stande kommt, ob durch einfache Apposition neuer Theilchen oder durch Differenzirung innerhalb des Protoplasma unter einem centralen Einfluss, entzieht sich der Beobachtung. Der ganze Verlauf lehrt, dass die Kerne der Schwann'schen Scheide (mit ihrem Protoplasma) für die Wiederherstellung der Nervenfaser durchaus nothwendig sind, wenn ich auch die von E. Neumann, v. Büngner, Galeotti und Levi dafür gebrauchte Bezeichnung Neuroblasten zur Vermeidung von Missverständnissen nicht aufrecht erhalten möchte, da diese Elemente nicht allein zur Regeneration ausreichen.

Auf der anderen Seite kann ich nicht leugnen, dass auch diese Aufstellung ihre Schwierigkeiten hat.

Wenn die Entwicklungsgeschichte lehrt (Kölliker[2]), Kolster), dass die „Nervenkerne“ sich erst im Laufe der ersten Entwicklung an die Ausläufer der Ganglienzellen anlegen, um fortan dauernd mit ihnen in Verbindung zu stehen, so dass man nun mit vollem Recht von einzelnen Zellteritorien der Nervenfaser sprechen kann, so haben die Nervenfasern die Bedeutung von gemischten Elementen, die vielleicht im übrigen Organismus kein Analogon haben. Kölliker betrachtet den Kern mit dem dazu gehörigen Abschnitt der Faser als physiologische, nicht als anatomische Einheit. Kann man sich aber eine solche rein physiologische Einheit vorstellen? Jedenfalls müssten die mesodermalen Elemente, die sich der Nervenfaser anlegen, von vorn herein derartig ihrer Funktion angepasst sein, dass sie sich von gewöhnlichen Bindegewebs-Elementen unterscheiden, und bei der

---

1) Ranvier, Recherches exp. sur le mécanisme de la cicatrisation des plaies de la cornée. Archives d'anat. microsc. T. II. 1899. S. 56.

2) v. Kölliker, Histologische Studien an Batrachierlarven; Zeitschr. f. wissenschaftl. Zool. Bd. 48.

Regeneration stets wieder ihre frühzeitig erworbenen Eigenschaften hervortreten lassen.

Um eine einfache „Neurotisation des Bindegewebes" im Sinne von Vanlair, E. Ziegler, Stroebe kann es sich nach meiner Meinung bei der Nerven-Regeneration nicht handeln. Die Versuche von Vanlair u. Anderen zeigen, dass der centrale Stumpf durch geeignete Verbindungsstücke wohl in die richtige Bahn geleitet werden kann, aber ein fortgesetztes Weiterwachsen nach der Peripherie findet nicht statt. Auch das Wachsthum des centralen Stumpfes geschieht nur durch Vermittelung der Kerne der Schwann'schen Scheide. Die äusserst sinnreichen Versuche von Forssmann[1]) scheinen ferner mit Sicherheit zu beweisen, dass das peripherische Ende des durchtrennten Nerven einen bestimmenden Einfluss auf die Wachsthumsrichtung des centralen Stumpfes ausübt, dass also eine Art Neurotropismus besteht, der auf einer chemotropischen Wirkung zerfallender Nervensubstanz beruht. Die grosse Bedeutung der „Segmentzellen" für die Ernährung, Degeneration und Regeneration der Nervenfaser, in erster Linie der Markscheide, scheint unzweideutig auch aus den Untersuchungen von Sigmund Mayer[2]) hervorzugehen.

Wir gelangen nun zu dem schwierigen Gebiete des Mesoderms, und haben zunächst das am meisten verbreitete mesodermale Gewebe, das Bindegewebe und die übrigen Bindesubstanzen zu berücksichtigen. Ohne hier auf ältere Streitfragen einzugehen, dürfen wir zunächst feststellen, dass die sogenannte chronisch-entzündliche Wucherung und die Regeneration verloren gegangenen fibrillären Bindegewebes der Hauptsache nach sicher von den noch vorhandenen Zellen desselben Gewebes ausgeht. Diese finden wir sehr bald vergrössert, in lebhafter mitotischer Theilung und, während sie früher vollständig unbeweglich erschienen, in hohem Grade locomotionsfähig. Je nach den Verhältnissen kann ein Theil dieser Produkte der Bindegewebszellen exquisit phagocytische Eigenschaften erhalten (so in der Abscessmembran, bei Gegenwart von Fremdkörpern). Die Regeneration des fibrillären Gewebes geschieht durch Fibrillenbildung aus dem Protoplasma der Zellen (Fibroblasten Ziegler's). Diese Frage, die in der normalen Histologie lange Zeit verschieden beantwortet wurde, ist in der Pathologie verhältnissmässig leicht zu entscheiden; ein Blick auf

---

[1]) J. Forssmann, Ziegler's Beiträge. Bd. XXIV. S. 56. 1898.

[2]) Sigmund Mayer, Ueber Vorgänge der Degeneration und Regeneration im unversehrten peripherischen Nervensystem. Zeitschrift f. Heilkunde Bd. II. 1881.

die Zellen des Granulationsgewebes zeigt die Auflösung in Fibrillen auf's Deutlichste. Dass daneben, abgesehen von der immer weiter fortschreitenden Spaltung, noch eine freie Bildung von Bindegewebsfibrillen vorkommt, ist nicht sehr wahrscheinlich [1]).

Es drängen sich hier aber noch einige weitere Fragen auf, die z. Zt. noch zu den brennenden gehören. Sind ausser den Zellen des fibrillären Bindegewebes noch andere Gewebs-Elemente fähig, Bindegewebe zu bilden? Wie verhalten sich die übrigen Gewebe der Bindesubstanzen, das Fettgewebe, das Sehnengewebe, der Knorpel? Wie verhalten sich die die serösen Häute auskleidenden Zellen, die der Membr. Descemetii, die Endothelzellen der Gefässe, endlich die Leukocyten? — Alles Fragen, die z. Th. bereits eine lange Geschichte haben. Endlich noch eine weitere: Giebt es Anhaltspunkte für die Bildung von Bindegewebe aus ganz anderen, vielleicht sogar nicht mesoblastischen Elementen?

Das Gewebe der Fascien und Sehnen steht dem gewöhnlichen Bindegewebe so nahe, dass ich auf die Regenerations-Erscheinungen an diesen nicht näher einzugehen brauche[2]). Die Fettzellen erzeugen bei der Regeneration wieder Fettzellen, doch spricht Vieles dafür, dass sie auch in gewöhnliche Bindegewebszellen übergehen können, ebenso wie diese in Fettzellen (z. B. im Knochenmark[3]); dass auch der Knorpel faserig werden und Bindegewebe bilden kann, ist bekannt.

---

[1]) Merkel spricht sich für eine Entstehung von Fibrillen in der Zwischensubstanz der Nabelschnur unabhängig von den Zellen aus, nimmt aber bei den Sehnen eine nähere Beziehung zwischen beiden an, in der Weise, dass hier von den Zellen eine Substanz ausgeschieden werden soll, die fibrillär zerfällt. (Verhandl. der anat. Gesellsch. 1895.) Im grossen Netz von Rinds-Embryonen kann man sich von dem Zusammenhang der Fasern mit den Zellen sehr deutlich überzeugen (s. Marchand, diese Verhandlungen, Jahrg. 1898, S. 63). — Unter den Pathologen hat sich Ribbert für die intercelluläre Entstehung der Fibrillen ausgesprochen (Patholog. Histologie. S. 72, 74).

[2]) In Bezug auf die Regeneration der Sehnen verweise ich auf die Arbeit von Enderlen und die daselbst angegebene Literatur (Archiv f. klin. Chir. Bd. 46. 3.)

[3]) S. darüber Enderlen, Histolog. Untersuchungen bei experimentell erzeugter Osteomyelitis. Deutsche Zeitschrift f. Chir. Bd. 52. 1899.

Bevor ich auf das Verhalten der Zellschicht an der Oberfläche der serösen Häute eingehe, mögen einige Bemerkungen bezüglich der Terminologie gestattet sein.

Als Henle[1]) 1838 das „Oberhäutchen“ der serösen Häute beschrieb, sagte er prophetisch: „Die hier mitgetheilten Thatsachen scheinen eine Reform der Lehre von den serösen Häuten vorzubereiten“. Die Epitheliumschicht schien ihm das Charakteristische der serösen Häute zu sein.

Rindfleisch[2]) sprach (1862) zuerst aus, dass die Epithelien der serösen Häute nicht mit den Epithelien der äusseren Haut und der Schleimhäute zusammen geworfen werden dürfen, da der seröse Raum nur ein Binnenraum im Bindegewebe sei; sein Epithel bestehe aus plattgedrückten Bindegewebszellen.

Bekanntlich war es aber His[3]), der (1865) auf Grund embryologischer Erwägungen die Auskleidung der serösen Höhlen, der hinteren Fläche der Hornhaut, der Gelenkhöhlen, sowie der Blut- und Lymphgefässe als „unechte Epithelien“ oder „Endothelien“ den „echten Epithelien“ gegenüberstellte.

Kölliker, der sich dieser Auffassung anfangs ganz anschloss, wenn er auch den Ausdruck unechtes Epithel (Ep. spurium) dem Wort Endothel vorzog, kam später, auf Grund der veränderten entwicklungsgeschichtlichen Anschauungen zu dem Ergebniss, dass die Auskleidungen der echten serösen Säcke von den unechten Epithelien zu trennen und den Oberhäuten anzuschliessen seien. In ähnlicher Weise äusserte sich Waldeyer[4]).

Ein grosser Theil der Pathologen ist, soweit ich es übersehe, heutzutage geneigt, dieser Auffassung zu folgen, d. h. die zellige

---

[1]) J. Henle, Ueber die Ausbreitung des Epithelium im menschl. Körper. Müller's Archiv, Jahrg. 1838. S. 103.

[2]) E. Rindfleisch, Beiträge zur Lehre von den Entzündungen seröser Membranen.
Virchow's Archiv. S. 523. 1862.

[3]) W. His, Die Häute und Höhlen des Körpers, Academisches Programm, Basel 1865. S. 18.

[4]) Kölliker, Gewebelehre. 5. Aufl. S. 44, 50. 1867, und 6. Aufl. 1889. Bd. I, 81.
Waldeyer, Archiblast und Parablast, Arch. f. mikr. Anat. Bd. XXII, 1883. S. 61. (Sep.-Abdr.)

Auskleidung der Pleuro-Peritonealhöhle auf Grund der Coelom-Theorie für ein „echtes“ Epithel zu erklären, im Uebrigen aber die Bezeichnung Endothel beizubehalten, während Andere diese letztere noch ganz in dem ursprünglichen Sinne anwenden. Dem gegenüber ist hervorzuheben, dass eine unserer ersten Autoritäten unter den Normal-Anatomen, C. Gegenbaur, den Begriff des Epithels rein histologisch und nicht genetisch auffasst, und die Unterscheidung eines „Endothels“ nach der Genese für unbegründet erklärt[1]). Irre ich nicht, so hat auch Virchow an diesem Standpunkt stets festgehalten.

Theodor Schwann[2]) sagte (1839): „Es ist jetzt sehr schwer, zu bestimmen, was unter dem Wort Epithelium begriffen werden muss“. Seitdem sind 60 Jahre verstrichen und wir wissen — in der Pathologie — auch heute noch nicht, was wir darunter verstehen sollen.

Wir haben sogenannte „wahre Epithelien“, die vom oberen, vom unteren und vom mittleren Keimblatt stammen; wir haben falsche Epithelien, die eigentlich (nach Vielen) „wahre Epithelien“ sein sollen; wir haben Endothelien, die genau so aussehen können, wie wahre Epithelien und umgekehrt wahre Epithelien, die so aussehen wie Endothelien, und daher auch oft so genannt werden („Endothelien der Lungen-Alveolen und der Glomerulus-Kapsel). Schliesslich hat uns die Embryologie noch mit einem Mesothel beschenkt, die pathologische Histologie mit einem Perithel, so dass endlich von der θηλή oder Papille des alten Fr. Ruysch,[3]) welche das „Epithel“ an

---

[1]) C. Gegenbaur, Lehrbuch der Anatomie. 5. Aufl. S. 97.

[2]) Th. Schwann, Mikroskopische Untersuchungen über die Uebereinstimmung in der Struktur und dem Wachsthum der Thiere und Pflanzen. Berlin 1839. S. 82.

[3]) cf. Virchow, Ueber die Orthographie des Wortes „Epithel“. Virchow's Archiv, Bd. XI. 1857. S. 465.

Die Hauptstelle bei Fr. Ruysch (Thesaurus anat. III. 1703 p. 26 — spätere Ausg. o. 1724 p. 16), welche sich auf die Bedeckung der Lippen bezieht, die nicht aus Cutis bestehen, sondern ganz aus Papillen — nicht Haut-, sondern Nervenpapillen — also auch keine „Epidermis“ haben, lautet: „Itaque integumentum illud supradictum potius Epithelida dixero, vel integumentum prolabiorum, quod revera nil est, nisi efflorescentia seu expansio extremitatum dictarum papillarum; id quod Epidermidi quoque proprium“.

Während hier die Papillen erst sichtbar werden nach Entfernung des Epithels, sind sie an der Innenfläche des Darmes bereits ohne eine solche ihrer Oberfläche erzeugen sollte, nicht viel übrig geblieben ist. Aus diesem beständigen Durcheinander ergeben sich zahlreiche Missverständnisse und Schwierigkeiten, nicht blos für die Verständigung (z. B. im Unterricht), sondern auch für das Verständniss.

Man wird daher ohne Weiteres die Berechtigung des Wunsches zugeben, dass diesem Zustande ein Ende gemacht werde. Der Streit, ob etwas „wahres" oder „falsches" Epithel ist, muss doch einmal aufhören, nachdem diese Unterscheidung ihre ursprüngliche Bedeutung grossentheils verloren hat.

Ich möchte mich daher einem ähnlichen Vorschlag Hansemann's[1]) anschliessen, dass wir die Bezeichnungen Epithel, epithelial in der Pathologie in dem in der Embryologie gebräuchlichen rein morphologischen Sinne anwenden, wie dies früher der Fall war, d. h. für Zellen verschiedener Genese, wenn sie ein sogenanntes „Zellgewebe", ohne eigentliche geformte Intercellularsubstanz bilden. Derartige Zellen können freie Oberflächen bekleiden oder Hohlräume ausfüllen; sie können durch Ausläufer zusammenhängen oder von einander getrennt sein. Sie können ihre epitheliale Anordnung aufgeben, ohne ihre genetische Bedeutung zu verlieren. Die letztere würde aus den Zusätzen epi-, hypo- und mesoblastisch oder aus den entsprechenden Organbezeichnungen hervorgehen (z. B. Neuro-Epithel). Der Ausdruck Endothel würde, da er einmal eingebürgert ist, vielleicht auf die Auskleidung der Blut- und Lymphgefässe zu beschränken sein, indes lässt sich auch hierin noch keine völlige Einigung erwarten.

Als möglichst wenig präjudicirend würden sich die schon gebräuchlichen Ausdrücke „Deckschicht", „Deckzellen" für alle Oberflächenbekleidungen empfehlen. Wünscht man dafür zur inter-

---

deutlich. (Thesaurus anat. VII. 1707. S. 21; hier ist der Ausdruck Epithelia [fem.] gebraucht. S. auch Thesaurus X. S. 11. Nr. 18. (Epithel der Zungenspitze) Nr. 27 (Lippen) Nr. 136 (Wangenschleimhaut, Zahnfleisch).

Bichat (Anat. génér.) spricht nicht von Epithelien; er kennt nur „Epidermis" und bespricht die Epidermis der tieferen Schleimhäute (Mund etc.), kommt aber zu dem Ergebniss, dass auf der Schleimhaut des Magens und Darmkanals keine „Epidermis" mehr nachzuweisen sei.

[1]) Hansemann, Ueber die Benennung der bösartigen Geschwülste. Allg. med. Centralzeitung 1896. Nr. 81.

Diagnose der bösartigen Geschwülste. Berlin 1897.

nationalen Verständigung ein kurzes Fremdwort, so könnte man mit leichter Umänderung des Wortes Epithel von einem Epithem ἐπίθημα, das darauf Gelegte, (dazu das Adjectiv ἐπιθηματικός, zur Decke gehörig) reden (Epithem der Serosa, der Gefässe etc.)

In Folgendem werde ich mir erlauben, die Ausdrücke Epithel und „epithelial" in morphologischem Sinne anzuwenden, möchte indess noch hervorheben, dass man zwischen einer epithelialen Anordnung im eigentlichen Sinne und einer Epithelähnlichkeit, die durch eine einfache Zusammendrängung locker an einander liegender indifferenter Zellformen zu Stande kommen kann, unterscheiden muss.

Für die erstere ist immer die, wenigstens ursprünglich vorhandene, Lagebeziehung zu einer anders beschaffenen Unterlage massgebend. Auf die epithelähnlich geformten und aneinander gelagerten Zellen lässt sich wohl der Virchow'sche Ausdruck „epithelioid" anwenden, nur darf man damit nicht eine bestimmte Zellart, wie z. B. die des Tuberkels bezeichnen wollen[1]).

Die Veränderungen der Deckzellen der serösen Häute bei entzündlichen Processen sind im Laufe der letzten Jahrzehnte recht verschieden beurtheilt worden. Dass diese Zellen bei akut entzündlichen Vorgängen schon frühzeitig sich vergrössern, kubisch

---

[1]) „Wahre oder echte Epithelien" würden nach dem jetzigen Stand der Histologie solche sein, deren epitheliale Anordnung sich auf ihre erste Entwickelung zurückführen lässt; da dieses Kriterium aber noch keineswegs für alle in Betracht kommende Formen (z. B. Blut- und Lymphgefässe) sicher ist, so ist es besser, diese Unterscheidung nicht beizubehalten.

Die meisten Deckschichten haben eine morphologisch „epitheliale" Beschaffenheit; dann fallen beide Bezeichnungen zusammen.

Die Bezeichnung „Epithem" dürfte sich ganz besonders für solche Deckschichten eignen, deren Histogenese noch unklar, oder deren Bau nicht einfach epithelial ist, also z. B. für den Ueberzug der Chorionzotten, deren „Epithem" aus einer „epithelialen" Schicht und dem morphologisch nicht epithelialen Syncytium bestehen. Das Syncytium kann sich in „epitheliale Zellen" auflösen, die auch dann noch als solche bezeichnet werden müssten, wenn sie isolirt inmitten anderer Gewebe eingeschlossen wären, so lange sie noch ihren ursprünglichen Habitus bewahren.

Hansemann ist der Ansicht, dass derartig verlagerte Zellen aufhören, epithelial zu sein; das würde erst der Fall sein, wenn ihre Beziehungen zu der Umgebung sich gänzlich veränderten, wie z. B. bei der Umwandlung der Epithelien der Medullarplatte in nervöse oder in Glia-Elemente.

und selbst ziemlich hoch cylinderisch werden können, soweit sie überhaupt erhalten bleiben; dass sie sich von ihrer Unterlage ablösen und unter starker Vermehrung in die Lücken des Fibrins an der Oberfläche der Serosa gelangen; dass sie ferner unter Beibehaltung ihrer epithelialen Form freie Fibrin- und neugebildete Bindegewebsschichten überziehen, das Alles ist neuerdings mehrfach erörtert worden. Theile der Serosa, die ihres Ueberzuges beraubt sind, Fremdkörper, Seidenfäden u. s. w. werden sehr bald von einer neugebildeten Zellschicht bedeckt. An der hochgradigen Regenerationsfähigkeit der Deckzellen unter Beibehaltung ihres morphologischen Charakters ist also nicht im Mindesten zu zweifeln. Dabei ist die grössere oder geringere Abplattung der Zellen ganz ohne Bedeutung. Etwas weniger bekannt, obwohl auch keine Seltenheit, ist das Vorkommen schlauchförmiger Gebilde, welche man in der Tiefe dicker Granulationsschichten, an der Grenze zwischen diesen und der ursprünglichen Serosa (z. B. des Pericards) zuweilen in grösserer Zahl antrifft. Sie kommen dadurch zu Stande, dass von kleinen, erhalten gebliebenen Zellgruppen aus Hohlräume des neugebildeten Bindegewebes ausgekleidet werden; daneben finden sich nicht selten einzelne grosse kugelige Zellen und grössere Zellconglomerate aus gequollenen Elementen, in welchen sich nachträglich Hohlräume durch Zusammenfliessen von Vacuolen bilden können, ein Vorgang, der mit einer Sekretion eine gewisse Aehnlichkeit besitzt. Man würde nicht Anstand nehmen, derartige Gebilde, ohne Kenntniss ihrer Herkunft, für drüsiger Natur zu halten, was im Hinblick auf gewisse Geschwulstbildungen von grosser Wichtigkeit ist[1]).

Viele Autoren halten die Aufgabe der Deckzellen mit dieser rein regenerativen Thätigkeit unter Beibehaltung des epithelialen Charakters für abgeschlossen (unter den Neuern E. Neumann, Ribbert, Ziegler, v. Büngner, Hinsberg, Büttner.)[2])

---

[1]) Marchand, Virchow's Archiv, Bd. 145. S. 302. 1896.

Aehnliches beschreibt R. Mayer, Beitrag zur Kenntniss der Sehnenflecken, Dissert. Zürich 1895. — Ribbert, Virchow's Archiv. Bd. 147. 1897. S. 212 (Sehnenflecke); — Renggli, Multiple Cysten der Milz, Dissert. Zürich, 1894. Neuerdings: W. A. Freund vom Uterus, Hegar's Beiträge z. Geburtsh u. Gynäk. Bd. II. 3. (Zusatz bei Corr.)

[2]) E. Neumann, Virchow's Archiv, Bd. 144. S. 216. 1896.

His hat bereits darauf hingewiesen, dass die Zellschicht der serösen Häute, verschieden von den wahren Epithelien, der Verwachsung (z. B. beim Verschluss des Proc. vaginalis) keinen erheblichen Widerstand leistet.

Ranvier[1]) fand, dass die Deckzellen des Peritoneum im Laufe der Entzündung verästelt, sternförmig, fibrillär, kurz dass sie, wie er sagt, zu Bindegewebszellen werden, aber nachträglich wieder epitheliale Form annehmen. Andere (Kundrat, Graser, Roloff, Birch-Hirschfeld, neuerdings Cornil, Vermorel[2]) haben eine directe Betheiligung jener Zellen (der Pleura, des Peritoneum) an der Bildung der bindegewebigen Verwachsungen angenommen, wenn diese auch der Hauptsache nach durch die Proliferation gefässhaltigen Bindegewebes aus der Tiefe der Serosa herbeigeführt werden. Borst[3]) nimmt ebenfalls eine Betheiligung der Deckzellen bei der

---

Ribbert (Lehrbuch der pathol. Histologie. 1896. S. 7) spricht sich allerdings nicht ganz bestimmt aus; s. auch Ribbert, Ueber das Endothel in der pathologischen Histologie, Vierteljahrsschrift d. naturf. Gesellsch. in Zürich. 41. 1896. S. 573.

Ziegler, Lehrbuch. 9. Aufl. 1898. I. S. 359.

v. Büngner, Einheilung von Fremdkörpern, Ziegler's Beiträge. Bd. XIX. S. 33. 1896.

Hinsberg, Virchow's Archiv, Bd. 152. S. 403. 1898.

Büttner, Untersuchungen über das Verhalten der Peritoneal-Epithelien bei der Entzündung. Ziegler's Beitr. z. pathol. Anat. u. allg. Pathologie. Bd. XXV. S. 453. 1899.

[1]) Ranvier, de l'épithelium du péritoine et des modifications qu'il subit dans l'inflammation expérimentale. Comptes rendus de l'Acad. des Sc. T. 121, p. 842. 1891.

[2]) H. Kundrat, Ueber die krankhaften Veränderungen der Endothelien. Med. Jahrbücher (Stricker) Wien 1871. S. 216.

Graser, Deutsche Zeitschr. f. Chir. Bd. 27. 1888. S. 533.

Roloff, Habilit.-Schrift. Tübingen 1894, auch in Baumgarten, Arbeiten a. d. pathol. Institut. Bd. II. 171.

Birch-Hirschfeld, Lehrbuch, 5. Aufl. S. 164. 1896.

Cornil, Archives de méd. expér. T. IX. 1897. Nr. 1.

A. Vermorel, Recherches anatomiques et expérimentales sur l'inflammation pleurale. Paris 1878.

[3]) Borst, Das Verhalten der Endothelien bei der Entzündung. Verhandlungen der Phys. med. Gesellschaft zu Würzburg. Bd. XXXI. 1. 1897. p. 35.

Bildung der Adhäsionen an, spricht aber nur von einer endothelialen Umwandlung und Bekleidung der Oberfläche der Adhäsionen. In den früheren Stadien der „Organisation“ des Exsudates kann man in der Regel die spindelförmigen Abkömmlinge der Deckzellen von den kleineren Elementen des jungen Granulationsgewebes unterscheiden. Die Fähigkeit dieser Zellen, sich in sternförmige, faserige Gebilde umzuwandeln, ist mit Unrecht in Abrede gestellt worden. Man kann sich davon am Netz junger Meerschweinchen (in den ersten Tagen nach der Einleitung eines Entzündungsprocesses, z. B. durch kleine Fremdkörper), sowie in geeigneten Fällen beim Menschen mit voller Sicherheit überzeugen. Auch die Locomotionsfähigkeit der fibrillär gewordenen Deckzellen lässt sich zweifellos nachweisen.[1])

Wie weit die Bildung eines faserigen Gewebes aus diesen Zellen fortschreiten kann, ist schwer zu sagen, da für gewöhnlich sehr bald die Trennung von dem aus der Tiefe hervorwuchernden Gewebe unmöglich wird. Die Bildungsweise der Fasern und Verästelungen der Deckzellen unterscheidet sich von der der jungen Bindegewebszellen (Fibroblasten) durch eine grössere Unregelmässigkeit. Die faserigen Netze, welche man in einzelnen Fällen findet, scheinen mehr dadurch zu Stande zu kommen, dass sich Lücken im Zellkörper (vielleicht den sog. Zellplatten) bilden, wodurch die peripherischen Theile in ein Maschenwerk aufgelöst werden. Aber es lässt sich ausserdem in geeigneten Fällen (Peritoneum vom Meerschwein) eine feine fibrilläre Streifung des Zellkörpers nachweisen.

Dass den Deckzellen der Pleuro-Peritonealhöhle und des Pericards auch unter pathologischen Verhältnissen, zunächst bei entzündlichen Processen, eine besondere Stellung zukommt, durch welche sie sich von den Zellen des Bindegewebes unterscheiden, ist nicht zu bestreiten. Die Bedeutung der einzelnen Regionen des Coelom-Epithels ist aber eine sehr verschiedene. Die Sonderung, welche zur Bildung der mesodermalen Drüsen, der Urnieren, der Nebennieren, und vor Allem der Geschlechtsdrüsen führt, findet schon in sehr früher Zeit statt. Bekanntlich bleibt fasst nur das Epithel der Ovarien annähernd in seiner ursprünglichen Beschaffenheit

---

[1]) Marchand, Ueber die Veränderungen der Peritoneal-Endothelien (Deckzellen) bei der Einheilung kleiner Fremdkörper. Sitz.-Ber. der Gesellschaft z. Bef. d. ges. Naturw. zu Marburg. Nr. 3. 1897. — Diese Verhandlungen 1898.

dauernd erhalten. Der übrige Theil, welcher nach jener Sonderung zurückbleibt und lediglich zur Bekleidung der freien Bindegewebs-Oberflächen dient, ist seiner Function als schützende Deckschicht, gleichzeitig aber auch seiner Aufgabe als resorbirende und als absondernde Schicht in bestimmter Weise angepasst, sie behält aber dabei dauernd nähere Beziehungen zum Bindegewebe, mit dem ja auch ursprünglich seine Elemente directen Zusammenhang haben. In ihrem ganzen Verhalten stehen die Deckzellen der serösen Häute den platten Zellen der Lymphräume am nächsten. Dabei ist zu berücksichtigen, dass auch die Identificirung der letzteren mit gewöhnlichen Bindegewebszellen von manchen Seiten ernstlich angezweifelt wird (s. unten).

Ganz zweifellos lässt sich der Uebergang der epithelialen Schicht in faseriges Bindegewebe an der Descemetia (bei der die angedeuteten entwickelungsgeschichtlichen Bedenken nicht in Betracht kommen) beweisen. Während auch diese bekanntlich in hervorragendem Grade einer rein regenerativen Wucherung durch mitotische Theilung und Bildung neuer platter Zellen fähig ist, so lange es sich um einen einfachen Ersatz von Defecten der Zellschicht handelt (Ewetsky, Schottlaender, Peters[1]), so sehen wir diese Zellen zu noch anderen Leistungen berufen, wenn in Folge einer penetrirenden Hornhautwunde ein Ersatz der Descemetia selbst erforderlich wird. Man sieht auf das Deutlichste, dass diese Zellen unter starker mitotischer Vermehrung und Vergrösserung und in den unregelmässigsten Formen (spindelförmig, bandförmig, verästelt) in den durch Fibrin grösstentheils ausgefüllten Defect der Hornhaut eindringen, bevor noch eine erhebliche Wucherung der Hornhautzellen und Vordringen derselben in den Wundspalt eingetreten ist. Die langgestreckten Zellen haben bereits deutlich streifiges Aussehen. Die der inneren Fläche der Descemetia noch anliegenden Elemente werden durch Faserzüge von einander getrennt, die bereits frühzeitig mit der Descemetia in inniger Verbindung stehen, und augenscheinlich von den Zellen selbst gebildet werden. Schon nach 14 Tagen sieht man (beim Hund) eine Anzahl homogener Streifen (Lamellen?),

---

[1]) v. Ewetsky, Endothel der Membr. Descemetii; Eberth, Untersuchungen aus dem pathol. Institut in Zürich. III. p. 89. 1875.

Schottlaender, Archiv f. mikr. Anat. Bd. XXXI.

A. Peters, Archiv f. mikr. Anat. Bd. XXXIII. S. 153. 1889.

welche ohne Grenze in die Substanz der Descemetia übergehen und nach der andern Seite sich in Fasern auflösen. Auf diese Weise wird ein anfangs faseriger (streifiger) Ersatz der durchtrennten homogenen Membran hergestellt. Aber schon sehr viel früher nimmt ein anderer Theil der Zellen wieder die epitheliale Anordnung an und bekleidet die Innenfläche der fibrinösen Füllungsmasse und die neugebildete Narbe.

Ranvier[1]), welcher neuerdings diesen Vorgang (am Kaninchenauge) ziemlich in derselben Weise beschrieb (er spricht allerdings nur von einer Lamelle, welche an der Vorderfläche der Zellen abgesondert werden soll), weist auf die Bedeutung der Contactwirkung der erhaltenen Descemetia bei der Bildung der neuen Lamelle hin.

Aehnliches lässt sich an jenen platten Zellen beobachten, welche die feinen Spalträume des lamellös gebauten Bindegewebes auskleiden, oder die in dem communicirenden System solcher Spalträume eingeschlossen sind, Zellen, welche nach einer weit verbreiteten, zuerst durch v. Recklinghausen begründeten Anschauung ohne Grenze in die Auskleidung der Anfänge der Lymphgefässe übergehen sollen und daher vielfach auch bereits als „endothelial" bezeichnet werden. Die Frage, ob die Zellen des Bindegewebes, der Hornhaut, der Fascien u. s. w. thatsächlich derselben Natur sind, wie die „Endothelien" der Lymphgefässe und der gewöhnlich auch als Lymphspalten bezeichneten Räume, die bereits eine continuirliche Auskleidung mit platten Zellen besitzen, ist für die Pathologie von grösster Wichtigkeit. Einerseits sehen wir derartige platte spindel- oder kernförmige Zellen bei sogenannten chronisch entzündlichen Processen in reichlich verästelte, fein fibrilläre Gebilde sich umwandeln, welche sich dann von der Umgebung nicht mehr trennen lassen und auf diese Weise eine anfangs fein streifige, später mehr homogene Bindegewebsschicht liefern; eins der besten Beispiele dieser Art bildet die verdickte Intima bei der beginnenden Arteriosclerose. Andererseits finden wir — ebenfalls bei Entzündungsprocessen — die platten, die grösseren Spalträume auskleidenden Zellen in grosse epitheliale Zellen umgewandelt, welche in Reihen dicht neben einander liegen oder selbst drüsen-

[1]) Ranvier, Recherches expérimentales sur le mécanisme de le cicatrisation des plaies de la cornée. Archives d'anat. microsc. T. II. S. 177. 7. Aug. 1898.

ähnliche Bläschen bilden, ähnlich den oben erwähnten an der Oberfläche der Serosa. Die Frage, ob diese Zellen ebenfalls fähig sind, fibrilläres Bindegewebe zu bilden, ist durch die Beobachtung noch nicht entschieden.[1])

Gleichen Meinungsverschiedenheiten, wie bezüglich der Deckzellen der serösen Häute, begegnen wir bei der Beurtheilung des Verhaltens der Blutgefäss-Endothelien (genetisch richtiger „Gefässzellen" Rückert oder „Angioblasten") zum Bindegewebe. Bekanntlich gingen die Meinungen auch darüber auseinander, ob die neu sich bildenden Capillaren stets nur aus bereits vorhandenen hervorgehen (Arnold), oder ob daneben auch eine Ergänzung durch Apposition von Spindelzellen des Zwischengewebes vorkommt (Billroth, E. Ziegler).[2]) Die neueren sorgfältigen Untersuchungen von Yamagiva[3]) machten das Letztere schon sehr unwahrscheinlich, wenn dieser Autor auch die Möglichkeit einer solchen Betheiligung des Zwischengewebes nicht ganz ausschloss. Durch den Vergleich der embryonalen und postembryonalen normalen Gefässneubildung mit der pathologischen kann man meiner Ansicht nach die Betheiligung der Bindegewebszellen bei der Capillarbildung mit Sicherheit ausschliessen. Irrthümer können leicht hervorgerufen werden durch die Adventitialzellen, welche schon die feinsten Sprossen der jungen Capillaren begleiten. (Die Cellules vasoformatives von Ranvier sind allem Anschein nach nur abgelöste Gefässsprossen, welche wucherungsfähig bleiben. cf. Saxer.[4])

---

[1]) Diese Frage hängt nahe mit der Entwickelung der Lymphgefässe zusammen. (S. S. 61 Note 2).

[2]) J. Arnold, Virchow's Archiv, Bd. 54. S. 1 u. 408. 1872.

Billroth, Untersuchungen über die Entwickelung der Blutgefässe. Berlin 1856.

E. Ziegler, Untersuchungen über patholog. Bindegewebs- und Gefässbildung, Würzburg 1876. Neuerdings hat Z. diese Ansicht aufgegeben. (Lehrbuch I. 9. Aufl. S. 300).

[3]) S. Yamagiva, Ueber die entzündliche Gefässneubildung. Virchow's Archiv. Bd. 132. S. 446. 1893.

[4]) Saxer, Ueber die Entwickelung und den Bau der normalen Lymphdrüsen und die Entstehung der rothen und weissen Blutkörperchen. Anatomische Hefte (Merkel-Bonnet) Bd. VI. 3. 1896.

Die Trennung der Blut-Gefäss-Endothelien von den übrigen „falschen Epithelien" wird immer mehr geboten, je weniger sicher die mesoblastische

Schwieriger ist die Frage zu entscheiden, wie sich die Gefässzellen oder „Angioblasten" zu der Bindegewebsneubildung bei der

---

Entstehung derselben wird. Uskoff (Die Blutgefässkeime und deren Entwickelung bei einem Hühner-Embryo. Mém. de l'Académie imp. des Sc. de St. Petersbourg. T. 35. Nr. 4. 1887) führte die Entstehung der Blutgefässe auf mehrkernige Zellkörper zurück, welche sich von den peripherischen Theilen des Hypoblasten ablösen, sich kanalisiren und den Mesoblasten durchwachsen. Rückert (Biol. Centralbl. VIII. S. 185. 1888) gelangte zur Annahme einer doppelten Quelle der Endothelzellen („Gefässzellen") des Herzens und der grossen Gefässbahnen aus dem Entoblast des Darmrohres und aus dem den Darm umhüllenden Mesoblast, während Rabl (Theorie des Mesoderms I. Leipzig 1897. p. 113) dem gegenüber an dem Satze festhält, dass „Endothel stets aus Endothel hervorgeht" und sich gegen die theilweise mesodermale Entstehung der Gefässzellen wendet, wenn er auch über die erste Entstehung des Herz-Endothels keine bestimmten Angaben machen kann. Der neueste Autor, H. Brachet (Recherches sur le développement du cœur, des premiers vaisseaux et du sang chez les amphibies urodèles (Triton alpestris), Archives d'anatomie microsc. II. p. 251, 1899, spricht sich ganz positiv für die Entstehung der Anlagen des Herzens und der grossen Gefässe aus einer Verdickung des Darm-Hypoblasten und für eine davon getrennte ebenfalls hypoblastische Entstehung der Blutkörperchen aus.

Fast noch schwieriger ist heute die Entscheidung über die Herkunft und Bedeutung der zelligen Auskleidung der lymphatischen Gefässe, die eng mit der Frage nach dem Zusammenhang der Lymphgefässanfänge mit den Spalträumen des Bindegewebes, welche durch die Untersuchungen v. Recklinghausen's sicher beantwortet schien, verknüpft ist. Gegenüber dieser Anschauung wird das Vorhandensein vollständig geschlossener Lymphgefäss-Capillaren von Teichmann und von Ranvier mit aller Sicherheit behauptet. Letzterer führt die Entstehung der Lymphgefässe auf die fortgesetzte Bildung von theils anfangs soliden, theils hohlen Endothelsprossen zurück, welche von den Venen ausgehen und eine Art geschlossenes Secretionsorgan darstellen sollen. Auch die Lymphdrüsen entstehen nach diesem Forscher als cavernöse Räume durch Confluenz derartiger Sprossen. — (Ranvier, Morphologie et développement des vaisseaux lymphatiques chez les mammifères — Morphologie et développement du système lymphatique. Archives d'anat. micr. T. I. p. 69 u. p. 137. 1897). Saxer schildert dagegen die Entstehung der Lymphdrüsen durch Erweiterung und Zusammenfluss von Spalträumen des Bindegewebes, welche mit platten Bindegewebszellen ausgekleidet sind, ähnlich Gulland.

Ueber das Verhältniss der Bindegewebszellen zu den die Spalträume des Bindegewebes und die Lymphgefässe auskleidenden Zellen herrscht z. Z. in der Pathologie, ungeachtet der grossen Wichtigkeit dieser Frage, keineswegs Einigkeit. v. Recklinghausen (Die Lymphgefässe und ihre Beziehung zum Bindegewebe. Berlin 1862) war der Meinung, dass trotz des Zusammenhanges

Heilung der Gefässwunden, der sog. Organisation der Thromben und bei pathologischen Verdickungen der inneren Schichten der grösseren Gefässe, endlich bei der Obliteration der kleineren und kleinsten Gefässe verhalten. Während man im Allgemeinen geneigt war, den Endothelzellen eine Hauptrolle bei der Bindegewebsbildung zuzuschreiben (Waldeyer[1]), Durante, Baumgarten, Raab, Thoma und Heuking, Beneke und Andere für die Organisation des Thrombus, Zahn[2]) für die Heilung der Arterienwunden, Heubner[3]) für die Arteriitis syphilitica), so erheben sich doch

der Saftkanälchen und Lymphgefässenden den ersteren doch eine mehr selbstständige Stellung einzuräumen sei; dennoch nahm er eine Entstehung der letzteren durch ein Zusammenfliessen der Saftkanälchen an, wobei wahrscheinlich die Bindegewebszellen zu den Epithelzellen der Lymphgefässe umgewandelt würden. (p. 93).

Im Ganzen ist diese Auffassung auch jetzt noch sehr verbreitet, wenig stens machen die meisten Pathologen, wie mir scheint, keinen Unterschied zwischen eigentlichen Bindegewebszellen und Spaltraumzellen; Ribbert (Pathol. Histologie S. 72, 74) trennt beide von einander; worauf aber die Unterscheidung beruht, wird nicht näher angegeben; bei der „Organisation" des fibrinösen Exsudates schreibt Ribbert den letzteren sogar die Hauptrolle zu, da R. aber die Intercellularsubstanz überhaupt intercellular und nicht aus dem Protoplasma der Bindegewebszellen entstehen lässt, so würde auch functionell kein Unterschied zwischen den beiden Formen bleiben. Beruht die behauptete Entstehung der Lymphgefässe aus einer fortschreitenden Sprossenbildung von den Blutgefässen aus auf Richtigkeit, dann würde es sich nur noch um die Frage handeln können, ob das Lymphgefässsystem geschlossen ist, oder offen, und, im letzteren Falle, wo die Abgrenzung von den Hohlräumen des Bindegewebes zu suchen ist. So lange diese wichtige Frage noch nicht gelöst ist, lässt sich ein definitives Urtheil über die Natur der die Lymphspalten auskleidenden Zellen nicht abgeben.

[1]) Waldeyer, Zur patholog. Anat. d. Wundkrankheiten, Virchow's Archiv Bd. 40.

Durante, Stricker's med Jahrbücher, 1872. IV. S. 142.

Baumgarten, Die sog. Organisation des Thrombus, Leipzig, 1876.

Raab, Virchow's Archiv. Bd. 75. S. 451.

Thoma u. Heuking, Substitution des marantischen Thrombus durch Bindegewebe, Virchow's Archiv, Bd. 109. S. 288. 1887.

Beneke, Die Ursachen der Thrombus-Organisation, Ziegler's Beitr. VII. 1890.

S. auch Marchand, Artikel Arterien in Eulenburg's Real-Encyclop. 3. Aufl. Bd. II. 1874. S. 215ff.

[2]) Zahn, Virchow's Archiv, Bd. 96. S. 1. 1884.

[3]) Heubner, Die luetische Erkrankung der Hirnarterien, Leipzig 1874.

zunächst theoretische Bedenken gegen diese Auffassung auf Grund der normalen Entwickelung. Der frühzeitige Eintritt der Endothelwucherung bei Thrombose und Verletzungen, die Bekleidung des Thrombus mit einer Endothelschicht, die Bildung zahlreicher canalisirter Sprossen in die Thrombusmasse hinein lässt sich leicht genug beweisen, auch das Auftreten des Bindegewebes in unmittelbarem Anschluss an das wuchernde Endothel (Thoma und Heuking); dennoch sind die Beweise für die Abstammung dieses Bindegewebes vom Endothel keineswegs sicher. In sehr frühen Stadien findet man unter dem wuchernden Endothel Rundzellen und Spindelzellen, welche von dem Endothel verschieden zu sein scheinen. Wucherungen der Endothelzellen mit Vergrösserung, Lücken- und Netzbildung, Erzeugung mehrkerniger Riesenzellen kommen unter verschiedenen Umständen vor[1]). Die Entstehung der bindegewebigen Verdickungen der Gefässwand bei Arteriosclerose und verwandten Processen scheint aber stets von den bindegewebigen Theilen der Gefässwand auszugehen.

Auch die eigenthümlichen homogenen Massen, welche wir am schönsten bei chronischen Nieren-Erkrankungen aus den Glomerulusschlingen hervorgehen sehen, und die man früher schlechtweg als „Bindegewebe“ bezeichnete, unterscheiden sich besonders anfangs sehr deutlich von diesem durch ihr Verhalten gegenüber Färbungen. Später kann wohl ein Ersatz durch Bindegewebe vorkommen.

Bei Weitem die meisten Differenzen hat die Frage verursacht, welche Rolle die Leukocyten bei der Neubildung des Bindegewebes spielen. Bekanntlich hat Virchow bereits die Möglichkeit erwogen, dass die farblosen Blutkörperchen im Thrombus zu Bindegewebszellen werden[2]). Dass in den Wundgranulationen ein Theil der kleinen Rundzellen, welche man ursprünglich aus dem formlosen Blastem herleitete, durch Umwandlung ihrer Kerne, Vergrösserung und Verlängerung zu Bindegewebszellen werden sollte, ist eine alte Ansicht (Reinhardt, Paget u. A.[3]) Als man nach der Ent-

---

1) Dahin gehören sehr wahrscheinlich auch die von J. Arnold nach Injection von Fremdkörpern in die Gefässe beobachteten und auf Leucocyten zurückgeführten vielkernigen Zellen.

2) R. Virchow, Gesammelte Abhandlungen, p. 327.

3) J. Paget, Surgical Pathology. London 1853, vol. I,
B. Reinhardt, Traube's Beiträge, Heft 2. 1846.

deckung der Auswanderung der Leukocyten aus dem Blut erkannt hatte, dass ein grosser Theil der in den entzündlichen Exsudaten auftretenden Zellen thatsächlich Leukocyten sind, lag der Gedanke an eine Umwandlung derselben in Bindegewebszellen nahe genug. Cohnheim[1]) unterschied entzündliche Neubildung und eigentliche Regeneration; erstere sollte das junge Bindegewebe liefern, letztere die Epidermis und die sog. höheren Gewebsformen. Die verschiedenen Phasen, welche diese Lehre durchgemacht hat, können hier nicht erörtert werden. Als sicher können wir heut hinstellen, dass die im Blute in der Mehrzahl vorhandenen und hauptsächlich auswandernden sog. multinucleären granulirten Leukocyten die Fähigkeit nicht besitzen, sich in Bindegewebszellen umzuwandeln. Eine Entscheidung darüber, ob überhaupt Leukocyten einer solchen Umwandlung fähig sind, lässt sich heut, wie ich glaube, noch nicht fällen, so lange der Begriff Leukocyten noch nicht vollständig abgegrenzt und die erste Entstehungsweise dieser Zellen noch nicht allseitig geklärt ist. Nach der Ansicht einer Reihe von Autoren stellen die sog. blutbildenden Zellen eine grosse Gruppe unter einander verwandter Zellformen dar, die schon sehr früh in der Embryonalentwickelung sich von den Elementen des Bindegewebes und der Gefässwand sondern und an vielen Stellen des Körpers, ganz besonders in den blutbildenden Organen, ihre Proliferationsstätten finden (Saxer).[2]) Die Existenz dieser Elemente mit ihren verschiedenartigen Zellformen lässt sich mit grosser Sicherheit nachweisen. Schwerer zu entscheiden ist die Frage der ersten Abstammung dieser Zellformen von den mesodermalen Zellen, sodann die weitere Frage, ob die sämmtlichen Leukocyten (und blutbildenden Zellen) auch im entwickelten Organismus auf jene primären Formen zurückzuführen sind, oder ob noch andere Bildungsmöglichkeiten vorhanden sind. Untersuchungen am normalen und entzündeten Netz und an anderen entzündlich infiltrirten Geweben (Granulationsgewebe bei Wundheilung und chronischer Entzündung anderer Art) haben mich zu der Annahme geführt, dass die adventitiellen Zellen der kleinen Gefässe eine grosse Bedeutung für die Bildung „leukocytoider“ Elemente besitzen. Die Zellen der Ranvier'schen Milchflecken gehören zu derselben Gruppe; es lassen sich hier im

---

[1]) J. Cohnheim, Vorlesungen, Bd. II. 2. Aufl. S. 348. 1882.

[2]) Saxer, l. c. Anat. Hefte (Merkel-Bonnet) Bd. VI, H. 3).

Netz noch bei Neugeborenen und älteren Kindern dieselben Formen nachweisen wie in den blutbildenden Organen des Embryo, selbst kernhaltige rothe Blutkörperchen (Marchand[1]), ferner sog. Lymphocyten und grössere einkernige Zellen, allem Anschein nach auch die viel umstrittenen Unna'schen Plasmazellen. Andererseits haben die Adventitialzellen (theilweise oder sämmtlich?) die Fähigkeit der Bindegewebsbildung nicht verloren; ganz besondere Bedeutung besitzen sie aber für die Entstehung der sog. grossen Phagocyten, welche sich nicht von den grossen einkernigen Leukocyten unterscheiden, und ihrerseits in Lymphocyten übergehen können, die wahrscheinlich auch in das circulirende Blut übertreten.

Krompecher[2]) nimmt an, dass sich die Unna'schen Plasmazellen in Bindegewebszellen umwandeln können, und da er diese Elemente von den Lymphocyten des Blutes herleitet, wie v. Marschalkó und C. Justi[3]), so glaubt er darin den Weg einer „hämatogenen Bildung von Bindegewebe" zu erblicken. Borst[4]) vermuthet, dass eine solche durch ausgewanderte Abkömmlinge der Endothelzellen stattfinden könne, was nach dem oben Gesagten nicht wahrscheinlich ist. Marwedel[5]) versuchte endlich die Entstehung des Bindegewebes bei experimentell erzeugter Osteomyelitis auf Umwandlung der eosinophilen Zellen des Knochenmarks zurückzuführen, doch konnte Enderlen bei sehr sorgfältiger Nachprüfung diese Angaben durchaus nicht bestätigen.

Wie verhält sich nun die Regeneration zur ersten Entwickelung? Während bei dieser eine fortschreitende Steigerung von den ein-

---

1) Marchand, Diese Verhandlungen, Jahrg. I. S. 63. — Sitzungsber. der Gesellschaft zur Beförderung der ges. Naturw. zu Marburg. Mai und August 1897.

S. auch Melissenos, Anat. Arz. Nr. 22. März 1899.

2) E. Krompecher, Beiträge zur Lehre von den Plasmazellen. Ziegler's Beiträge, Bd. XXIV. 1898.

3) v. Marschalkó, Ueber die sog. Plasmazellen. Archiv f. Dermatol. und Syphilis. 1895.

C. Justi, Ueber die Unna'schen Plasmazellen; Virchow's Archiv, Bd. 150, 2. 1898.

4) Borst, Das Verhalten der Endothelien bei der Entzündung. Verhandlungen der Phys. med. Gesellsch. zu Würzburg. N. T. XXXI. 1. 1897. S. 46.

5) Marwedel, Die morpholog. Veränderungen der Knochenmarkzellen bei der eiterigen Entzündung. Ziegler's Beiträge z. path. Anat. Bd. XXII.

fachen zu den complicirteren, weiter differenzirten Formen stattfindet, liegt es im Wesen der Regeneration nach Substanzverlusten (der pathologischen Regeneration gegenüber der physiologischen), dass hier eine Art Rückkehr der bereits ausgebildeten Theile zu einfachen Elementen stattfindet, aus denen dann wieder die höher differenzirten Formen werden. Eine einfache Wiederholung der ersten Entwickelung ist also die Regeneration nicht; man kann vielmehr sagen, dass fast alle Regenerationen (abgesehen von der der einfachsten Elemente) verschieden von der ersten Entwickelung verlaufen. Denn bei allen (pathologischen) Regenerationen zusammengesetzter Theile haben wir immer einen Rest des ausgebildeten Organ- oder Gewebstheils in innigem, continuirlichem Zusammenhang mit den neuen Elementen. Je complicirter der Bau des histologischen Elementes, desto stärker tritt die Abweichung von dem ersten Entwickelungsvorgang hervor. Die Regeneration des quergestreiften Muskels verläuft niemals so, wie die erste Bildung desselben; von der Regeneration des Nerven gilt dasselbe.

Es wäre daher verfehlt, wenn man bei der Regeneration nach einer schematischen Wiederholung der ersten Entwickelungsvorgänge suchen wollte. Wenn man die Regeneration als eine „Rückkehr zum Embryonalzustand“ bezeichnet, so ist das nur insofern berechtigt, als dabei die Gewebs-Elemente eine Wucherungsfähigkeit zeigen, die für gewöhnlich nicht manifest, sondern vollkommen latent ist.

Die fortgesetzte gleichwerthige Theilung der vorhandenen Gewebskerne, der wichtigsten Träger der vererbbaren Eigenschaften — der Eigenart der Zelle — bedingt nun das Grundgesetz der Regeneration, dass bei diesem Vorgang die Gewebe des Körpers innerhalb derjenigen histologischen Grenzen bleiben, welche sie durch die Entwickelung, also von ihrem ersten Auftreten als gesonderte Theile der Anlage erhalten haben. Für diesen Fall können wir also dem durch Bard[1]) erweiterten Satze: „Omnis cellula e cellula ejusdem generis“ wohl zustimmen. Dabei muss indess zunächst festgestellt werden, was denn unter dem Genus zu verstehen ist, denn es liegt

---

[1]) Bard, La Spécificité cellulaire et l'histogénèse chez l'embryon. Archives de Physiol. norm. et path. 3. Sér. T. 7. p. 406.

eben in dem Wesen der Entwickelung durch Differenzirung, dass das Genus der Zellen sich im Laufe derselben ändert. Aus Zellen, die die Eigenschaften vieler Gewebe in sich beherbergen, werden specialisirte Zellen, und es wird sich daher fragen, bis zu welcher Generation ihrer Vorfahren die bei der Neubildung auftretenden jungen Zellen in ihren Eigenschaften zurückgehen. Bis auf die erste Anlage der Keimblätter jedenfalls nicht; sie entsprechen immer einem sehr viel späteren, ja sogar meist einem weit vorgeschrittenen Stadium der Organentwickelung. Mit anderen Worten, um mit Ribbert und Hansemann zu reden, die Entdifferenzirung, die Anaplasie der Zellen ist bei der Regeneration gering.

Wenn man früher annahm, dass aus den Zellen des Granulationsgewebes Epidermis werden könne, so ging man, allerdings unbewusst, von der Vorstellung aus, dass dies fälschlich sogenannte embryonale Gewebe (ein Ausdruck, der ja in Frankreich noch immer sehr beliebt ist), ein indifferentes Keimgewebe sei, welches in seinen Eigenschaften etwa den ersten Generationen der Furchungszellen gleichkommen würde. Diese Vorstellung war hervorgerufen durch eine mangelhafte Kenntniss der histologischen Zusammensetzung dieses Gewebes in Folge unzureichender Untersuchungs-Methoden, aber auch durch eine mangelhafte genetische Anschauung.

Aber, wie schon aus dem Vorhergehenden sich ergeben dürfte, die einzelnen Organe und Gewebe verhalten sich in dieser Beziehung, d. h. in der constanten Reproduction gleichartiger Elemente, nicht genau übereinstimmend. Bei vielen Geweben ist eine gewisse Veränderlichkeit erkennbar, die weniger bei der reinen, einfachen Regeneration, sehr viel stärker bei Störungen durch besondere accidentelle Ursachen hervortritt. So sehen wir schon bei den Gewebswucherungen bei infectiösen Processen Formen auftreten, die sehr wesentlich von denen der ursprünglichen Gewebs-Elemente abweichen. (Ich erinnere an die Bildung vielkerniger Riesenzellen aus gewöhnlichen Bindegewebszellen). Aber auch bei der reinen Regeneration begegnen wir in manchen Fällen — z. B. an der Descemetia — einem sehr erheblichen Formenwechsel, der Bildung von Bindegewebe aus (morphologisch) epithelialen Zellen, während in anderen Fällen dieselben Zellen sich immer in gleicher Weise reproduciren.

Bei niederen Thieren, selbst noch bei den niederen Wirbelthieren verschieben sich bekanntlich diese Verhältnisse erheblich. Sehen wir doch bei Reptilien und Amphibien, dass die sich regenerirenden Theile noch Fähigkeiten besitzen, die einem viel früheren Stadium der Entwickelung entsprechen, d. h. die Regeneration kann zum Ersatz grösserer Organtheile und ganzer Organe führen. Hier wiederholt sich die erste Bildung viel vollständiger. Die sehr merkwürdige Neubildung der Linse bei Tritonen aus den Deckzellen der Iris, die scheinbar eine Ausnahme von dem Grundgesetz der Regeneration darstellt, ist keine Regeneration im eigentlichen Sinne, sondern ein functioneller Ersatz der Linse durch ein ganz neugebildetes Organ [1]).

Der wichtige Vorgang der Umbildung einer Gewebsform in eine andere, welcher sowohl bei sogenannten chronisch entzündlichen als regenerativen Processen vorkommt und ganz besondere Bedeutung bei der Geschwulstbildung erlangt, wird in der Regel als Metaplasie bezeichnet.

Die Metaplasie würde dem Grundgesetz der Regeneration widersprechen, wenn sie über das physiologische Mass der Umwandlungsfähigkeit der Gewebe hinausginge; es würde dadurch der Process einen erheblich stärker pathologischen Charakter erhalten, der natürlich auch auf eine besondere, die „normale" Regeneration störende Ursache oder auf neue, z. B. mechanisch wirkende Anforderungen an die Gewebe hinweisen würde (cf. Lubarsch [2]).

Es wird sich also zunächst darum handeln, jenes physiologische Mass, jene Breite der Umwandlungsfähigkeit festzustellen. Das ist aber nur schwer und in der Regel erst a posteriori möglich, z. Th. indess auch an der Hand der Entwickelung. Man sagt ganz mit Recht, dass nur verwandte Gewebsformen in einander übergehen; die Hauptschwierigkeit liegt aber darin, den Grad der Verwandtschaft festzustellen, bei dem das noch möglich ist. Leider gehen gerade über manche hierher gehörige Fragen die Ansichten unserer berufenen Rathgeber, der Embryologen, neuerdings sehr auseinander.

---

[1]) G. Wolff, Regeneration der Urodelenlinse, Archiv f. Entw.-Mechanik. Bd. I. 1895.

E. Müller, Regeneration der Augenlinse bei Triton. Archiv f. mikr. Anat. Bd. 47. 1896.

[2]) O. Lubarsch, Zur Lehre von den Geschwülsten und Infektionskrankheiten. Wiesbaden 1899. S. 238.

Wir wissen, dass verschiedene, z. B. entodermale Epithelformen in einander übergehen können; einfaches Platten-Epithel in Cylinder-Epithel, Flimmer-Epithel in flimmerloses Platten-Epithel (z. B. in den Bronchen und Lungen-Alveolen), woraus ersichtlich ist, dass diese verschiedene Epithelformen, welche von einer ganz gleichartigen Anlage stammen, verschiedenen functionellen Anforderungen angepasst werden. Im Allgemeinen sehen wir bei der Regeneration diese Specialisirung beibehalten; das platte Alveolen-Epithel erzeugt wieder dieselben Formen; immerhin liegt ein Wechsel nicht ausser dem Bereiche der Möglichkeit, und es kann nicht überraschen, wenn wir z. B. eine ulceröse Höhle der Lunge von den Bronchen aus mit einer einfachen Schicht platter Zellen sich auskleiden sehen. Höhe und Breite der Zellen hängt überdies zum grossen Theil von mechanischen Verhältnissen ab.

Dass die Eigenart der Zellen so weit geht, wie es z. B. Pfitzner[1]) annimmt, dass sogar die Zellen der verschiedenen Schichten eines mehrschichtigen Epithels nicht in einander übergehen sollen, lässt sich m. E. durchaus nicht aufrecht erhalten. (Ich glaube auch nicht, dass, wenn wir irgendwo, z. B. in der Leber, Flimmer-Epithel in einer Cyste antreffen, dies mit Nothwendigkeit auf einen abnormen Einschluss von Flimmerzellen hinweist. Es kann auch auf ursprünglich flimmerlose Zellen aus einem frühen Stadium der Anlage zurückgeführt werden, in welchem die Entodermzellen noch die Fähigkeit besitzen, Flimmerzellen zu bilden.)

Eine noch grössere Breite der Umwandlungsfähigkeit zeigen bekanntlich die verschiedenen Bindesubstanzen; wir wissen, dass in der Entwickelung und so auch später Bindegewebe in Knochen und Knorpel übergehen kann, dass Knorpel metaplastisch in Knochen sich umwandeln und durch Knochen ersetzt werden kann. Eine Wiederholung dieser Vorgänge finden wir auf's Schönste bei der Callusbildung, und zwar nicht blos an knorpelig vorgebildeten Theilen des Skelets, sondern, wie Hanau und Koller[2]) gezeigt haben, auch an den Deckknochen des Schädels. Dass selbst das

---

[1]) Pfitzner, Epithel der Conjunctiva. Zeitschr. f. Biologie. Bd. 34. S. 397. 1897.

[2]) H. Koller, Ist das Periost bindegewebig vorgebildeter Knochen im Stande, Knorpel zu bilden? Archiv f. Entwickelungsmech. III. 1896.

Knochenmark Knorpel bilden kann, lehren u. A. die Transplantations-Versuche von Bruns[1]).

Virchow[2]) bezeichnet diese Vorgänge mit dem sehr treffenden Namen der histologischen Akkomodation; sie fallen z. Th. noch am reifen Organismus in den Bereich des Normal-Physiologischen, wie vielleicht am besten die Umgestaltung der Knochen, die Transformation unter veränderten mechanischen Bedingungen lehrt (J. Wolff). Wenn sie aber unter normalen Verhältnissen schon vorkommen, können sie unter dem Einfluss pathologischer Einwirkungen um so mehr erwartet werden.

Im Ganzen, glaube ich, können wir auch bei der pathologischen Metaplasie als die nicht überschreitbare Grenze der Gewebe die ursprüngliche Sonderung in die drei Keimblätter betrachten, aber wir werden sehen, dass die Entscheidung darüber sehr schwierig werden kann.

Es besteht heut bei Vielen eine grosse Neigung, bei dem Auftreten von Knorpel an Stellen, wo gewöhnlich sich solcher nicht vorfindet, sofort an eine „Keimverlagerung" oder „Verirrung" zu denken; das ist namentlich in ausgedehntem Masse bei Gelegenheit der sog. ossificirenden Myositis geschehen (Mays, Pincus, Cahen, Manz, etwas abweichend spricht sich Stempel aus)[3]).

Wenn auch der chronisch entzündliche Charakter dieser Affektion vielleicht angezweifelt werden kann und in vielen, wohl den meisten Fällen eine congenitale Disposition zu der Erkrankung wahrscheinlich ist, so liegt meines Erachtens kein Grund vor, deswegen eine abnorme Versprengung von Knorpelkeimen zwischen die Muskeln anzunehmen, denn zwischen congenitaler Disposition zu abnormen Gewebswucherungen und Verlagerung von Gewebstheilen besteht noch ein grosser Unterschied.

---

[1]) P. Bruns, Ueber Transplantation von Knochenmark. Langenbeck's Archiv f. klin. Chir. Bd. XXVI. S. 661. 1881.

[2]) R. Virchow, Transformation and Descent. Journal of Pathol. and Bacteriol. (Woodhead) T. I. p. 1.

[3]) Mays, Virchow's Archiv, Bd. 74.

Pincus, Deutsche Zeitschrift f. Chir., Bd. 44.

Cahen daselbst, Bd. 31.

Manz, Annalen des städt. Krankenhauses in München, 1895.

Stempel, Mittheilungen aus den Grenzgebieten der Medicin und Chir. Bd. III.

P. Rathke[1]) ist geneigt, (mit Roux) die Entstehung des Knorpels in solchen Fällen, ähnlich wie es von Kapsammer[2]) für den Fraktur-Callus geschehen ist, auf mechanische Verhältnisse (häufige Verschiebungen der Theile) zurückzuführen, ob mit Recht, muss ich dahingestellt sein lassen. — Die metaplastische Knochenbildung aus Bindegewebe ist eine so häufige Erscheinung, dass sie keiner besonderen Erörterung bedarf[3]).

Schwerer wird die Entscheidung in solchen Fällen, wo an Stelle von normalen Organtheilen (im Anschluss an anderweitige pathologische Veränderungen) Gewebsformen auftreten, die nach der gewöhnlichen Vorstellung einem ganz anderen Theil der Anlage, einem anderen Keimblatt angehören. Am meisten überraschend ist in dieser Beziehung wohl die Entwickelung der schönsten Epidermis mit Riffzellen, Eleidin und verhornten Zellen an Stelle des Oberflächen-Epithels der Harnwege, welche zuerst von Rokitansky als Cholesteatom bezeichnet wurde. Am häufigsten ist die Veränderung bei alten Stricturen der Harnröhre, sodann — in Form isolirter oder zusammenfliessender Plaques — auf der Schleimhaut der Blase bei chronischer Cystitis, ferner im Nierenbecken (Beselin, Posner u. A.[4]) und zuweilen auch auf der ganzen Schleimhaut des harnableitenden Apparates von den Nierenkelchen bis zur Harnröhre (Marchand und Liebenow, Cabot, Hallé[5]). Da in einzelnen

---

[1]) P. Rathke, Ueber die Ursache des Auftretens von Knorpel bei der „Myositis ossificans". Archiv f. Entwickelungsmechanik. Bd. VII. S. 398. 1898.

[2]) G. Kapsammer, Zur Frage der knorpeligen Callusbildung, Virchow's Archiv, Bd. 152. S. 157. 1898.

[3]) Auch ectodermale Theile, wie z. B. die Linse, können gelegentlich durch Knochen ersetzt werden; hier handelt es sich indess nicht um eine Metaplasie, sondern um eine Pseudomorphose durch eingedrungenes, nachher verknöchertes Bindegewebe. Der Bildung echten Knochens geht Verkalkung voraus; wie z. B. an den Arterien.

[4]) Rokitansky, Lehrbuch, 3. Aufl. 1861. Bd. III. S. 354. 363.
Beselin, Virchow's Archiv, Bd. 99. S. 289. 1885.
Posner, Virchow's Archiv, Bd. 118. S. 391. 1889.

[5]) Liebenow, Ausgedehnte Epidermisbekleidung der Schleimhaut der Harnwege. Dissert. Marburg 1891.
Noël Hallé, Leucoplasies et cancroïdes dans l'appareil urinaire. (S. das. die Fälle von Cabot.) Annales des Maladies des organes génito-urinaires. 1896.
Zeller, Platten-Epithel im Uterus, Zeitschr. f. Geburtshülfe u. Gynäk. Bd. XI. 1885.

dieser Fälle, so auch in dem von mir bei einem Knaben von 14 Jahren beobachteten, längere Zeit eine Harnfistel (in Folge von Perinealschnitt) bestand, so konnte an die Möglichkeit einer allmählich fortschreitenden Epidermisbildung von hier aus gedacht werden; diese Annahme muss indess, wenn sie auch für gewisse Fälle nicht ausgeschlossen ist, mit Rücksicht auf die weit zahlreicheren Fälle, in denen jene Möglichkeit fehlte, aufgegeben werden. Die meisten Autoren sind denn auch darüber einig, dass es sich um eine metaplastische Bildung von Epidermis aus dem Schleimhaut-Epithel handelt. Bemerkenswerth ist, dass gleichzeitig mit dieser Umwandlung der Deckschicht die Schleimhaut einen papillären Bau erhält, also eine secundäre Umwandlung der bindegewebigen Unterlage, wodurch diese ähnlich den normaler Weise mit Epidermis bedeckten Häuten wird. Das Merkwürdigste ist vielleicht, dass sich in meinem oben erwähnten Falle an der Unterfläche des Zwerchfells ein ganz typisches metastatisches Cholesteatom — offenbar durch Verschleppung der auf metaplastischem Wege entstandenen Epidermis-Zellen — gebildet hatte, wie wir in anderen Fällen maligne Geschwülste von der Beschaffenheit der metaplasirten Epithelformen an dem Orte der Metaplasie beobachten.

So lange man die Epithelien der Harnorgane von dem Ectoderm herleitete, schien die genetische Erklärung der Metaplasie ziemlich naheliegend. Allerdings muss dabei schon berücksichtigt werden, dass die Deckschicht der Harnblase vom Entoderm herstammt.

Mit je grösserer Sicherheit nun der Wolff'sche Gang bei den Säugethieren und dem Menschen dem Mesoderm zugerechnet wird, wenn auch sein hinteres Ende vorübergehend mit dem Ectoderm in Verbindung treten soll, so schwindet die Möglichkeit einer genetischen Erklärung immer mehr, selbst wenn man mit O. Schultze[1]) als möglich annimmt, dass vielleicht einzelne Ectodermzellen sich den Epithelzellen des Ganges beimischen.

Man müsste denn geradezu annehmen, dass derartige vereinzelte Epithelzellen sich in ihrer Eigenart unverändert erhalten, und dass sie dann nach Verlust des normalen Epithels einen wirklichen Ersatz desselben, also keine eigentliche Metaplasie herbeiführen; indess ist diese Annahme doch recht misslich.

---

[1]) Schultze, Grundriss der Entwickelungsgeschichte. 1897. S. 414. S. auch Minot, Lehrb. d. Entw. 1894. S. 282.

In seltenen Fällen zeigt auch die Deckschicht der Uterusschleimhaut die gleiche Umwandlung (Zeller).

Weiter sehen wir eine Epidermisbildung auch auf Schleimhäuten mit entodermalem Epithel, und wenn auch am Kehlkopf vielleicht an ein Ineinandergreifen ectodermalen und entodermalen Epithels gedacht werden könnte, so fällt doch diese Möglichkeit fort in der Lunge, in der Gallenblase, wo gewisse Neubildungen auf eine derartige Metaplasie hindeuten.

Berücksichtigen wir noch, dass bekanntlich der anfangs mit Flimmer-Epithel bedeckte Oesophagus sich im Laufe der Entwickelung mit einem geschichteten Epithel bekleidet, welches nicht selten verhornende Platten und epidermoidale Geschwülste bildet, dass ferner die Schleimhaut der drei ersten Mägen der Wiederkäuer mit einer dicken, verhornten Epidermis ausgestattet ist, so können wir nur zu dem Resultat kommen, dass die entodermalen Oberflächen-Epithelien bereits physiologisch eine wirkliche verhornende Epidermis zu bilden vermögen, dass also auch eine metaplastische Entstehung einer solchen unter pathologischen Verhältnissen sehr wohl möglich ist.

Eine besonders wichtige und viel erörterte Frage betrifft die metaplastische Bildung quergestreifter aus glatter Musculatur. Deutet das Vorkommen der ersteren immer auf eine directe Herkunft von den Urwirbeln (dem Myotom) oder können quergestreifte Muskelfasern auch aus sog. mesenchymatischem Gewebe entstehen? Die Mehrzahl der Autoren (besonders Pathologen) ist wohl der ersteren Ansicht, andere, z. B. O. und E. Hertwig, betrachten die Bildung der quergestreiften Muskelfasern nur als Folge einer localen functionellen Differenzirung. Lassen wir hier die Wirbellosen ganz bei Seite, so finden wir doch auch bei Wirbelthieren in dem merkwürdigen Vorkommen der quergestreiften Musculatur im Darm der Schleie und im Magen von Gobitis, in den quergestreiften Muskelfasern der Iris der Vögel Beispiele eines Ersatzes von glatter Musculatur durch quergestreifte, welche wohl nur durch verschiedene functionelle Anforderungen bedingt sein können. Immerhin sind die Fälle, in welchen eine Metaplasie von glatten in quergestreifte Musculatur ohne Geschwulstbildung als wahrscheinlich anzunehmen ist, wie z. B. in dem von Nehrkorn[1]) beschriebenen Falle vom schwangeren Uterus, wohl grosse Seltenheiten (s. unten).

[1]) A. Nehrkorn, Quergestreifte Muskelfasern in der Uteruswand. Virchow's Archiv, Bd. 151. S. 52. 1898.

Indem ich nun zu der zweiten Gruppe der Neubildungen, den Geschwülsten übergehe, muss ich mich auf die Betrachtung einiger Hauptgruppen beschränken, die im Vordergrund des Interesses stehen.

Als Grundlage einer wissenschaftlichen Geschwulstlehre müssen wir nach meiner Meinung mit Virchow und Klebs zweifellos die Histogenese betrachten. Ich befinde mich darin im Widerspruch mit Hansemann und Lubarsch, welche das morphologische Prinzip in den Vordergrund stellen. Die rein morphologisch-histologische Behandlung ist gewissermassen ein Nothbehelf für den klinischen Bedarf, also für die Diagnose und Prognose. Sie liefert neben der Histogenese sehr wichtige Anhaltspunkte für die Beurtheilung der Geschwülste. Aber auch der Kliniker will wissen, von welchem Theil, von welchem Gewebe die Geschwulst ausgeht. In dem Bestreben, die Neubildung auf normale Gewebe zurückzuführen, sind wir nun auf Schritt und Tritt auf die Entwickelungsgeschichte hingewiesen. Die genetische Erklärung wird natürlich um so schwieriger, je mehr sich das Geschwulstgewebe von dem der normalen Umgebung unterscheidet, je heterologer die Geschwulst ist oder zu sein scheint. Im Allgemeinen ist das eine Eigenschaft vieler maligner Geschwülste, wenn auch bei weitem nicht aller; daher hat gerade bei diesen die genetische Erklärung die grössten Schwierigkeiten gemacht und macht sie zum Theil noch heute. Es sind das die Geschwülste, die man bekanntlich von Alters her als „Krebse, Carcinome“ bezeichnete; Namen, die wir jetzt noch wie eine ererbte Last mit uns schleppen.

Die Geschichte der bösartigen Geschwülste weist im Lauf der letzten sechs Decennien die merkwürdigsten Wandlungen auf. Ihre naturwissenschaftliche Behandlung beginnt, wie bekannt, mit dem Werke Joh. Müller's[1]). Er war es, der zuerst nachwies, dass auch die Elemente der Geschwülste keine dem normalen Körper ganz fremdartige Bildungen seien; er trennte von den krebsigen die krebsähnlichen Geschwülste, die in ihrer Zusammensetzung bekannten Geweben des normalen Organismus entsprechen (Chondrome, Lipome etc.).

So lange man noch die sämmtlichen Gewebe, so auch die der Geschwülste, aus amorphen Blastemen und Exsudaten entstehen liess, konnte von einem

---

[1]) Joh. Müller, Ueber den feineren Bau und die Formen der krankhaften Geschwülste. 1. Lief. Berlin. 1838.

Suchen nach einem Stammgewebe der Geschwülste nicht die Rede sein. Stand doch Virchow in seiner ersten grossen Arbeit über die Entwickelung des Krebses noch ganz auf diesem Standpunkte[1]). Aber gegenüber dem herrschenden Streben, in dem Krebse nach specifischen heterologen Elementen zu suchen, hob Virchow bereits damals hervor, dass das gallertige Exsudat sich frühzeitig in zwei Richtungen entwickeln sollte, und zwar zu Bindegewebe und zu Zellen, die nicht mehr Bindegewebe werden können, ferner, dass diese Zellen sich ganz übereinstimmend mit Epithelzellen verhalten. Damit war der erste grosse Schritt geschehen, der den Krebs, das Carcinom im späteren Sinne als maligne epitheliale Geschwulst charakterisirte.

Die gallertigen, faserigen Formen sollten noch unentwickelte (crude) Stadien darstellen. Wenige Jahre später, nachdem Virchow an Stelle der alten ungeformten Blasteme in dem Bindegewebe den wesentlichen Keimstock des Körpers gefunden zu haben meinte, führte er consequenterweise die schon früher als „epithelial" erkannten Zellen der Krebse auf dieses Gewebe zurück. Die Bezeichnung „Epithel" wurde also in rein descriptivem, morphologischem Sinne gebraucht. Für diejenigen Geschwülste, bei welchen die epithelialen, die Bindegewebs-Alveolen ausfüllenden Zellen epidermoidalen Charakter besitzen, wandte Virchow den von Lebert und Bennet in anderem Sinne gebrauchten Namen „Cancroid" an, einen Ausdruck, welcher bekanntlich seitdem als gleichbedeutend mit Epidermis-Krebs angewendet wird[2]). Andere früher als krebsig betrachtete Geschwülste ergaben sich als

---

[1]) R. Virchow, Zur Entwickelungsgeschichte des Krebses, nebst Bemerkungen über Fettbildung im thierischen Körper. Virchow's Archiv, Bd. I. S. 94. 1847.

[2]) H. Lebert (Physiologie pathologique, T. II. Paris 1845) unterschied homöomorphe und heteromorphe Geschwülste oder Krebse. Zu den ersteren gehören die epithelialen Geschwülste der Lippen, des Uterus, der Haut etc. Er trennte ferner unter dem Namen der „Cancroide" gewisse fressende Geschwüre des Gesichts und des Uterus, welche nicht die Charaktere des wirklichen Krebses zeigen. (p. 291.)

J. Hughes Bennett (On cancerous and cancroid growths. Edinburgh 1849) trennte von dem eigentlichen Krebs, der in drei Formen, als Scirrhus, als Encephaloma und als Colloid auftreten sollte, die krebsähnlichen, cancroiden Geschwülste, darunter, ausser faserigen, knorpeligen, fettigen Geschwülsten, auch die epithelialen Cancroide, z. B. warzige, fungöse und ulceröse Excrescenzen der Lippen, der Zunge, des Uterus. Diese sollten zwar eine Hypertrophie der Schleim- oder Epidermisschicht darstellen, aber, wie diese selbst, aus einem amorphen Blastem entstehen.

Virchow (Med. Reform No. 51, 1849. Würzburger Verhandl. I, 1850 und Gesammelte Abhandlungen S. 1017) verstand unter Cancroid solche, meist mit papillärer Hypertrophie und Zellwucherung an der Oberfläche verbundene Geschwülste, bei denen sich „im Innern der erkrankten Gewebe und Organe mehr oder weniger typische Produkte der Bindesubstanzen, die grosse Gruppe der Sarkome bildend, welche später mit anderen Formen ihre klassische Schilderung in dem grossen Geschwulstwerk Virchow's fand.

Der genetische Standpunkt wurde mit Bezug auf die krebsigen und krebsähnlichen Geschwülste, zunächst der Haut, schon im Anfang der 50er Jahre durch Remak[1]) selbst, später in Frankreich, wenn auch noch nicht consequent, nach den Vorarbeiten Robin's, durch Cornil[2]), bei uns, wie bekannt, in erster Linie durch Thiersch[3]) vertreten. Vor Allem war es aber Waldeyer[4]), der in seinen beiden berühmten Carcinomarbeiten die epithelialen Elemente der Krebse in grösstem Umfange auf präexistirende Epithelien zurückführte. Andere, z. B. Billroth, folgten ihm. Cohnheim zog gewissermassen die äusserste Consequenz der genetischen Lehre, indem er als Grundlage aller echten Geschwülste, nicht blos der Carcinome, abnorme von der ersten Entwickelung her verlagerte Keime betrachtete[5]).

Je sicherer nun die Herkunft der sog. krebsigen Geschwülste von den Oberflächen- und Drüsen-Epithelien nachgewiesen wurde, um so nothwendiger

---

Höhlen, Alveolen bilden, die mit Zellen von epidermoidalem Charakter ausgefüllt werden".

J. Paget (Lectures on surgical Pathology, Vol. II. 1853. p. 412) gab die Bezeichnung Cancroid auf und nannte dafür Epithelial-Krebs diejenigen Formen von Krebs, deren Zellen denen des geschichteten Epithels der Lippen und der Mundhöhle gleichen, und in den Interstitien des ursprünglichen Gewebes der Haut und der übrigen afficirten Theile infiltrirt sind.

[1]) R. Remak (Ein Beitrag zur Entwickelung der krebshaften Geschwülste. Deutsche Klinik No. 16. S. 163. 1854) hält es für wahrscheinlich, die in den Knochen vorkommenden Ansammlungen von Oberhautzellen aus ähnlichen Abschnürungen wie in den Geschwülsten der Haut herzuleiten, die vielleicht schon auf einer frühen embryonischen Entwickelungsstufe stattgefunden haben. Dies gilt namentlich auch von den sogar im Gehirn beobachteten geschichteten Cholesteatomen. „Ich glaube daher, jetzt jene Thesis (sc. dass die krankhaften Gewebe auf eine Entartung normaler zurückzuführen seien) noch genauer dahin formuliren zu können, dass es sich bei den krankhaften Geschwülsten nicht um eine Neubildung von Geweben, sondern um eine Umbildung normaler Gewebe handelt, mit Erzeugung von Bestandtheilen, welche den normalen in Form und Mischung entweder ähnlich (homolog) bleiben, oder durch fortschreitende Entartung sich in Form und Mischung von den erzeugenden Geweben entfernen (heterologe Gewebe)."

[2]) Cornil, Journal de l'anatomie et de la Physiol. I. 1864. p. 183. II. 1865. p. 266. III. (mit Ranvier). 1866. p. 271.

[3]) Thiersch, Der Epithelialkrebs. Leipzig, 1865.

[4]) Waldeyer, Entwickelung der Carcinome. Virchow's Archiv Bd. 41, S. 470. 1867, und Bd. 55, S. 67. 1872.

[5]) Cohnheim, Vorlesungen. Bd. I. 2. Aufl. S. 736.

ergab sich die Abtrennung von Geschwülsten mit oft sehr epithelartigen Zellen und krebsähnlicher Anordnung, bei welchen jener Ursprung sich trotz genauester Untersuchung nicht auffinden liess. Immer wieder wurde man auf die Auskleidung der Lymph- und Blutgefässe, die Deckzellen der serösen Häute, die platten Zellen der Spalträume des Bindegewebes, die Adventitia der Blutgefässe zurückgeführt. Dahin gehörten jene sonderbaren Geschwülste, welche zuerst von Billroth[1]) als Cylindrome, von H. Meckel als Schlauchknorpelgeschwülste bezeichnet worden waren[2]).

Waldeyer nannte einen Theil dieser Geschwülste, welche er auf die adventitiellen Zellen der Blutgefässe zurückführte, „plexiforme Angiosarkome," ein Name, den Kolaczek auf alle Geschwülste ausdehnte, als deren Matrix sich Blut- und Lymphgefässe nachweisen lassen. Später bürgerte sich der anfangs von Golgi für die Psammome der Dura mater gebrauchte Name Endotheliom für die ganze Gruppe ein[3]).

Ausgehend von derartigen Geschwülsten versuchte Köster[4]), verleitet durch die oft so regelmässige Verbreitung der krebsigen Geschwülste der Haut in den Lymphbahnen, die Entstehung der Hautkrebse auf die Endothelien der Lymphgefässe zurückzuführen, während E. Wagner Geschwülste, die aus einer Wucherung der Endothelien der Lymphgefässe verschiedener Lokalitäten (u. a. von den serösen Häuten) entstanden waren, als „Endothelkrebse" dem echten Carcinom unterordnete. Hansemann hat neuerdings diese Bezeichnung wieder aufgenommen[5]).

So war man auf einem ziemlich weiten Umwege dahin gelangt, für einen Theil der sonst als krebsig geltenden Geschwülste wieder, ähnlich wie Virchow, einen Ursprung der morphologisch-epithelialen Zellen vom Bindegewebe, oder wenigstens von den nach der verbreiteten Auffassung diesem Gewebe zugerechneten Zellen der Lymphbahnen, anzunehmen.

---

[1]) Billroth, Unters. über die Entwickelung der Blutgefässe. Berlin, 1856.

[2]) H. v. Meckel, Charité-Annalen. Bd. VII. p. 89.

[3]) Waldeyer, Virchow's Archiv. Bd. 55. S. 134.

J. Kolaczek, Ueber das Angiosarcom. Deutsche Zeitschr. f. Chir. Bd. IX. 1878.

Golgi, Sulla struttura e sullo sviluppo degli Psammomi. Pavia, 1869.

[4]) K. Köster, Cancroid mit hyaliner Degeneration. Virchow's Archiv Bd. 40. S. 502. 1867.

— Die Entwickelung der Carcinome und Sarcome. 1. Abth. Würzburg, 1869.

[5]) E. Wagner, Handbuch d. allgem. Pathologie. 6. Aufl. 1874. S. 634. W. unterschied ausser Epithel- und Endothel-Krebs noch einen „Bindegewebs-Krebs" (harte und weiche Form).

R. Schulz, Das Endothel-Carcinom. Arch. d. Heilk. XVII.

Zunächst wird es nothwendig sein, vorauszuschicken, was wir denn unter den „krebsigen Geschwülsten“ heutzutage verstehen. Ziemlich übereinstimmend, wie ich glaube, alle atypischen malignen oder destruirenden Geschwülste, deren wesentliche Elemente von den sogenannten „wahren Epithelien“ des oberen, mittleren und unteren Keimblattes ausgehen.

Diese Definition ist indess wenig befriedigend, denn es verbergen sich darunter Geschwülste der verschiedensten genetischen und morphologischen Beschaffenheit und sehr verschiedener klinischer Bedeutung. Dazu kommt ganz besonders die bereits erörterte, sehr verschiedene Auffassung des „wahren Epithels,“ ferner das von der Genese abhängige, sehr verschiedene Verhalten der epithelialen Elemente zu der bindegewebigen Grundlage. Dass eine „alveoläre Anordnung“ des Geschwulstgewebes heut nicht mehr als wesentlich für die krebsigen Geschwülste anzusehen ist, ist wohl ziemlich allgemein anerkannt.

Ich betrachte es als ein dringendes Bedürfniss, für diese morphologisch und genetisch so verschiedenartigen Tumoren passende Bezeichnungen an Stelle des an und für sich sinnlosen Sammelnamens „Krebs“, „Carcinom“ zu finden, wie sie ja für einige dieser Formen bereits in Gebrauch sind. Eine Neubelebung des bereits veralteten Begriffes in einem noch dazu im obigen Sinne erweiterten Umfang kann nach meiner Meinung nur die Unklarheit vermehren.

Nicht viel besser steht es mit der Bezeichnung Endotheliom für eine grosse Gruppe von Geschwülsten von recht verschiedenartiger Beschaffenheit, seitdem die entwickelungsgeschichtliche Anschauung, welche zur Aufstellung des Begriffes Endothel geführt hat, sich in der ursprünglichen Form als unhaltbar erwiesen hat. Unter den sogenannten Endothelzellen verbergen sich, wie wir sahen, Elemente von sehr verschiedener genetischer Bedeutung. Die meisten Pathologen werden daher, wie ich glaube, mit mir der Ansicht sein, dass die Bezeichnung „Endotheliom“ wenigstens in der jetzt gebräuchlichen Breite der Anwendung ein Nothbehelf ist. Wie Hansemann, dem auch Lubarsch[1]) beistimmt, hervorhebt, sind die Charaktere des

[1]) Hansemann, Ueber Endotheliome. Deutsche med. Wochenschr. 1896. No. 4.

Endotheliom in vielen so bezeichneten Fällen wesentlich negativ; es sind — zum Theil wenigstens — morphologisch epitheliale Geschwülste, deren Abstammung von wahren Epithelien nicht nachgewiesen werden kann. Darum schlägt Hansemann den angedeuteten Ausweg vor, überhaupt alle krebsähnlich aussehenden Geschwülste dieser Art trotz zugestandener „bindegewebiger" Abstammung den Carcinomen, ja sogar die drüsenartigen den Adenomen zuzurechnen, während Benda[1]) bei der Bezeichnung Pleura-Carcinom von dem genetischen Gesichtspunkt der Coelom-Theorie ausgeht, und Klein[2]) sich über den genetischen Unterschied zwischen epithelialen und endothelialen Zellen z. B. am Uterus überhaupt hinwegsetzt, was die Schwierigkeiten am einfachsten, aber nicht zum Vortheil der besseren Erkenntniss hinwegräumt.

Ich beschränke mich darauf, einige Hauptformen dieser Geschwülste hier kurz zu betrachten; zunächst die relativ seltenen Geschwülste, die man auf eine Wucherung der Blutgefässendothelien zurückführt; diese können sich in zweierlei Weise entwickeln, erstens durch fortschreitende Proliferation neuer Capillaren (also angiomatös, Borrmann)[3]), zweitens durch Bildung von Schläuchen mit hohem cylindrischen Epithel (so z. B. in den Knochen (Marckwald)[4]). Vielleicht dürfte sich für derartige Fälle der Name „Angio-Epitheliom" empfehlen. Eine zweite Reihe wird auf die endotheliale Auskleidung der Lymphgefässe zurückgeführt, aus denen sodann Schläuche mit platten, aber auch kubischen und cylindrischen Zellen mit theils offener, theils durch hyaline Massen ausgefüllter, theils durch Zellenwucherung ganz geschlossener Lichtung hervorgehen. (Die von Einigen für derartige Formen gebrauchte Bezeichnung „Lymphangitis proliferans oder carcinomatodes" ist durchaus zu verwerfen.)

Lubarsch, Zur Lehre von den Geschwülsten. S. 294.

[1]) C. Benda, Ueber das primäre Carcinom der Pleura. Deutsche med. Wochenschr. 1897. No. 21.

[2]) Gustav Klein, Epithel, Endothel und Carcinom. Festschr. z. Feier des 50jähr. Jubiläums der Gesellsch. f. Geburtsh. zu Berlin. 1894.

[3]) R. Borrmann, Ein Blutgefäss-Endotheliom. Virchow's Archiv Bd. 151. S. 151. 1898.

— Zum Wachsthum und zur Nomenclatur der Blutgefässgeschwülste. Virchow's Archiv Bd. 157. S. 297. 1899.

[4]) Marckwald, Virchow's Archiv.

Eine primäre Entstehung derartiger Wucherung aus der zelligen Auskleidung grösserer selbständiger Lymphgefässe ist wohl am allerseltensten, wenn überhaupt sicher nachzuweisen; in der Regel handelt es sich um die kleineren Lymphwege, die Spalträume des Bindegewebes.

Die bereits erwähnten „endothelialen“ Geschwülste der serösen Häute, welche unlängst durch Glockner[1]) im Chiari'schen Institut eine umfassende Bearbeitung erfahren haben, gehören nach diesem Autor zu der eben genannten Gruppe, da derselbe die Betheiligung der Deckschicht des Peritoneum und der Pleura mit Sicherheit ausschliessen zu können glaubt. Benda konnte an einigen, wenn auch ganz vereinzelten Stellen sehr deutlich den Uebergang zwischen dem Oberflächen-Epithel der Pleura und den cylindrischen Geschwulstzellen erkennen und gründete darauf, wie erwähnt, die Bezeichnung Pleura-Carcinom. Ich möchte glauben, dass diese Differenz nicht die Bedeutung besitzt, die ihr zugeschrieben wird, jedenfalls nicht in morphologischer Hinsicht.

Es schliesst sich daran die von Eberth und Waldeyer[2]) als „peritheliale Geschwülste“ (Peritheliome) bezeichnete Gruppe, deren Vertreter in ihrer schönsten Ausbildung an den weichen Hirn- und Rückenmarkshäuten beobachtet und die auch unter dem Namen von Angiosarkomen beschrieben werden. (Cramer[3]). Sodann die von der Dura mater ausgehenden Formen, die als Epitheliome (Robin), als Sarcome angiolithique (Cornil et Ranvier[4]), als Psammome (Virchow), endlich als Endotheliome der Dura (Golgi) bezeichnet wurden und nach der übereinstimmenden Ansicht von den platten Zellen der Spalträume dieser Membran unter Betheiligung des Bindegewebes und der Gefässwand ihren Ursprung nehmen.

Eine besonders formenreiche Gruppe von hierher gehörigen Geschwülsten ist, abgesehen von der Bildung epithelialer Zellstränge

---

[1]) A. Glockner, Ueber den sogenannten Endothelkrebs der serösen Häute. Zeitschrift für Heilkunde. Bd. XVIII, S. 209. 1897.

[2]) Eberth, Virchow's Archiv. Bd. 49, S. 48.

Waldeyer, l. c. S. 92.

[3]) Ed. Cramer, Multiple Angiosarcome der Pia mater des Rückenmarks. Diss. Marburg, 1888.

[4]) Cornil et Ranvier, Manuel d'histologie path. 1869. p. 133.

und Schläuche, durch sehr verbreitete hyaline Umwandlung des Bindegewebes, Bildung hyaliner Kugeln im Innern von Zellen und Zellschläuchen, nicht selten auch durch knorpelähnliche Einlagerungen ausgezeichnet. Diese Geschwülste, die „Cylindrome" im eigentlichen Sinne, welche besonders im Bereiche des Kopfes und Gesichtes, am Gaumen und mit Vorliebe an den Speicheldrüsen vorkommen, haben eine sehr verschiedene Deutung erfahren.

Nach der wohl am meisten verbreiteten Ansicht sind sie auf eine fortschreitende Wucherung der platten Zellen des Bindegewebes und der damit für identisch gehaltenen Zellen der Lymphspalten zurückzuführen; die daraus hervorgegangenen Zellstränge sind in eine durch verschiedenartige Umwandlungen veränderte Zwischensubstanz eingelagert, welche eine myxomähnliche, oder durch Ausbildung von Kapseln um die Zellen vollständig knorpelähnliche Beschaffenheit annehmen kann. Nach der einen Ansicht sind es dieselben Zellen, welche in die schlauchförmigen, unregelmässig verästelten Stränge aus platten, spindelförmigen, oft aber kubischen, selbst cylindrischen Zellen übergehen, und andererseits auch dichte, nach der gewöhnlichen Bezeichnung sarkomatöse Massen bilden (C. Kaufmann, D. Nasse, Rudolf Volkmann, Küttner, Pupovac[1]) während Andere einen Unterschied zwischen den Zellen des Stroma und denen der Schläuche machen, indem sie die letzteren ausschliesslich auf eine Wucherung der Lymphgefässzellen zurückführen wollen. Nach Wartmann[2]) sind die Zellschläuche das Primäre, Wucherungen der Zellauskleidung der Lymphbahnen, welche dann gewissermassen durch Ausstreuung isolirte Bindegewebs-, Myxom- und selbst Knorpelzellen hervorbringen sollen. Im Grossen und Ganzen ist die übereinstimmende Ansicht der meisten Autoren, dass diese Geschwülste sämmtlich

---

[1]) C. Kaufmann, Das Parotis-Sarcom. Arch. f. klin. Chir. Bd. 26. 1881.
Rud. Volkmann, Ueber endotheliale Geschwülste. Deutsche Zeitschr. f. Chir. Bd. 41. 1895.
D. Nasse, Die Geschwülste der Speicheldrüsen. Arch. f. klin. Chir. Bd. 44. 1892.
H. Küttner, Die Geschwülste der Submaxillar-Speicheldrüse. Bruns' Beiträge zur klin. Chir. Bd. XVI, S. 181. 1896.
D. Pupovac, Z. Casuistik der Endotheliome (d. Gaumens). Deutsche Zeitschr. f. Chir. Bd. 49. 1898.

[2]) Wartmann, Recherches sur l'enchondrome. Diss. Strassburg, 1880.

den Bindesubstanzgeschwülsten angehören. Ziemlich vereinzelt ist die Deutung der Zellstränge als gewucherte Blutgefässe. (Ziegler)[1]).

In schroffem Gegensatz hierzu steht die Behauptung einer Reihe von Autoren, dass diese Geschwülste überhaupt nicht den „mesodermalen“ Tumoren, oder doch nicht ausschliesslich angehören, dass vielmehr die Zellschläuche nichts Anderes als echte ectodermale Drüsenschläuche seien, so nach Malassez für Geschwülste der Parotis, nach Berger für solche des weichen Gaumens, nach Loewenbach für solche der Gl. submaxillaris, nach Hinsberg für Geschwülste der Mundspeicheldrüsen[2]). Nach dem letztgenannten Autor soll die knorpelige oder knorpelähnliche Zwischensubstanz dann nicht auf einer Metaplasie der ursprünglichen Bindesubstanz des Organs, sondern auf einer congenitalen Gewebsverlagerung beruhen.

Als Gründe für die ectodermale Natur der Zellschläuche führt Hinsberg die drüsenschlauchähnliche Anordnung und das Vorkommen einer Art von Sekretion in denselben an, in einem Falle konnte Hinsberg auch Verbindungen zwischen den einzelnen Zellen, genau wie bei den Stachelzellen, nachweisen. Er nimmt an, dass sowohl bei der Submaxillaris als bei der Parotis, welche sich erst relativ spät gegen die Umgebung abgrenzen, einzelne Acini mit dem sie noch umgebenden embryonalen Bindegewebe — Periost oder Perichondrium — von der Hauptdrüse abgetrennt werden und so den Keim für die spätere Entwickelung des Tumors abgeben. Diese Geschwülste würden nach dieser Auffassung eine Art der „embryogenen Mischgeschwülste“ darstellen.

Es ist nicht zu leugnen, dass diese Anschauungsweise für einen Theil dieser Tumoren manches Bestechende hat, und zu immer wiederholter Nachprüfung auffordert. Die oft grosse Drüsenähnlichkeit der Zellschläuche in diesen Tumoren (sowohl der Speichel-

---

[1]) Ziegler, Lehrbuch, 9. Aufl. Bd. I, S. 436. 1898.

[2]) L. Malassez, Sur le „cylindrome“ (Épithéliome alvéolaire avec envahissement myxomateux. Archives de Physiol. nom. et path. 3. sér. T. 1. p. 123. 1883.

G. Löwenbach, Virchow's Archiv. Bd. 150, S. 73. 1897.

Berger, Tumeurs mixtes du voile du palais. Revue de Chir. 1897.

V. Hinsberg, Beiträge zur Entwickelungsgeschichte und Natur der Mundspeicheldrüsengeschwülste. Deutsche Zeitschr. f. Chir. Bd. 51. S. 281. 1899.

drüsen als der Haut und der Schleimhäute) ist selbstverständlich auch anderen Untersuchern aufgefallen, und gerade sie hat den Meisten grosse Schwierigkeit bereitet. Das Vorkommen der knorpeligen Einlagerungen hat bereits Cohnheim, Klebs, Birch-Hirschfeld zur Annahme einer abnormen Knorpelverlagerung in die Drüse hinein veranlasst.

Auf der anderen Seite ist hervorzuheben, dass gewichtige Gründe gegen die drüsige (ectodermale) Natur der Zellstränge sprechen, und in dieser Beziehung sind ganz besonders die zahlreichen Uebergänge zwischen den Zellsträngen und den im Stroma vertheilten isolirten, oft mit feinen Ausläufern versehenen Zellen zu erwähnen, die die Annahme einer verschiedenen Natur beider auszuschliessen scheinen. Ich verweise u. A. auf die sehr charakteristischen Abbildungen Fig. 3, 13, 21 bei Volkmann. Indess muss zugegeben werden, dass in anderen Fällen ein Unterschied zwischen den Elementen des bindegewebigen Stroma und den darin eingelagerten Geschwulstzellen vorkommt, welcher auf eine verschiedene Herkunft beider hindeutet. Diese Differenz könnte (unter der Voraussetzung der „endothelialen“ Natur der Zellstränge) auf der von einer Reihe von Autoren angenommenen verschiedenen genetischen Bedeutung der gewöhnlichen Bindegewebszellen und der Auskleidung der Lymphspalten beruhen. (S. oben.)

Sollte für einen Theil dieser Geschwülste die ectodermale Herkunft der Zellschläuche wirklich nachgewiesen werden, dann würden wir veranlasst sein, unsere bisherigen Vorstellungen von den Beziehungen der ectodermalen Zellen zu dem bindegewebigen Stroma ganz erheblich zu ändern, wenn auch nicht soweit, dass wir einen thatsächlichen Uebergang zwischen beiden anzunehmen genöthigt wären. Allerdings würde ein solcher mit dem in neuerer Zeit von mehreren Embryologen behaupteten Vorkommen solcher Uebergänge in der normalen Entwickelung — als Betheiligung des Ectoderms an der Skelet- und Mesenchymbildung — auf's Beste harmoniren, indess halte ich die letztere vorläufig weder für wahrscheinlich, noch — in Anbetracht der sehr energischen Ablehnung hervorragender Embryologen — für erwiesen.[1])

[1]) Ich verweise hauptsächlich auf die Kritik von Rabl, Verhandlungen der anat. Gesellschaft zu Strassburg. 1894. S. 163. — Auch die neuesten Angaben von Lundberg, Morpholog. Jahrbücher, Bd. 27, scheinen mir wenig beweiskräftig zu sein.

An dieser Stelle kann ich eine Frage von principieller Wichtigkeit nicht unerwähnt lassen, die im Laufe der letzten Jahre die Aufmerksamkeit auf sich gelenkt hat, die von Unna behauptete Entstehung der weichen Naevi aus zapfenartig in die Tiefe wuchernden, mehr oder weniger pigmentirten Fortsätzen der Epidermis.

Eine Anzahl Dermatologen sprach sich für Unna aus (Delbanco, Hodara, Kromayer, Scheuber[1]). Andere (Jadassohn, neuerdings Löwenbach[2]) gegen ihn. Unter den Pathologen haben hauptsächlich Ribbert und sein Schüler Bauer, Hansemann, Lubarsch, Borst[3]) zu dieser Frage Stellung genommen und zwar in ablehnendem Sinne. Die alte schon von G. Simon und besonders von Virchow[4]) vertretene Anschauung, dass die Naevuszellen bindegewebiger Natur seien, sei es, dass sie, nach Démiéville[5]) von der Gefäss-Adventitia, nach von Recklinghausen[6]), Bauer und Anderen von den Lymphgefäss-Endothelien, nach Soldan[7]) von den Nervenscheiden stammen, wurde im Allgemeinen festgehalten. Bei Ge-

---

[1]) Unna, Berliner klin. Wochenschrift. 1893. S. 14.

Histopathologie der Hautkrankheiten; Orth, Handbuch der pathol. Anat. Bd. II. 2. 1894.

Delbanco, Monatshefte f. prakt. Dermatologie. 1896. p. 105.

Hodara, Monatshefte f. prakt. Dermatologie. Bd. XXV. 1897. Nr. 5.

E. Kromayer, Dermatologische Zeitschrift. Bd. III. 1896. Erwiderung an Ribbert, Ziegler's Beiträge Bd. XXI. p. 471. — Die Parenchymhaut und ihre Erkrankungen. Archiv f. Entwickl.-Mechanik. Bd. VIII. 1899.

Scheuber, Archiv f. Dermatologie und Syphilis. Bd. 44. p. 175.

[2]) Jadassohn, Archiv f. Dermatologie. 1888.

Löwenbach, Virchow's Archiv, Bd. 157. S. 485. 1899.

[3]) Ribbert, Melanosarkom; Ziegler's Beiträge Bd. XXI. p. 471.

Bauer, Virchow's Archiv, Bd. 142. S. 407. 1895.

Lubarsch, Ergebnisse der pathol. Anatomie. 1895. S. 379.

Borst, Berichte über Arbeiten aus dem patholog. Institut der Universität Würzburg. 2. Folge.

Verhandl. d. physik. med. Gesellsch. Bd. XXXII. 2. 1898. S. 72.

[4]) R. Virchow, Geschwülste; Bd. II. S. 223.

[5]) Démiéville, Virchow's Archiv, Bd. 81.

[6]) v. Recklinghausen, Ueber die multiplen Fibrome der Haut und ihre Beziehungen zu der multiplen Neurome. p. 45. Berlin 1882.

[7]) Soldan, Langenbeck's Archiv f. klin. Chir. 1899.

legenheit des Anatomen-Congresses in Gent haben sich v. Kölliker, Waldeyer, v. Beneden, Klaatsch für Unna ausgesprochen[1]).

Die zahlreichen Meinungsverschiedenheiten zeigen, dass die Entscheidung der Frage ihre Schwierigkeit hat, und, wie auch Unna selbst hervorhebt, besonders geeignete Objecte, namentlich von Kindern, erfordert. Auf Grund einiger neuerdings von Dr. Hermann in meinem Institut untersuchter Fälle (sowohl vom Kind als vom Erwachsenen) stehe ich nicht an, zu erklären, dass ich für diese Fälle die Abstammung der Naevus-Zellhaufen im Unna'schen Sinne vollständig bestätigen kann. Andererseits ist die Uebereinstimmung der Zellhaufen in diesen Fällen mit denen anderer Naevi, welche einen Zusammenhang mit der Epidermis nicht erkennen lassen, so vollständig, dass ich an der identischen Herkunft auch bei diesen nicht zweifeln kann. Sehr ähnliche Bilder fand ich ferner an Präparaten von Pigmentflecken (sog. Naevi) der Conjunctiva, welche ich Herrn Dr. Heine verdanke. Das Vorkommen perivasculärer Wucherungen in den Naevi ist dabei nicht ausgeschlossen. Bei vielen, besonders älteren Naevi ist eine Entscheidung über die Herkunft der Naevuszellen nicht mehr möglich. Indem ein Theil der Zellhaufen durch Pigmentaufnahme stark verändert wird, bilden sich die bekannten rundlichen Pigmentballen des Naevus. Man kann sich aber durch zahlreiche Uebergänge von schwächer pigmentirten, noch mit der Epidermis im Zusammenhange stehenden Fortsätzen von der Entstehungsweise der Pigmenthaufen überzeugen.

Ist der epidermoidale Ursprung der Naevus-Zellen gesichert, so knüpft sich daran die weitere Frage, was aus ihnen wird. Während Unna selbst der Ansicht ist, dass die Zellen ihren Charakter als Epidermiszellen (wenn auch in morphologischer Umwandlung) beibehalten, hat sich Kromayer für eine „desmoide" Veränderung, also für die Bildung von Bindegewebs- aus Epidermiszellen ausgesprochen. Ich kann ihm darin nicht folgen, wenn ich auch zugebe, dass die Naevuszellen ihren epithelialen Charakter in der Tiefe so vollständig verlieren, indem sie isolirt von Bindegewebs- und elastischen Fasern umgeben werden, dass ihre Unterscheidung von Bindegewebszellen sehr schwer oder selbst unmöglich sein kann. Zu ähnlichen Schlüssen kommt Scheuber.

---

[1]) Verhandlungen der anat. Gesellschaft zu Gent, 1897. S. 57.

Man kann also diese Zellen als gewissermassen aus der Epidermis ausgeschiedene aber noch wucherungsfähige Elemente betrachten, die einen bestimmten Gewebs-Charakter nicht mehr erkennen lassen, ihn vielleicht überhaupt verloren haben. (Für die Wucherungsfähigkeit spricht das Auftreten von grossen mehrkernigen Zellkörpern zwischen isolirten Zellen, anscheinend in Folge von direkter Kerntheilung.) Jedenfalls scheinen nie wieder Epidermiszellen aus diesen Elementen zu werden. Wir hätten hier also ein gewiss sehr bemerkenswerthes Beispiel von Zellen, welche durch ihre frühzeitige Herauslösung aus ihrem ursprünglichem Verbande, ohne dadurch zu Grunde zu gehen, ihre specifische Eigenthümlichkeit einbüssen. Diese sehr bemerkenswerthe Erscheinung steht und fällt natürlich mit der Entscheidung über die Herkunft der Zellen und eine möglichst vielseitige genaue Prüfung dieses Vorgangs ist daher sehr wünschenswerth.

Die Bedeutung der Naevus-Zellen hängt mit zwei anderen wichtigen Fragen zusammen, welche noch der Entscheidung harren, erstens mit der Herkunft des Hautpigmentes, und zweitens mit der Entstehung melanotischer Geschwülste, welche sich bekanntlich nicht ganz selten aus weichen Warzen entwickeln.

Auf die erstere kann ich hier nicht näher eingehen — ich bin der Ansicht, dass das Pigment durch Vermittelung der bekannten verästelten Zellen in die Epidermis hineingelangt (Kölliker, Karg u. A.), dass es aber auch wieder auswandern kann (Post), ohne darin primär gebildet zu werden. (Es wäre nicht unmöglich, dass die zuweilen massenhafte Ausscheidung von Pigment in den weichen Warzen und anderen Pigmentflecken gewissermassen die Bedeutung eines regulatorischen Vorganges hätte.)

Die Entstehung der melanotischen Geschwülste ist in neuerer Zeit durch Ribbert[1]) von einem neuen genetischen Gesichtspunkt betrachtet worden, indem er diese Neubildungen auf die ausschliessliche Wucherung besonderer Pigmentzellen, Chromatophoren oder Melanoblasten zurückzuführen sucht, welche Ehrmann[2]) als eigene von der ersten Entwickelung an gesonderte mesodermale Elemente (allerdings mit Ausnahme des Netzhaut-

---

[1]) Ribbert, Ueber das Melanosarkom; Ziegler's Beiträge. Bd. XXI.

[2]) Ehrmann, Das melanotische Pigment und die pigmentbildenden Zellen des Menschen und der Wirbelthiere. Bibliotheca medica. 1896.

Epithels) betrachtet. Früher war man gewohnt, die spindel- und sternförmigen Pigmentzellen des Uveal-Tractus und der Pia mater den gewöhnlichen Bindegewebszellen zuzurechnen. So lange die Frage der Pigmentbildung überhaupt noch nicht gelöst ist, ist auch die Entstehung und Verbreitung der melanotischen Tumoren nicht ganz zu verstehen. Ich möchte aber gegenüber der Ribbert'schen Auffassung hervorheben, dass sicher nicht alle pigmenthaltigen Zellen dieser Geschwülste der gleichen Herkunft sind, da wir wissen, wie leicht Pigmente von Zellen der verschiedensten Art (Leukocyten, Bindegewebszellen, Gefäss-Endothelien, ganz besonders der Leber) aufgenommen werden. Die bekannten dunkelbraunen Spindelzellen und die dazwischen eingelagerten grossen Pigmentballen, die wir so oft zwischen anders gestalteten pigmentirten und nicht pigmentirten Zellen der melanotischen Geschwülste antreffen, können sich also sehr wohl secundär mit Pigment beladen haben. Andererseits lässt sich die Herkunft der in melanotischen Geschwülsten oft sogar vorwiegenden unpigmentirten Zellen von Chromatophoren schwer beweisen.

Dass die oft so charakteristisch angeordneten Zellstränge der Naevus-Sarcome von den Naevus-Zellen ausgehen, ist wohl die allgemeine Ansicht und im Hinblick auf die oft vorkommenden Uebergänge zwischen beiden kaum zu bezweifeln. Ribbert betrachtet denn auch die Naevus-Zellen als mehr oder weniger vollkommen entwickelte Pigment-Zellen. Man war gewohnt, die malignen Naevus-Geschwülste als Melano-Sarcome von mehr oder weniger deutlichem alveolären Bau anzusehen; Unna[1]) hat bereits aus seiner neuen Auffassung der Naevi die Consequenz gezogen, dass dann auch die aus diesen hervorgegangenen malignen Geschwülste nach dem gewöhnlichen Sprachgebrauch carcinomatös, sogenannte Naevo-Carcinome seien. Sie unterscheiden sich zwar durch die Beschaffenheit der Zellen, den gänzlichen Mangel von Faserung und Stachelrändern von denen der gewöhnlichen Epidermis-Carcinome, aber das würde sich leicht aus ihrem schon vorher veränderten Verhalten erklären. — Erkennt man die Herkunft der Naevus-Zellen von der Epidermis an, so kann man nicht umhin, auch dieser Consequenz zuzustimmen, wenn auch, wie erwähnt, keineswegs alle pigmentirten Zellen dieser Geschwülste derselben Herkunft zu sein

---

[1]) Unna, Histopathologie der Hautkrankheiten.

brauchen. Finden wir doch auch noch verästelte mit langen Ausläufern versehene Pigmentzellen zwischen den mehr oder weniger pigmentirten und pigmentlosen epithelialen Formen. Indess muss hervorgehoben werden, dass ganz ähnliche Geschwülste mit alveolärem Bau und epithelartigen Zellformen auch in den melanotischen Tumoren der Chorioidea vorkommen; hier ist freilich die Herkunft der Geschwulstzellen noch nicht hinreichend erforscht; es wäre nicht undenkbar, dass auch hier eine Beimischung von epithelialen Elementen der Retina in Betracht käme. Immerhin mahnt dies zur Vorsicht bei der Beurtheilung.

Die Uebergänge der pigmentirten grossen Geschwulstzellen in die angrenzenden Schichten der Epidermis, ganz besonders an den zapfenförmigen Fortsätzen der letzteren in die Tiefe, sind nun freilich an manchen Stellen so auffallend, dass man sie, mit Rücksicht auf das besprochene Verhalten der Naevi, kaum durch ein einfaches Entgegenwuchern von der Cutis her erklären kann, wie man das bis dahin annehmen musste.

Man kann sich vorstellen, dass die indifferenten wucherungsfähigen Naevus-Zellen durch eine bestimmte Ursache zu einer fortschreitenden Proliferation angeregt — oder, wenn man den Ausdruck vorzieht, gereizt, aber auch zugleich in ihrer Natur gänzlich verändert werden. Diese Ursache könnte möglicher Weise in einer abnorm reichlichen Zufuhr von Pigment, oder von einem abnorm beschaffenen Pigment oder einer anderen Substanz beruhen.

Die wuchernden Zellen sind nun weder Epidermiszellen, noch sind es Bindegewebszellen; sie sind vielmehr thatsächlich zu heterologen Elementen geworden, die im ganzen Organismus nicht mehr ihres Gleichen haben. Ihre Heterologie wäre nicht geringer, wenn sie aus Lymph-Endothelien hervorgegangen wären.

Die so veränderten Zellen wuchern in's Unbegrenzte weiter, bilden neue pigmentirte und unpigmentirte Zellen und verbreiten sich in gleicher Weise als neue, fremdartige Elemente im Organismus.

Dabei sind wieder zwei Möglichkeiten denkbar, entweder, und das ist die herkömmliche Ansicht, die Weiterverbreitung erfolgt stets nur durch Vermehrung der in andere Organe verschleppten Zellen, oder es findet ausserdem von solchen verschleppten Elementen eine Art Infection anderer Elemente statt.

Ein näheres Eingehen auf diese wichtige Frage würde zu weit von unserem Thema abführen[1]).

Die Bedeutung der Zellen der melanotischen Geschwülste als heterologe, dem normalen Organismus ganz fremdartig gewordene Elemente trifft auch für andere — ausschliesslich maligne — Formen zu, keineswegs aber für alle in gleicher Weise.

Ich brauche kaum hervorzuheben, dass diese Heterologie der Elemente maligner Geschwülste eine wesentlich andere Bedeutung besitzt, als die ihr früher zugeschriebene, denn sie kommt erst dadurch zu Stande, dass die Zellen ihren ursprünglichen specifischen Charakter mehr und mehr verlieren, also wieder zu gewissermassen

---

[1]) Der Streit über die Art der Verbreitung der malignen Geschwülste ist bekanntlich sehr alt; wenn wir nun auch von jener Vorstellung im Allgemeinen längst zurückgekommen sind, dass die Zellen eines Carcinoms beliebige Zellen anderer Gewebe (des Bindegewebes, der Muskeln, der Lymphdrüsen) in Carcinomzellen durch eine Art Contact-Infection umwandeln, so erscheint doch die Annahme keineswegs unberechtigt, dass eine solche „Ansteckung“ innerhalb der gleichartigen Zellen eines Gewebes stattfindet. Die Ergebnisse der histologischen Untersuchung scheinen bestimmt darauf hinzuweisen, dass ein mehr oder weniger grosser Theil der Parenchymzellen eines Organs (der Drüsenacini, der Drüsenschläuche, der Epidermiszellen) entweder zugleich von der Veränderung befallen wird, oder dass innerhalb dieser Theile eine Weiterverbreitung der Veränderung von einem Elemente auf das andere stattfindet. Die bekannten Beispiele der an gegenüberliegenden Epithelflächen (z. B. der Lippen) auftretenden Carcinome lassen sich, wie es scheint, nur durch eine solche Eigenschaft erklären. Ich erinnere an die ganz analoge Uebertragbarkeit der Warzen, die durch den gelungenen Versuch von Lans (D. med. Woch. Nr. 20. 1899) unzweifelhaft erwiesen ist.

Ganz ähnlich dürften sich die Zellen anderer Geschwülste verhalten, wie z. B. die der malignen Lymphome und der sog. Myelome. Es ist kaum denkbar, dass die enorme Verbreitung im Organismus in diesen Fällen lediglich auf die Ausstreuung maligner Zellen von einem kleinen Herd, z. B. einer Tonsille oder einer Lymphdrüse ausgeht; eine Drüse erkrankt nach der anderen, das ganze Knochenmark infiltrirt sich mit gleichartigen Zellen, kurz, wir haben das Bild einer wahren System-Erkrankung vor uns, die in ihrer Verbreitung oft so sehr an einen echt infectiösen Process erinnert, dass man immer wieder und wieder sich versucht gefühlt hat, nach bestimmten Mikroorganismen zu suchen.

Vgl. auch die Bemerkungen von v. Recklinghausen, Adenomyome. S. 212.

indifferenten Zellen werden. Es entspricht das also dem höchsten Grade der „Anaplasie" im Sinne Hansemann's.

Nach Lubarsch's Ausdruck haben sich die Elemente derartiger Geschwülste „von den physiologischen Lebensgesetzen völlig emancipirt"; Beneke vergleicht den Vorgang der malignen Geschwulstbildung ganz treffend mit einer Art Anarchie[1]).

Bekanntlich behalten aber viele, z. Th. sehr maligne Geschwülste — ich erinnere an die Darmkrebse — auch in den Metastasen noch oft eine an das normale Ausgangsgewebe mahnende Beschaffenheit, selbst bis zu einer gewissen functionellen Uebereinstimmung, sie entsprechen jedoch niemals ganz der Norm und können sich oft an dicht neben einander liegenden Stellen ausserordentlich weit davon entfernen. — Auch sie sind, ebenso wie die Zellen eines alveolären Sarkoms, eines Mamma-Carcinoms, wenn sie sich auch auf normale Elemente zurückführen lassen, zu ganz neuen andersartigen Gebilden geworden, die nie und nimmer mehr den normalen Elementen gleichwerthig werden können. Diese Eigenthümlichkeit, die, in Verbindung mit einer oft enorm gesteigerten Wucherungsfähigkeit, den wichtigsten Charakter der Malignität bildet, muss selbstverständlich an gewisse materielle, also chemische und morphologische (structurelle) Veränderungen der Zelle selbst geknüpft sein.

Die chemischen, die vielleicht die wichtigsten sind, sind so gut wie gar nicht bekannt; die morphologischen hat man ganz besonders in gewissen Abweichungen des Kerntheilungsprocesses aufzufinden geglaubt. Auf die asymmetrischen Formen der Mitose hat Hansemann[2]) namentlich Werth gelegt. Doch haben alle diese Untersuchungen, wie mir scheint, keine Gesetzmässigkeit, vielmehr nur eine sehr erhebliche Regellosigkeit erkennen lassen, die zum grossen Theil mehr auf degenerativen Processen in dem Zellkörper, Ansammlung von Schleim, Glykogen und anderen Substanzen beruhen, durch welche die Chromosomen mechanisch verlagert und anderweitig verändert werden. Dazu kommen Gestaltveränderungen durch den gegenseitigen Druck der schnell wachsenden Zellen. Auch bei einfach entzündlichen Wucherungen kann man bei Raumbeengung die merkwürdigsten Formveränderungen der Mitosen beobachten (s. Goecke[3]). Direkte Theilung und alle möglichen Uebergangsformen finden sich in schnell wachsenden Geschwülsten sehr häufig.

---

[1]) O. Lubarsch, l. c. S. 262, 266.

Beneke, Ueber das pathologische Wachsthum, XI. Jahresbericht des Vereins f. Naturwissenschaft in Braunschweig. 1898.

[2]) Hansemann, Virchow's Archiv, Bd. 119. S. 249, Bd. 123, S. 356. Bd. 129. S. 436. — Studien über die Specificität, den Altruismus und die Anaplasie der Zellen, Berlin 1893. S. 88.

Ferner: Vitalis Müller, Virchow's Archiv. Bd. 130. S. 512.

[3]) Goecke, Experimentelle Entzündung der Hornhaut. Ziegler's Beiträge Bd. XX. S. 293. Tafel IX. Fig. 6.

Durch den Verlust ihres ursprünglichen Charakters erhalten die Gewebs-Elemente der malignen Geschwulst dennoch nicht die Fähigkeit, die specifischen Eigenschaften einer anderen Gewebsart anzunehmen. Eine indifferent gewordene Zelle hat Eigenschaften verloren, die sie im Laufe der Entwickelung erlangt hatte, aber sie hat keine neue Entwickelungsmöglichkeit dafür erworben: sie ist „entartet“.

Wenn wir diese Entartung der Elemente im Allgemeinen für eine Eigenthümlichkeit der malignen Geschwülste erklären können, so dürfen wir doch nicht vergessen, dass wir eine analoge Erscheinung auch bei denjenigen chronisch entzündlichen Gewebsveränderungen antreffen, welche durch specifische Infectionen bedingt werden. Auch die Leprazelle, die Rhinoscleromzelle ist durch die auf die junge Gewebszelle einwirkende specifische Ursache zu einem dem normalen Organismus durchaus fremdartigen Gebilde geworden, welches nie wieder zur Norm zurückkehrt.

Man kann aus dieser Analogie vielleicht den Schluss ziehen, dass auch die heterologe Entwickelung der malignen Geschwulstzellen durch specifische Ursachen bedingt ist, welche in ähnlicher Weise auf die Zellen einwirken, wie dort, doch vermögen wir über deren Natur noch kein Urtheil abzugeben. Man hat von alters her das Leben dieser heterologen Elemente im Organismus mit einem wahren Parasitismus verglichen. Dieser Anschauung liegt insofern etwas Wahres zu Grunde, als die Zellen die sich beständig vermehrenden Träger einer materiellen Veränderung sind, die sich mit ihnen in dem Organismus verbreitet, auf dessen Kosten sie leben und sich vermehren[1]).

Die Gleichartigkeit der Vermehrung der Geschwulstzellen lässt m. E. nur zwei Erklärungen zu; entweder es überträgt sich eine vermehrungsfähige Ursache der Veränderung von Zelle zu Zelle zugleich mit ihrer Theilung, oder die Geschwulstzellen besitzen die Fähigkeit der erblichen, das heisst durch den Theilungsprocess selbst vermittelten Uebertragung einer einmal erworbenen Eigenschaft. Die vermehrungsfähige Ursache könnte im ersten Falle infectiöser (belebter) oder toxischer Art sein.

---

[1]) Selbstverständlich ist damit nicht etwa eine Identificirung der „Krebszellen“ mit wirklichen Parasiten gemeint (Adamkiewicz, Pfeifer).

Darf nun die Heterologie der Gewebs-Elemente als Grund gegen die histogenetische Eintheilung der Geschwülste geltend gemacht werden? Ich glaube kaum. Vom morphologisch-klinischen Standpunkt, also aus rein praktischen Gründen, kann man vielleicht vorziehen, alle bösartigen heterologen Geschwülste, wie es Hansemann, ohne Rücksicht auf den Ursprung, für die aus epithelialen Zellformen aufgebauten vorschlägt, zu einer gemeinsamen Gruppe zu vereinigen; ich möchte indess nicht zur Taufe berufen sein; wir würden damit wieder ziemlich auf den ursprünglichen „Krebs" zurückkommen.

Dem Wesen der Geschwulstbildung werden wir, wie mir scheint, nur auf dem Wege der Histogenese näher kommen. Diese ist ihrerseits die nothwendige Vorbedingung der Erforschung der Ursache.

Es würde zu weit führen, hier die verschiedenen Theorien der Geschwulstbildung ausführlich zu betrachten; auf einen Punkt glaube ich indess hier etwas näher eingehen zu müssen, das ist die Entstehung von Geschwülsten aus den sog. abgesprengten oder verlagerten Gewebskeimen. Niemand verkennt wohl die grosse Bedeutung dieses Vorganges für die Bildung vieler Geschwülste. Die Theorie Cohnheims fand daher von vielen Seiten die beste Aufnahme, wenn auch ersichtlich war, dass sie keineswegs auf alle Fälle passte. Der Ansicht Weigerts[1]), dass äussere Einwirkungen an sich überhaupt nicht fähig sind, Gewebswucherungen hervorzurufen, sondern dass sie das nur durch Beseitigung normaler Widerstände vollbringen können, vermag ich nicht zuzustimmen, wenn auch das Mittelglied zwischen der äusseren Einwirkung und der Gewebswucherung (Geschwulstbildung) noch keineswegs klar ist. Gewebe, welche nachweislich durch eine äussere Veranlassung zu lebhafter Proliferation veranlasst werden, wie z. B. die Epidermis, das Periost, können sicher auch durch solche Veranlassungen Geschwulstbildungen liefern, wenn auch dazu eine besondere individuelle Anlage erforderlich ist, die gegenüber der einfachen traumatischen Reaktion den progressiven Charakter der Geschwulst-

[1]) Weigert, Neue Fragestellungen in der pathologischen Anatomie. Verhandl. d. Gesellsch. d. Naturf. u. Aerzte in Frankfurt (und zahlreiche frühere Arbeiten). 1896. S. 121.

bildung bedingt. Die Gewebsneubildung schliesst sich in solchen Fällen zunächst noch ziemlich nahe an die regenerativen Wucherungen an. Giebt es doch Geschwülste der Knochen im Anschluss an Traumen, die sich in ihrem Bau vom gewöhnlichen Callus kaum unterscheiden. (Sog. maligne Callusgeschwulst.)

Die Annahme Ribberts[1]), dass in allen Fällen von echter Geschwulst, besonders Carcinombildung, die Herauslösung eines Gewebstheiles aus seinem normalen Verbande vorausgehen müsse, scheint mir in dieser Allgemeinheit weder nothwendig noch beweisbar zu sein, wenn ihr auch etwas Wahres zu Grunde liegt. Für viele Fälle, z. B. die centralen Enchondrome, die Kiemengangs-Carcinome und andere ist die Entstehung aus solchen aus dem Zusammenhang gelösten Theilen eine längst anerkannte Thatsache. Dabei scheint aber weniger die Herauslösung als die Persistenz eines wucherungsfähigen Gewebes die Hauptsache zu sein, welches ausserdem die Eigenschaften haben muss, ohne Grenze weiter zu wachsen (Müller[2]). Ribbert hat übrigens im Gegensatz zu seiner ursprünglichen Auffassung selbst anerkannt, dass die Annahme einer Aenderung des biologischen Charakters neben der Ablösung aus dem organischen Verbande unentbehrlich ist. Dass eine solche in abgelösten Gewebstheilen leichter stattfinden kann, ist wohl zuzugeben, dass aber die Ablösung dazu nothwendig ist, schwerlich.

Im Allgemeinen ist ja nun eine starke Wucherungsfähigkeit die Eigenthümlichkeit aller embryonalen Gewebe, und daher lag es nahe, in erster Linie Theile von solchen zu implantiren, um dadurch womöglich künstlich Geschwülste zu erzeugen. Ich erinnere hier nur an die bekannten Versuche von Zahn[3]),

---

[1]) Ribbert, Das pathologische Wachsthum der Gewebe (p. 62) Bonn 1896.

— Ueber Rückbildung von Zellen und Geweben und über die Entstehung der Geschwülste. Bibliotheka medica, 1897. und andere Arbeiten.

[2]) O. Müller (u. Hanau) Beiträge zur Lehre von der Entstehung von Knorpelgeschwülsten. Diss. (Bern). Archiv f. Entwickelungsmechanik. VI. 3. 1898.

[3]) Zahn, Verhandl. d. internat. Congr. zu Genf. 1878.
Virchow's Archiv. Bd. 95. S. 364. 1884.

Leopold[1]), Féré[2]), sowie an die neuesten, nach einer besonders ingeniösen Methode vorgenommenen Experimente von Birch-Hirschfeld jr. und Garten[3]), Injection breiartig verriebener, ganz junger Embryonen in verschiedene Körperteile. Alle diese Versuche haben in Bezug auf die beabsichtigte Geschwulstbildung insofern ein negatives Resultat ergeben, als die eingetretenen Gewebswucherungen sich zwar im günstigsten Falle über einige Monate (in einem Fall von Féré sogar über vier Jahre), erstreckten, aber dann der Resorption anheimfielen. Es fehlte also hier gerade die unbegrenzte Wucherungsfähigkeit. Ferner ergab sich eine ganz auffällige Differenz in Bezug auf das Verhalten der einzelnen Gewebe, indem fast ganz übereinstimmend das embryonale Knorpelgewebe sich als das am meisten wucherungsfähige und dauerhafteste erwies. Neuere im patholog. Institut zu Marburg angestellte Versuche von Saltykow haben dies bestätigt. Unter den Geweben des Erwachsenen sind es eigentlich nur Epithelien, besonders Epidermis, welche sowohl bei absichtlicher (Kaufmann, Ribbert) als bei zufälliger Verlagerung umschriebene geschwulstartige Wucherungen von längerer Lebensdauer hervorgebracht haben. (Traumatische Epithelcysten.)[4])

Es muss also auch zu der (embryonalen) Wucherungsfähigkeit noch etwas Weiteres hinzukommen, was dieser Eigenschaft Dauer verleiht.

Dieses Moment hat man vielfach in einer Veränderung des gegenseitigen Verhältnisses zwischen dem wucherungsfähigen Keim

---

[1]) Leopold, Virchow's Archiv. Bd. 85. p. 283. 1881.

[2]) Ch. Féré, Note sur la production expérimentale des tératomes. — Féré et Elias, Note sur l'évolution d'organes d'embryons de Poulet greffés sous la peau d'oiseaux adultes. Archives d'anat. microsc. T. I. p. 193 u. 417. 1897.

[3]) A. Birch-Hirschfeld u. S. Garten, Ueber das Verhalten implantirter embryonaler Zellen im erwachsenen Thierkörper. Ziegler's Beiträge z. path. Anat. Bd. XXVI. S. 131. 1899.

[4]) E. Kaufmann, Ueber Enkatarrhaphie von Epithel. Virchow's Archiv, Bd. 97. S. 236. 1884.

Ribbert, Ueber Veränderungen transplantirter Gewebe. Archiv f. Entw.-Mechanik. Bd. VI. S. 131. 1897.

Garré, Traumatische Epithelcysten der Finger, Beitr. v. Bruns. XI. 1894.

Wörz, daselbst, Bd. XVIII. 1897.

und dem ihn umgebenden Gewebe gesucht („verminderte Widerstandsfähigkeit“ nach Thiersch) — z. Th. jedenfalls mit Recht, denn es muss eine Verschiebung des normalen Gleichgewichts zwischen den Geweben vorhanden sein, wenn das eine das andere überwuchert.

Für manche Fälle mag eine solche Verminderung der Widerstandsfähigkeit gegenüber dem Eindringen eines seiner Natur nach sehr wucherungsfähigen Gewebes ausreichen, wie ich z. B. für die Entstehung des sog. malignen Chorion-Epithelioms angenommen habe; ob dies aber auf alle Fälle anwendbar ist, ist eine noch offene Frage.

Je frühzeitiger sich ein Gewebstheil aus dem Zusammenhang mit dem Organismus gelöst hat, ohne seine Entwickelungsfähigkeit einzubüssen, desto weniger differenzirt sind seine Elemente und desto verschiedenartiger können die Gewebsformen werden, die daraus hervorgehen; den denkbar höchsten Grad eines noch undifferenzirten Keimes würde schliesslich das Ei oder ein ihm gleichwerthiges oder wenigstens annähernd gleichwerthiges Theilstück desselben darstellen. Die aus solchen wenig differenzirten Theilen der Anlage hervorgehenden Geschwülste haben das Gemeinsame, dass sie aus verschiedenartigen Gewebsformen zusammengesetzt sind, daher ist die Bezeichnung „Mischgeschwülste“, „embryogene Mischgeschwülste“ (Wilms)[1]) ganz zutreffend.

Unter diesen haben in neuerer Zeit die in der Niere (namentlich bei Kindern) vorkommenden Geschwülste die Aufmerksamkeit ganz besonders in Anspruch genommen und in Folge wiederholter eingehender Untersuchungen sind sie unserem Verständniss näher gerückt worden. Die Zusammensetzung vieler Geschwülste aus Kanälchen, die den Nieren-Kanälchen glichen, die aber andererseits ohne Grenze in die sarkomähnliche Zwischensubstanz übergingen, das gleichzeitige, zuweilen in's Kolossale gesteigerte Vorkommen quergestreifter Muskelfasern, von knorpeligen Einlagerungen haben recht verschiedene Erklärungsversuche veranlasst, wie schon aus den sehr verschiedenartigen Bezeichnungen dieser Geschwülste her-

[1]) M. Wilms, die Mischgeschwülste, Heft 1. Mischgeschw. der Niere. Leipzig 1899.

vorgeht (Adenosarkom, Adenocarcinom, Rhabdomyom u. s. w.). Während man früher auf Grund einzelner Fälle das Hauptgewicht auf das gerade besonders hervortretende fremdartige Gewebe (wie z. B. die quergestreifte Muskulatur oder die epithelialen Schläuche, oder das sarkomatöse Zwischengewebe legte, hat man sich besonders nach den Darlegungen von Birch-Hirschfeld[1]) mehr und mehr überzeugt, dass alle diese Formen eine zusammengehörige Gruppe von Tumoren bilden, die jedenfalls nicht aus der bereits entwickelten Niere hervorgehen können, sondern auf einen noch undifferenzirten Theil des Keimmaterials an der Stelle der Nierenanlage zurückgeführt werden müssen.

Aus naheliegenden Gründen denkt man hier zunächst an die Urniere, auf deren Kanälchen Birch-Hirschfeld die Drüsenschläuche der Geschwülste zurückzuführen suchte. Dabei würden aber die zahlreichen zwischengelagerten heterogenen Elemente, die der Urniere ebensowenig entstammen können wie der bleibenden Niere, unerklärt bleiben. Wir werden also, wenn wir nicht eine sehr weitgehende Metaplasie bereits differenzirter Gewebe annehmen wollen, noch weiter in der Entwickelung zurückgehen müssen und gelangen schliesslich auf Theile des Mesoderms in einem Stadium, in welchem auch die Urniere noch nicht ausgebildet ist. Es sollen dann Theile des Urwirbels oder Myotoms, Elemente der Urnieren-Anlage (des Nephrotoms und Theile des Mesenchyms) gewissermassen unbenutzt liegen bleiben, und sich dann später, wenn die bleibende Niere zur Entwickelung kommt, in derselben und zwar zuweilen unter dem Bilde eines degenerirten Theiles derselben weiter entwickeln. Diese Auffassung ist im Wesentlichen in der neuesten monographischen Bearbeitung dieser Geschwülste durch Wilms durchgeführt, in ähnlicher Weise, wenn auch weniger scharf formulirt, auch von Muus[2]) vertreten, der den Hauptwerth auf das ursprüngliche Vorhandensein eines gewissen Antheils möglichst undifferenzirter Mesodermzellen legt, aus welchen die verschiedenartigsten Gewebsformen der Geschwulst hervorgehen sollen. Wie

[1]) V. Birsch - Hirschfeld, Sarkomatöse Drüsen - Geschwulst im Kindesalter. Ziegler's Beitr. zur pathol. Anat. und allg. Path. Bd. XXIV. 1898.

[2]) Muus, Die embryonalen Mischgeschwülste der Niere, Virchow's Archiv, Bd. 155. 1899.

weit diese Annahme berechtigt ist, will ich hier nicht erörtern; die Entscheidung, ob thatsächlich Uebergänge zwischen einander sehr ähnlichen unentwickelten Zellen vorhanden sind, ist sehr schwierig. Nur einen Punkt möchte ich erwähnen, das Vorkommen eigenthümlicher epidermoidaler oder cholesteatomartiger Einlagerungen in einer der von Muus beschriebenen Geschwülste, welche, wie auch Wilms bestätigen konnte, thatsächlich ganz der normalen Epidermis glichen. Während Ersterer auch diese auf indifferente Mesodermzellen zurückführen möchte, nimmt Letzterer einen ectodermalen Ursprung an.

Keineswegs ist aber die Annahme berechtigt, dass alle derartigen Neubildungen der Niere aus derselben sehr frühen Foetal-Periode herstammen; es erscheint gar nicht ausgeschlossen, dass in relativ späten Stadien der Entwickelung der bleibenden Nieren ebenfalls Unregelmässigkeiten der Gewebs-Entwickelung vorkommen, die später zu einer Geschwulstbildung mit echten Harnkanälchen und Glomerulus-Anlagen führen können.

Dasselbe gilt auch für andere Organe, deren morphologisch-histologische Ausbildung erst spät zum Abschluss kommt. Hier können sogenannte „Keimverlagerungen“ auf Grund von abnormer Entwickelung (also verschieden von den jederzeit möglichen Abschnürungen oder Verlagerungen durch accidentelle pathologische Ereignisse) sogar noch im extrauterinen Leben vorkommen (z. B. Abschnürung accessorischer Nebennieren). Selbstverständlich werden solche in späten Bildungs-Stadien aus ihrem Verbande herausgelöste Gewebs-Theile sich in ihrem Verhalten wenig oder gar nicht von dem des übrigen Organs unterscheiden. Die embryonale Wucherungsfähigkeit wird mehr und mehr zurücktreten. Wenn also aus solchen Theilen eine echte Geschwulstbildung (nicht blos einfache Hypertrophie durch gesteigertes Wachsthum) hervorgeht, so müssen wir hier, ebenso wie bei Geschwülsten aus den nicht abgeschnürten Theilen des Organs, eine bestimmte Aenderung des biologischen Charakters voraussetzen.

Dem eben erwähnten Vorgang steht am nächsten die Erhaltung sogenannter rudimentärer Organe oder Organtheile entweder in der normalen oder in einer über die Norm mehr oder weniger hinausgehenden Ausdehnung oder auch in ganz abnormer Weise, wenn auch ohne eigentliche Verlagerung. Während für gewöhnlich derartige Organreste das ganze Leben hindurch unverändert liegen bleiben oder einer weiteren Rückbildung anheimfallen, so können sie doch jederzeit Anlass zur Geschwulstbildung werden. Wohl das bekannteste und wichtigste Beispiel dieser Art bilden die Reste des Wolff'schen Körpers beim Weibe, die Parovarien, deren Bedeutung für die Entstehung von Geschwülsten längst bekannt ist, sowie die als unregelmässige Reste der Wolff'schen Kanälchen und des Ausführungsganges in der Wand des Uteruskörpers vorkommenden epithelialen Einlagerungen, deren Wichtigkeit für die Bildung gewisser Formen der Uterus-Myome durch v. Recklinghausen's hervorragende Untersuchung an's Tageslicht gebracht ist[1]). Die Frage, auf welche Weise in diesem Falle nach oft Jahrzehnte langer Ruhe ein vermehrtes Wachsthum nicht blos der drüsigen Bestandtheile, sondern ganz besonders auch der sie umgebenden musculösen Schicht hervorgerufen wird, sucht v. R. durch einen Hinweis auf diejenigen irritativen Vorgänge zu beantworten, die im Uterus, unter physiologischen und pathologischen Umständen, eine so grosse Rolle spielen. Dabei mögen die in Wucherung gerathenden epithelialen Einschlüsse ihrerseits im gleichen Sinne auf die Umgebung einwirken. Eine ganz befriedigende Erklärung der oft so enorm gesteigerten Wucherung lässt sich wohl noch kaum geben. v. Recklinghausen macht selbst darauf aufmerksam, dass eine eigentlich embryonale Beschaffenheit dieser Gewebstheile hier nicht mehr vorliegt. Es mag nicht unerwähnt bleiben, dass vielleicht eine durch irgend welche Veranlassung (anhaltende Hyperämie) neu angeregte Secretionsthätigkeit und dadurch zunächst hervorgerufene mechanische Ausdehnung der drüsigen Räume ein vermehrtes Wachsthum nach sich zieht.

Eine ziemlich grosse Analogie mit den Resten des Wolff'schen Körpers bieten die nicht so ganz selten vorkommenden Ueberbleibsel des Darm-Dotterganges in der Darmwand dar, welche zu drüsigen Wucherungen, cystischer Ausdehnung und, allem Anschein nach auch zur Wucherung der umgebenden Musculatur Anlass geben[2]).

Je frühzeitiger die Gewebstheile aus ihrem organischen Zusammenhang gelöst waren, desto grösser scheint auch ihre Wachs-

---

1) v. Recklinghausen, Die Adenomyome und Cystadenome der Uterus- u. Tubenwandung. Berlin 1896.

2) Runkel, Ueber cystische Dottergangsgeschwülste. Diss. Marburg. 1897.

thums-Energie im Allgemeinen zu sein; darauf weist die oft ganz ausserordentlich schnell bis zu colossalen Dimensionen fortschreitende Zunahme derartiger Geschwülste hin. Andererseits ist es schwer zu verstehen, warum diese „embryonale" Wachsthums-Energie zuweilen erst nach einer sehr langen Latenz-Periode wieder hervortritt.

Das spätere Ergebniss einer Keimverlagerung in frühen Entwickelungsstadien ist eine mehr oder weniger ausgesprochene Heteroplasie oder Heterotopie der daraus hervorgehenden Elemente. Finden wir also in einem Organ histologische Elemente, die von den normaler Weise darin vorhandenen ihrer Natur nach verschieden sind, oder verschieden zu sein scheinen, so halten wir uns im Allgemeinen für berechtigt, eine Keimverlagerung anzunehmen.

Wir sind hier ganz besonders oft vor die Frage gestellt: Handelt es sich thatsächlich um eine Heterotopie oder vielleicht um eine metaplastische Entwickelung aus normalen Elementen des Organs?

Im Allgemeinen ist bei den Autoren auch in Betreff der Geschwulstbildungen die Neigung zur Annahme einer Keimverlagerung vorherrschend. Indess ist wohl sicher, dass in den Geschwülsten eine metaplastische Entwickelung mindestens in demselben Masse vorkommen kann und vorkommt, wie bei den übrigen Gewebsneubildungen (s. oben). Im Ganzen werden aber auch für die Gewebe der Geschwülste dieselben Gesetze gelten, wie für die übrigen Gewebe. Vorläufig ist weder anzunehmen, noch erwiesen, dass bei einer Geschwulstbildung aus ectodermalen Zellen Elemente hervorgehen, die Bindegewebs- oder Knorpelzellen nicht blos ähneln, sondern ihnen auch in ihren Leistungen (Bildung collagener Fasern, echter knorpeliger Zwischensubstanz) gleichkommen (s. oben). Wenn wir dagegen aus dem Epithel der Bronchen, der Gallenblasenschleimhaut, der Harnblase oder des Uterus maligne Geschwülste mit Zellen von durchaus epidermoidalem Charakter hervorgehen sehen[1]), so können wir nicht an der metaplastischen Entstehung

[1]) P. Ernst, Verhornender Plattenpithelkrebs der Bronchien. Ziegler's Beiträge Bd. XX. S. 155. 1896.

Gallenblase: E. Ohloff, Epithelmetaplasie und Krebsbildung. Diss. Greifswald 1891.

zweifeln. Bei dieser Frage ist aber noch weiter zu berücksichtigen, dass auch die Keimverlagerung die Metaplasie keineswegs ausschliesst, sondern sogar begünstigt. Es ist gar nicht zu bezweifeln, dass sich gerade ein verlagerter embryonaler Gewebskeim metaplastisch weiter entwickeln kann. So können wir also aus einem verlagerten Keim, der von der ersten Anlage des Wolff'schen Ganges (ja vielleicht aus einem späteren Entwickelungsstadium desselben) stammt, ebenso gut Epidermisbildung hervorgehen sehen,wie aus dem fertig entwickelten Epithel des Ganges (s. oben). Besondere Bedeutung besitzt diese Erwägung für die Beurtheilung des Auftretens von quergestreifter Muskulatur in Geschwülsten. Sicher muss man in vielen Fällen dieser Art auf eine frühzeitige Abtrennung und Verlagerung eines Theiles eines Urwirbels zurückgehen; die embryonalen Muskelzellen können die grössten morphologischen Abweichungen von der normalen Faser zeigen, zu glykogenreichen, fast epithelartig angeordneten Zellen werden, lassen aber dennoch deutlich ihre ursprüngliche Herkunft erkennen (Marchand, Manasse)[1]).

Ich vermag aber nicht einzusehen, warum nicht auch frühzeitig verlagerte Elemente, die normalerweise glatte Muskulatur liefern würden, sich unter abnormen Verhältnissen zu quergestreiften Fasern entwickeln sollten, da thatsächlich die Grenze zwischen beiden nicht unübersteiglich ist. Histologisch sind die Uebergänge von glatten längsgestreiften kleinen Spindelzellen zu quergestreiften Fasern leicht genug nachweisbar. Am schwierigsten ist diese Entscheidung bei Geschwülsten der weiblichen Genitalien, des Uterus und der Vagina, wo das Vorkommen von quergestreiften Fasern nach Einigen (ich erwähne besonders Wilms) stets auf einen abnorm dislocirten Theil eines Urwirbels hindeutet, während es von Anderen (z. B. Franqué)[2]) mit grösserer Wahrscheinlichkeit

---

Nehrkorn, Virchow's Archiv. Bd. 154. S. 539.
Orth, Deutsche med. Wochenschr. 1899. N. 24. (Med.-Gesellsch. Göttingen).
Uterus: Piering, Zeitschr. f. Heilkunde, Bd. 8. 1887.
Gebhard, Zeitschr. f. Geb. und Gyn. Bd. 24. S. 3.
N. Flaischlen, daselbst Bd. 32. 1895.
Gellhorn, daselbst, Bd. 36. 1897. S. 430. — S. auch Seite 72.

[1]) Marchand, Virchow's Archiv, Bd. 100. S. 42. 1885.
Manasse, Virchow's Archiv. Bd. 145. S. 113. 1896.

[2]) O. v. Franqué, Ueber Sarcoma uteri, Zeitschrift f. Geb. u. Gyn. Bd. 40. 2 1898.

auf eine Metaplasie bezogen wird. Ist nun auch vielleicht eine solche Metaplasie von bereits ausgebildeten glatten Muskelfasern des Uterus nicht leicht annehmbar, so wäre doch eine derartige Umwandlung eines zur normalen Entwickelung des Organs nicht verwendeten rudimentären Gewebsrestes weit eher verständlich. Man braucht dabei nicht gleich an Verlagerung eines zum Aufbau der Skeletmuskulatur bestimmten Theils eines Urwirbels zu denken. Auch die gelegentlich in der Cervix uteri vorkommenden Einlagerungen von hyalinem Knorpel dürften wahrscheinlicher auf eine Metaplasie solcher unentwickelten Gewebstheile, als auf eine Verlagerung von Theilen der Skelet-Anlage zu beziehen sein[1]).

Es ist nicht möglich, näher auf diejenige Geschwulstform einzugehen, welche am frühesten auf abnorme embryonale Einlagerung zurückgeführt wurde, die sogenannten Dermoidgeschwülste der Geschlechtsdrüsen. Wir verdanken hauptsächlich den umfassenden durch Bostroem angeregten Untersuchungen von Wilms[2]) den Nachweis, dass nicht blos in einigen Fällen, wie man bereits früher wusste, sondern stets in diesen Tumoren Theile einer ganzen dreiblättrigen Embryonalanlage vorhanden sind, von welcher hauptsächlich Organe des Kopftheils zur Ausbildung kommen. Hanau und Kappeler[3]), Pfannenstiel und Kroemer[4]) bestätigen diese

---

[1]) Wilms, Die Mischgeschwülste, Heft 2 (Mischgeschwülste der Vagina und der Cervix uteri. In diesem inzwischen erschienenen Heft führt der Verfasser das Vorkommen von quergestreifter Muskulatur und Knorpel in den Cervix-Mischtumoren auf eine Absprengung aus dem Myotom und dem Sklerotom (der Anlage der Wirbelsäule) zurück, welche er als eine „Verschiebung von noch undifferenzirten Mesoderm- oder Mesenchymzellen" auffasst, „die erst an ihrem späteren Entwickelungsort die verschiedenen Gewebe immer correspondirend mit der normalen embryonalen Differenzirung aus sich herausbilden." „Die Zellcomplexe können nur durch das Wachsthum des Wolff'schen Ganges nach hinten in die Genitalien verlagert worden sein." (S. 155, 156.)

[2]) M. Wilms, Dermoidcysten und Teratome. Deutsches Archiv f. klin. Med. Bd. 55. S. 289. 1895. u. Ziegler's Beiträge Bd. XIX. 1846. — Teratome des Hodens daselbst.

[3]) Fr. Kappeler, Neue Befunde in Teratomen des Ovarium. Diss. Zürich 1896.

[4]) Pfannenstiel u. Kroemer, Die ovulogenen Neubildungen. Veit's Handbuch der Gynäkologie 1898.

Kroemer, Histogenese der Dermoidcysten und Teratome des Eierstockes. Archiv f. Gynäkol. Bd. 57, 1898.

Resultate für die Ovarien, Kockel[1]) (unabhängig von Wilms) für die Hoden.

Diese Geschwülste haben der Erklärung grosse Schwierigkeiten bereitet. Waldeyer vermuthete zuerst eine parthenogenetische Entwickelung aus Eizellen, für welche sich auch französische Autoren, besonders Duval aussprachen. Wilms, Kockel, Pfannenstiel nehmen ebenfalls eine Entstehung aus den Geschlechtszellen an, wobei theilweise auch eine Art Selbstbefruchtung zu Hilfe genommen wurde (die nach Kockel durch einen partiellen einseitigen Hermaphroditismus ermöglicht werden sollte). Bei der grossen Uebereinstimmung der sog. Dermoide mit foetalen Inclusionen anderer Körpertheile wäre eine analoge Entstehung (durch abnormen Einschluss eines befruchteten Eichens, oder eines von der ersten Entwickelung zurückgebliebenen Theiles in der Anlage der Geschlechtsdrüsen) nicht unmöglich (Hanau u. Kapeller, Marchand). Zur Erklärung der Inclusio foetalis im eigentlichen Sinne (Epignathus, Sacralparasiten etc.) glaube ich mit einiger Wahrscheinlichkeit ein befruchtetes Richtungskörperchen als Ausgang annehmen zu dürfen[2]).

Mag man nun auch eine spontane Entwicklung eines Ovarialeies zur Erklärung der Ovarial-Dermoide oder, wie sie Wilms nennt, der „rudimentären Ovarial-Parasiten" oder „Embryome" heranziehen, so wird man doch zugeben müssen, dass es sich um ein ganz besonderes, von der ersten Entwickelung an gewissermassen prädestinirtes Ei handeln muss. Eine spontane, wo möglich erst im späteren Leben eintretende Entwicklung eines normalen Ovarialeies scheint mir ausgeschlossen.

Uebrigens darf ich vielleicht noch hinzufügen, dass das Vorkommen von einfachen epidermisartigen Einlagerungen an oder im Ovarium auch, wie aus dem Obigen hervorgehen dürfte, aus Resten des Wolff'schen Ganges erklärt werden kann. Eine derartige Epidermis-(oder Cholesteatom-)Perle habe ich im Ligamentum latum eines neugeborenen Kindes beobachtet, ein ähnliches, stäb-

---

[1]) A. Kockel, Beitrag z. Kenntniss der Hoden-Teratome. Festschrift für Benno Schmidt, Leipzig 1896.

[2]) Marchand, Arterielle Missbildungen. Eulenburg's Real-Encyclop 3. Aufl.

chenförmiges Epidermis-Gebilde an derselben Stelle ist neuerdings beschrieben worden[1]).

Sind wir nun bereits in der Lage, eine wissenschaftliche Eintheilung der Geschwülste auf Grund der Histogenese und auf der Basis der Keimblattlehre aufzustellen?

Beides ist vielleicht, nach der Ansicht Mancher, nicht nothwendig verbunden; man könnte sich begnügen, die Entwickelung der Geschwülste bis auf das Organgewebe zu verfolgen, aus dem sie hervorgegangen sind, ohne Rücksicht auf die embryologische Entstehung. Aber, wie das aus den oben erörterten Beispielen hervorgehen dürfte, wir würden uns dann sehr bald vor die Frage gestellt sehen, nach welchem Princip wir die Zusammengehörigkeit der einzelnen Formen feststellen sollen. Dass bei verschiedenartiger Abstammung morphologisch (und klinisch) die grösste Aehnlichkeit vorkommen kann, wurde mehrfach hervorgehoben. Ich meine, es liegt aber doch in der Natur der wissenschaftlichen Forschung, sich nicht nur an die Form zu halten, sondern in das Verständniss des Werdeprozesses einer Form immer tiefer einzudringen. Hat nicht der Normal-Histologe genau dasselbe Interesse, wenn er die Entstehung eines Organs, eines Gewebes bis auf seine ersten Anfänge zurückzuverfolgen sucht? Warum sollte der Pathologe hinter ihm zurückbleiben?

Klaatsch[2]) hat, in einem das gleiche Thema vom Standpunkt des Embryologen behandelnden anregenden Aufsatz, den Pathologen gewissermassen anempfohlen, sich von der Keimblattlehre zu emancipiren. Als einen Hauptgrund hebt er die Unsicherheit des Mesodermbegriffes hervor, der allmählich seiner Auflösung entgegengehe. Als Nicht-Fachmann habe ich vermieden, mich im Vorstehenden auf embryologische Fragen einzulassen, ich möchte indess hier gegenüber Klaatsch hervorheben, dass der Begriff des Mesoderms, wenn auch seine Herstammung im Einzelnen verschieden beurtheilt wird, dennoch für uns sehr wichtig ist, denn die Bildung des Mesoderms ist und bleibt eine sehr bedeutungsvolle Stufe in der Entwickelung der Organe, gleichviel ob die Meinungen über ento- oder ectodermale Entstehung getheilt sind. Wenn Klaatsch, mit Rücksicht auf die Bedeutung des Ectoderms als Matrix für das Entoderm, dann für das Mesoderm, die Frage aufwirft: „Warum sollen wir den aus dem Ectoderm stammenden Mesodermtheilen eine andere Beur-

---

[1]) Marchand, 22. Bericht d. Oberhess. Gesellschaft f. Natur- u. Heilkunde zu Giessen. 1882.

[2]) H. Klaatsch, Ueber den jetzigen Stand der Keimblattfrage mit Rücksicht auf die Pathologie, Münchener med. Wochenschrift. Nr. 6. 1899.

theilung zu Theil werden lassen, als dem Mutterboden?", so lässt er dabei das grosse Princip der fortschreitenden Differenzirung ganz aus den Augen.

Mag die Anlage der Urwirbel vom Ectoderm oder vom Entoderm herrühren, so bilden doch die Urwirbel erst als solche — d. h. nach ihrer Differenzirung — einen sehr wichtigen Ausgangspunkt für bestimmte Organe und Gewebe. Gleichviel, ob das Coelom-Epithel in seiner Entstehung auf das Entoderm zurückzuführen ist, oder nicht, so ist es jedenfalls kein Entoderm mehr, sondern es hat in seinen einzelnen Theilen ganz bestimmte specifische Eigenschaften erworben. Was die von Klaatsch behauptete Entstehung der Stützgewebe aus den verschiedensten Theilen der Anlage („ebenso gut aus dem Ectoderm, wie dem Entoderm") betrifft, so müssen wir doch vorläufig daran festhalten, was die objective Beobachtung für die höheren Wirbelthiere uns lehrt; wir werden also die eigentlichen Bindesubstanzen für ausschliesslich mesodermaler Natur halten, und davon die ectodermale Stützsubstanz des Nervensystems als Gewebe besonderer Art unterscheiden — ebenso auch die von beiden ausgehenden Geschwülste, die ja bekanntlich sehr verschieden von einander sind.

Es ist vorauszusehen, dass bei weiteren Fortschritten der Embryologie auch unsere Anschauungen von der Histogenese der Geschwülste sich ändern müssen; sollte uns das abhalten dürfen, jenen zu folgen? Gewiss nicht! Es scheint mir indess nicht, dass die gänzliche Auflösung des Mesoderm-Begriffes bereits einen solchen Fortschritt darstellt, dem sich die Pathologie rückhaltlos anschliessen soll, wenn ich es auch andererseits für ebenso verfehlt halten würde, an der ursprünglichen Auffassung des sog. mittleren Keimblattes als einer den beiden übrigen gleichwerthigen Schicht festzuhalten.

Ich brauche nicht besonders hervorzuheben, dass eine wissenschaftliche Klassification nicht ohne Weiteres auf die praktische Verwerthbarkeit Anspruch macht. Noch viel weniger ist aber ein klinischer Sammelbegriff (Krebs, Carcinom) für eine wissenschaftliche Eintheilung zu brauchen, wie Klaatsch meint.

Es ist selbstverständlich, dass sich eine Umgestaltung der Klassification und Nomenclatur der Geschwülste nicht auf einmal vollziehen kann; es würde dazu eine Einigung unter den Pathologen nothwendig sein, die sich nur nach längerer eingehender Vorbereitung erzielen lässt. Vor Allem müsste man sich zunächst über die Principien verständigen.

Der sehr beachtenswerthe Versuch einer genetischen Eintheilung von E. Klebs[1]) ist in seiner ursprünglichen Form wegen der Scheidung der sogenannten atypischen Blastome in die beiden Hauptklassen der Parablastome und Archiblastome nicht aufrecht

---

[1]) E. Klebs, Allgemeine Pathologie Bd. II. p. 553. 1889.

zu halten, kann aber wohl als Grundlage einer Nomenclatur der Geschwülste dienen. Je nach der Herkunft der wesentlichen Bestandtheile der Geschwülste von den verschiedenen Schichten der Anlage würden sich von selbst die epi-, meso- und hypoblastischen Geschwülste ergeben, während für die aus einer vollständigen (d. h. die Elemente aller drei Keimblätter enthaltenden) Anlage hervorgehenden „Teratome“ die Bezeichnung „holoblastische“ Geschwülste mir zweckmässiger erscheinen würde als „Embryome“. Mischgeschwülste aus Geweben verschiedener Herkunft müssten durch die entsprechenden Combinationen bezeichnet werden. Allgemeine Bezeichnungen, welche zu Missdeutungen Anlass geben, wie Carcinom, Cancroid, Endotheliom als Sammelname im weiteren Sinne, sind nach Möglichkeit zu beseitigen und durch Namen zu ersetzen, die die morphologisch-histologische Beschaffenheit erkennen lassen. Der schwer zu entbehrende Name Sarkom dürfte unter entsprechender Einschränkung beizubehalten sein [1]).

Die Geschwülste mit epithelialen Zellen, wenn auch verschiedener Herkunft und Anordnung, würden den Namen „Epitheliom“ mit den die Abstammung, den Bau, die klinische Bedeutung bezeichnenden Zusätzen (papillär, alveolär, destruirend, ferner Adeno-Epitheliom, Angio-Epitheliom) oder, noch besser, den Zusatz epithelial zu dem Hauptnamen, z. B. „epitheliales Angioblastom“

---

[1]) Es ist natürlich nicht möglich, alte, längst eingebürgerte Bezeichnungen, die sich ausserdem durch Kürze auszeichnen, einfach aus der ärztlichen Sprache zu streichen. Jedermann weiss, wenn vom Brustkrebs oder von Magen-Carcinom die Rede ist, was darunter zu verstehen ist. Da aber eine solche ursprünglich ziemlich willkürlich auf eine bestimmte Kategorie bösartiger Geschwülste angewandte Bezeichnung, die doch das Wesen dieser Krankheitszustände nicht ausdrückt, je nach dem Stande der Forschung einen ganz verschiedenen Sinn erhält, so kann man sie nicht für alle Zukunft als wissenschaftlichen Ausdruck beibehalten, und ihr wo möglich von Zeit zu Zeit eine ganz neue Bedeutung beilegen. — Der Name „Sarkom“ deutet wenigstens auf die „fleischige“ Beschaffenheit der Geschwulstmasse und der Begriff „Sarkom“ hat durch die klassische Darstellung Virchow's eine bestimmtere Gestalt angenommen. Dennoch fehlt es auch hierbei nicht an ähnlichen Uebelständen wie dort.

An Stelle der Klebs'schen Bezeichnung „Embryonales Mesoblastom“ scheint mir der Name „Desmoblastom“ für die echten aus Bindegewebszellen (Desmoblasten) hervorgehenden sarkomatösen Geschwülste geeigneter zu sein. Eine aus glatten Muskelfasern entstandene maligne („sarkomatöse“) Geschwulst würde dementsprechend ein „Myoblastom“ sein.

tragen können[1]). Die klinische Bedeutung, Malignität oder Nicht-Malignität ist als Eintheilungs-Princip zu vermeiden, da diese Eigenschaften in Geschwülsten derselben Art je nach dem Stadium ihrer Entwickelung, nach mehr oder weniger zufälligen lokalen Verhältnissen (Eindringen in Gefässe, Lymphbahnen, grössere oder geringere Festigkeit der Gewebe) wechseln können, während in anderen Fällen bekanntlich auch gutartige Geschwülste durch Veränderung ihrer histologischen Beschaffenheit bösartig werden können.

Discussion.

Herr Rollett-Graz: Ich fühle mich durch die Vorträge der Herren Rabl und Marchand angeregt, vom physiologischen und histologischen Standpunkte aus etwas vorzubringen. Die von Professor Rabl dargelegte Specifität der Eizelle muss man sich als etwas Erworbenes vorstellen, denn am Anfange alles lebendigen Seins der gesammten organisirten Welt steht das indifferente Protoplasma, welchem wir bestimmte elementare Lebenseigenschaften, die Fähigkeit, sich zu nähren, zu assimiliren, sich zu bewegen und sich fortzupflanzen, zuschreiben müssen. Diese elementaren Lebenseigenschaften trägt das Protoplasma in die ganze Reihe der Organismen hinein. Bei Entwicklung einer bestimmten Eizelle zu einer bestimmten Species entstehen die unter einander wieder gleichartigen Bildungszellen, die bei der Gewebeentwicklung in die specifischen lebendigen Elementartheile der einzelnen Gewebe über-

---

[1]) Als allgemeine Regel für die Geschwulst-Nomenclatur empfiehlt es sich, die Hauptbezeichnung von demjenigen Gewebs-Element herzuleiten, auf welches die Geschwulstbildung hauptsächlich zurückzuführen ist, wie das ja auch im Allgemeinen gebräuchlich ist. Die Bildung eines Geschwulstnamens durch Anhängen der Endung „oma" an den Namen des Organs, wie es bei dem von Lubarsch erfundenen „Hypernephrom" geschehen ist, widerspricht diesem Gebrauch; dies Verfahren würde nur zulässig sein, wenn man damit eine Neubildung ganzer zusammengesetzter Organe ausdrücken wollte, wie es z. B. bei dem „Angiom" der Fall ist. (Aus ähnlichen Gründen hat Virchow gegen den Ausdruck „Papillom" protestirt.) Für die erwähnten Geschwülste der Nebennieren würde, soweit sie aus den epithelialen Zellen dieses Organs bestehen, der Ausdruck „suprarenales Epitheliom" mit den den einzelnen Fall bezeichnenden Zusätzen geeignet sein. Was würde man zu einem „Nephrom", einem „Hypophysom" sagen? Bei derartigen Namen würde weder die Morphologie, noch die Histogenese der Geschwulst zur Geltung kommen.

gehen, auf deren specifische, bei der Entwicklung erworbene Eigenschaften wir die Leistungen der einzelnen Gewebe und Organe zurückführen müssen.

Es sind also die Eigenschaften der einzelnen Gewebetheile erworben während der individuellen Entwicklung, gerade so, wie wir uns die Specifität der Eizelle bestimmter Species als erworben bei der phylogenetischen Entwicklung vorstellen müssen. Stellt man sich auf diesen Standpunkt, dann hat es nichts Widersinniges an sich, dass man sich vorstellt, es könne aus einem bis zur Indifferenz regressiv veränderten Gewebetheil ein Gewebeelement anderer Art hervorgehen, ja man könnte sich sogar eine regressive Metamorphose noch unter die aus einer specifischen Eizelle hervorgehenden Bildungszellen einer Species vorstellen — eine Mögichkeit, welche der Aufmerksamkeit der Pathologen zu empfehlen ist.

Erste wissenschaftliche Sitzung,

gehalten im Polytechnikum zu München

am Dienstag, den 19. September 1899, Vormittags 9 Uhr.

3. Herr Dr. Hanns Chiari,

Professor der pathologischen Anatomie an der deutschen Universität in Prag:

Ueber die Genese der „Zwerchfellfurchen" der Leber.

(Hierzu Tafel 1.)

Bekanntlich kommen an der Leber des Menschen, abgesehen von den auf eigentliche Missbildungen der Leber zu beziehenden Furchen, sehr verschiedenartige pathologische Furchenbildungen vor; so

1. die ungemein vulgäre, quere Schnürfurche, die den vordersten Theil des rechten Lappens, selten auch den des linken Lappens betrifft und zu einer so vollständigen Abschnürung führen

kann, dass der vor resp. unterhalb der Schnürfurche befindliche Theil des rechten Leberlappens nur mehr ligamentös mit der übrigen Leber verbunden erscheint, frei beweglich wird, ja auch auf den dahinter, resp. darüber gelegenen Theil der Leber hinaufgeklappt sein kann;

2. die gleichfalls sehr häufigen „Rippenstreifen" (Liebermeister), die als schräge von oben, aussen, hinten nach unten, innen, vorne verlaufende, flache Impressionen an der rechten Seitenfläche der Leber und in der rechten Hälfte der oberen Fläche der Leber, durch die vorderen Enden der 6 unteren Rippen bedingt werden und zweifellos der Ausdruck einer durch verschiedene Momente veranlassten Druckwirkung seitens dieser Rippen sind:

3. die Abknickung des linken Leberlappens nach unten mit einer tiefen Furchenbildung an der Unterseite des genannten Lappens durch Tiefstand der linken Zwerchfellhälfte, zum Beispiel bei Pneumothorax sinister;

4. die Abknickung des linken Randes des linken Leberlappens nach oben mit einer tiefen Furchenbildung an der oberen Fläche dieses Lappens durch Volumzunahme des Magens oder der Milz;

5. Furchenbildung durch das straff gespannte Ligamentum teres an der oberen Fläche des linken Leberlappens bei sehr starker Verdrängung der Leber nach rechts, zum Beispiel bei Pneumothorax sinister;

6. Furchen der Leber bei partiellem Defect des Zwerchfells, indem der eine oder der andere Abschnitt der Leber, wie meist, in die linke Pleurahöhle, mitunter aber auch in die rechte Pleurahöhle vorgelagert ist und dabei von der übrigen Leber durch tiefe Furchen abgegrenzt ist; endlich

7. Furchenbildung der Leber durch partielle Verschrumpfung des Organes.

Alle diese Furchen sind trotz ihrer Mannigfaltigkeit in genetischer Hinsicht vollkommen klar und leicht verständlich.

Eine ganz besondere Stellung nehmen aber ein die nicht felten vorkommenden „Zwerchfellfurchen" (Zahn) oder „Exspirationsfurchen" (Liebermeister), das heisst die von hinten nach vorne verlaufenden, nahezu sagittal gestellten, oft recht tiefen Furchen in der hinteren Hälfte der oberen Fläche der Leber, denen leistenartige Hervorragungen des Zwerchfells entsprechen. Ueber ihre Genese ist noch immer keine Einhelligkeit der Auffassung erzielt worden.

Viele Autoren führen sie lediglich auf das Schnüren zurück, so Cruveilhier, der sie infolge des Schnürens durch Andrängung der Leber gegen durch das Schnüren, i. e. durch eine Zusammenpressung der unteren Apertur stärker gespannte Bündel des Zwerchfells entstehen lässt, Frerichs und Luschka, die sie aus einer queren Zusammenschiebung der Leber beim Schnüren erklären, und Engel, der sie aus einer vom Schnüren abhängigen Behinderung der Entwicklung des Querdurchmessers der Leber ableitet und meint, dass die ihnen entsprechenden Zwerchfellfalten mit der Furchenbildung nichts zu thun haben. Liebermeister sieht sie an als Effect der Druckwirkung seitens der unteren Rippenränder bei erschwerter Exspiration und nennt sie deshalb „Exspirationsfurchen". Zahn, der den Namen „Zwerchfellfurchen" für diese Furchen creirte, fasst sie als Ausdruck einer Anpressung der Leber gegen hypertrophisch gewordene Zacken des Zwerchfells auf. Ihm schliesst sich Séglas an, der jedoch auch annimmt, dass die Furchen gelegentlich durch das Schnüren, sowie durch partielle Atrophie von Muskelbündeln des Zwerchfells entstehen könnten. Tigri meint, dass diese Furchen bedingt werden durch eine Missbildung des Zwerchfells und dieselben gleichzeitig mit abnormen Muskelbündeln des Zwerchfells entstehen. Orth erwähnt, dass er diese Furchen in schönster Ausbildung an der Leber eines siebenmonatlichen, zu früh geborenen Kindes gesehen habe, wo sie nur als angeborene Abnormitäten betrachtet werden konnten, und meint, dass auch bei Erwachsenen diese Furchen angeborene Abnormitäten darstellen könnten, schliesst es aber nicht aus, dass ähnliche Furchen auch durch Respirationsstörungen erworben werden mögen. Mattei leitet die Furchen ab von einem ursprünglichen abnormen Zustande des Zwerchfells, i. e. einer abnormen Vertheilung der Muskulatur und stärkerem Wachsthum der Leber unter den dünneren Stellen. Eventuell könnte auch eine stärkere Contraction der muskelstärkeren Partien des Zwerchfells bei der Erzeugung der Furchen mithelfen.

Keine dieser Erklärungen vermag vollkommen zu befriedigen. Gegen die meisten derselben lassen sich schwerwiegende Einwendungen machen, aus denen sofort die Unhaltbarkeit derselben resultirt. So spricht gegen die Entstehung der Furchen in Folge des Schnürens, dass diese Furchen auch angeboren und bei jungen Kindern vorkommen, dass sie auch bei Männern getroffen werden und zwar auch bei solchen, die niemals, zum Beispiel durch das Tragen eines Leibriemens, eine Zusammenschnürung der unteren Brustapertur erlitten hatten, gegen die Auffassung Frerichs' und Luschka's auch noch der Umstand, dass eine quere Zusammenschiebung der Leber eher eine Vermehrung ihrer Wölbung als eine Furchenbildung hervorrufen müsste. Die Meinung Liebermeister's lässt sich leicht widerlegen durch die Thatsache, dass diese Furchen sicherlich nicht den Rippen entsprechen. Ich habe in solchen Fällen vor der Section bei auf's Tiefste einwärts gedrückten unteren Rändern der unteren rechten Rippen und Compression der vorderen Bauchwand parallel zu den unteren Rippenrändern mit einem langen Messer Einstiche von der Haut bis in die Leber gemacht und immer eine beträchtliche Differenz in der Richtung der Schnittwunden und der Leberfurchen constatirt (vide Fig. 1). Gegen die Auffassung Tigri's führe ich den meiner Erfahrung nach ganz gerechtfertigten Einwurf Mattei's an, dass die abnormen Zwerchfellbündel Tigri's, die sonst von Niemandem gesehen wurden, nichts Anderes gewesen waren, als durch Pleuritis diaphragmatica zusammengewachsene Falten des Zwerchfells.

Aber auch die Erklärung der Genese der Leberfurchen nach Zahn erscheint nicht entsprechend, da es genug Fälle solcher Leberfurchen giebt, wo von einer Hypertrophie von correspondirenden Zacken des Zwerchfells absolut nichts zu finden ist. Das von Orth constatirte congenitale Vorkommen dieser Art von Leberfurchen ist gewiss ein sehr wichtiger Befund; es dürften aber doch diese Leberfurchen nur in der kleinsten Zahl der Fälle wirklich congenital sein, da bekanntermassen bei jugendlichen Individuen diese Furchen nur sehr selten, bei älteren Personen hingegen häufig getroffen werden. Ueberdies findet sich bei Orth keine weitere Aeusserung darüber, wie er sich die Entstehung dieser Leberfurchen im intrauterinen Leben denkt. Was schliesslich die Theorie von Mattei betrifft, so erscheint es mir nichts weniger als erwiesen, dass in allen Fällen solcher Furchen der Leber das Diaphragma von Haus aus abnorm gebildet gewesen war, und dass die Furchen nur der Ausdruck eines Zurückbleibens des Wachsthums der Leber an diesen Stellen gegenüber der Nachbarschaft sind.

Es ist daher gewiss nothwendig, weiteres Beobachtungsmaterial zu sammeln und die einzelnen Fälle genauer zu studiren, um so über die Actiologie und Genese der „Zwerchfellfurchen“ der Leber in's Reine zu kommen, und möchte ich mir erlauben, im Folgenden meine eigenen Erfahrungen auf diesem Gebiete mitzutheilen, da mir aus ihnen hervorzugehen scheint, dass das wesentliche Moment bei der Entstehung dieser eigenthümlichen Furchenbildungen der Leber nichts weiter ist, als eine stärkere entweder continuirliche oder vielfach wiederholte Anpressung der Leber gegen das Zwerchfell. Dadurch allein kann, wie gezeigt werden soll, die in Rede stehende Furchenbildung erzeugt werden, und ist dazu die Annahme einer ursprünglichen abnormen Bildung des Zwerchfells oder der Leber oder einer partiellen Hypertrophie des Zwerchfells nicht nothwendig, wenn auch gewiss entsprechende Missbildungen des Zwerchfelles bei der Entstehung dieser Furchen mitwirken können.

Voranstellen möchte ich einen Fall (vide Fig. 2 und 3) von congenitalen solchen Leberfurchen, der einen achtmonatlichen, frisch todtgeborenen männlichen Fötus mit Cranio-Rhachischisis totalis betraf, welcher am 22. September 1898 dem Institute von Herrn Dr. v. Brozovsky aus Weipert eingesandt worden war. Wie gewöhnlich bei Cranio-Rhachichisis totalis war der Rumpf sehr kurz und bei Defect des Halses das Kinn tief in den Rumpf hineingetreten. Dadurch, sowie durch eine auch an der Leiche nicht vollkommen zu streckende starke Beugung der Hüftgelenke, waren die Organe des Brust- und Bauchraumes zusammengeschoben mit Emporhebung des untersten Theiles des Sternums und der angrenzenden Partien der Rippenbogen durch die ganz horizontal gestellte Leber. Die Leber hatte dabei an der Grenze ihres vorderen und mittleren Drittels durch den vorderen Rand der unteren Brustapertur eine tiefe bogenförmige Furche acquirirt, sie stand weiter sehr hoch und reichte mit dem sie bedeckenden Zwerchfelle beiderseits bis zur 3. Rippe hinauf. Die beiden Lungen waren deutlich hypoplastisch. In der hinteren Hälfte der oberen Fläche des rechten Leberlappens fanden sich nahe dem Ligamentum coronarium beginnend, 7 resp. 13 mm nach rechts vom Ligamentum suspensorium gelagert, zwei fast sagittal gestellte Furchen, von denen die mehr links gelegene Furche 14 mm lang, bis 3 mm tief und bis 2 mm breit, die mehr rechts gelegene 11 mm lang, 2 mm tief und bis

2 mm breit war. Zwischen diesen beiden Furchen erhob sich kammartig ein in derselben Richtung verlaufender Wulst von Leberparenchym. Diesem Wulst entsprechend erschien das Diaphragma deutlich dünner, indem hier in ihm eine 14 mm lange, 6 mm breite muskellose Stelle sich fand, welche an der pleuralen Fläche der rechten Zwerchfellhälfte beim Andrücken der Leber gegen das Zwerchfell deutlich vorsprang. Diese dünnere Stelle des Zwerchfells entsprach dem Zwischenraume zwischen 2 Bündeln der 7. rechten Costalportion des Zwerchfells. In der hinteren Hälfte der oberen Fläche des linken Leberlappens fand sich auch eine Furche und zwar 25 mm nach links vom Ligamentum suspensorium. Sie war 10 mm lang, bis 2 mm tief, zwar auch sagittal gestellt, aber leicht bogenförmig mit der Convexität nach links gewandt; durch sie wurde ein nach rechts von ihr gelegener kleiner zungenförmiger Lappen von Leberparenchym abgegrenzt, der in einen dünnen, hernienartigen, gegen die linke Pleurahöhle vorgewölbten Abschnitt der linken Zwerchfellhälfte, entsprechend der Grenze zwischen 7. und 8. linker Costalportion des Zwerchfells passte. Das Zwerchfell war sonst von gewöhnlicher Beschaffenheit, und liess sich namentlich an seiner Musculatur nirgends eine pathologische Veränderung erkennen.

Bei Erwägung dieses Falles musste man zu der Anschauung kommen, dass hier die Furchen in der Leber sicher nur Effect der Zusammenschiebung des Thorax und des Abdomens waren und durch die Anpressung der hinaufgeschobenen Leber gegen das gleichfalls hinaufgeschobene Zwerchfell entstanden waren. An etwas weniger widerstandsfähigen Stellen des Zwerchfells, so rechts in der Spalte zwischen zwei Bündeln der 7. Costalportion, links in der Spalte zwischen der 7. und 8. Costalportion war die Leber vorgedrängt worden, resp. auch stärker gewachsen und hatten sich an dieser Stelle beim allmählichen Auseinanderweichen der Muskelzüge hernienartige Ausbuchtungen des Zwerchfells gebildet. Die Ränder dieser Ausbuchtungen hatten Eindrücke in die Leber, nämlich die erwähnten Furchen erzeugt. So war durch ein rein mechanisches Moment in diesem Falle die Furchenbildung in der Leber zu Stande gekommen, ohne dass das Zwerchfell irgend eine primäre pathologische Beschaffenheit besessen hätte.

Diesem Falle schliesst sich zweckmässig an ein Fall von reichlichen „Zwerchfellfurchen“ der Leber (vide Fig. 4) bei einem 13 Tage alten Knaben, dessen Leiche von der Klinik des Herrn Prof. Dr. Epstein am 12. April 1899 zur Obduktion gelangte. Auf der Klinik war bei diesem Knaben aufgefallen, dass der unterste Theil der rechten Thoraxwand vertieft, wie eingedrückt erschien. Die Obduction ergab als Todesursache eine Pneumonia lobi inferioris utriusque. Das Zwerchfell reichte rechts bis zur 3., links bis zur 4. Rippe, und stand dementsprechend auch die Leber hoch. An der oberen Fläche derselben fanden sich im rechten und linken Lappen mehrere $1^1/_2$—3 cm lange, ziemlich rein sagittal gestellte Furchen. Im rechten Lappen war die am meisten nach links gelegene Leberfurche 7, die nächste 18 und die am meisten nach rechts gelegene dritte Furche 25 mm vom Ligamentum suspensorium entfernt. Am linken Lappen waren auch 3 Furchen zu sehen und standen dieselben 18, 29 resp. 44 mm vom Ligamentum suspensorium ab. Die Tiefe der Furchen schwankte zwischen 1 und 4 mm. Das Peritoneum in ihrem Bereiche war zart. Zwischen den einzelnen Furchen sprang das Leberparenchym in Form von sagittalen Wülsten vor. Diesen Wülsten entsprechend war das Zwerchfell deutlich dünner, indem hier die Muskelbündel auseinandergewichen erschienen und zwischen sich bis 3 mm breite fast ganz muskellose Stellen des Zwerchfells erkennen liessen. Diese muskellosen Stellen entsprachen den Grenzen der einzelnen oberen Costalportionen der rechten und linken Zwerchfellhälfte, sowie den Grenzen zwischen den einzelnen Bündeln dieser. Drängte man die Leber von unten her stark gegen das Zwerchfell an, so sprangen die muskellosen Stellen des Zwerchfells an der pleuralen Fläche desselben firstartig vor. Die Muskulatur des Zwerchfells erschien sonst ganz normal gebildet.

Auch in diesem Falle scheinen mir die Leberfurchen congenital gewesen zu sein, und scheint es mir zweifellos, dass auch hier durch ein rein mechanisches Moment, nämlich die Vertiefung der untersten Partie der rechten Thoraxwand, die Andrängung der Leber gegen das Zwerchfell und damit die Auseinanderweichung von Zwerchfellbündeln, die Vordrängung von Wülsten des Leberparemchyms, resp. stärkeres Wachsthum umschriebener Leberpartien und die Furchenbildung in der Leber zu Stande gekommen war. Freilich weiss ich nicht bestimmt zu sagen, wodurch die Vertiefung der untersten Partie der rechten Thoraxwand bedingt gewesen war. Ich möchte dieselbe mit Wahrscheinlichkeit als

Ausdruck einer intrauterinen Anpressung der rechten oberen Extremität, speciell der Ellbogengegend gegen die Thoraxwand ansehen.

Ausser diesen beiden congenitalen Fällen von Zwerchfellfurchen der Leber hatte ich noch Gelegenheit, einen dritten Fall congenitaler solcher Furchen in der Leber zu untersuchen, bei dem sich zwar auch so wie bei den früheren Fällen ein mechanisches Moment, durch welches die Anpressung der Leber gegen das Zwerchfell herbeigeführt worden war, leicht erkennen liess, gleichzeitig aber auch eine die Bildung von „Zwerchfellfurchen“ in der Leber augenscheinlich sehr fördernde seltene Missbildung des Zwerchfells vorhanden war (v. Fig. 5, 6 u. 7).

Es handelte sich um einen fast ausgetragenen, macerirten Fötus weiblichen Geschlechts, der am 8. April 1899 auf der Hebammenklinik des Herrn Prof. Dr. Rubeška conduplicato corpore geboren worden war. An diesem Fötus fiel auf eine hochgradige, mit der Convexität nach links vorne gewandte Scolio-Lordosis. Die Section erwies bilateralen Hydrothorax, Hydropericard, Hydrops Ascites und Hypoplasie der Lungen. Als nach Eröffnung des Unterleibes das hochstehende asymmetrische Zwerchfell von unten her besichtigt wurde, zeigte sich, dass von der Pars costalis des Zwerchfells nur einzelne dünne Bündel zur Entwickelung gekommen waren und der grösste Theil des Zwerchfells zwischen diesen Bündeln nur häutige Beschaffenheit besass. Eine muskulöse Pars sternalis liess sich gar nicht erkennen, die Pars vertebralis war auch sehr schwach. Zwischen den spärlichen Muskelbündeln der Pars costalis wölbte sich nun die Leber mit mehreren breiten Wülsten am rechten und linken Lappen gegen die rechte und linke Pleurahöhle hinein vor. Zwischen diesen Wülsten, die die hintere Hälfte der oberen Fläche der Leber betrafen, verliefen sagittal gestellte Furchen an der Leberoberfläche, zwei am rechten, zwei am linken Lappen. Die beiden ersteren waren je 4 cm lang und 1,5 cm resp. 3 cm vom Ligamentum suspensorium entfernt, die beiden Furchen am linken Lappen je 1,5 cm lang und 1 cm resp. 2 cm vom Ligamentum suspensorium entfernt. Nach Eröffnung der Pleurahöhlen war auch hier durch ein etwas stärkeres Andrängen der Leber gegen das Zwerchfell eine Vorwölbung jener Partien des Zwerchfells gegen die Pleurahöhle zu erzeugen, welche den Leberwülsten correspondirten.

Das mechanische Moment, welches zur Anpressung der Leber gegen das Zwerchfell geführt hatte, war hier die Scolio-Lordosis sinistro-convexa gewesen. Der rechte Rippenbogen stand nahezu in Contact mit dem rechten Darmbeinkamme und war dadurch die Leber gegen das Zwerchfell, zumal dessen rechte Hälfte, aber auch gegen die linke Hälfte desselben continuirlich angedrückt gewesen. Wenn auch diese Anpressung keine sehr beträchtliche gewesen sein mochte, so hatte sie doch bei der besonderen Beschaffenheit des Zwerchfells in Folge der ganz mangelhaften Entwickelung der Muskulatur desselben zu ausgesprochener „Zwerchfellfurchenbildung“ in der Leber geführt.

Dieser Fall war übrigens der einzige, in welchem ich bei Zwerchfellfurchen der Leber eine Bildungsanomalie des Zwerchfells, wenn auch nicht als veranlassendes, so doch sehr förderndes Moment nachzuweisen vermochte. Alle übrigen Fälle von Zwerchfellfurchen der Leber, die durchwegs Erwachsene und zwar meistens alte Personen betrafen, boten keinerlei Anhaltspunkte für die Annahme einer ursprünglichen Anomalie des Zwerchfells, sie boten aber auch keine Anhaltspunkte für die Diagnose einer partiellen Hypertrophie des Zwerchfells, sondern ich bekam vielmehr stets nur den Eindruck, dass lediglich durch eine abnorme Andrängung der Leber gegen das Zwerchfell die in Rede stehenden Furchen an der Leber erzeugt worden waren, das Zwerchfell sich also passiv verhalten hatte. Fördernd wirkte hierbei gewiss öfters eine Atrophie im Zwerchfelle, auf deren häufiges Vorkommen bekanntlich Zahn zuerst aufmerksam gemacht hat.

Das jüngste Individuum meiner Untersuchungsreihe an Erwachsenen war ein 25 jähriger Mann, das älteste ein 80 jähriger Mann. Das weibliche Geschlecht überwog um etwas das männliche. Alle Patienten hatten durch lange Zeit an stärkerem Husten gelitten, sei es infolge von Bronchitis bei Emyhysem oder Vitium cordis oder infolge von Lungentuberculose.

Die Zwerchfellfurchen in der Leber zeigten eine gewisse Regelmässigkeit:

Die tiefste Furche fand sich bei Erwachsenen meist zwischen 7 und 9 cm nach rechts von der Insertion des Ligamentum suspensorium in der hinteren Hälfte der oberen Fläche des rechten Leberlappens. Sie begann nahe dem Ligamentum coronarium und erstreckte sich bis 7 cm weit nach vorne. Ihre Tiefe betrug bis 1,5 cm. Rechts und links von dieser tiefsten Furche verliefen dann noch oft parallel zu ihr 2 bis 3 weitere, aber meist kürzere und seichtere Furchen. Häufig zeigte sich auch eine Furche oder richtiger eine nach links abfallende, bis 1 cm tiefe Stufe am linken Ende des rechten Leberlappens unmittelbar nach rechts von dem Ligamentum suspensorium. Am linken Leberlappen war eine Furchenbildung nur selten zu sehen. Sie stellte sich hier als kurze, seichte Furche dar, die etwa 6 cm nach links vom Ligamentum suspensorium in sagittaler Richtung verlief. Zwischen den einzelnen Furchen, resp. nach rechts von der Stufe am linken Ende des rechten Leberlappens und nach rechts von einer etwaigen Furche am linken Leberlappen sprang die Lebersubstanz wulstförmig vor und erhoben sich diese Wülste mitunter zu förmlichen Tumoren über das Niveau der übrigen Leber. Es zeigte letzteres Verhalten in ausgezeichneter Weise die Leber einer am 26. Mai 1899 secirten 70 jährigen Frau mit Morbus Brigthii chronicus, bilateralem Hydrothorax und Hydrops ascites, Verdickung der Valvula bicuspidalis und Bronchitis catarrhalis chronica. (s. Fig. 8.) Das Zwerchfell stand beiderseits bis zur 5. Rippe und war deutlich atrophisch. An der unteren Fläche seiner rechten Hälfte sprangen 2 Leisten gegen die Bauchhöhle hin vor, die links gelegene erhob sich auf 1 cm und entsprach einem Bündel in dem linken Drittel der 7. rechten Costalportion der Zwerchfells. Die rechts gelegene Leiste war viel niedriger und entsprach dem linken Rand der achten rechten Costalportion des Zwerchfells. Beide diese Leisten erwiesen sich bei der Inspection des Zwerchfells von der Pleuraseite her als Falten des Zwerchfells, in denen mehr Musculatur enthalten war als in der Nachbarschaft. Die Partie des Zwerchfells zwischen den beiden genannten Leisten war sehr muskelarm und erhob sich gegen die rechte Pleurahöhle hin in Form einer halbkugeligen, fast 3 cm hohen Vorwölbung. Den Leisten am Zwerchfelle correspondirten 2 tiefe, sagittal verlaufende Furchen des hinteren Abschnittes der oberen Fläche des rechten Leberlappens. Die links gelegene Furche war 3 cm, die rechts gelegene 10 cm von der Insertion des Ligamentum suspensorium entfernt. Die linke Furche war 8 cm lang und leicht nach links convex, die rechte Furche 6 cm lang und leicht nach rechts convex. Die beiden Furchen umgriffen den zwischen ihnen liegenden Theil der

Leber so, dass dieser wie ein selbständiger Lappen erschien und fast um 3 cm das Niveau der Nachbarschaft, wie ein Tumor, überragte. Er passte in die Vorwölbung des Zwerchfells zwischen den beiden Leisten hinein. Auch am linken Leberlappen fand sich eine seichte Furche, welche 5 cm nach links von der Insertion des Ligamentum suspensorium und 1,5 cm nach rechts vom linken Rande des linken Lappens in sagittaler Richtung verlief. Ihr correspondirte eine muskelstärkere Partie in der 7. Costalportion der linken Zwerchfellhälfte, zu deren beiden Seiten das Zwerchfell fast muskelleer war. Sonst zeigte die Leber noch eine 2 Finger breit über dem vorderen Rande verlaufende Schnürfurche. Bei der gewaltigen Entwickelung der Leberprotuberanz zwischen den beiden Furchen des rechten Leberlappens erscheint es wohl nicht zweifelhaft, dass hier die Lebersubstanz zwischen den beiden Furchen nicht blos vorgedrängt worden war, sondern auch eine Hyperplasie eingegangen war.

Den Furchen in der Leber correspondierten in allen Fällen muskelstärkere, den Wülsten resp. Vorsprüngen der Leber zu den Seiten der Furchen stets muskelschwächere Partien des Zwerchfells. Die muskelschwächeren Partien entsprachen stets den Grenzen zwischen den einzelnen oberen Costalportionen des Zwerchfells resp. zwischen den einzelnen Bündeln derselben. Sie waren oft ganz muskelleer und sprangen gegen die Pleuraseite zu in Form von Hernien vor, wie dies besonders deutlich der eben erwähnte Fall von der 70jährigen Frau zeigte. Die muskelstärkeren Partien waren einerseits durch Zusammenschiebung von Muskelfasern, anderseits durch Bildung von gegen die Pleurahöhlen zu offenen oft miteinander durch Pleuritis verwachsenen Faltungen des Zwerchfells entstanden. Anhaltspunkte für eine Hypertrophie der Zwerchfellmuskulatur in den muskelstärkeren Partien waren nicht zu finden. Verglich ich mit den Diaphragmen von Fällen von Zwerchfellfurchen in der Leber normale Diaphragmen, so zeigte sich, dass gerade an den Stellen, wo in den ersteren die muskelschwächeren, hernienartigen Partien sich fanden, an letzteren die unter normalen Verhältnissen freilich ganz schmalen Spalten zwischen den einzelnen oberen Costalportionen des Zwerchfells und den einzelnen Bündeln dieser bestanden, und weiter, dass nach Abtrennung des Peritoneums und der Pleura vom Zwerchfell sehr leicht durch Andrängung gegen die Spalten von unten her eine Auseinanderschiebung der Muskulatur nach den Seiten zu mit dadurch bedingter Verdickung der Muskulatur zu beiden Seiten der Spalten und weiter auch Faltenbildungen im Zwerchfelle genau in derselben Art erzeugt werden konnten, wie das in Diaphragmen bei Zwerchfellfurchen der Leber der Fall war.

Die Furche, respective Stufe an dem linken Ende des rechten Leberlappens wurde stets bedingt durch eine stärkere Anspannung und Zusammenschiebung der ohnedies immer etwas stärkeren am meisten nach links gelegenen Partie der 7. rechten Costalportion. Nicht selten war das Zwerchfell in Fällen von Zwerchfellfurchen der Leber deutlich atrophisch, und hatte die Atrophie des Zwerchfells der Entstehung der Ausstülpungen des Zwerchfells gegen die Pleuraseite zu augenscheinlich wesentlich Vorschub geleistet.

Ausnahmsweise war die Zwerchfellfurchenbildung in der Leber besonders localisirt, d. h. es fand sich nur eine tiefe Furche in der Nähe des linken Endes des rechten Leberlappens ganz nahe der nach links abfallenden Stufe am linken Ende des rechten Leberlappens. Ein solches Verhalten zeigte die Leber einer am 21. October 1896 secirten 75 jährigen Frau mit Morbus Brighti chronicus, Herzhypertrophie und Lungenemphysem (v. Fig. 9). Das Zwerchfell trug an der unteren Fläche seiner rechten Hälfte eine fast 1 cm weit vorspringende sagittale Leiste, welcher eine 3 cm nach rechts von der Insertion das Ligamentum suspensorium gelegene, den hinteren Abschnitt der oberen Fläche des rechten Lappens betreffende, 6 cm lange, bis fast 2 cm tiefe, von hinten nach vorne verlaufende Furche entsprach. Zu beiden Seiten der Zwerchfellleiste, welche von oben her als Falte erschien, war das Zwerchfell sehr muskelarm. Nach links hin schloss sich an die muskelarme Stelle des Zwerchfells, der erwähnten Stufe der Leber entsprechend wieder eine muskelstärkere Partie des Zwerchfells an, die übrige Oberfläche des rechten Lappens war vollständig frei von Furchenbildung, ebenso auch der linke Lappen.

Das Peritoneum in den Zwerchfellfurchen der Leber erschien für das freie Auge mitunter ganz normal, meist aber war es etwas verdickt, die Lebersubstanz machte im Grunde tiefer Furchen den Eindruck von Atrophie. Mikroskopisch ergab sich der gleiche Befund. Das Peritoneum war entweder ganz normal oder etwas verdickt. In den seichten und plumpen Leberfurchen liess sich an der Lebersubstanz keine Veränderung erkennen, in den tieferen und scharfen Furchen aber war im Grunde der Furchen regelmässig eine Atrophie und Formveränderung der Acini nachzuweisen. Die Atrophie war unmittelbar im Grunde der Furchen oft so weit gediehen, dass von den hier vorhanden gewesenen Acini mitunter nur mehr einzelne Leberzellenreihen übrig waren, die dann von dem hier zusammengeschobenen und so reichlicher erscheinenden interacinösen Bindegewebe umschlossen waren. Die Formveränderung der Acini bestand darin, dass dieselben im Grunde der Furchen abgeplattet, in die Länge gezogen und bogenförmig gestaltet, mit der Concavität nach oben gewandt erschienen. Es handelte sich also wenigstens in den tiefen Furchen zweifellos um eine Atrophie, resp. auch Verschiebung der Lebersubstanz. Hypertrophie uud Hyperplasie des Leberparenchyms in den Leberprotuberanzen zu den Seiten der Furchen vermochte ich mikroskopisch nicht sicher zu constatiren. Nichtsdestoweniger möchte ich im Hinblicke auf das mitunter tumorartige Protuberiren der Lebersubstanz zwischen den Furchen glauben, dass dieselbe existirt. Sie dürfte sich eben nur sehr allmählich entwickeln und daher mikroskopisch schwer nachweisbar sein.

Versuche ich nun zum Schlusse meine Erfahrungen über die Zwerchfellfurchen der Leber zusammenzufassen, so möchte ich, wie ich es schon früher ausgesprochen habe, den Satz aufstellen, dass die Zwechfellfurchen der Leber ihre Entstehung einer stärkeren entweder continuirlichen oder vielfach wiederholten Anpressung der Leber gegen das Zwerchfell verdanken.

Diese Anpressung kann entweder schon intrauterin erfolgen, oder, was das weitaus Gewöhnlichere ist, die Anpressung der Leber gegen das Zwerchfell erfolgt später bei erwachsenen Individuen.

Im ersteren Falle handelt es sich immer um eine continuirliche Anpressung der Leber, im letzteren Falle spielt die Hauptrolle die vielfach wiederholte Anpressung der Leber gegen das Zwerchfell durch heftige Hustenstösse. Das Schnüren kann bei der Bildung der Furchen mithelfen, insofern schon dadurch das Zwerchfell und der obere Theil der Leber hochgestellt werden und die Leber gegen das Zwerchfell mehr fixirt ist.

Durch die Anpressung der Leber gegen das Zwerchfell erfährt die Leber eine Gestaltveränderung, insofern die den Spalten zwischen den einzelnen oberen Costalportionen des Zwerchfells und zwischen den einzelnen Bündeln dieser entsprechenden Partien der Leber vorgewölbt, die genannten Spalten erweitert und die Muskelbündel des Zwerchfells neben ihnen auseinandergedrängt werden. Damit im Zusammenhange bilden sich muskelstärkere und gefaltete Partien des Zwerchfells, welche dann als an der unteren Fläche des Zwerchfells vorspringende Leisten die Furchen zwischen den emporgedrängten Leberpartien erzeugen.

Eine besondere primäre pathologische Beschaffenheit des Zwerchfells ist dazu nicht nothwendig, wenn auch eine entsprechende Missbildung des Zwerchfells, z. B. die früher geschilderte mangelhafte Entwickelung seiner Muskulatur sozusagen eine besondere Disposition zu der Furchenbildung abgeben kann; wohl aber scheint eine Atrophie des Zwerchfells die Entstehung zu begünstigen.

In den Furchen kommt es, wenn sie eine grössere Tiefe erreichen, regelmässig zu Atrophie von Acini bis zum vollständigen Verschwinden derselben und zu bogenförmiger Auszerrung von Acini.

In den zwischen den Furchen vorgewölbten Leberpartien scheint sich des öfteren eine Hypertrophie, resp. Hyperplasie im Leberparenchym zu entwickeln.

Benützte Literatur:

Cruveilhier, Traité d'anat. descr. T. II. p. 389. 3. Édition und Anatomie path. du corps humain T. II. Livr. XXIX. Pl. IV.

Engel, Die Wirkungen des Schnürleibes. Wien. med. Presse 1860. Nr. 34.

Frerichs, Klinik der Leberkrankheiten. I. B. 1858.

Liebermeister, Beiträge zur path. Anatomie und Klinik der Leberkrankheiten. 1864.

Luschka, Anatomie des Menschen. Brust. 1863.

Mattei, Sulle cagioni dei solchi diaframmatici del fegato. Lo Sperimentale 1890 Fasc. III.

Orth, Lehrb. d. spec. path. Anatomie. I. B. 1887.

Séglas, Note sur les sillons diaphragmatiques du foie. Progrès méd. 1886 p. 493.

Tigri, Sopra un' anomalia del muscolo diaframma e sulla consequente anormale conformazione del fegato. Roma 1873. (Cit. bei Mattei.)

Zahn, Die degenerativen Veränderungen der Zwerchfellmusculatur, ihre Ursachen und Folgen. Virch. Arch. 73. B. 1878.

Zahn, Note sur les plis respiratoires du diaphragme et les sillons diaphragmatiques du foie. Revue méd. de la Suisse Romande. 1882.

Erklärung der Abbildungen auf Tafel 1.

Die einzelnen Figuren sind in verschiedener Verkleinerung ausgeführt. Stets ist die Leber in von oben vorne auffallendem Lichte und das Zwerchfell in durchfallendem Lichte gezeichnet.

Fig. 1. „Zwerchfellfurchen" der Leber von einer 64j., an Cirrhosis hep. und Morb. Brighti chron. gestorbenen Frau mit Bronchitis cat. chr. und haem. Lungeninfarct.

Vor der Section war knapp am unteren Rande der 7. r. Rippe genau parallel zu demselben und zwar an der Grenze zwischen dem mittleren und vorderen Drittel des Knochens der Rippe mit einem langen Messer durch die Thoraxwand und das Zwerchfell bis in die Leber eingestochen worden, wodurch der in der Zeichnung dargestellte Schnitt im Zwerchfelle und in der Leber erzeugt wurde.

Fig. 2 und 3. Congenitale „Zwerchfellfurchen" der Leber von einem 8mon. frisch - todtgeborenen männlichen Fötus mit Cranio - Rhachischisis totalis.

Fig. 4. Congenitale „Zwerchfellfurchen" der Leber von einem 13 Tage alten Knaben.

Fig. 5, 6 und 7. Congenitale „Zwerchfellfurchen" der Leber von einem maceriert geborenen, fast ausgetragenen, weiblichen Fötus mit hochgradiger Scolio-Lordosis sinistro-convexa und sehr mangelhafter Entwicklung der Zwerchfellmusculatur.

Fig. 8. Tumorartige Protuberanz der Lebersubstanz zwischen zwei „Zwerchfellfurchen". Von einer 70j. Frau mit Morbus Brighti chron., Hydrothorax bilat., Hydrops ascites, Incrassatio valv. bicusp. und Bronchitis cat. chr.

Fig. 9. Besonders localisirte „Zwerchfellfurche" der Leber. Von einer 75j. Frau mit Morbus Brighti chron., Hypertrophia cordis und Emphysema pulmonum.

Discussion.

Herr Zahn: Ich habe nie Gelegenheit gehabt, bei Neugeborenen Zwerchfellfurchen der Leber zu beobachten. Ich fand sie immer bei Erwachsenen, welche an chronischen Respirationsstörungen litten. Bei denselben bestanden immer Zwerchfellfalten, bedingt durch Hypertrophie der an den Rippen sich ansetzenden Muskelbündel des Zwerchfells mit gleitzeitiger Atrophie der zwischenliegenden, den Intercostalräumen entsprechenden Muskelpartien. Er nahm und nimmt auch jetzt noch an, dass die stark vorspringenden Zwerchfellfalten den ersten Anlass zur Bildung der Zwerchfellfurchen der Leber abgeben, indem sie Eindrücke an der dem Zwerchfell angepressten Leberoberfläche verursachen. Deshalb hat er sie auch Inspirationsfurchen genannt. Er nimmt jedoch nicht an, dass die Zwerchfellfalten das alleinige mechanische Moment für die Bildung der genannten Leberfurchen sind, sondern er glaubt, dass Druck von unten und Seitendruck ebenfalls eine wichtige Rolle bei ihrer Entstehung und besonders bei ihrer Vergrösserung spielen.

Herr Beneke (Braunschweig): In den von mir untersuchten Fällen der sogen. „Exspirationsfurchen“ sind mir regelmässig zwei Momente aufgefallen, welche mich zu der Ueberzeugung führten, dass die Furchenbildung ganz vorwiegend auf einer rein mechanischen Faltung der Leber beruht, indem die Leber in der Querrichtung von rechts nach links bei gleichzeitigem Widerstand von unten zusammengelegt wird. Erstens findet sich die grösste Falte fast immer in unmittelbarer Beziehung zur Austrittstelle der V. cava inf.; die Leber besitzt an dieser Stelle ihren festesten Stützpunkt, lässt sich hier nicht verschieben und muss sich daher bei einer Druckwirkung von unten und den beiden Seiten gerade hier an der oberen Fläche zusammenfalten. Zweitens ist die Leber in den betreffenden Fällen sehr oft durch auffällige Schlaffheit ausgezeichnet, so namentlich auch in den Fällen bei Föten; bei Erwachsenen findet sich auch häufig ein relatives Missverhältniss zwischen der Grösse der Leber und dem ihr zur Verfügung stehenden Raum zur Verschiebung innerhalb der Bauchhöhle nach unten. Ferner möchte ich für meine Auffassung anführen, dass die Richtungen der Falten genau sagittal und unter einander parallel zu sein pflegen; mit der Richtung der Sehnen- und Muskelzüge des Zwerchfells schienen sie mir nicht genau übereinzustimmen, wie mir denn auch die oft bedeutende Tiefe der Falten eine Beziehung zu Zwerchfellvorsprüngen unwahrscheinlich macht.

Herr Baumgarten: Ich möchte den Herrn Vortragenden fragen, ob er auch bei Erwachsenen constant Muskelveränderungen am Zwerchfell gefunden hat; meiner Wahrnehmung nach waren in den von mir gesehenen Fällen solche Veränderungen nicht immer vorhanden. Hinzufügen möchte ich, dass mir Liebermeister mitgetheilt hat, Schüppel habe ihm gegenüber immer die Ansicht vertreten, dass es sich bei diesen sog. Exspirationsfurchen wesentlich um durch seitliche Compression bedingte Faltungen der Lebersubstanz handle.

Herr v. Recklinghausen: Ich bleibe bei der Ansicht stehen, dass die Furchen, die ich Respirationsfurchen nenne, dadurch entstehen, dass durch die dyspnoischen Zwerchfellscontractionen die Hypochondrien eingebogen, der untere Theil des Thoraxraums verlegt und damit die Leber von der Seite her, aber auch von unten her durch die Baucheingeweide und von oben durch das sie umklammernde Zwerchfell zusammengepresst wird; die Ungleichmässigkeiten der Zwerchfellbündel, die der Vortragende erwähnt, erscheinen darnach als secundäre Bildungen, welche erst entstehen, wenn die Leberfurchen dauerhaft geworden sind.

Herr Ziegler: Wenngleich ich dem Vortragenden im Allgemeinen zustimme, glaube ich doch, dass nicht nur beim Hinaufschieben der Leber, sondern auch bei dem Abwärtsdrängen der Leber durch das Zwerchfell die Lebersubstanz, die sehr weich ist, durch die Muskelbündel des Zwerchfells eingebuchtet wird, während sie an den nachgiebigen Stellen des Zwerchfells nach oben vortritt.

Herr Klebs: In meinem Handbuch der path. Anat. habe ich mich bereits für die Faltungs-Hypothese ausgesprochen, hervorgerufen durch seitliche Compression des unteren Thoraxabschnittes. Unter den Fällen von Chiari scheint derjenige für diese Auffassung zu sprechen, in welchem die intrauterine Anpressung des rechten Ellenbogens die Deformirung veranlasste. In diesem Fall verlaufen die Furchen schräge, statt senkrecht in den typischen Fällen, und liegen parallel dicht neben dem Lig. susp. hep.

Herr Hansemann: Ich meine, das Eine schliesst das Andere nicht aus. Man kann die Angaben des Herrn Chiari sehr gut annehmen, ohne die mechanische Ursache zu leugnen. Diese letztere scheint mir nun zweifellos hervorzugehen aus den Befunden bei Kyphoskoliose. Dabei formt sich die Leber vollständig entsprechend der Gestalt des Thorax und man findet zusammengepresste oder hufeisenförmige Lebern. Dabei fehlen die Falten niemals. Die mechanische Ursache der Faltenbildung erscheint mir zweifellos, aber das schliesst nicht die Richtigkeit der Chiari'schen Deutung aus.

Herr Orth: Der Fall, welcher mich an den früheren Erklärungen zweifeln machte, betraf eine im siebenten Monat zu früh geborene Frucht, welche bald nach der Geburt starb. Diese Beobachtung für die Erklärung der Leberfurchen Erwachsener zu verwerthen, gab hauptsächlich Veranlassung die Thatsache, dass man häufig keinerlei Veränderung weder an der Leberkapsel, noch in der Anordnung des Lebergewebes sieht. Das ist schwer in Einklang zu bringen mit der Annahme, dass die Furchen durch eine Druckatrophie entstanden seien, während die Beobachtung verständlich wird durch die Annahme, dass die Leber in dieser abnormen Gestalt gewachsen ist, dass also angeborene Verhältnisse vorliegen.

Herr Heller nimmt verschiedene Ursachen der Zwerchfellfurchen an, neben den congenital veranlagten vor allem aber das mechanische Moment. Besonders auch bei paralytischem Thorax findet man bei sorgfältiger Untersuchung Faltungen des Zwerchfells in den Leberfurchen; in anderen Fällen nur die Zusammenschiebung, wie Herr v. Recklinghausen hervorhob.

Herr Chiari: Bezüglich der einzelnen Bemerkungen habe ich darauf hinzuweisen, dass ich Hypertrophie von Muskelzacken des Zwerchfells niemals, auch nicht mikroskopisch nachzuweisen vermochte. Die Atrophie des Leberparenchyms konnte ich in der Tiefe der Furchen bei tieferen Furchen regelmässig mikroskopisch erkennen. Das wesentlichste Moment ist aber meiner Meinung nach die Identität der genetisch zweifellosen congenitalen Furchen mit den späterhin acquirirten.

---

4. Herr Dr. Hanns Chiari,

Professor der path. Anatomie an der deutschen Universität in Prag:

Ueber basale Schädelhyperostose und ihre Beziehung zur Idiotie.

(Hierzu Tafel 2.)

In der Literatur findet sich des öfteren die gelegentliche Erwähnung des Vorkommens von basaler Schädelhyperostose bei Idiotie und Epilepsie, so z. B. bei Virchow (1856), der von drei Cretinenschädeln Verdickung der Crista galli, der Keilbeinflügel und der Felsenbeine anführt, bei Rokitansky, der bei den Gestaltanomalien des Schädels eine ungewöhnliche Ebenheit und Glätte der Innenfläche des Schädels erwähnt und sagt, dass das in ausgezeichneter Weise bei jugendlichen Idioten mit kleinem Gehirne vorkomme, bei Griesinger (1861), der das häufige Vorkommen von mehr oder weniger allgemeiner Verdickung der Schädelknochen bei Idiotie und Epilepsie hervorhebt, und bei Giacomini (1890), der von mehreren Mikrocephalen eine Verdickung basaler Schädelknochen, so namentlich der kleinen Keilbeinflügel, beschreibt.

Diese Angaben haben aber wenig Beachtung gefunden, ebenso wie auch eine specielle Arbeit über dieses Thema von Humphry (1895), in der die basale Schädelhyperostose geradezu als charakteristisch für die Idiotie hingestellt wird und auf welche Arbeit ich später noch zurückkommen werde. Und doch ist diese Hyperostose der Schädelbasis ein eigenthümlicher selbständiger pathologischer Schädeltypus, der ganz besonderes Interesse beansprucht.

Aus diesem Grunde will ich mir erlauben, im Folgenden meine Erfahrungen über basale Schädelhyperostose mitzutheilen und will sofort bemerken, dass diese basale Schädelhyperostose wohl zu trennen ist von etwaigen rhachitischen oder entzündlichen, zumal syphilitischen oder senilen Verdickungen des Schädels, wie auch von der sogenannten Leontiasis ossea, die mehrfach, so z. B. von Ilg (1821), Huschke (1858) und Gaddi (1863) beschrieben wurde. Sie ist beschränkt auf die Innenfläche der Schädelbasis und ist dabei die Aussenfläche vollkommen normal. Das Schädeldach betheiligt sich dabei meist nur in untergeordnetem Maasse an der Hyperostose, ja es kann von derselben vollkommen frei sein. Die Schädel zeigen dabei gemeinhin gewöhnliche Gestalt und ist von aussen die Veränderung an der Innenfläche der Basis nicht zu vermuthen. Mit der Idiotie steht die basale Schädelhyperostose entschieden im Zusammenhange, insofern sie sich fast nur bei Idioten findet. Bei den eigentlichen Mikrocephalen mit hochgradiger Kleinheit des Schädels kommt sie nur sehr selten vor.

Das mir zur Verfügung gestandene Material umfasste sechzehn Fälle, die ich so anordnen will, dass ich zuerst die Fälle bringe, welche sich auf ausgewachsene Personen bezogen, und dann jene anführe, welche Individuen bis zwanzig Jahre alt betrafen. Dabei sind immer zuerst gestellt jene Fälle, in welchen der Schädel kleiner war, dann folgen die Fälle mit gewöhnlich grossem Schädel und endlich die Fälle mit grösserem Schädel. Alle Fälle mit Ausnahme eines einzigen (des VI. Falles) betrafen zweifellose Idioten.

Ausgewachsene Personen:

A. Fälle mit kleinerem Schädel:

I. Fall.

26jähriges Weib. Irrenanstalt. Section am 12. Februar 1886.

Kl. Diagn.: Idiotia. Dysenteria.

P. a. Diagn.: Tuberculosis glandularum lymphaticarum peribronchialium. Peritonitis tuberculosa chronica. Hypoplasia cerebri. Hydrocephalia chronica interna.

Der Körper 152 cm lang. Nirgends Anhaltspunkte für Rhachitis oder Syphilis.

Der Schädel (Mus. Praep. 4233b) kleiner, symmetrisch.

Lineare Masse am Hirnschädel:[1])

Gerade Länge = 15,6 cm
Grösste Länge idem
Grösste Breite = 12,5 cm
Auriculare Breite nach Virchow = 10,8 cm
Ganze Höhe nach Virchow = 11,9 cm
Länge der Schädelbasis = 9,9 cm
Länge der Pars basilaris = 2,9 cm
Grösste Länge des Foramen occipitale magnum = 3,6 cm
Grösste Breite des Foramen occipitale magnum = 3 cm
Abstand der Spitzen der Zitzenfortsätze = 10 cm
Horizontalumfang = 45,5 cm
Sagittalumfang = 31 cm
Verticaler Querumfang = 28 cm.

Lineare Masse am Gesichtsschädel:

Gesichtsbreite nach Virchow = 8,5 cm
Jochbreite = 12 cm
Gesichtshöhe = 10 cm
Profilwinkel = 74°.

Das Schädeldach dicker, bis 9 mm dick, reich an Diploë. Die Gefässfurchen tiefer. Die Nähte erhalten. Die Aussenfläche normal.

An der Innenfläche der Schädelbasis deutliche Plumpheit der Crista galli, der Tegmina, der Orbitae, der Alae parvae, des Keilbeins und der Felsenbeinpyramiden. Diese Knochen dabei aber nicht sklerotisch, sondern diploëreich. Die Juga cerebralia sehr wenig ausgesprochen. Die Sella turcica seicht.

---

[1]) Alle Masse in diesem und den folgenden Fällen wurden nach der Frankfurter Verständigung abgenommen. (Archiv f. Anthropologie. XV. Bd. 1884.)

Die Spalten, Canäle und Foramina enger. Die Nähte erhalten. Die Synchondrosis spheno-occipitalis synostosirt. Die Sinus frontales auffallend geräumig.

An der Aussenfläche der Schädelbasis die Knochen zart.

Die Capacität des Schädels[1]) = 860 cm³.

Die Dura ziemlich gespannt. Im Sinus falciformis major und in den Sinus transversi und sigmoidei Thrombose, welche sich von da auf einzelne Pialvenen fortsetzt. Die inneren Meningen zart, blass, stärker ödematös. Das Gehirn sammt den inneren Meningen 800 g schwer, dabei das Kleinhirn anscheinend gewöhnlich gross. Die Windungen des Grosshirns zwar kleiner, aber typisch angeordnet. Die Seitenventrikel stark erweitert, mit klarem Serum erfüllt.

Das Rückenmark dünn, blass, von gewöhnlicher Querschnittszeichnung.

Epikrise: Idiotie.

Kleinerer Schädel mit Hyperostose an der Innenfläche, zumal der Basis.

Geringere Capacität des Schädels.

Hypoplasie des Grosshirns mit Hydrocephalia chronica interna.

II. Fall.

31 jähriges Weib. Irrenanstalt. Section am 18. September 1884.

Kl. Diagn.: Idiotia. Tuberculosis pulmonum.

P. a. Diagn.: Tuberculosis pulmonum et intestini. Hypoplasia cerebri. Atrophia sclerotica lobi occipitalis sinistri.

Der Körper 148 cm lang. Keine Anhaltspunkte für Rhachitis und Syphilis.

Der Schädel (Mus. Praep. 4035 b) kleiner, symmetrisch.

Lineare Masse am Hirnschädel:

Gerade Länge = 14,8 cm
Grösste Länge idem
Grösste Breite = 12,7 cm
Auricularbreite nach Virchow = 10,9 cm
Ganze Höhe nach Virchow = 11,7 cm
Länge der Schädelbasis = 9,5 cm
Länge der Pars basilaris = 2,6 cm
Grösste Länge des Foramen occipitale magnum = 3,7 cm
Grösste Breite des Foramen occipitale magnum = 3 cm
Abstand der Spitzen der Zitzenfortsätze = 9 cm
Horizontalumfang = 43 cm
Sagittalumfang = 29,5 cm
Verticaler Querumfang = 28 cm

Lineare Masse am Gesichtsschädel:

Gesichtsbreite nach Virchow = 8,7 cm
Jochbreite = 12,5 cm

---

[1]) Die Capacität wurde immer mit Porzellanschroten gemessen und dabei auf einen stets gleichen Füllungsgrad geachtet.

Gesichtshöhe = 10,5 cm
Profilwinkel = 78°.

Das Schädeldach gewöhnlich dick, von gewöhnlichem Diploegehalte. Die Gefässfurchen seicht. Die Nähte erhalten. Die Aussenfläche normal.

An der Innenfläche der Schädelbasis die Knochen deutlich dicker und auch sklerotisch. Diese Veränderung namentlich ausgesprochen im Bereiche der Crista galli und der Alae parvae des Keilbeins. Die Juga cerebralia plump, niedrig. Die Sella turcica seicht. Die Spalten, Canäle und Foramina von gewöhnlicher Weite. Die Nähte erhalten. Die Synchondrosis spheno-occipitalis vollkommen synostosirt.

An der Aussenfläche der Schädelbasis die Knochen gewöhnlich dick.

Die Capacität des Schädels = 850 cm³.

Die Dura von gewöhnlicher Beschaffenheit. Die inneren Meningen. leicht verdickt, ödematös. Das Gehirn sammt den inneren Meningen 790 g schwer. Die rechte Grosshirnhemisphäre 377 g, die linke 273 g schwer. Die Windungen gewöhnlich angeordnet. Der Lobus occipitalis sinister sklerotisch geschrumpft. Sonst die Gehirnsubstanz von gewöhnlicher Consistenz, blass. Die Gehirnventrikel nicht erweitert.

Epikrise: Idiotie.

Kleinerer Schädel mit Hyperostose an der Innenfläche der Basis.

Geringere Capacität des Schädels.

Hypoplasie des Gehirns mit narbiger Atrophie des Lobus occipitalis sinister.

III. Fall.

23 jähriges Weib. Irrenanstalt. Section am 8. October 1883.

Kl. Diagn.: Idiotia. Pachymeningitis interna haemorhagica. Paresis vesicae urinariae.

P. a. Diagn.: Tuberculosis chronica apicum pulmonum et glandulae suprarenalis dextrae. Hypoplasia cerebri. Hydrocephalia chronica interna.

Der Körper klein, grazil gebaut. Keine Anhaltspunkte für Rhachitis oder Syphilis.

Der Schädel (Mus. Praep. 3913) kleiner, symmetrisch.

Lineare Masse am Gehirnschädel:

Gerade Länge = 15,2 cm
Grösste Länge idem
Grösste Breite = 13,5 cm
Auricularbreite nach Virchow = 10,1 cm
Grösste Höhe nach Virchow = 10,8 cm
Länge der Schädelbasis = 8,8 cm
Länge der Pars basilaris = 2,4 cm
Grösste Länge des Foramen occipitale magnum = 3,2 cm
Grösste Breite des Foramen occipitale magnum = 2,8 cm
Abstand der Spitzen der Zitzenfortsätze = 9,5 cm
Horizontalumfang = 45,5 cm

Sagittalumfang = 33 cm
Vertikaler Querumfang = 30,5 cm.

Lineare Masse am Gesichtsschädel:

Gesichtsbreite nach Virchow = 8 cm
Jochbreite = 10,9 cm
Gesichtshöhe = 10 cm
Profilwinkel = 80°.

Das Schädeldach etwas dicker, bis 7 mm dick, diploëreich. Die Gefässfurchen seicht. Die Nähte erhalten. Die Aussenfläche normal.

An der Innenfläche der Schädelbasis auffallend plumpe Beschaffenheit der Knochen, besonders der Crista galli, der Orbitalplatten des Stirnbeins, der Alae parvae et magnae des Keilbeins und der Felsenbeinpyramiden Die Knochen dabei diploëreich. Die Juga cerebralia eben nur angedeutet. Die Sella turcica seicht. Die Spalten, Canäle und Foramina deutlich enger. Die Nähte erhalten. Die Synchondrosis spheno-occipitalis knorpelig.

An der Aussenfläche der Schädelbasis die Knochen nicht verdickt.

Die Capacität des Schädels = 1020 cm³.

Die Dura normal, die inneren Meningen leicht getrübt. Das Gehirn blass, ödematös. Die Seitenventrikel und der dritte Ventrikel stärker dilatirt, mit klarem Serum gefüllt. Das Ependym verdickt, fein granulirt. Die Rinde des Grosshirns anscheinend etwas schmäler.

Epikrise: Idiotie.

Kleinerer Schädel mit Hyperostose an der Innenfläche, zumal der Basis.

Geringe Capacität des Schädels.

Hypoplasie des Gehirns mit Hydrocephalia chronica interna.

IV. Fall.

Etwa 35jähriges Weib. Irrenanstalt. Section im Jahre 1880.

Kl. Diagn.: Mikrocephalia.

P. a. Diagn. nicht bekannt, weil das Scelet des Individuums ohne weitere Angaben als die eben erwähnten im Museum aufbewahrt ist (Mus. Praep. No. 3595).

Das Skelet im Allgemeinen wohl gebaut, zart.

Der Schädel exquisit mikrocephal, besonders im Hirntheile. Die Stirn stark zurückfliehend.

Lineare Masse am Gehirnschädel:

Gerade Länge = 12,4 cm
Grösste Länge idem
Grösste Breite = 10,5 cm
Auricularbreite nach Virchow = 8,3 cm
Ganze Höhe nach Virchow = 9,3 cm
Länge der Schädelbasis = 9 cm
Länge der Pars basilaris = 2,2 cm
Grösste Länge des Foramen occipitale magnum = 3 cm
Grösste Breite des Foramen occipitale magnum = 3 cm

Entfernung der Spitzen der Zitzenfortsätze = 9,2 cm
Horizontalumfang = 36,5 cm
Sagittalumfang = 23 cm
Verticaler Querumfang = 22,5 cm.

Lineare Masse am Gesichtsschädel:
Gesichtsbreite nach Virchow = 7,6 cm
Jochbreite = 10,8 cm
Gesichtshöhe = 9,2 cm
Profilwinkel = 78°.

Das Schädeldach nicht verdickt, sklerotisch. Die Gefässfurchen seicht. Die Nähte alle erhalten. Die Aussenfläche ohne Hyperostosen.

An der Innenfläche der Schädelbasis die Knochen deutlich, wenn auch nicht beträchtlich dicker und sklerotisch, elfenbeinartig. Die Juga cerebralia sehr wenig ausgesprochen. Die Sella turcica von mittlerer Grösse. Die Spalten, Canäle und Foramina der Grösse des Schädels entsprechend. Die Nähte erhalten. Die Synchondrosis spheno-occipitalis vollkommen synostosirt.

An der Aussenfläche der Schädelbasis die Knochen zart.

Die Capacität des Schädels = 430 cm^3.

Ueber das Gehirn war nichts bekannt. Es musste dasselbe aber im höchsten Grade hypoplastisch gewesen sein.

Epikrise: Exquisite Mikrocephalie mit wohl zweifellos vorhanden gewesener Idiotie. Hyperostose und Sklerose an der Innenfläche der Schädelbasis und zwar geringeren Grades. Hochgradig verminderte Capacität des Schädels. Hypoplasie des Gehirns.

B. Fälle mit gewöhnlich grossem Schädel:

V. Fall.

27 jähriges Weib. Irrenanstalt. Section am 17. Juli 1893.

Kl. Diagn.: Imbecillitas (von Jugend an). Tuberculosis pulmonum.

P. a. Diagn.: Tuberculosis chronica pulmonum. Ulcera tuberculosa intestini. Pneumonia lobularis dextra. Hypoplasia cerebri. Hydrocephalia chronica interna.

Der Körper 150 cm lang, gracil gebaut. Keine Anhaltspunkte für Rhachitis oder Syphilis.

Der Schädel gewöhnlich gross. Sein Horizontalumfang = 50 cm.

Das Schädeldach deutlich verdickt, reich an Diploë. Die Gefässfurchen tief. Die Nähte erhalten.

An der Innenfläche der Schädelbasis sehr beträchtliche Plumpheit der nicht sklerotischen Knochen. Die Juga cerebralia nur angedeutet. Die Spalten, Canäle und Foramina enger. Die Nähte erhalten.

An der Aussenfläche der Schädelbasis die Knochen nicht verdickt.

Die Dura stark gespannt. Im Subduralraume viel seröse Flüssigkeit. Die inneren Meningen getrübt, mässig verdickt, ödematös, abnorm adhärent. Das Gehirn auffallend klein, nach Ablösen der inneren Meningen 750 g schwer.

Seine Windungen schmal, desgleichen die Rinde. Die Seitenventrikel ziemlich stark erweitert, mit klarem Serum erfüllt.

Epikrise: Idiotie mässigen Grades.

Gewöhnlich grosser Schädel mit starker Hyperostose an der Innenfläche und dadurch bedingter Verkleinerung des Cavums.

Hochgradige Hypoplasie des Gehirns mit Hydrocephalia chronica interna.

VI. Fall.

27jähriges Weib. II. interne Abtheilung des allgemeinen Krankenhauses. Section am 27. October 1861.

Kl. Diagn.; Morbus Brighti. Pneumonia. Ueber eine Psychopathie war nichts angegeben.

P. a. Diagn.: Morbus Brighti chronicus cum hydrope. Pneumonia. Hypoplasia cerebri.

Der Körper mittelgross. Keine Anhaltspunkte für Rhachitis oder Syphilis.

Der Schädel (Mus. Praep. 1201) gewöhnlich gross.

Lineare Masse am Gehirnschädel:

Gerade Länge = 17,1 cm
Grösste Länge idem
Grösste Breite = 14,4 cm
Auricularbreite nach Virchow = 12,3 cm
Ganze Höhe nach Virchow = 12,3 cm
Länge der Schädelbasis = 10,2 cm
Länge der Pars basilaris = 3,1 cm
Grösste Länge des Foramen occipitale magnum = 3,6 cm
Grösste Breite des Foramen occipitale magnum = 2,8 cm
Entfernung der Spitzen der Zitzenfortsätze = 10,5 cm
Horizontalumfang = 50 cm
Sagittalumfang = 34,5 cm
Verticaler Querumfang = 31,5 cm.

Lineare Masse am Gesichtsschädel:

Gesichtsbreite nach Virchow = 8,5 cm
Jochbreite = 12,3 cm
Gesichtshöhe = 12 cm
Profilwinkel = 88°.

Das Schädeldach beträchtlich dicker, durchschnittlich 1 cm dick, ziemlich dicht, stellenweise sklerotisch. Die Gefässfurchen seicht, die Nähte alle erhalten. Die Aussenfläche des Schädels gewöhnlich beschaffen.

An der Innenfläche der Schädelbasis starke Hyperostose, zumal an den Orbitalplatten des Stirnbeins, der Crista galli, der Keilbeinflügel und den Felsenbeinen. Diese Knochen dabei in ihren inneren Lagen deutlich sklerotisch wie Elfenbein. Die Juga cerebralia schwach ausgesprochen. Die Sella turcica von mittleren Dimensionen, ihr Dorsum sehr plump. Die Spalten, Canäle und Foramina deutlich enger. Die Nähte alle erhalten. Die Synchondrosis spheno-occipitalis vollkommen verknöchert.

An der Aussenfläche der Schädelbasis die Knochen von gewöhnlicher Beschaffenheit.

Die Capacität des Schädels = 1080 cm^3.

Die Dura nicht verdickt. Die inneren Meningen ödematös, blass. Das Gehirn deutlich kleiner. Seine Windungen gewöhnlich angeordnet. Seine Substanz blass, von gewöhnlicher Consistenz. Die Ventrikel nicht erweitert.

Epikrise: Angeblich keine Idiotie.

Gewöhnlich grosser Schädel mit starker Hyperostose und Sklerose an der Innenfläche, zumal der Basis.

Verminderte Capacität des Schädels.

Hypoplasie des Gehirns.

Bei Ueberlegung der sehr geringen Capacität des Schädels und der deutlichen Hypoplasie des Gehirns muss es einigermaassen zweifelhaft erscheinen, ob diese 27jährige Frau wirklich normale Intelligenz besessen hatte.

C. Fall mit grösserem Schädel:

VII. Fall.

37jähriger Mann. Irrenanstalt. Section am 30. April 1896.

Kl. Diagn.: Idiotia. Hydrocephalia chronica. Pneumonia. Peritonitis. Tuberculosis miliaris?

P. a. Diagn.: Typhus abdominalis (Ulcera typhosa ilei. Tumor lienis. Degeneratio parenchymatosa. Cholecystitis typhosa subsequente peritonitide suppurativa circumscripta). Bronchitis suppurativa. Pneumonia lobularis.[1])

Der Körper 152 cm lang. Keine Anhaltspunkte für Rhachitis oder Syphilis.

Der Schädel deutlich grösser. Sein Horizontalumfang = 56 cm. Das Schädeldach etwas dicker, bis 8 mm dick. Die Nähte erhalten.

An der Innenfläche der Schädelbasis ziemlich beträchtliche Verdickung der Keilbeinflügel und der Felsenbeinpyramiden wie auch der Crista galli. Die vorderen und mittleren Schädelgruben deutlich seichter.

Am Gesichtsschädel nichts Auffälliges. Die Aussenfläche der Basis konnte hier nicht besichtigt werden. Auch konnte nicht die Capacität des Schädels gemessen werden.

Die Dura normal. Die inneren Meningen ziemlich blutreich, stärker durchfeuchtet, leicht abziehbar, über den Stirn- und Scheitellappen weisslich verdickt. Das Gehirn sammt den inneren Meningen 1330 g schwer, normal configurirt, von mittlerem Blutgehalte. Die Stirnlappen deutlich kleiner, ihre Windungen schmäler. Die Seitenventrikel etwas weiter.

Epikrise: Idiotie.

Grösserer Schädel mit Hyperostose an der Innenfläche, besonders der Basis.

---

[1]) Bezüglich der Cholecystitis typhosa der Fall publicirt von Dr. Kraus. Prager med. Wochenschrift 1896 No. 42.

Wahrscheinlich gewöhnliche Capacität des Schädels.

Hypoplasie des Gehirns in den Stirnlappen mit Hydrocephalia chronica interna.

Individuen bis 20 Jahre alt:

A. Fälle mit kleinerem Schädel:

VIII. Fall.

12jähriges Mädchen. Irrenanstalt. Section am 19. April 1895.

Kl. Diagn.: Idiotia. Enteritis chronica. Scrophulosis. Tuberculosis pulmonum.

P. a. Diagn.: Tuberculosis chronica pulmonum, glandularen lymphaticarum peribronchialium, pleurae dextrae, pericardii et peritonei nec non renum. Steatosis hepatis. Hypoplasia cerebri. Hydrocephalia chronica interna. Pachymeningitis interna chronica haemorrhagica.

Der Körper 119 cm lang, ohne Anhaltspunkte für Rhachitis oder Syphilis.

Der Schädel (Mus. Praep. 975) etwas kleiner, symmetrisch.

Lineare Masse am Gehirnschädel:

Gerade Länge = 15,2 cm
Grösste Länge idem
Grösste Breite = 14 cm
Auricularbreite nach Virchow = 10,6 cm
Ganze Höhe nach Virchow = 12,3 cm
Länge der Schädelbasis = 8,3 cm
Länge der Pars basilaris = 2,1 cm
Grösste Länge des Foramen occipitale magnum = 3,6 cm
Grösste Breite des Foramen occipitale magnum = 3 cm
Abstand der Spitzen der Zitzenfortsätze = 9,5 cm
Horizontalumfang = 46,3 cm
Sagittalumfang = 32,5 cm
Verticaler Querumfang = 31 cm.

Lineare Masse am Gesichtsschädel:

Gesichtsbreite nach Virchow = 9,2 cm
Jochbreite = 10,1 cm
Gesichtshöhe = 9,4 cm
Profilwinkel = 89°.

Das Schädeldach nicht dicker, von gewöhnlichem Diploëgehalte. Die Gefässfurchen ziemlich seicht. Die Nähte erhalten. Die Aussenfläche normal.

An der Innenfläche der Schädelbasis die Knochen im Bereiche der vorderen und mittleren Schädelgruben deutlich plumper. Die Juga cerebralia gar nicht ausgesprochen. Die Sella turcica ziemlich seicht. Die Spalten, Canäle und Foramina enger. Die Nähte erhalten. Die Synchondrosis sphenooccipitalis vollkommen erhalten.

An der Aussenfläche der Schädelbasis die Knochen von gewöhnlicher Beschaffenheit.

Die Capacität des Schädels = 1170 cm^3.

An der Innenfläche der Dura über der Convexität der beiden Grosshirnhemisphären zarte Bindegewebsmembranen neuer Bildung. Die inneren Meningen über die Convexität der beiden Grosshirnhemisphären weisslich verdickt und sehr stark ödematös. An der Basis dieselben zart und nur wenig ödematös. Das Gehirn sammt inneren Meningen 1010 g schwer. Die inneren Meningen leicht abzuziehen. Die Hirnwindungen von gewöhnlicher Anordnung. Die Gehirnsubstanz blass, feucht, von gewöhnlicher Consistenz. Die Seitenventrikel leicht erweitert.

Epikrise: Idiotie.

Etwas kleinerer Schädel mit geringer Hyperostose an der Innenfläche der vorderen Theile der Basis.

Geringere Capacität des Schädels.

Hypoplasie des Gehirns mit Hydrocephalia chronica interna.

IX. Fall.

17 jähriges Mädchen. Siechenhaus. Section am 9. März 1866.

Kl. Diagn.: Idiotia. Epilepsia.

P. a. Diagn.: Tuberculosis chronica pulmonum intestini et peritonei. Anaemia et marasmus universalis. Malacia corneae utriusque. Hypoplasia cerebri. Hydrocephalia chronica interna.

Der Körper mittelgross, keine Anhaltspunkte für Rhachitis oder Syphilis. Der Schädel (Mus. Praep. No. 2993) kleiner, symmetrisch.

Lineare Masse am Gehirnschädel:

Gerade Länge = 16 cm
Grösste Länge = idem
Grösste Breite = 14,5 cm
Auricularbreite nach Virchow = 11,7 cm
Ganze Höhe nach Virchow = 13 cm
Länge der Schädelbasis = 9 cm
Länge der Pars basilaris = 2,4 cm
Grösste Länge des Foramen occipitale magnum = 3,3 cm
Grösste Breite des Foramen occipitale magnum = 2,2 cm
Entfernung der Spitzen der Zitzenfortsätze = 9,8 cm
Horizontalumfang = 47,5 cm
Sagittalumfang = 33,5 cm
Verticaler Querumfang = 32 cm.

Lineare Masse am Gesichtsschädel:

Gesichtsbreite nach Virchow = 7,9 cm
Jochbreite = 11,6 cm
Gesichtshöhe = 10,4 cm
Profilwinkel = 87 ^{0}.

Das Schädeldach stärker verdickt, bis 9 cm dick, mit fein poröser Diploë. Die Gefässfurchen tiefer. Die Nähte erhalten. In der Lambdanaht einige ganz kleine Schaltknochen.

An der Innenfläche der Schädelbasis sehr starke Plumpheit der Knochen, besonders der Crista galli, der Alae parvae und der Felsenbeinpyramiden. Die Knochen dabei auch dichter. Die Juga cerebralia fast gar nicht entwickelt. Die Sella turcica eng, das Dorsum derselben hoch. Die Spalten, Canäle und Foramina beträchtlich enger. Die Nähte erhalten. Die Synchondrosis spheno - occipitalis vollständig synostosirt.

An der Aussenfläche der Schädelbasis die Knochen von normaler Dicke.

Die Capacität des Schädels = 1040 cm^3.

Die Dura gespannt. Die inneren Meningen namentlich an der Basis weisslich verdickt und stärker ödematös. Die Pialvenen dilatirt. Das Gehirn deutlich kleiner, blass, etwas zäher. Die Seitenventrikel stärker dilatirt, bis auf 2,5 cm klaffend mit klarem Serum erfüllt. Ihr Ependym verdickt. Die grossen Ganglien abgeplattet. Die Plexus blass.

Epikrise: Idiotie mit Epilepsie.

Kleinerer Schädel mit starker Hyperostose an der Innenfläche.

Verminderte Capacität des Schädels.

Hypoplasia cerebri mit stärkerer Hydrocephalia interna.

Von diesem Falle stammt die Figur 1, neben der die Figur 2 die Innenfläche des Schädels eines normalen 17 jährigen Knaben mit einem Horizontalumfange von 51 cm darstellt. Beide Figuren sind mit dem Zeichenapparate in der gleichen Verkleinerung gezeichnet.

X. Fall.

18 jähriger Mann. Irrenanstalt. Section am 19. April 1860.

Kl. Diagn.: Idiotia. Epilepsia.

P. a. Diagn. Tuberculosis pulmonum, intestini et renum. Hypoplasia cerebri.

Der Körper mittelgross. Keine Anhaltspunkte für Rhachitis oder Syphilis.

Der Schädel (Mus. Praep. 488) etwas kleiner, symmetrisch.

Lineare Masse am Gehirnschädel:

Gerade Länge = 17 cm
Grösste Länge idem
Grösste Breite = 13,6
Auricularbreite nach Virchow = 12 cm
Ganze Höhe nach Virchow = 12,8 cm
Länge der Schädelbasis = 10,3 cm
Länge der Pars basilaris = 2,5 cm
Grösste Länge des Foramen occipitale magnum = 3,4 cm
Grösste Breite des Foramen occipitale magnum = 3 cm
Entfernung der Spitzen der Zitzenfortsätze = 10,4 cm
Horizontalumfang = 48,5 cm
Sagittalumfang = 33,5 cm
Verticaler Querumfang = 30 cm.

Lineare Masse am Gesichtsschädel:

Gesichtsbreite nach Virchow = 9,2 cm

Jochbreite = 12,5 cm
Gesichtshöhe = 12,5 cm
Profilwinkel = 88 °.

Das Schädeldach dicker, bis 7 mm dick, diploëreich. Seine Gefässfurchen ziemlich tief. Die Sutura sagittalis obliterirt. Die übrigen Nähte erhalten.

An der Innenfläche der Schädelbasis auffällig die beträchtliche Plumpheit der Knochen, besonders der Crista galli, der Orbitalplatten des Stirnbeins, der Alae parvae des Keilbeins und der Felsenbeinpyramiden. Die Juga cerebralia fast ganz fehlend. Die Sella turcica seicht. Das Dorsum derselben sehr niedrig. Die Spalten, Canäle und Foramina enger. Die Nähte erhalten. Die Synchondrosis spheno-occipitalis an der unteren Fläche der Schädelbasis erhalten, an der Innenfläche synostosirt.

An der Aussenfläche der Schädelbasis die Knochen von gewöhnlicher Beschaffenheit.

Die Capacität des Schädels = 1060 cm³.

Die Dura normal. Die inneren Meningen zart, blass, ödematös. Das Gehirn kleiner, blass, etwas zäher. Seine Windungen wie gewöhnlich angeordnet. Die Ventrikel nicht erweitert.

Epikrise: Idiotie mit Epilepsie.

Kleinerer Schädel mit beträchtlicher Hyperostose an der Innenfläche zumal der Basis. Verminderte Capacität des Schädels. Hypoplasie des Gehirns.

XI. Fall.

20 jähriges Weib. Irrenanstalt. Section am 16. Januar 1897.

Kl. Diagn.: Idiotia. Tuberculosis pulmonum.

P. a. Diagn.: Cystitis et Pyelonephritis suppurativa. Catarrhus intestini crassi. Uterus unicornis dexter. Phlegmone ulcerosa extremitatis inferioris sinistrae. Marasums universalis. Hypoplasia cerebri.

Der Körper 149 cm lang, gracil gebaut. Keine Anhaltspunkte für Rhachitis oder Syphilis.

Der Schädel kleiner, 47,5 cm im Horizontalumfang messend. Das Schädeldach etwas dicker, seine Nähte normal.

An der Innenfläche der Schädelbasis die Knochen deutlich plumper. Die Juga cerebralia sehr niedrig. Die Spalten, Canäle und Foramina enger. Die Nähte erhalten.

An der Aussenfläche der Schädelbasis, soweit durch Betasten vom Halse her bei der Section constatirt werden konnte, die Knochen nicht verdickt.

Die Dura normal. Die inneren Meningen zart, von mittlerem Blutgehalte, ödematös.

Das Gehirn sammt inneren Meningen 950 g schwer. Seine Windungen von gewöhnlicher Anordnung. Seine Substanz blass. Die Gehirnventrikel nicht erweitert. Auf zahlreichen Durchschnitten durch das Gehirn keine Herdveränderung.

Das Rückenmark anscheinend normal.

Epikrise: Idiotie.

Kleiner Schädel mit Hyperostose an der Innenfläche, bedeutend überwiegend an der Basis.

Geringere Capacität des Schädels.

Hypoplasie des Gehirns.

B. Fall mit gewöhnlich grossem Schädel:

XII. Fall.

8jähriger Knabe. Irrenanstalt. Section am 20. Mai 1895.

Kl. Diagn.: Idiotia.

P. a. Diagn.: Pneumonia fibrinosa bilateralis. Hypoplasia cerebri.

Der Körper 105 cm lang. Keine Anhaltspunkte für Rhachitis oder Syphilis.

Der Schädel (Mus. Praep. 3374) etwas breiter, symmetrisch.

Lineare Masse am Gehirnschädel:

Gerade Länge = 15,6 cm
Grösste Länge idem
Grösste Breite = 14,6 cm
Auricularbreite nach Virchow = 10 cm
Ganze Höhe nach Virchow = 12,7 cm
Länge der Schädelbasis = 8 cm
Länge der Pars basilaris = 2 cm
Grösste Länge des Foramen occipitale magnum = 3,6 cm
Grösste Breite des Foramen occipitale magnum = 2,9 cm
Entfernung der Spitzen der Zitzenfortsätze = 9,2 cm
Horizontalumfang = 47,5 cm
Sagittalumfang = 33,5 cm
Vertikaler Querumfang = 34 cm

Lineare Masse am Gesichtsschädel:

Gesichtsbreite nach Virchow = 9,1 cm
Jochbreite = 10,6 cm
Gesichtshöhe = 7,3 cm
Profilwinkel = 91°.

Das Schädeldach nicht verdickt, mit relativ viel Diploë versehen. Die Gefässfurchen seicht. Die Nähte erhalten.

An der Innenfläche der Schädelbasis deutliche aber nicht hochgradige Hyperostose in der vorderen Hälfte einschliesslich der Felsenbeinpyramiden. Die Juga cerebralia gar nicht vorhanden. Die Sella turcica von mittleren Dimensionen. Ihr Dorsum etwas dicker. Die Spalten, Canäle und Foramina an der Basis ganz wenig verengt. Im Os frontale die unteren 2 cm der Sutura frontalis noch vorhanden. Die Synchondrosis spheno-occipitalis knorpelig.

An der Aussenfläche der Schädelbasis die Knochen normal.

Die Capacität des Schädels = 1280 cm³.

Die Dura normal. Die inneren Meningen über der Convexität des Grosshirns getrübt, verdickt und allenthalben stark durchfeuchtet.

Das Gehirn sammt den inneren Meningen 1050 g schwer. Seine Substanz blass, seine Windungen wie gewöhnlich angeordnet, seine Ventrikel nicht erweitert.

Epikrise: Idiotie.

Normal grosser Schädel mit Hyperostose an der Innenfläche der Basis.

Etwas verminderte Schädelcapacität.

Hypoplasie des Gehirns.

C. Fälle mit grösserem Schädel:

XIII. Fall.

7jähriger Knabe Irrenanstalt. Section am 19. März 1895.

Kl. Diagn.: Idiotia. Tuberculosis pulmonum et peritonei.

P. a. Diagn.: Tuberculosis chronica pulmonum. Hypoplasia cerebri. Hydrocephalia chronica interna.

Der Körper 125 cm lang. Keine Anhaltspunkte für Rhachitis oder Syphilis.

Der Schädel (Mus. Praep. 3054) etwas grösser, symmetrisch.

Lineare Masse am Gehirnschädel:

Gerade Länge = 16,3 cm
Grösste Länge idem
Grösste Breite = 14,4 cm
Auricularbreite nach Virchow = 11,1 cm
Ganze Höhe nach Virchow = 12,2 cm
Länge der Schädelbasis = 8,5 cm
Länge der Pars basilaris = 1,9 cm
Grösste Länge des Foramen occipitale magnum = 3,3 cm
Grösste Breite des Foramen occipitale magnum = 2,8 cm
Entfernung der Spitzen der Zitzenfortsätze = 9,8 cm
Horizontalumfang = 48 cm
Sagittalumfang = 34,5 cm
Verticaler Querumfang = 33 cm

Lineare Masse am Gesichtsschädel:

Gesichtsbreite nach Virchow = 8,2 cm
Jochbreite = 10,8 cm
Gesichtshöhe = 9,6 cm
Profilwinkel 88°.

Das Schädeldach um etwas dicker. Die Gefässfurchen seicht. Die Nähte erhalten.

An der Innenfläche der Schädelbasis deutliche Plumpheit und Glätte der Knochen. Die Juga cerebralia kaum angedeutet. Die Sella turcica sehr eng. Die Fissura orbitalis superior gewöhnlich weit. Die übrigen Spalten,

Canälo und Foramina enger. Die Nähte erhalten. Die Synchondrosis spheno-occipitalis knorpelig.

An der Aussenfläche der Schädelbasis die Knochen zart.

Die Capacität des Schädels = 1220 cm^3.

Die Dura normal. Die inneren Meningen blass, getrübt, stark ödematös. Das Gehirn sammt inneren Meningen 940 g schwer, normal configurirt, blass. Die Rinde leicht schmäler. Die Hirnsubstanz weich. Die Ventrikel mässig erweitert.

Epikrise: Idiotie.

Etwas grösserer Schädel mit Hyperostose an der Innenfläche weitaus überwiegend an der Basis.

Etwas geringere Capacität.

Hypoplasie des Gehirnes mit Hydrocephalia chronica interna.

XIV. Fall.

12jähriger Knabe. Irrenanstalt. Section am 23. April 1899.

Kl. Diagn.: Idiotia. Epilepsia. Pneumonia.

P. a. Diagn.: Pneumonia lobularis bilateralis.

Der Körper 128 cm lang, sehr schwächlich. Keine Anhaltspunkte für Rhachitis oder Syphilis.

Der Schädel grösser, 52 cm im Horizontalumfang messend. Sein Cavum geräumiger. Das Schädeldach beträchtlich dicker, durchschnittlich 9 mm dick, reich an Diploë. Die Nähte normal.

An der Innenfläche der Schädelbasis die Knochen deutlich plumper, besonders die Crista galli. Die Juga cerebralia sehr wenig ausgesprochen, Die Spalten, Canäle und Foramina enger. Die Nähte erhalten.

An der Aussenfläche der Schädelbasis bei der Section vom Halse her keine Hyperostose wahrzunehmen.

Die Dura mässig gespannt. Die inneren Meningen zart, blutreich mässig durchfeuchtet.

Das Gehirn sammt Meningen 1350 g schwer, stärker ödematös, von mittlerem Blutgehalte. Dasselbe normal configurirt, auf Durchschnitten keine pathologische Veränderung zu erkennen. Die Gehirnventrikel nicht erweitert.

Epikrise: Idiotie.

Grösserer Schädel mit Hyperostose an der Innenfläche, ziemlich gleichmässig das Schädeldach und die Basis betreffend. Augenscheinlich grössere Capacität des Schädels. (Sie konnte hier nicht gemessen werden.)

Nicht kleineres Gehirn.

XV. Fall.

14jähriger Knabe. Irrenanstalt. Section am 29. Dezember 1896.

Kl. Diagn.: Idiotia. Epilepsia.

P. a. Diagn.: Pneumonia lobularis. Hydrocephalia chronica interna.

Der Körper klein. Keine Anhaltspunkte für Rhachitis oder Syphilis.

Der Schädel grösser, symmetrisch. (Mus. Praep. 446.)

Lineare Masse am Gehirnschädel:

Gerade Länge = 18,3 cm
Grösste Länge idem
Grösste Breite = 14,3 cm
Auricularbreite nach Virchow = 11 cm
Ganze Höhe nach Virchow = 12,3 cm
Länge der Schädelbasis = 9,7 cm
Länge der Pars basilaris = 2,6 cm
Grösste Länge des Foramen occipitale magnum = 3,2 cm
Grösste Breite des Foramen occipitale magnum = 2,8 cm
Entfernung der Spitzen der Zitzenfortsätze = 9,4 cm
Horizontalumfang = 53 cm
Sagittalumfang = 37,5 cm
Vertikaler Querumfang = 32,5 cm.

Lineare Masse am Gesichtsschädel:

Gesichtsbreite nach Virchow = 9,3 cm
Jochbreite = 12,2 cm
Gesichtshöhe — 10,1 cm
Profilwinkel = 88°.

Das Schädeldach dicker, bis 9 mm dick, reich an Diploë. Die Gefässfurchen ziemlich tief.

Die Nähte erhalten. Die Aussenfläche normal.

An der Innenfläche der Schädelbasis starke Hyperostose, besonders der Cristi galli, der Alae des Keilbeins und der Felsenbeinpyramiden. Die Juga cerebralia fast gar nicht ausgesprochen. Die Sella turcica von geringer Tiefe. Die Spalten, Canäle und Foramina deutlich enger. Die Nähte erhalten bis auf Verschmelzung der rechten und linken Sutura occipito-mastoïdea und der rechten Sutura parieto-mastoïdea. Die Synchondrosis spheno-occipitalis erhalten.

An der Aussenfläche der Schädelbasis die Knochen von gewöhnlicher Dicke.

Die Capacität des Schädels = 1300 cm³.

Die harte Hirnhaut normal. Die inneren Meningen überhaupt, besonders aber über der linken Grosshirnhemisphäre verdickt, mässig blutreich.

Das Gehirn nicht deutlich kleiner. Dasselbe zumal an seiner Basis derber Auch das Kleinhirn derber. Die Gehirnsubstanz im allgemeinen blass Die Seitenventrikel etwas erweitert, ihr Epemdym zähe.

Epikrise: Idiotie. Epilepsie.

Grösserer Schädel mit Hyperostose an der ganzen Innenfläche zumal an der Basis.

Ziemlich normale Capacität des Schädels. Nicht deutliche Hypoplasie des Gehirnes mit geringer Hydrocephalia chronica interna. Auf diesen Fall bezieht sich Figur 3, neben welcher in der gleichen Verkleinerung die Innenfläche der Schädelbasis des normalen Schädels eines 13jährigen Knaben mit einem Horizontalumfang von 46,5 cm zum Vergleiche als Figur 4 gezeichnet ist.

XVI. Fall.

14jähriger Knabe. Irrenanstalt. Section am 2. Juli 1886.

Kl. Diagn.: Idiotia. Erysipelas gangraenosum extremitatis inferioris sinistrae. Sephthaemia. Pneumonia lobularis.

P. a. Diagn.: Phlegmone suppurativa extremitatis inferioris sinistrae. Sephthaemia. Pneumonia lobularis bilateralis. Enteritis follicularis intestini crassi. Hypoplasia cerebri gradus levioris. Pachymeningitis interna chronica haemorrhagica.

Der Körper 125 cm lang. Keine Anhaltspunkte für Rhachitis und Syphilis.

Der Schädel (Mus. Praep. 982) grösser.

Lineare Masse am Gehirnschädel:

Gerade Länge = 17,8 cm
Grösste Länge idem
Grösste Breite = 15,1 cm
Auricularbreite nach Virchow = 10,2 cm
Ganze Höhe nach Virchow = 13,3 cm
Länge der Schädelbasis = 9,5 cm
Länge der Pars basilaris = 2,3 cm
Grösste Länge des Foramen occipitale magnum = 3,6 cm
Grösste Breite des Foramen occipitale magnum = 3 cm
Entfernung der Spitzen der Zitzenfortsätze = 9,5 cm
Horizontalumfang = 51,5 cm
Sagittalumfang = 37 cm.
Verticaler Querumfang = 35 cm.

Lineare Masse am Gesichtsschädel:

Gesichtsbreite nach Virchow = 8,9 cm
Jochbreite = 12 cm
Gesichtshöhe = 9,8 cm
Profilwinkel = 87°.

Das Schädeldach bis 7 mm dick, diploëreich. Die Gefässfurchen seicht. Die Nähte erhalten. Die Aussenfläche normal.

An der Innenfläche der Schädelbasis der Knochen sehr plump, besonders die Crista galli und die Felsenbeinpyramiden, die linke noch etwas mehr als die erste. Die Juga cerebralia fast gar nicht ausgesprochen. Die Sella turcica seicht. Die Spalten, Canäle und Foramina an der Basis bedeutend verengt. Die Nähte erhalten. Die Synchondrosis spheno-occipitalis ganz knorpelig.

An der Aussenfläche der Schädelbasis die Knochen zart.

Die Capacität des Schädels = 1380 cm³.

Die Dura gespannt. Auf ihrer Innenfläche zarte, bräunlich pigmentirte, leicht abziehbare Membranen aufgelagert. Die inneren Meningen blutreich, ihre Venen stark ausgedehnt und geschlängelt. An der Convexität des Grosshirns die inneren Meningen stark verdickt und ödematös, mit der Rinde fest zusammenhängend. Das Gebirn anscheinend kleiner, mit den inneren Meningen 1260 g schwer. Die Hirnwindungen von gewöhnlicher Anordnung, aber plumper. Die Hirnsubstanz ziemlich blutreich, von festerer Consistenz. Die Hirnventrikel nicht erweitert.

Epikrise: Idiotie.

Grösserer Schädel mit Hyperostose an der Innenfläche, zumal an der Basis.

Etwas grössere Capacität des Schädels.

Nur etwas kleineres Gehirn.

Ich fand also in sechzehn Fällen die geschilderte Hyperostose der Innenfläche der Schädelbasis und waren in fünfzehn die betreffenden Individuen Idioten. Ich kann darnach wohl mit Humphry übereinstimmen, wenn dieser sagt, dass „the thickness of the projections from the base into the interior of the skull cavity“ ein bemerkenswerthes Vorkommniss an Idiotenschädeln sei, muss aber sofort betonen, dass durchaus nicht jeder Idiotenschädel diese basale Hyperostose zeigt, dieselbe also in diesem Sinne für Idiotenschädel nicht charakteristisch ist. Ich habe diesbezüglich eine Statistik aller Sectionen von Idioten aus dem Jahre 1896, 1897 und 1898 angelegt und hat sich daraus ergeben, dass unter vierzehn in diesen drei Jahren secierten Idioten (ein 7 j. ♂, ein 13 j. ♀, zwei 16 j. ♂, ein 17 j. ♂, ein 18 j. ♀, ein 20 j. ♀, ein 21 j. ♂, ein 23 j. ♂, ein 23 j. ♀, ein 29 j. ♂, ein 30 j. ♀, ein 37 j. ♂, ein 40 j. ♀, ein 55 j. ♀, ein 59 j. ♀) nur zwei (der VII. und XI. Fall meiner Beobachtungsreihe — 37 j. ♂ und 20 j. ♀ —) die basale Schädelhyperostose aufwiesen. Findet man also bei einer Section die basale Schädelhyperostose, so kann man wohl, was forensisch von Bedeutung sein könnte, mit grösster Wahrscheinlichkeit den Schluss sich erlauben, dass das betreffende Individuum idiotisch war, nicht aber aus dem Fehlen der basalen Schädelhyperostose Idiotie ausschliessen. Dass ausnahmweise die basale Schädelhyperostose auch bei einem nicht idiotischen Individuum vorkommen kann, scheint der VI. Fall meiner Reihe zu beweisen, in Bezug auf welchen ich allerdings, wie schon bemerkt wurde, den Zweifel nicht unterdrücken kann, dass die Trägerin des betreffenden Schädels mit ihrer nur 1080 cm³ betragenden Schädelcapacität und dem deutlich hypoplastischen Gehirne denn doch nicht im Besitze normaler Intelligenz gewesen sein mochte.

Bei den eigentlichen Mikrocephalen [1]) scheint diese basale

---

[1]) Dazu rechne ich Erwachsene mit einem Horizontalumfange des Schädels unter 43 cm, einer Schädelcapacität unter 700 cm³ und einem Gehirngewicht unter 600 g, weiter jüngere Individuen mit entsprechenden Verhältnissen.

Schädelhyperostose nur sehr selten vorzukommen, indem unter den vier Mikrocephalen des Museums

(5 j. ♂ Horizontalumfang des Schädels = 33 cm
Capacität des Schädels = 300 cm^3
Gewicht des Gehirnes sammt inneren Meningen = 294 g,
ca 35 j. ♀ Horizontalumfang des Schädels = 36,5 cm
Capacität des Schädels = 430 cm^3
Hochgradige Kleinheit des Gehirns,
38 j. ♀ Horizontalumfang des Schädels = 41,5 cm
Beträchtlich geringere Capacität des Schädels.
Gewicht des Gehirns sammt den inneren Meningen = 597 g,
38 j. ♀ Horizontalumfang des Schädels = 42 cm
Capacität des Schädels = 550 cm^3
Bedeutend kleineres Gehirn.)

nur ein Schädel — der der ca. 35 j. ♀, der IV. Fall meiner Reihe — basale Hyperostose und zwar leichteren Grades zeigte, die übrigen hingegen normal dicke Knochen besassen.

Das Schädeldach ist bei der basalen Hyperostose gewöhnlich auch dicker (zwölfmal unter den sechzehn Fällen meiner Reihe) und zwar an der Innenseite. Meist ist aber die Hyperostose an ihm sehr viel geringer, so dass sie augenscheinlich nur eine untergeordnete Rolle spielt und den Begriff der „basalen Schädelhyperostose" nicht alteriert.

Wie ist nun diese gewiss eigenthümliche Schädelhyperostose zu erklären?

Sie setzt ein als eine Hyperostose der Innenfläche der Basis. Die Aussenfläche der Basis ist stets frei von Hyperostose. Das Schädeldach ist dabei entweder normal dick oder betheiligt sich allerdings in meist untergeordnetem Grade auch an der Hyperostose der Schädelinnenfläche. Sie wird weiter am häufigsten getroffen bei ausgesprochener Hypoplasie des Gehirns (I.—XIII. Fall und XVI. Fall meiner Reihe, also vierzehnmal unter sechzehn Fällen) und ergiebt sich daraus sofort die Vermuthung, dass sie mit der Hypoplasie des Gehirns in einem causalen Zusammenhange steht. Es kann das auch sehr wohl in der Art gedacht werden, dass wegen der zu geringen Grössenentwicklung des Gehirns in der Wachsthumsperiode des Schädels der Abbau des Knochens an der Innenfläche des Schädels zurückbleibt, während die Apposition an der Aussenfläche in der gewöhnlichen Weise fortschreitet. Freilich muss dazu noch das Eine angenommen werden, dass in diesen Fällen die den Schädelknochen innewohnende Wachsthumsenergie zumal an der Basis in der normalen Intensität fortwirkt, trotz des fehlenden Impulses von innen her. Es würde dies sehr gut zusammenpassen mit der Thatsache, welche zuerst von Virchow (1857) aufgedeckt wurde, dass unter allen Theilen des Schädelgerüstes gerade die Basis die grösste Selbständigkeit der Entwicklung und des Wachsthums besitzt.

Eine gewichtige Stütze für diese Auffassung der Genese der basalen Schädelhyperostose, ja geradezu ein Beweis für ihre Richtigkeit ist das nicht seltene Vorkommen einer halbseitigen Hyperostose an der Innenfläche des Schädels und zwar auch wieder überwiegend an der Schädelbasis bei Hypoplasie oder frühzeitiger Verschrumpfung der einen Hälfte des Gehirns, wie solche Fälle in der Literatur mehrfach angeführt sind[1]), und auch ich mehrere Fälle zu untersuchen Gelegenheit hatte. Ich will von diesen Fällen nur zwei speziell erwähnen und zwar einen Fall mit unilateraler Hyperostose an der Innenfläche der Schädelbasis bei angeborener sklerotischer Atrophie der einen Grosshirnhemisphäre und einen Fall von gleichfalls halbseitiger Hyperostose an der Innenfläche der Schädelbasis bei gekreuzter Hypoplasie der einen Grosshirn- und der anderen Kleinhirnhemisphäre.

Der erste dieser Fälle betraf einen 15jährigen Knaben, dessen Leiche von der Irrenanstalt und zwar der Klinik des Herrn Professor Dr. Arnold Pick am 9. November 1887 zur Section gelangte.

Kl. Diagn.: Idiotia. Hemiplegia spastica sinistra (seit der Geburt). Epilepsia (seit Kindheit). Tuberculosis pulmonum.

P. a. Diagn.: Tuberculosis chronica pulmonum, glandularum lymphaticarum peribronchialium, intestini, columnae vertebralis et calvariae. Atrophia sclerotica cerebri hemisphaerii dextri subsequente degeneratione descendente. Pachymeningitis interna chronica haemorrhagica.

Der Körper 144 cm lang. Keine Anhaltspunkte für Rhachitis oder Syphilis. Die linken Extremitäten deutlich schwächer und

---

[1]) Siehe z. B. den interessanten Fall von Muhr (1876), der bei einem 47 j. Manne Hypoplasie der linken Grosshirn- und Kleinhirnhemisphäre fand, und erwähnt, dass in der überhaupt kleineren linken Schädelhälfte die Ala parva des Keilbeins viel breiter war als auf der rechten Seite, und der Canalis caroticus und das Foramen jugulare enger waren als auf der rechten Seite.

auch etwas kürzer (Radius dexter = 20 cm, Radius sinister = 19 cm. Extremitas inferior dextra vom grossen Trochanter bis zum Malleolus externus 67 cm. Extremitas inferior sinistra vom grossen Trochanter bis zum Malleolus externus = 65 cm). Ihre Gelenke nicht vollständig zu strecken, sonst aber beweglich.

Der Schädel (Mus. Praep. 4317[b]) etwas kleiner, in seiner rechten Hälfte etwas weniger gewölbt als in der linken.

Lineare Masse am Gehirnschädel:

Gerade Länge = 16 cm
Grösste Länge = 16,3 cm
Grösste Breite = 13,8 cm
Auricularbreite nach Virchow = 11,2 cm
Ganze Höhe nach Virchow = 11,3 cm
Länge der Schädelbasis = 9,2 cm
Länge der Pars basilaris = 2,5 cm
Grösste Länge des Foramen occipitale magnum = 3,8 cm
Grösste Breite des Foramen occipitale magnum = 3 cm
Entfernung der Spitzen der Zitzenfortsätze = 10 cm
Horizontalumfang = 48,5 cm
Sagittalumfang = 33 cm
Verticaler Querumfaug = 30,5 cm.

Lineare Masse am Gesichtsschädel:

Gesichtsbreite nach Virchow = 8,1 cm
Jochbreite = 11,8 cm
Gesichtshöhe = 9,2 cm
Profilwinkel = 84 $^{\circ}$.

Das Schädeldach überhaupt nur etwas dicker, rechts aber dicker als links, ziemlich reich an Diploë. Die Gefässfurchen seicht. Die Nähte erhalten. Die Hinterhauptsschuppe $\frac{1}{2}$ cm weit nach aussen vorspringend. An der Aussenfläche des Schädeldaches zartes mit dem Messer noch schneidbares Osteophyt aufgelagert und zwar in der Umgebung einer 2 cm^2 und einer 4 cm^2 grossen fast kreisrunden Perforationsöffnung des Schädels im vorderen unteren Winkel des linken Scheitelbeins und im oberen Rande der rechten Hälfte der Hinterhauptsschuppe. In dieser Perforationsöffnung breiig erweichter verkäster Knochendetribus. Das Periost und die Pachymeninx durch Käsemassen abgehoben und in den inneren resp. äusseren Schichten selbst von Käsemasse durchsetzt. Um die Perforationsöffnungen auch an der Innenfläche des Schädeldaches zarte Osteophyten.

An der Innenfläche der Schädelbasis (vide Fig. 5) auffällig die plumpere Formation der rechten Hälfte der Crista galli, welche dadurch wie nach rechts umgebogen erscheint, des Tegmen orbitae dextrae, der Ala parva et magna dextra des Keilbeins und der rechten Felsenbeinpyramide. Dabei die rechte vordere und mittlere Schädelgrube, etwas auch die rechte hintere Schädelgrube kleiner. Ueberhaupt die rechte Hälfte der Schädelbasis von der einen zur anderen Seite etwas schmäler und von vorne nach hinten etwas kürzer. Die Juga cerebralia in der rechten Schädelhälfte ganz fehlend. Die Sella turcica asymmetrisch, indem ihre rechte Hälfte stärker gewölbt ist als die linke. Die Nähte erhalten. Die Synchondrosis spheno-occipitalis synostosirt bis auf einen kleinen Rest an der unteren Fläche der Schädelbasis.

An der Aussenfläche der Schädelbasis die Knochen beiderseits gleich und zart. In der Gegend der Glabella und der Arcus superciliares weiches Osteophyt aufgelagert.

Die Schädelcapacität = 1090 cm^3.

Die Dura ziemlich stark gespannt, im Subduralraume rechts freie seröse Flüssigkeit. An der Innenfläche der Dura zarte, braun pigmentirte Bindegewebslamellen neuer Bildung. Die inneren Meningen blass, über der linken Grosshirnhemisphäre und dem Kleinhirn vollkommen zart, über der rechten Grosshirnhemisphäre verdickt, getrübt und sehr stark ödematös. Die Arteria meningea nodia et posterior dextra etwas kleiner als die sinistrae. Die basalen Nerven von gewöhnlicher Beschaffenheit. Die linke Grosshirnhemisphäre ohne Meningen 500 g, die rechte 200 g schwer. Das Kleinhirn + Medulla oblongata + Pons mit den inneren Meningen 150 g schwer. Die linke Grosshirnhemisphäre 18 cm lang, 10,5 cm hoch, 5 cm dick, die rechte 13 cm lang, 8 cm hoch, 4 cm dick. Die linke Grosshirnhemisphäre von normaler Configuration, ihr Seitenventrikel mässig erweitert, mit verdicktem Ependym versehen. Ihre Substanz blass und von gewöhnlicher Consistenz. An der rechten Grosshirnhemisphäre die inneren Meningen an der Convexität fester haftend. Die Gyri normal angeordnet, aber an der medialen Fläche des Stirn- und Scheitellappens, an der Convexität der ganzen Hemisphäre und im Bereiche des Lobus obtectus hochgradig geschrumpft, dabei theils knorpelhart, theils von zäher, sulziger Beschaffenheit. Die übrigen Gyri dieser Hemisphäre nur etwas schmäler, von normaler Consistenz, ebenso die grossen Ganglien.

Auch in dieser Hemisphäre die Gehirnsubstanz überall blass. Der rechte Seitenventrikel sehr stark erweitert, mit klarem Serum erfüllt. Sein Ependym stärker verdickt. Der Pedunculus cerebri dexter deutlich kleiner als der sinister. In der Medulla oblongata die rechte Pyramide nur ein Viertel so gross wie die linke und deutlich grau. Das Kleinhirn ohne pathologische Veränderungen.

Das Rückenmark blass. Im Halsmarke die rechte Pyramidenvorderstrangbahn grau. Mikroskopisch im Rückenmarke Degeneratio descendens des rechten Pyramidenvorderstranges und des linken Pyramidenseitenstranges zu constatiren.

Epikrise: Idiotie. Hemiplegia spastica sinistratra (seit der Geburt).

Etwas kleinerer Schädel.

Verminderte Capacität des Schädels.

Sklerotische Atrophie der rechten Grosshirnhemisphäre.

Hyperostose der Innenfläche der rechten Schädelhälfte, weitaus überwiegend an der Basis.

Osteophyten am Schädel in Folge von Tuberculose.

Der zweite Fall bezog sich auf einen 16jährigen Knaben, dessen Leiche (gleichfalls von der Klinik des Herrn Professor Dr. Arnold Pick) am 3. Mai 1898 secirt wurde.

Kl. Diagn.: Idiotia. Paralysis cerebralis infantilis sinistra. Epilepsia (seit der Kindheit). Fracturae multiplices e rhachitide.

P. a. Diagn.: Bronchitis catarrhalis cum atelectasi pulmonum partiali. Tuberculosis obsoleta apicum pulmonum et glandularum lymphaticarum peribronchialium. Cholelithiasis. Rhachitis florida. Infractiones multiplices in sanatione. Hypoplasia cerebri hemisphaerii dextri et cerebelli hemisphaerii sinistri. Asymmetria pedunculorum cerebri, pontis Varoli et medullae oblongatae.

Der Körper 121 cm lang, hochgradig verkrümmt. Die Wirbelsäule nach rechts skoliotisch, wodurch der Thorax im hohen Grade asymmetrisch erscheint. Die unteren Extremitäten im Hüft- und Kniegelenke stark gebeugt. Die linke obere Extremität im Ellenbogengelenke vollständig gebeugt. Die rechte obere Extremität in diesem Gelenke auf 90° gebeugt. Die linke Hand, sowie die linken Finger palmarwärts flectirt. Die rechte Hand gegenüber dem Vorderarme dorsal flectirt und volarwärts subluxirt. Die rechten Finger nur leicht gebeugt. An den Rippen knotige Verdickung der Knorpelknochengrenzen, beträchtliche Verbiegungen, welche sich links als Vorsprünge, rechts als Impressionen darstellen, und mehrfache Infractionen. Die unteren Gelenksenden der Vorderarmknochen und die Kniegelenksenden auffallend plump. Im unteren Viertel des rechten Oberschenkelknochens eine nach vorne convexe, einer einstigen Infraction entsprechende Krümmung. Eine ebensolche Krümmung etwas unter der Mitte des linken Oberschenkelknochens und am unteren Ende des mittleren Drittels der rechten Unterschenkelknochen. An allen Bruchstellen dicker weicher Callus. Die Knochen im Allgemeinen weicher, so dass sie sich zum Theile wie die Rippen mit dem Messer schneiden lassen. Ihr Periost verdickt. Die Epiphysenfugenknorpel unregelmässig gezackt, sehr mächtig. Das Becken durch stärkeres Vorspringen der Acetabula und Hereingerücktsein der Wirbelsäule stark verengt. Die Muskulatur sehr schwächlich.

Der Schädel (Mus. Praep. 5139b) etwas kleiner und hochgradig asymmetrisch, indem der hintere rechte Quadrant bedeutend mehr vorspringt als der linke hintere Quadrant, vorne aber viel weniger ausgesprochen das entgegengesetzte Verhalten sich darstellt.

Lineare Masse am Gehirnschädel:

Gerade Länge = 15,1 cm
Grösste Länge idem
Grösste Breite = 14,2 cm
Auricularbreite nach Virchow = 11,5 cm
Ganze Höhe nach Virchow = 13,5 cm
Länge der Schädelbasis = 8,8 cm
Länge der Pars basilaris = 2,5 cm
Grösste Länge des Foramen occipitale magnum = 3,4 cm
Grösste Breite des Foramen occipitale magnum = 3 cm
Entfernung der Spitzen der Zitzenfortsätze = 10,1 cm
Horizontalumfang = 47 cm
Sagittalumfang = 32,5 cm
Verticaler Querumfang 31 cm

Lineare Masse am Gesichtsschädel:

Gesichtsbreite nach Virchow = 8,9 cm
Jochbreite = 12,2 cm
Gesichtshöhe = 10,7 cm
Profilwinkel = 89°.

Das Schädeldach in seiner rechten Hälfte etwas dicker als normal, in seiner linken normal dick. Die Gefässfurchen mässig tief. Die Nähte erhalten. An der Aussenfläche der Scheitelbeine, in der Nähe der Sutura sagittalis und an der ganzen Innenfläche zarte rhachitische Auflagerungen.

An der Innenfläche der Schädelbasis plumpe Beschaffenheit der rechten Hälfte der Crista galli, das Tegmen orbitae dextrae, der Ala parva et magna dextra des Keilbeins und der rechten Felsenbeinspyramide. Auffällig ferner auch die Kleinheit der rechten vorderen und mittleren und der linken hinteren Schädelgrube. Die rechte Hälfte der Schädelbasis in ihren vorderen zwei Dritteln etwas schmäler und auch etwas kürzer als die linke. Die Spalten, Canäle und Foramina in der rechten Hälfte enger als in der linken. Die Juga cerebralia rechts fast gar nicht entwickelt. Die Sella turcica seicht. Die Nähte erhalten. Die Synchondrosis spheno-occipitalis nach den Seiten zu in beginnender Verknöcherung.

An der Aussenfläche der Schädelbasis die Knochen rechts wie links zart. An den Gesichtsknochen dünne rhachitische Auflagerungen.

Die Schädelcapacität = 1150 cm^3.

Die Dura schwer vom Knochen abzuziehen.

Die inneren Meningen blass, nirgends abnorm haftend, zart. Die rechte Grosshirnhemisphäre bedeutend kleiner als die linke, sammt den Meningen 390 g schwer, während die linke 520 g wiegt. Am Kleinhirn die linke Hemisphäre deutlich kleiner. Das Kleinhirn + Pons + Medulla oblongata 145 g schwer. Der Pedunculus cerebri dexter um zwei Drittel kleiner als der sinister. Am Pons die rechte Hälfte deutlich kleiner. In der Medulla oblongata die rechte Pyramide sehr viel dünner als die linke. Die Windungen beider Grosshirnhemisphären und auch die Lappen des Kleinhirns von gewöhnlicher Anordnung. Der rechte Seitenventrikel etwas weiter als der linke. Der Thalamus opticus dexter etwas kleiner als der sinister. Das Chiasma nervorum opticorum ebenso wie die Nervi optici und die übrigen Hirnnerven ohne pathologische Veränderungen. Auf Durchschnitten durch das Gross- und Kleinhirn nirgends eine Herderkrankung. Es erscheinen nur alle Theile der rechten Grosshirn- und der linken Kleinhirnhemisphäre kleiner.

Das Rückenmark in seiner linken Hälfte dünner als in der rechten.

Epikrise: Idiotie und Hemiplegia cerebri sinistra.
Etwas kleinerer Schädel.
Verminderte Capacität des Schädels.
Hypoplasie der rechten Grosshirn- und der linken Kleinhirnhemisphäre.

Hyperostose an der Innenfläche der rechten Schädelhälfte in den vorderen zwei Dritteln zumal an der Basis.

Kleinheit der linken hinteren Schädelgrube.

Rhachitische Auflagerungen am Schädel.

Humphry nimmt gleichfalls einen Zusammenhang zwischen der Hyperostose an der Innenfläche der Schädelbasis und der Hypoplasie des Gehirns an, indem er meint, dass durch mangelhaftes Wachsthum des Gehirns das Periost und die knochenbildenden Zellen an der Basis zu wenig aus einander gezerrt oder gestreckt werden, sozusagen zu sehr zusammengerollt bleiben, und zieht zum Vergleiche die Rhachitis heran, bei der die wegen mangelhaften Wachsthums in den Epiphysenfugen zu kurzen Knochen auch dicker getroffen werden. Diese Anschauung Humphry's hat gewiss für den ersten Moment etwas für sich. Zu ihrer Anerkennung erscheint es mir aber unerlässlich, dass das von Humphry supponirte Zusammengedrängtbleiben der knochenbildenden Zellen auch wirklich anatomisch nachgewiesen werde. Es handelt sich eben dabei um die cardinale Frage des Expansivwachsthums der Knochen.

Wenn nun auch in der von mir geschilderten Weise die Fälle von basaler Schädelhyperostose bei Hypoplasie des Gehirns sich gut erklären lassen, so treten dieser Erklärung doch zwei Schwierigkeiten entgegen, nämlich einerseits die Thatsache, dass die basale Schädelhyperostose, wenn auch selten, getroffen wird bei gewöhnlicher oder grösserer Capacität des Schädels und ohne manifeste Kleinheit des Gehirns, andererseits der Umstand, dass recht oft bei Hypoplasie des Gehirns und zwar auch bei der hochgradigsten, wie sie bei der eigentlichen Mikrocephalie vorkommt, die basale Schädelhyperostose fehlt. In ersterer Hinsicht muss ich noch einmal hervorheben die Fälle VII, XIV, XV und XVI meiner Beobachtungsreihe. In meinem VII. Falle zeigte der grössere Schädel eine grössere Capacität und war das Gehirn trotz deutlicher Hypoplasie in den Stirnlappen, zum Theil vielleicht wegen der gleichzeitigen Hydrocephalia chronica interna, die allerdings nur einen mässigen Grad erreicht hatte, nicht kleiner, sondern eher etwas grösser.

Im XIV. Falle besass der grössere Schädel augenscheinlich gewöhnliche Capacität und war das Gehirn nicht hypoplastisch.

Im XV. Falle war der Schädel grösser, hatte ziemlich normale Capacität und war das Gehirn nicht deutlich kleiner, zum Theile vielleicht auch wieder wegen der allerdings geringen Erweiterung der Seitenventrikel.

Im XVI. Falle zeigte der grössere Schädel etwas grössere Capacität und war das Gehirn nur etwas kleiner.

Für solche Fälle muss man annehmen, dass die Wachsthumsenergie der Schädelknochen, zumal der Basis, eine beträchtliche über die Norm hinausgehende Steigerung erfahren hatte, vielleicht angeregt durch eine, wenn auch nur temporäre Vermehrung des Schädelcontentums in der Zeit des Schädelwachsthums und könnte eine Analogie dazu in der Thatsache gefunden werden, dass bei stärkerer Hydrocephalia chronica interna die Schädelknochen, allerdings hier überwiegend die Deckknochen, eine nicht selten sehr bedeutende Vermehrung der Flächenausdehnung, mitunter aber auch eine deutliche Dickenzunahme erfahren.

Bei den Fällen von Hypoplasie des Gehirnes ohne basale Schädelhyperostose müsste dann die entgegengesetzte Annahme gemacht werden, nämlich die, dass hier zugleich mit der verminderten Wachsthumsenergie des Gehirns auch die Wachsthumsenergie der Schädelknochen eine herabgesetzte war und eben deswegen die Schädelknochen nicht blos kleiner blieben, sondern auch nicht dicker wurden.

Am meisten würde das hervortreten bei den eigentlichen Mikrocephalien, wo, wie erwähnt, trotz hochgradigster Hypoplasie des Gehirns die basale Schädelhyperostose nur sehr selten gefunden wird.

Das allen Fällen von basaler Schädelhyperostose Gemeinsame wäre also nur, dass die Hyperostose als Ausdruck einer Wachsthumsstörung des Schädels anzusehen ist. Das eine Mal hätte diese die Bedeutung einer Gleichgewichtsstörung zwischen Abbau und Anbau bei normaler Wachsthumsenergie der Knochen, das andere Mal müsste eine gesteigerte Wachsthumsenergie der Knochen angenommen werden.

Schliesslich will ich noch betonen, dass in den Fällen von basaler Schädelhyperostose die oft so beträchtliche Verengerung der Spalten, Kanäle und Foramina an der Schädelbasis gewiss nur etwas Secundäres darstellt und für die dabei so gewöhnlich vorhandene Hypoplasie des Gehirns sicherlich nicht das causale Moment abgiebt, etwa in der Art, dass dadurch eine Compression der Gefässe des Gehirns und damit eine Wachsthumsbehinderung des Gehirns herbeigeführt werde. Dagegen spricht das erwähnte Vorkommen von basaler Schädelhyperostose mit der genannten Verengerung ohne Gehirnhypoplasie und weiter die Thatsache, dass so häufig Fälle von Hypoplasie des Gehirnes angetroffen werden, bei denen die basale Hyperostose und damit auch die Verengerung der Spalten, Canäle und Foramina an der Basis vollständig fehlt.

Citirte Literatur:

Gaddi, Iperostosi scrofolosa cefalo-vertebrale e cefalo-sclerosi rachitica. Modena 1863.

Giacomini, I cervelli dei microcefali. Torino 1890.

Griesinger, Pathologie und Therapie der psychischen Krankheiten. 2. Aufl. 1861.

Humphry, Notes on the microcephalic or idiot skull and on the macrocephalic or hydrocephalic skull. Journ. of anat. and phys. norm. and path. XIX. Sec. Part. 1895.

Huschke, Ueber Craniosclerosis totalis rhachitica und verdickte Schädel überhaupt, nebst neuen Beobachtungen jener Krankheit. Jena 1858.

Jlg, Anatomische Beschreibung und Abbildung eines durch ausserordentliche Knochenwucherung sehr merkwürdigen menschlichen Schädels. Prag 1821. (Nochmals publicirt von Gruber, Monographie eines merkwürdigen osteosklerotischen Kopfes des anatomisch-physiologischen Museums in Prag. Abh. d. k. böhm. Ges. d. Wiss. V. Folge. B. 5. 1847).

Muhr, Anatomische Befunde bei einem Falle von Verrücktheit. Arch. f. Psych. 6. B. 1876.

Rokitansky, Lehrb. d. p. Anat. 3. Aufl. 2. B. 1856.

Virchow, Zur Pathologie des Schädels und Gehirns. Ges. Abh. 1856.

Virchow, Untersuchungen über die Entwicklung des Schädelgrundes im gesunden und kranken Zustande und über den Einfluss derselben auf Schädelform, Gesichtsbildung und Hirnbau. Berlin 1857.

Erklärung der Figuren auf Tafel 2.

Fig. 1. Innenfläche der Schädelbasis vom IX. Falle. (17j. Idiotin). Kleinerer Schädel mit innerer Hyperostose.

Fig. 2. Innenfläche der Schädelbasis eines normalen 17j. Knaben wie Fig. 1 mit dem Zeichenapparate und in der gleichen Verkleinerung gezeichnet.

Fig. 3. Innenfläche der Schädelbasis vom XV. Falle. (14j. Idiot). Grösserer Schädel mit innerer Hyperostose.

Fig. 4. Innenfläche der Schädelbasis eines normalen 13 j. Knaben wie Fig. 3 mit dem Zeichenapparate und in der gleichen Verkleinerung gezeichnet.

Fig. 5. Innenfläche der Schädelbasis mit innerer Hyperostose in der r. Hälfte von einem 15j. Idioten mit sklerotischer Atrophie der r. Grosshirnhemisphäre. Wie die übrigen Figuren gezeichnet.

Discussion.

Herr von Recklinghausen: Diese Art von Knochenverdickung im Gefolge von Hirnhypoplasien habe ich in meiner allgemeinen Pathologie zur compensatorischen Pseudohypertrophie gerechnet und verstehe den Vortragenden dahin, dass er mit dieser Auffassung einverstanden sei. Jedenfalls ist auch eine absolute Steigerung der Knochenproduction im Spiele, bisweilen sind auch Verdickungen der Dura mater vorhanden, die an eine entzündliche Natur des Vorganges denken lassen.

Von Entzündung glaube ich hier deswegen reden zu dürfen, weil in den hypertrophischen Schädelknochen auch Sklerosen auftreten können, wohl begünstigt durch eine osteomalacische Disposition, aber kaum durch äussere, namentlich mechanische Einwirkungen veranlasst sind.

Herr Ponfick: Im Hinblick auf die Beziehung, in welche der Herr Vortragende die geschilderte Hyperostose der Schädelbasis zu der die Idiotie begleitenden Hypoplasie des Gehirnes gesetzt hat, ist vielleicht eine Beobachtung von Interesse, die ich an einem etwa 18 jähr. Manne mit normal grossem Gehirne und normalem Geisteszustande gemacht habe. Auch bei diesem Patienten fand sich nämlich eine ganz diffuse Hyperostose der Basis, insbesondere der Pyramiden des Felsenbeins. Da ausserdem in der Sella turcica ein taubeneigrosses Gewächs vorlag, in welches die Hypophysis aufgegangen war, so wird man sich der Annahme eines Zusammenhanges zwischen den beiden Erscheinungen wohl schwerlich entziehen können.

Für die Genese der in Rede stehenden Hyperostose sind also wohl vielseitigere Möglichkeiten zuzugestehen.

Durch Zufall bin ich in der glücklichen Lage, Ihnen das fragliche Object sofort hier vorzuzeigen und zur näheren Prüfung herumzugeben. Ursprünglich hatte ich allerdings keine weitere Absicht, wie Ihnen diese allgemeine Hyperostose der Schädelbasis als ein ganz individuelles Beispiel einer durch nachbarliche Geschwulstbildung angeregten Zunahme des Knochens vor Augen zu führen.

Herr Rudolf Virchow: Die Erklärung der umschriebenen multiplen Hyperostose am Schädel ist sehr schwierig. Positive Nachweise der Ursache sind nur in einzelnen Fällen geführt worden. Ein ausgezeichnetes Beispiel habe ich erst im letzten Sommer seçirt, wo durch partielle Pachymeningitis und eine Reihe von encephalitischen Herden der Verdacht auf traumatische Ursache gelenkt wurde. Dagegen suchte ich vergeblich nach einer Ursache für die partielle Hyperostose des Orbitaldaches (Toldt); weder Rachitis noch Syphilis schienen angeschuldigt werden zu können.

Die Verdickungen der Knochen sind an sich als Eburnation zu bezeichnen und wenn sie auch nicht ohne Weiteres als entzündlich bezeichnet werden können, so müssen sie doch als irritativ entstanden angesehen werden. Ihre Entwicklung ist bis jetzt nicht direkt beobachtet worden; um so mehr wäre es wichtig, darauf aufmerksam zu sein.

Herr Nauwerck: Es dürfte von aetiologischem Interesse sein, dass sich in der ostpreussischen Provinzial-Irrenanstalt Altenburg (Director Sommer) eine schöne Sammlung der von Herrn Chiari beschriebenen Veränderung findet, während ich im pathologischen Institut in Königsberg den fraglichen Befund nicht gesehen habe.

Herr Ziegler: Ich kann Herrn v. Recklinghausen nicht beistimmen, dass Verdickung der Dura und Hyperostose die entzündliche Natur des Processes beweisen. Für die mitgetheilten Fälle schliesse ich mich Herrn Chiari's Deutung an.

Herr Chiari: Irritative Veränderungen im Sinne entzündlicher Veränderungen habe ich bei der geschilderten Schädelhyperostose nie gesehen. Desshalb muss ich dieselbe lediglich als Aeusserung einer Wachsthumsstörung auffassen.

5. Herr Paul Ernst-Heidelberg:

Unpaariger Ursprung der Intercostal- und Lumbalarterien aus der Aorta.

Eine, wie es scheint, seltene Varietät der genannten Arterien bestand darin, dass ihre Ursprünge nicht doppelreihig angeordnet, sondern einreihig waren. Von den unpaaren Löchern aus konnte die Sonde in den linken oder rechten Ast gelangen je nach der eingeschlagenen Richtung. Die gemeinsamen Oeffnungen, oben queroval, mit zwei sichtbaren Löchern in geringer Tiefe, nahmen nach unten runde Form an und verwehrten den Einblick in die Tiefe. Dementsprechend nahmen die gemeinsamen Stämmchen nach unten an Länge zu. Es wurden 9 Intercostalarterien und 5 Lumbalarterien gezählt.

Die neuere morphologische Betrachtung sieht in Varietäten und Anomalien sinnvolle Beziehungen zur Keimes- und Stammesgeschichte. Eine solche Würdigung haben namentlich Varietäten des Aortenbogens, der basalen Hirnarterien, der Extremitäten- und Nierenarterien erfahren, während von den Zweigen der Aorta thoracica wenig verlautete. Auch hat nach Hochstetters Zeugniss die Entwicklungsgeschichte die Aeste der Aorta wenig berücksichtigt.

Auf Schwalbes Anregung zeigte jüngst Frédéric, dass ähnlich wie bei dem parietalen Ring[1]) (d. h. den intercostalen und lumbalen Arterien) eine metamere und segmentale Anordnung auch im visceralen (Darmarterien) und intermediären Ring (renalis, suprarenalis, spermatica) nachzuweisen sei, wenn man rudimentäre Glieder beachtete und zur Ergänzung eines metameren Systems heranzog. So waren die Darmarterien in 5 segmentalen Paaren angelegt, von denen nur 3 unpaare Arterien persistirten. Ein ähnliches metameres System versorgte einst die Urniere und schwand mit dieser grösstentheils, um noch in wenigen Resten (renalis, suprarenalis, spermatica) übrig zu bleiben. Bringt Hochstetter die Reduction paariger Darmarterien zu unpaaren in Zusammenhang mit der Bildung des dorsalen Darmgekröses, mit der Entfernung der Darmrinne von der Wirbelsäule und fasst sie als Verschmelzung auf, so haben wir Beispiele auch für Verschmelzung im Gebiet des intermediären Rings in Theile's Varietät der

---

[1]) Nach dem Schema Mackays.

Samenpulsadern, die zu einem Stämmchen verschmolzen der Aorta entspringen und in Portal's Varietät des gemeinsamen Ursprungs der Nierenarterien. Diesen Vorkommnissen würde sich unsere Varietät folgerichtig als Analogie im parietalen Ring des metameren Systems anreihen.

Die Wahrscheinlichkeit, dass eine Verschmelzung hier stattgefunden habe, wird erhöht durch die Ueberlegung, dass die ganze Aorta einer Verschmelzung aus den beiden primitiven Aorten ihre Gestalt verdankt. Wir haben Zeugnisse für eine ungenügende Verschmelzung, ein Stehenbleiben des Vorganges, wenn Kölliker von zwei Beispielen von Aorten mit Längsscheidewand erzählt, die er selbst bei Allen Thomson in Glasgow sah. Man kennt unter Missbildungen einen Fall von zwei persistirenden primitiven Aorten, neben Spaltung der Wirbelsäule (Ahlfeld). Soll dem Zuwenig nicht ein Zuviel gegenüberstehen, soll nicht eine zu innige Verschmelzung der primitiven Aorten zu unserer Varietät führen können?

Ist bisher vergeblich nach einem gleichen Vorkommniss in der Literatur gefahndet worden, so sind doch Andeutungen gelegentlich verzeichnet. Das 12. Paar der Intercostalarterien entspringt wohl einmal mit gemeinsamem Stamm, selten haben im Gebiet der Lumbalarterien je zwei die Neigung zu verschmelzen, und normaler Weise finden wir, dass die Paare sich um so näher rücken, je tiefer sie liegen. Was also da und dort einmal vereinzelt und andeutungsweise bemerkt worden, wäre hier vollkommen und consequent durchgeführt; auch die innigere Verschmelzung nach unten prägt sich hier in genaueren Maassen aus.

Man hat in manchen Varietäten Rückerinnerungen an Zustände im Laufe der Stammesgeschichte, palingenetische Vorkommnisse gefunden. War vielleicht auch hier eine Thierähnlichkeit verborgen? In Ermangelung des zu einer systematischen vergleichenden Behandlung nothwendigen Materiales mussten die nächsten besten Thiere, die zur Hand waren, zur Orientirung herhalten. Beim Kaninchen folgen auf 9 paarige Abgänge 8 unpaare, ein Zustand, der theilweise sehr stark an unsere Abweichung erinnert. Doch beim Meerschweinchen sind alle doppelt; so auch beim Hund, wo sogar die Abstände der Intercostalarterien nach unten zunehmen und erst bei den Lumbalarterien ein Zusammenrücken nach unten vorkommt. Auch die Katze besitzt nur doppelte

Ursprünge. Beim Hahn stehen die beiden Oeffnungen des obersten Paares sehr nahe, nach unten entfernen sie sich mehr. Die Aorta thoracica des Frosches giebt keine Intercostalarterien ab. Ihre Stelle vertritt die Vertebralis, die Lumbalarterien sind inconstant, aber paarig. Es konnte vermuthet werden, dass jede der beiden Aortae thoracicae für sich die Intercostalarterien ihrer Seite auf sich nähme, dem war aber nicht so. Von Ornithorhynchus berichtet Hyrtl, dass die Ursprünge der Lumbalarterien nach unten zusammenrücken, so dass das 6. Paar mit gemeinsamem Stämmchen entspringe. Bei der stammesgeschichtlichen Bedeutung der Monotremen wird das nicht zu übersehen sein. Indessen ist bei der mangelhaften Zahl und dem ungenügenden Gewicht der Beweise heute nicht mit Sicherheit zu entscheiden, ob der hier geschilderte Zustand Anfang oder Ende bedeute, als Palingenese oder Caenogenese aufzufassen sei. Wenn es eine neue Erwerbung wäre, so dürfte man im Sinne Roux' erwägen, ob sie einen Fortschritt, eine Vervollkommnung gewährleiste. Nach ihm haben Arterienursprünge genau die Gestalt eines Strahles, der aus einer von Wasser durchflossenen Röhre fliesst. Darin spricht sich die Anpassung an hydrodynamische Kräfte aus. So wird der geringste Aufwand an lebendiger Kraft gefordert durch Ersparung an Strudeln und Wirbeln. Es wäre denkbar, dass die Verschmelzung eine Vereinfachung verbürgte, und zudem eine Ersparniss an lebendiger Kraft, die das Herz zu leisten hat.

Discussion.

Herr Rudolf Virchow: Seit Jahren habe ich diesen Ursprung als Folge von Chlorose beschrieben und seine Auffassung ist jetzt ziemlich allgemein anerkannt. Die Chlorose als eine Theromorphie anzusehen, liegt vorläufig kein Grund vor; höchstens kann ihre Erblichkeit angeführt werden.

Herr V. Babes: Bei Gelegenheit dieses Vortrages will ich auf die oftmals unbeachtete pathologische Bedeutung von Arterienanomalien aufmerksam machen. So fand ich öfters bestimmte pathologische Zustände des Herzens und der Aorta bei Gegenwart blos zweier Aortenklappen: Befunde, welche neuerdings von Ribbert bestätigt werden konnten; ferner bestimmte Anomalien im Circulus Willisii: eine abnorme Arterie, welche vertical in die Basilaris eintritt, mit tödtlichen Gehirnhämorrhagien ohne anderweitige Ursachen; endlich Ursprungsanomalien der Magenarterien bei chronischem Magengeschwür. Es wäre erwünscht, bei sonst schwer erklärlichen Blutungen, Gefässerweiterungen oder anderen Veränderungen auch nach Anomalien zu fahnden und umgekehrt bei Anomalien nach wenn auch unbedeutenden pathologischen Veränderungen zu suchen.

---

6. Herr Paul Ernst-Heidelberg:
Verbreitung eines Enchondroms durch die Blutbahn.

Wenn in den letzten Jahrzehnten von der grössten Form der Metastase auf dem Wege der Embolie die Rede war, wurden regelmässig zur Illustration 3 Fälle verwendet, die unter sich viel Aehnlichkeit hatten. Paget hatte 1855 gesehen, wie die Geschwulstmassen eines Enchondroms des Hodens in die Gefässe einbrachen, und fand sie in den Lungenarterien wieder, sogar mit der Wand verwachsen. Fast zu gleicher Zeit beobachtete Virchow dasselbe bei einem Enchondrom der Fibula. Knorpelzapfen lagen locker in dünnhäutigen Gefässen. Ein 3. Fall rührt von Otto Weber her. Ein Beckenenchondrom war in mehrere Venen (iliaca externa, ileolumbalis, hypogastrica, ischiadica) eingedrungen und hatte sich bis in die iliaca communis vorgeschoben. In Blutgerinnseln des r. Vorhofes und Ventrikels waren knorpelige Emboli eingehüllt. Während sich in den Lungenarterien und deren gröberen Aesten nichts fand, staken aber in tertiären Zweigen näher der Peripherie knorpelige Emboli mit der Wand verwachsen. Von ihnen aus drang wucherndes Knorpelgewebe in die Lunge und gab zu metastatischen Geschwulstknoten Anlass.

Deutlicher liess sich kaum der Weg der Geschwulstelemente in die Blutbahnen, der Transport in diesen, die embolische Verschleppung nach entlegenen Organen, die dortige Neugründung von Tochtercolonien, von metastatischen Knoten zur Anschauung bringen. Im Anschluss daran betonte, man gern die Wichtigkeit der Entdeckung von Geschwulstmassen auf ihrer Reise, zwischen Trabekeln und Sehnenfäden des Herzens, und in Gefässen fern vom Standort der primären Geschwulst, weil damit ein continuirliches Hineinwachsen der metastatischen Geschwulst in das Gefäss widerlegt, der embolische Transport aber bewiesen war. Immerhin war Virchow damals der Meinung, dass wohl die Metastasen nur ausnahmsweise durch versetzte Gewebetheile entstünden, weil in ausgezeichneten Fällen von Venen- und Lymphgefässkrebs Metastasen oft geradezu vermisst würden, während umgekehrt bei ausgesprochener Multiplicität der Metastasen vergeblich nach Geschwulstpfropfen in Gefässen gefahndet werde.

Den 3 Beobachtungen, am meisten der Weberschen, reiht sich folgende an: Von einem kindskopfgrossen Enchondrom der Wirbelsäule (vom 12. Brustwirbel an nach unten) geschah ein Durchbruch ins Venensystem, sodass die ganze untere Hohlvene und ihre Wurzeln, die venae renales, suprarenales, phrenicae und die linke spermatica, dazu aber noch die Azygos von Geschwulstmasse prall ausgefüllt, überdehnt und ausgestopft waren. Dadurch schwoll die cava zu einem Durchmesser von 25—32 mm, die renales zu 20, suprarenales zu 13, spermatica zu 12 mm an. Aus der unteren Hohlvene ragte der knorpelige Pfropf in den r. Vorhof ein kurzes Stück weit hinein. Im Herzen aber war ähnlicher Inhalt nicht aufzufinden, erst unmittelbar über den Semilunarklappen der Lungenarterie fing wiederum ein fingerdicker, bläulich-weisser, durchscheinender etwas buckeliger Zapfen an, der sich dichotomisch in beide Lungen fortsetzte und als getreuer Abguss den Ramificationen der Arterien jeder Lunge folgte, links mehr in Form dichotomischer Theilung, rechts handförmig ausstrahlend. Im Gegensatz zu Webers Beobachtung hatten sich indessen weder metastatische Knoten noch Infarkte als Folgen daran angeschlossen. Bei aller Aehnlichkeit sind schwerwiegende Unterschiede zu verzeichnen. Der Zusammenhang der intravenösen Knorpelmasse wird erst durch das Herz unterbrochen, aber gleich jenseits desselben setzt der knorpelige Inhalt, nun in der Arterie, wieder ein. In den Herzhöhlen selbst fehlen Zeugen embolischen Transportes. Und doch muss sich zu einer Zeit ein Stück des Hohladerinhaltes losgelöst haben und durch den Blutstrom sich haben verschleppen lassen, um aufs Neue in der Lungenarterie festen Fuss zu fassen und von hier aus rückwärts und vorwärts, nach Centrum und Peripherie durch Wucherung sich weiter auszudehnen. Der getreue Abguss der Lungenarterienverzweigung kann nur an Ort und Stelle durch neu angefachtes Wachsthum des verschleppten Stückes entstanden sein. Die oft versuchte Erklärung ähnlicher Funde durch rückläufiges Wachsthum von Tochterknoten nach dem zuführenden Gefäss versagt hier, da secundäre Knoten überhaupt fehlten, auch ein Anhaften der knorpeligen Ausfüllungsmassen an der Wand nicht zu bemerken war. Die Annahme wird nicht fehlgehen, es habe sich ein recht grosses Stück losgelöst und verschleppen lassen, während kleine Bröckelchen wie im Weberschen Fall wohl auch weiter in die Peripherie gelangt wären und dort Metastasen erzeugt hätten. Also auch hier ein ähnlicher Widerspruch, wie jener von Virchow hervorgehobene. Trotz viel ausgedehnterer Verbreitung des Geschwulstmaterials in den Venen keine Metastasen; vielleicht gerade deswegen, weil die grössten und dicksten Gefässe verstopft waren, und weil, wenn sich Bruchstücke auch ablösten, diese wegen ihres grossen Kalibers in grossen Gefässen stecken blieben, deren dicke Wand für das bedrohte umliegende Gewebe einen viel wirksamern Schutz bot, als kleine peripherische Arterien oder gar Capillaren einzelnen verschleppten Zellen gegenüber etwa zu bieten vermochten. Abgesehen von solchen Erwägungen ist die Beobachtung ein Beispiel und Beweis von so grossartiger Wucherung und Verbreitung von Geschwulstmaterial in der freien Lichtung von Venen, dass ihm wohl nur wenige Fälle an die Seite zu stellen sein werden. Wie sich hiebei die Circulation eingerichtet haben mag, namentlich da die Azygos mit verstopft war, ist ein Räthsel, dessen Lösung der einfachen Präparation der nach dem Tode bekanntlich stark zusammenfallenden Venen nicht beschieden war.

Discussion.

Herr Birch-Hirschfeld: Abgesehen von einer Reihe hierhergehöriger Beobachtungen (v. Biesiadecki u. a.) möchte ich auf zwei eigene Fälle von embolischen Knorpelgeschwülsten hinweisen, (publ. im Archiv d. Heilkunde 1869); in dem einen bestand eine frische Embolie durch erweichte Geschwulstmassen in den Lungengefässen, mit Infarctbildung; die Embolie war wahrscheinlich während der Exstirpation eines Chondroms der rechten Schulter erfolgt. Der zweite Fall stellte sich dagegen als ein embolisches doppelseitiges Lungenchondrom (mit sarkomatösen Beimischungen) von älterer Entwicklung dar, das zur Bildung mächtiger Geschwülste geführt hatte, aber auch noch embolische Massen in den Pulmonalarterien in fester organischer Verbindung mit der Gefässwand nachweisen liess. Daneben fanden sich noch drei am Endocardium bez. an der valv. tricuspidalis zur Weiterentwicklung gelangte Chondrome. Das primäre Chondosarkom betraf den rechten Oberschenkel, derselbe wurde amputirt und nach Recidiv binnen Jahresfrist enucleirt. Dann kein örtliches Recidiv, aber acute Psychose mit dem Charakter der Manie. Die relative Häufigkeit der Weiterentwicklung embolischer Chondrome zu grossen Geschwülsten bestätigt ebenfalls die gerade dem Knorpelgewebe (sp. d. fötalen Knorpelgewebe) eigene Proliferationsenergie.

---

7. Herr v. Kahlden-Freiburg i/Br.:

Ueber die Entstehung einfacher Ovarialcysten.

Meine Herren! Die einfachen Ovarialcysten, welche man als Hydrops folliculi bezeichnet, werden ziemlich allgemein als Retentionscysten Graaf'scher Follikel aufgefasst. Eine abweichende Ansicht wird nur von Pfannenstiel vertreten, der für einen Theil der Fälle eine einfache Epithelwucherung unter ausdrücklichem Ausschluss adenomatöser Neubildungen annimmt, und von Orth, der für grössere Cysten ebenfalls an die Möglichkeit von nicht näher bekannten Neubildungsprocessen denkt.

Als Ursache der hypothetischen Retention in den Graaf'schen Follikeln findet man zu tiefe Lage derselben, Verdickungen der Albuginea, zu grosse Festigkeit der Theca folliculi, zu geringe menstruelle Congestion, zu grosse menstruelle Congestion, zu rasche Zunahme der Follikelflüssigkeit oder allmähliche Zunahme der Flüssigkeit angeführt. Besonderes Gewicht ist von den meisten Autoren auf Schwartenbildungen an der Oberfläche des Ovariums gelegt worden, indessen fehlen solche Schwartenbildungen gerade in den typischen Fällen von Hydrops meist, und wenn sie vorhanden sind, ist es manchmal fraglich, ob sie nicht secundär entstanden sind. Alle diese Erklärungsversuche sind nicht recht überzeugend, und sie vermögen umsoweniger zu befriedigen, als sie sich zum Theil direct widersprechen. Ich habe daher schon seit längerer Zeit die Frage nach der Entstehung des sog. Hydrops folliculi an einschlägigen Präparaten verfolgt. Mit grossem Nutzen habe ich dabei von der Thatsache Gebrauch gemacht, dass neben einer grösseren Cyste auf der einen Seite oft in dem Ovarium der anderen Seite kleinere Cysten vorhanden sind, in denen man a priori ein früheres Stadium desselben Processes vermuthen durfte. Diese Vermuthung hat sich denn auch bestätigt, da es jedesmal gelang, die Identität der histologischen Veränderungen auf beiden Seiten nachzuweisen.

Zunächst zeige ich Ihnen hier die Abbildung eines kleineren rechtsseitigen Ovarium, neben welchem ein typischer, grosser linksseitiger Hydrops bestand. Sie sehen hier ein ausgeprochenes Adenom, bei welchem sich aus ziemlich dicht neben einander liegenden kleinen epithelialen Zapfen zunächst kleine drüsenartige Hohlräume und dann Cysten entwickeln. In einem Wandrest des grossen linksseitigen Hydrops konnten genau dieselben Bildungen gefunden werden, die auch in der eigenthümlich violetten Färbung der Zellen vollständig mit denen im rechten Ovarium übereinstimmten. Die folgende auf einen anderen Fall bezügliche Abbildung zeigt Ihnen einen Schnitt aus dem kleinen linken Ovarium, welches neben einem wallnussgrossen characteristischen Hydrops der rechten Seite dicht unter dem erhaltenen Keimepithel kleine Cysten enthält, die von kleinen drüsenartigen Hohlräumen umgeben sind. In zwei Fällen habe ich, wie Ihnen die folgenden Abbildungen erläutern, an einer Stelle mässig grosse Cysten gefunden, die ebenfalls wieder von adenomatösen Bildungen umgeben waren, und in der das Bindegewebe in Form plumper Papillen vorgewuchert war. Wie Sie sehen, ist das Bindegewebe dieser Papillen zum Theil schleimig degenerirt. Derartige Papillen habe ich in dem einen Falle auf beiden Seiten in ganz übereinstimmender Form gefunden; in dem zweiten Falle dagegen waren sie nur auf der Seite der grösseren Cyste an einer Stelle vorhanden.

Bekanntlich wird als ein Hauptbeweismittel für die angebliche Entstehung des sog. Hydrops aus erweiterten Follikeln der in vereinzelten Fällen geführte Nachweis eines Eies in einem derartigen Hohlraum angesehen. Nach dieser Richtung ist die folgende Beobachtung von besonderem Interesse. Ein typischer Hydrops enthielt in seiner transparenten Wand an einer Stelle zwei kirschgrosse papierdünne Nebencysten. Wie die mikroskopische Untersuchung ergab, waren diese kleinen Cysten mit einem vier- bis sechsfach geschichteten Epithel ausgekleidet und dieses Epithel schloss eine ausserordentlich grosse Zahl von eiähnlichen Scheiben ein. (Demonstration von Abbildungen). Wie Sie sehen, kann man drei verschiedene Arten solcher eiähnlicher Gebilde unterscheiden, einmal homogene, röthlich gefärbte Scheiben, die regellos zwischen die Epithelzellen eingelagert sind, dann ebensolche Scheiben, um welche das Epithel in deutlicher Kranzform angeordnet ist, und schliesslich Gebilde, die nicht homogen sind, sondern in eine blasser gefärbte, aus Fäden und Körnern zusammengesetzte centrale, und in eine periphere homogene Partie differenzirt sind. Manche darunter liegen in einer discusartigen Erhebung des Epithels. Diese Gebilde weichen nun aber in ihrem Bau so wesentlich von normalen Eiern ab, — namentlich ist von Bedeutung das Fehlen eines deutlichen Kerns —, dass ich sie für unvollkommen entwickelte Eier halten möchte. Es liegt nahe, auch für den bekannten Fall von Neumann, der in dem Sediment des Cysteninhalts Tausende von scheibenförmigen Gebilden fand, die fast alle kernlos waren, die er aber doch als rechte Eier anspricht, diese Erklärung heranzuziehen, dass es sich um unvollkommen differenzirte Eier gehandelt hat.

In einem Theil der von mir untersuchten Fälle habe ich mit Wahrscheinlichkeit, in einem anderen mit Sicherheit den Nachweis führen können, dass die adenomatösen Bildungen, aus welchen der sog. Hydrops hervorgeht, von Einsenkungen des Keimepithels abstammen.

Ich übergebe Ihnen hier zunächst zwei Abbildungen von Schnitten aus dem bohnengrossen Ovarialrest eines ganz typischen sog. Hydrops. Das zum Theil erhaltene Keimepithel erstreckt sich in Form vielfach verzweigter drüsenartiger Schläuche in das Stroma des Ovariums hinein. In einer gesondert abgebildeten Einsenkung tritt in der Tiefe die Umwandlung des kurzen Keimepithels in hohes, cylinderförmiges deutlich hervor.

Die beiden folgenden Abbildungen entstammen einer Beobachtung, die in beiden Ovarien mehrere bis bohnengrosse glattwandige Cysten zeigte. Auf beiden Seiten sendet das erhaltene Keimepithel spaltförmige Fortsätze in die Tiefe, die im Innern theilweise colloidähnliche, mit Eosin intensiv rothgefärbte Inhaltsmassen erkennen lassen. Genau dieselben Massen finden sich auch in den drüsenartigen Bildungen, die unmittelbar neben diesen Einsenkungen liegen und mit demselben Epithel ausgekleidet sind. Diese Uebereinstimmung in der Form des Epithels und in den Inhaltsmassen tritt auf zwei weiteren Abbildungen besonders deutlich hervor.

In der folgenden Abbildung, die einem haselnussgrossen Hydrops entnommen ist, sind die tiefgehenden Einsenkungen des Keimepithels mit kleinen papillären Wucherungen an der Oberfläche des Ovarialrestes verbunden.

Auch in den folgenden, von drei weiteren Fällen stammenden Abbildungen ist die Beziehung der Keimepitheleinsenkungen zu unter denselben liegenden adenomatösen Bindungen deutlich; dasselbegilt von den Einsenkungen und Adenombildungen in dem Ovarium einer 77 Jahre alten Frau, welches an der Oberfläche mehrere prominente Bläschen mit wasserhellem Inhalt und im Innern zwei erbsengrosse, ganz glattwandige Cysten zeigte.

Zum Schluss zeige ich Ihnen hier noch Abbildungen von einem eigenthümlichen Ovarialtumor, für den ich in der Literatur kein Analogon gefunden habe. Wie Sie aus der Abbildung des Durchschnittes ersehen, ist das ganze Ovarium bis auf einen kleinen festen Wandrest am oberen Pol in einen schwammigen Tumor verwandelt, der in einem ausserordentlich feinen Maschenwerk zahllose halbstecknadelkopf- bis höchstens linsengrosse Hohlräume enthält.

Mikroskopisch handelt es sich um eine Neubildung von unzähligen kleinen Epithelnestern, die ganz rapide einer der schleimigen ähnlichen Degeneration verfallen und so die Entstehung von Hohlräumen veranlassen, die meist nicht mehr mit Epithel bekleidet sind. Doch finden sich noch einzelne, mit hohem Cylinderepithel ausgekleidete Cysten.

Schnitte durch das andere, makroskopisch anscheinend unveränderte Ovarium ergeben, wie Sie aus den folgenden drei Abbilbildungen ersehen wollen, dass hier genau derselbe Process in den ersten Anfängen vorhanden ist. Auch ist es zweifellos, dass die Neubildung von Einsenkungen des Keimepithels ausgeht, die in der Tiefe schon genau dieselbe charakteristische Degeneration des Epithels zeigen, wie die selbständigen, abgeschnürten und weiter gewucherten Epithelcysten.

Discussion.

Herr Virchow: Die Grenze zwischen Follicular-Cysten und neugebildeten Cysten ist nur durch den Nachweis von Eiern zu finden. Deshalb habe ich schon vor 50 Jahren die Aufmerksamkeit auf die Ovula gelenkt (Abhandlung über Colloïd des Eierstocks). Sollten jetzt die Ovula allgemein in Zweifel gezogen werden, so erkläre ich mich bereit, beweisende Präparate zu sammeln.

Herr Baumgarten: Ich möchte den Herrn Vortragenden fragen, welche Beschaffenheit das Epithel der betreffenden Cysten gehabt habe, ob Cylinder-, resp. Becherzellen oder Flimmerzellen? In letzterem Falle wäre weiter zu fragen, wie obige Fälle abgegrenzt werden könnten gegen die serösen Kystoadenome. In Bezug auf die Umdeutung der Neumann'schen Beobachtungen über das Vorkommen von Eizellen in einem Hydrops ovarii halte ich es für absolut ausgeschlossen, dass Neumann eine nichtzellige Bildung fälschlich für eine Zelle erachtet haben könnte.

Herr Zahn: Ich möchte einen Fall in Erinnerung bringen, welchen ich in der Nürnberger Versammlung deutscher Naturforscher und Aerzte mittheilte. Es handelte sich um einen doppelseitigen multiplen Follicularhydrops von ungemeiner Grösse, wobei ich in den kleineren bis erbsengrossen und noch grösseren Cysten zweifellose Eier mit Discus, Zona pellucida und Kern, je ein Ei in einer Cyste, nachweisen konnte.

Herr v. Kahlden: Herrn Virchow erwidere ich, dass ich zunächst natürlich nur bezüglich meiner eigenen Fälle behaupten kann, dass der sog. Hydrops folliculi nicht aus Follikeln, sondern aus einem adenomatösen Vorstadium hervorgeht. Eine Berechtigung zu einer gewissen Verallgemeinerung dürfte sich aber daraus ergeben, dass die bisherigen Theorieen über die Entstehung des sog. Hydrops nicht recht zu überzeugen vermögen, und aus dem umfangreichen Material, welches meinen Untersuchungen zu Grunde liegt.

Die bisher als Eier beschriebenen Gebilde lassen Zweifel, ob es sich dabei wirklich um normale, ausgebildete Eier gehandelt hat, sehr berechtigt erscheinen.

Herrn Virchow erwidere ich weiterhin, dass ich den Ausdruck Hydrops folliculi hier noch gebraucht habe, weil es mir verfrüht erscheint, ehe Nachprüfungen von anderer Seite angestellt sind, schon einen anderen Namen anzuwenden.

Das Epithel ist, wie ich auf die Frage des Herrn v. Baumgarten antworten möchte, ausserordentlich verschieden, cubisch, polygonal oder cylindrisch. Oft ist, wie Sie auch auf einer der Abbildungen sehen, das Epithel in ein und derselben kleinen Cyste theils ganz kurz, theils hoch cylindrisch. Flimmern habe ich nie beobachten können.

Der Fall des Herrn Zahn ist mir nicht bekannt, und auch nirgends in der Literatur citirt.

8. Herr Rischpler-Hannover:

Ueber Gewebsveränderungen durch Kälte.

Von den wenigen Arbeiten, welche über Gewebsveränderungen durch Kälte handeln, besitzen nur die von Kriege und Uschinsky weitergehende Bedeutung.

Kriege hat Kaninchenohren, Uschinsky Schenkel von Meerschweinchen, blossgelegte Muskeln, Nerven und Gefässe mit dem Aetherspray zum Gefrieren gebracht und nach verschieden langer Zeit untersucht. Ihre Resultate weichen ganz wesentlich von einander ab.

Kriege meint, dass der Gewebstod vom thrombotischen Verschluss zuführender Arterien abhängig sei und dass die Thrombenbildung die erste Veränderung darstelle, welche sich nachweisen lasse.

Uschinsky dagegen sah Vacuolen in den Epidermiszellen auftreten, sah einzelne oder ganze Gruppen von solchen zu Grunde gehen, ohne Thromben in den Cutisgefässen zu entdecken. Solche treten erst nach stärkerem Frieren auf und auch dann noch nicht einmal in allen Luminibus. Meist fand er Stauungsstasen, die sich leicht wieder lösten. In den Nerven sah er Myelinzerfall, in den Gefässwänden Verschiebung elastischer Fasern und Infiltration mit Leukocyten. Der Zerfall von Muskulatur scheint, trotzdem die Kältestarre drei bis fünf Minuten lang unterhalten wurde und der Spray auf den blossgelegten Muskel gerichtet war, nur gering gewesen zu sein. Uschinsky führt die gesetzten Veränderungen, namentlich die der Epidermis auf directe Kältewirkung zurück und geräth so in Widerspruch mit der von Kriege aufgestellten Theorie.

Beide geben übereinstimmend an, dass Regenerationserscheinungen verpätet, erst vom vierten Tage an, auftraten.

Ich habe nun auf Veranlassung des Herrn Geheimrath Marchand im pathologischen Institut zu Marburg von Neuem auf diesem Gebiete gearbeitet und möchte mir heute erlauben, Ihnen meine Resultate in Kürze vorzutragen.

Ich habe Ohren und Schenkelpartieen von Kaninchen und schliesslich auch Mäuseschwänze mit dem Aetherspray zum Gefrieren gebracht, sie drei bis vier Minuten lang in diesem Zustand erhalten und die Präparate 20 Minuten, $^3/_4$, 2, 6 und 24 Stunden, 2, 3, 4, 5, 6, 7 und 8 Tagen nach dem Erfrieren exstirpirt und untersucht. Sie wurden serienweise in Müller-Formol oder Sublimatlösung fixirt und in Alkohol nachgehärtet. Die Färbung der Schnitte erfolgte, wenn sich nicht andere Methoden nöthig machten, nach van Gieson.

Meine Resultate sind folgende:

Schon nach 20 Minuten fällt in den Ohrpräparaten bei schwacher Vergrösserung in der Epidermis ein deutlicher Farbenunterschied zwischen der proximalen und distalen Hälfte auf. Er findet seinen Grund darin, dass sich proximal Protoplasma und Kerne, distal aber nur die Kerne gefärbt haben. Gleichzeitig hat hier die Epidermis an Breite verloren, die Riffelung und selbst die Begrenzung der Zellen ist undeutlich geworden oder geschwunden und dann auch mit Hilfe der Oelimmersion nicht mehr nachzuweisen. Ein guter Theil der Zellen ist vacuolisirt, ihre Kerne sind entsprechend verunstaltet. Solche Elemente finden sich auch in der distalen Partie der proximalen, gefärbten Epidermis und in den oberen Schichten weiter nach der Spitze zu gelegener Haarbälge und Talgdrüsen, in denen sich das Zellprotoplasma ebenfalls gefärbt hat. Im Uebrigen sind die Kerne der distalen Partie kleiner und ihr Chromatingerüst besitzt oft einen klumpigen Bau. Andere sind irregulär gestaltet, geschrumpft und von einem hellen Hofe umgeben, der die ehemalige Form und Grösse des Kernes erkennen lässt. Viele stellen kleine, intensiv und diffus gefärbte Gestalten dar und schliesslich werden auch Kerne oder Gruppen von solchen in der tiefsten Restlage auf dem Bindegewebe intact gefunden.

So tritt also bereits frühzeitig ein deutlicher Unterschied zwischen der erhaltenen und, wie die späteren Präparate lehren, der dem Tode verfallenen Epidermis auf.

Der Farbencontrast wird immer deutlicher. Die geschädigten Kerne verlieren ihre Tinctionsfähigkeit und schon nach 24 Stunden stellt die distale Epidermis ein auf weite Strecken, nach 2 Tagen ein in toto ungefärbtes Band dar, das proximal an der Uebergangsstelle und distal an den erhalten gebliebenen Haarbälgen durch neu sich bildende Epidermis im Verein mit Leukocyten abgesprengt wird. Sie bleibt hier mit der centralen nekrotischen Partie der Wurzelscheiden und dem Haar, dort mit der Hornschicht der erhaltenen Epidermis im Zusammenhang.

Auf weitere Einzelheiten, wie partielle Nekrosen, Abhebung durch Fibrinnetze und Blasenbildung einzugehen, verzichte ich und will hier nur noch erwähnen, dass Regenerationserscheinungen nach 24 Stunden auftreten und zwar in Gestalt von Mitosen und vielkernigen Zellen. Letztere werden bereits in 18 Stunden alten Präparaten beobachtet und finden sich in der distalen Partie der erhaltenen Epidermis, jenseits der Farbencontraststelle in Haarbälgen und Talgdrüsen und dort, wo einzelne Zellen auf dem Bindegewebe erhalten geblieben sind. Die Zahl ihrer Kerne schwankt, nimmt aber wie die Grösse der Zellen in den nächsten Tagen erheblich zu. Sie sind jüngst von Fürst genauer untersucht und beschrieben worden und ich brauche infolgedessen nicht weiter auf dieselben einzugehen.

Recht deutlich sind auch die Veränderungen im Knorpel. Nach 20 Minuten finden sich etwas weiter vom Anfang des Schnittes entfernt erhaltene Zellen nur noch in den seitlichen Partieen des die Ohrpräparate durchziehenden Knorpelstreifens, in der centralen sind sie auf das proximale Ende beschränkt, aber auch dort an Zahl gering. Das Protoplasma hat zwar noch einen gewissen Farbenton angenommen, sieht aber körnig aus und ist gewöhnlich geschrumpft. Häufig enthält es kleine Vacuolen, zuweilen ist es zerfallen. Die Kerne sind nur proximal gut, irregulär gestaltete Formen bilden den Uebergang zu kleinen zackigen Figuren, welche sich intensiv und diffus gefärbt haben. Solche werden bereits proximal angetroffen, distal beherrschen sie das Bild. Erhaltene Zellen finden sich an den Knorpelabsätzen und vereinzelt in der Spitze.

In der Folgezeit verliert das Protoplasma seine Tinctionsfähigkeit und nach 24 Stunden erscheinen die Zellen als farblose, oft vacuolisirte Schrumpfungsprodukte, deren Kerne zuweilen fehlen, sonst aber klein und zackig sind und sich diffus gefärbt haben. In späteren Präparaten haben auch sie keinen Farbenton mehr angenommen.

Im Anschluss an das Oedem im Gewebe tritt eine Quellung des Knorpelstromas auf, die sich in einer Verbreiterung des Knorpelstreifens und Vergrösserung der Zellabstände bemerkbar macht. Sie geht mit dem Oedem wieder zurück und hinterlässt den Knorpel in einer neuen Configuration. So stellt das Stroma in einem fünf Tage alten Präparate proximal ein bogenförmiges Fachwerk dar, in dessen weiten Räumen die grosse Vacuolen einschliessenden Knorpelzellen als ungleich dicke Ringe liegen. Sie sind zuweilen zerfallen, in der Regel aber auch in den 7 und 8 Tage alten Präparaten erhalten. Nur sind hier die Vacuolen noch grösser und die Ringe feiner. Nicht selten werden neben einer grossen Vacuole mehrere kleine angetroffen. Die Kerne dieser Zellen sind proximal gut, distal fehlen sie; eine Strecke mit geschrumpften Elementen bildet den Uebergang.

In der Spitze sind, wie bereits erwähnt, regelmässig einzelne Zellen erhalten geblieben. Sie stellen in drei bis vier Tage alten und auch späteren Präparaten des öftern Riesenzellen dar, deren Kerne nicht selten Gestalten besitzen, die an amitotische Theilung erinnern. Die Regeneration von der Basis aus erfolgt nach 24 Stunden. Wir finden dort Zellen mit 1, 2 oder 3 runden Kernen, die verschieden gross und durchweg gut gebaut sind. Die Kerntheilung geht, wie aus schönen Bildern ersichtlich ist, zunächst auf amitotischem Wege von statten.

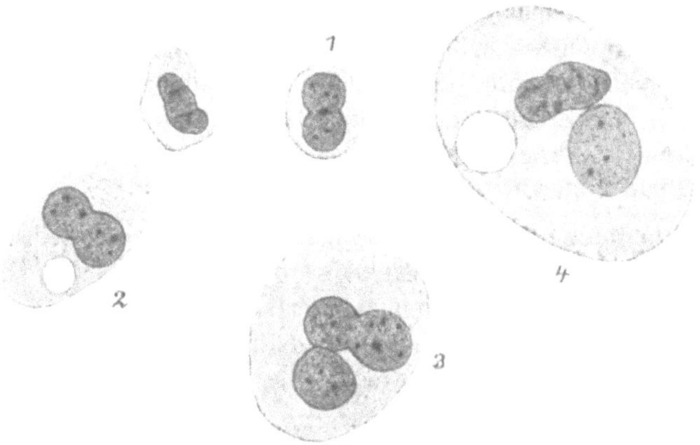

Amitotische Kerntheilungsfiguren aus dem Knorpel. Nach 24 Stunden.

Vom zweiten Tage an wurden Mitosen gefunden, deren Zahl am dritten und vierten noch zunahm. Die Regeneration schreitet nur langsam vorwärts. Gute Kerne fehlen selbst dort noch, wo das benachbarte Bindegewebe bereits eine narbige Structur angenommen hat. Eine entzündliche Reaction von Seiten des Gewebes auf den kernlosen Knorpel ist nicht eingetreten.

Schon eine drei Minuten dauernde Erfrierung der Schenkelhaut genügte, um einen Zerfall darunter gelegener Muskelfasern hervorzurufen. Derselbe beschränkte sich jedoch auf die drei obersten Faserlagen und kam nur an circumscripten Stellen zu Gesicht. Ausgedehnter ist der Zerfall in den zwanzig Minuten alten Präparaten von Mäuseschwänzen. Um diese Veränderungen genauer zu untersuchen, habe ich den Aetherspray zehn Minuten lang auf die rasirte Schenkelpartie einwirken lassen und dadurch tiefgreifende und ausgedehnte Zerstörungen in der Muskulatur hervorgerufen. In einem $^3/_4$ Stunde alten Präparate sind die Fasern in körnige Massen, in feinere oder gröber quergestreifte oder kompakte ungestreifte Stücke und Stückchen zerfallen. Andere sind nur noch längs gestreift und wieder andere stellen schmale, geschlängelte Bänder vor, deren Streifung abnorm weit auseinander gerückt ist. Viele sind durch irreguläre Hohlräume und Risse zerklüftet und einzelne der Länge und Quere nach in sarcous elements zerfallen.

Von den Kernen ist ein Theil erhalten geblieben, die übrigen sind geschrumpft oder zerfallen. Leukocyten finden sich zwischen und zuweilen auch in den Fragmenten der Muskelfasern.

Regenerationserscheinungen treten am dritten Tage auf und kennzeichnen sich durch eine kolossale Anhäufung von Zellen und Kernen in der geschädigten Muskelsubstanz. Sie sind vielfach in mitotischer Theilung begriffen. Nach fünf Tagen werden zahlreiche neugebildete Spindeln beobachtet.

Schrumpfung, Zerfall und schliesslich Verlust der Zellen und Kerne beobachtet man in den Sehnen und Knochen der Mäuseschwänze. In den Elementen des letzteren treten auch Vacuolen auf. Der Kern umgiebt dieselben als schwarzer schmaler Saum entweder ganz oder theilweise oder liegt als kleines brutförmiges Gebilde in einer Ecke der Höhle.

Regenerationserscheinungen kommen in Sehnen eines drei Tage alten Präparates in Gestalt von Zellreihen zu Gesicht. Ihre Kerne sind entweder klein, liegen dicht zusammen und die Zellen sind nicht von einander zu trennen, oder sie sind auseinandergerückt, deutlich begrenzt und besitzen grosse, gut gebaute Kerne.

Auch unter den Nervenkernen trifft man nach zwanzig Minuten Degenerationsformen an und nach 24 Stunden Mitosen. Die Stämme selbst erscheinen in den Ohren und Schwänzen wenig oder nicht verändert, in denen der Schenkel finden sich in zwei Tage alten und älteren Präparaten matte Streifen von Faserbreite, in denen feinkörnige Massen und einzelne grössere Klümpchen liegen.

Im Knochenmark weist nach 20 Minuten ein Theil der Retikel- und freien Zellen Vacuolen auf, in anderen sind die Kerne geschrumpft. Später werden die erhaltenen Elemente seltener, die Zahl der alterirten wird grösser und ungefärbte Zellen und Fragmente treten auf. Von besonderem Interesse ist ein 24 Stunden altes Präparat. Die Gewebskerne sind fast sämmtlich zu Grunde gegangen. Tief dunkel gefärbte runde Gestalten, an denen nur sehr selten ein protoplasmatischer Saum zu erkennen ist, bevölkern die Markhöhle. Ihr Durchmesser schwankt zwischen 4 und 29 μ. Die grossen runden Formen wurden zuerst in einem 18 Stunden alten Präparate angetroffen und fanden dort Analoga in einzelnen gleich grossen Kernen von Riesenzellen. Nach 2 Tagen ist ihre Zahl wieder kleiner und später fehlen sie ganz.

Regenerationserscheinungen kommen am vierten Tage zur Beobachtung. Vier hinter einander liegende Wirbel bringen die einzelnen Phasen der Regeneration zu Gesicht. Im distalen ist die Markhöhle noch mit rothen Blutkörperchen ausgefüllt, im proximalen bereits ein neues Reticulum gebildet worden. Die Regeneration muss also bereits früher eingesetzt haben.

Es bleibt mir noch übrig, auf die Veränderungen im Bindegewebe und in den Gefässen einzugehen. Nach $^3/_4$ Stunden fand ich Randstellung und Auswanderung von Leukocyten, nach 20 Minuten dagegen schon zwischen den Fasern der Subcutis Fibrin abgelagert, in grösserer Menge in den Schwänzen, in kleinerer in den Ohren. Dafür nimmt hier die Ausscheidung, bezw. das dieser entsprechende Oedem rasch an Ausdehnung, zu, drängt die zum Theil gequollenen Bindegewebsbündel der Subcutis und tieferen Cutis weit auseinander und erstreckt sich bis in die Nähe der Spitze. Entsprechende Bilder bieten die Schenkelpräparate.

Ein Theil der Bindegewebs-Kerne ist bereits nach 20 Minuten geschädigt, geschrumpft oder sogar zerfallen. In $^3/_4$ Stunden alten Präparaten sind die erhaltenen Kerne von einem deutlich gefärbten Protoplasmaleib umgeben.

Der Zusammenhang zwischen Fasern und Zellen wird lockerer und diese lösen sich schliesslich los. Nach 24 Stunden findet man solche mit Leukocyten zusammen in grosser Zahl frei in den Spalten des Gewebes liegen. Sie sind nicht selten schon jetzt in mitotischer Theilung begriffen. Ihre Zahl wird in der Folgezeit durch solche vermehrt, welche in Gestalt von Spindeln und anderen Zellformen aus der Umgebung der Gefässe in die ödematöse Zone hineinwandern. Die Regenerationserscheinungen nehmen im Laufe der nächsten Tage rasch an Umfang zu.

Haemorrhagien finden sich nach $^3/_4$ Stunden und auch in den späteren Präparaten gewöhnlich in der tiefen Partie der Cutis, im subcutanen Gewebe nahe am Knorpel in den Ohren und dicht über der Hautmuskelschicht in den Schenkeln. Mehr einzeln liegende Erythrocyten werden in grosser Zahl zwischen den Fasern des Gewebes angetroffen, besonders dort, wo dieses Noth gelitten hat.

Bindegewebsnekrosen sind in allen Versuchsreihen aufgetreten. Am frühesten waren sie in den Schenkelpräparaten zu erkennen. Schon nach 2 Stunden fand ich Papillenspitzen, die von Leukocyten durchsetzt waren und nach 6 Stunden kamen oberflächlich gelegene Gewebspartieen zur Beobachtung, welche durch einen Wall von weissen Blutkörperchen nach der Tiefe zu abgegrenzt wurden. Die Nekrosen an den Ohren kommen in gleich deutlicher Weise erst später zum Ausdruck, dort sind auch diese bereits vorher durch den Verlust ihrer Kerne und den Mangel an Regenerationserscheinungen als solche charakterisirt.

Kriege macht den Gewebstod vom thrombotischen Verschluss der zuführenden Arterien abhängig und giebt an, dass die Thrombose die erste Veränderung wäre, welche sich nachweisen liesse.

Ich kann ihm schon aus dem Grunde nicht beistimmen, weil ich nach der gleichen Zeit, nach welcher Kriege Thromben fand, die geschilderten Zell- und Kernveränderungen und zerfallene Muskelfasern angetroffen habe.

Was nun die Thromben selbst anbetrifft, so beschreibt er zunächst feinkörnige, die hauptsächlich in Capillaren, Arterien und Venen der Spize gefunden wurden, in späteren Präparaten hyaline.

In meinen Schnitten differirt der Gefässinhalt ganz wesentlich, je nachdem die Stücke in Sublimat oder Müller-Formol fixirt sind. In denen der letzten Sorte habe ich in den Gefässen der Ohrspitzen und Schenkelhaut nach 20 Minuten und später lediglich intacte Erythrocyten gefunden. Auch in den Sublimatpräparaten enthielt die grössere Mehrzahl der Gefässe rothe Blutkörperchen, doch traf ich in diesen, wenn auch selten, kleine Lumina an, die mit körnigen Massen ausgefüllt waren. Solche wurden dagegen öfter mit Erythrocyten zusammen und häufiger in grösseren Gefässen gefunden. Dabei zeigte sich jedoch, dass die rothen Blutkörperchen vielfach in ihrer Structur verändert waren. Sie hatten ihre Form zwar meist behalten, sahen aber körnig aus, gerade so, als ob sie aus solchen kleinen Klümpchen zusammengesetzt wären, wie sie daneben lagen. Andere waren zerbrochen und zum Theil in kleine Partikelchen zerfallen.

Ich war zunächst geneigt, diese Erscheinung als eine Kältewirkung auf die rothen Blutkörperchen anzusehen, wurde aber sehr bald eines Besseren belehrt, als ich die gleiche Erscheinung Körnung und Körnchen, in mehrere Tage alten Präparaten und auch in dem Blute wiederfand, welches beim Abschneiden der Ohren an der Schnittfläche haften geblieben war. Und schliesslich habe ich die in Müller-Formol fixirten Präparate vergeblich nach den vielen Körnchen und gekörnten Erythrocyten durchsucht. Gewiss habe ich auch hier zuweilen kleine corpusculäre Elemente in grösseren Gefässen angetroffen, aber nur selten und ihre Zahl war so gering, dass man ihnen unmöglich irgend welche Bedeutung beimessen kann. Dafür fanden sich die Lumina, soweit sie nicht Blutkörperchen enthielten, mit einer bald mehr homogenen, bald körnigen Gerinnungsmasse ausgefüllt.

Aehnlich erging es mir mit einer anderen Erscheinung. Ich begegnete in Sublimatpräparaten Gefässen, welche rundliche, opake und je nach der Färbemethode farblose oder dunkelgelbe Massen enthielten. Sie waren der Intima angelagert und sprangen wulstig oder kugelig in das Lumen vor. Eben solche Gebilde lagen frei darin. Leukocyten und Endothelien, die abgesprengt waren und in die Lichtung hineinragten, waren von diesen Massen fest eingeschlossen und mehr freiliegende weisse Blutkörperchen von Ringen derselben Substanz umgeben. Kleinere und grössere opake, runde Körperchen lagen daneben und bildeten den Uebergang zu intakten Erythrocyten.

In der ödematösen Zone traf ich ähnliche Herde an. Gelbe oder farblose Klumpen, die etwas grösser und dunkler als Erythrocyten, aber in gleicher Weise wie diese aneinander gelagert waren, fanden sich an den Fasern oder frei in den Spalten des Gewebes.

Auch das sind Kunstprodukte; denn in der Mehrzahl der Sublimatpräparate finden sich rothe Blutkörperchen, die in gleicher Weise verändert sind; sie fehlen dagegen, wo die Fixirung in Müller-Formol erfolgt war.

Hyaline Thromben habe ich nicht gefunden.

Ich bin absichtlich näher auf diese Bilder eingegangen, weil die ersten den feinkörnigen Thromben Kriege's, die letzteren den hyalin-leukocytären, die Hodora beschrieben hat, ausserordentlich ähnlich sehen.

Ich habe nun auch häufiger wirkliche Thromben angetroffen, aber erst in späteren Präparaten. Es handelt sich gewöhnlich um gemischte, die aus vielen rothen Blutkörperchen, aus Plättchen, Leukocyten und Fibrin zusammengesetzt sind. Zuweilen enthalten sie auch abgesprengte Endothelien. Sie sind bald randständig, bald obturirend, haben es aber auch dort, wo sie häufiger vorkommen, nicht verhindert, dass Regenerationserscheinungen im umliegenden Gewebe auftraten.

Ich kann mich deshalb auch mit dem zweiten Theile der Kriege'schen Behauptung, dass Thromben die Ursache der Nekrose wären, nicht befreunden. Die Schädigung ist vielmehr eine directe und führt, wenn sie hochgradig genug ist, den lokalen Tod herbei.

Für eine primäre Kältewirkung spricht weiterhin, dass diejenige Seite der Mäuseschwänze, welche der Sprayrichtung zugekehrt war, ganz erheblich stärker geschädigt ist als die andere.

Den schönsten Beweis aber liefern die Gefässe selbst. Schon nach 20 Minuten finden sich in grossen Arterien, welche leer sind oder eine Anzahl Erythrocyten enthalten, die Endothelien hochgradig vacuolisirt und ihre Kerne entsprechend verunstaltet. In anderen Zellen fehlen die Vacuolen, aber die Kerne sind unregelmässig figurirt oder geschrumpft. Auch die Muskelzellen sind vielfach vacuolisirt. Andere weisen geschrumpfte Kerne auf und in einzelnen sind diese sogar zerfallen. Und das alles ohne Thromben!

In den grossen Venen und kleineren venösen und arteriellen Luminibus kommen in den Endothelien von alterirten Formen nur geschrumpfte Kerne zur Beobachtung. Ein Theil dieser

Zellen ist übrigens bereits nach 20 Minuten verloren gegangen, ein anderer wird später durch auswandernde Leukocyten abgesprengt.

Regenerationserscheinungen treten auch nach 24 Stunden auf und zwar in Gestalt von Mitosen in der Muscularis sowohl wie im Endothel. In letzterem kommt es gleichzeitig zur Bildung vielkerniger Zellen. Diese stellen in einem 3 Tage alten Präparate besonders grosse Elemente dar, springen als dunkle Buckel in das Lumen vor und enthalten eine grössere Zahl von Kernen, die sich alle intensiv gefärbt haben.

Die alterirten Muskelzellen, welche sich nicht wieder erholen, fallen aus. Das weitere Schicksal der Gefässwände lernen wir in einem acht Tage alten Präparate kennen. Die Bindegewebssepta der Muscularis sind verbreitert und mit zahlreichen Kernen besetzt, die sich häufig in mitotischer Theilung befinden. Die leeren Muskelräume communiciren untereinander und sind mit rothen Blutkörperchen ausgefüllt.

Ich komme zu folgendem Schluss:

Die untersuchten Gewebe leiden alle ohne Ausnahme unter dem Einfluss niedriger Kältetemperaturen, auch wenn dieselben nur 3 bis 4 Minuten lang einwirken.

In erster Linie wird das Protoplasma der Zellen geschädigt, in zweiter der Kern. Die mildere Form der Zellveränderung stellt das Auftreten von Vacuolen dar, die stärkere wird durch den Verlust der Tinctionsfähigkeit, durch Alteration und Zerfall des Kerns charakterisirt.

Die Muskeln reagiren mit theilweisem Verlust der Kerne und mit Zerklüftung, Aenderung der Streifung und Zerfall der Fasern.

Auch die Nerven werden geschädigt.

Die Bindegewebsfasern und das Knorpelstroma erfahren eine secundäre Veränderung durch Aufnahme von Flüssigkeit nach ödematöser Durchtränkung des Gewebes, das der Knochen und Sehnen bleibt unverändert. Letzteres vielleicht nur, weil in seiner Nähe ein stärkeres Oedem nicht zur Ausbildung gelangt.

Die regelmässig entstandenen mehr oder minder tief greifenden Nekrosen sind auf directe Kältewirkung und nicht auf Thromben zurückzuführen.

Die Regeneration ist nicht verzögert. Sie tritt in der Epidermis, im Bindegewebe und Knorpel, in den Gefässen und Nerven bereits nach 24 Stunden auf und zwar in Gestalt von directen

Kerntheilungsfiguren im Knorpel, von Mitosen in den übrigen Geweben. Gleichzeitig kommt es im Endothel, früher in der Epidermis und später im Knorpel, zur Bildung von vielkernigen, bezw. Riesenzellen. Mitosen werden im Knorpel vom zweiten Tage an beobachtet.

Auch in der Muskulatur treten Regenerationserscheinungen nicht später auf, als es sonst der Fall ist und in Bezug auf das Knochenmark lässt sich aus meinen Präparaten jedenfalls mit Sicherheit sagen, dass die Regeneration vor dem vierten Tage begonnen haben muss.

---

9. Herr Max Borst,

Privatdozent und erster Assistent des patholog. anat. Instituts zu Würzburg.

Neue Experimente zur Fremdkörpereinheilung.

Die schönen und klaren histologischen Bilder, die ich bezüglich der Vorgänge bei der pathologischen Organisation von einem Präparate gewann, das einen recenten Bluterguss in eine kleine präpatellare Bursa darstellte [1]), erregten in mir den Wunsch, etwas Aehnliches experimentell herzurichten und damit systematische Studien über die gegenwärtig so im Vordergrund des Interesses stehenden Fragen der Fremdkörpereinheilung überhaupt, besonders aber über die Frage nach der Herkunft der Zellen des Granulationsgewebes anzustellen.

So kam ich auf die Idee, kleine Fischblasen in folgender Weise zu präpariren: Ich benützte von den Blasen nur den einen kürzeren Abschnitt, entfernte alle abstreifbaren adventitiellen Membranen, und sterilisirte mehrere Tage in 96 $^0/_0$igem Alkohol, bezw. in 5 $^0/_0$iger Formollösung. Nach stundenlangem Auswässern und Uebertragen in physiologische Kochsalzlösung wurden die kleinen Bläschen mit dem (mittels Canüle) frisch entnommenen Blute der Carotis der zur Verwendung gekommenen Versuchsthiere (ausgewachsene Kaninchen) prall gefüllt und mit Seidenfäden vollkommen abgebunden. Nach nochmaliger Abspülung der also hergestellten Blutsäckchen in Kochsalz wurden diese schleunigst der Bauchhöhle der Versuchsthiere einverleibt. Ich führte jedesmal zwei Blasen

---

[1]) Borst, Arbeiten aus dem pathol. anatom. Institut der Univ. Würzburg 2. Folge. Verh. der phys. med. Ges. zu Würzburg XXXII. 2. 1898.

ein; die Thiere, welche in allen Fällen die Operation gut ertrugen, wurden nach 24 Stunden und in den verschiedensten Intervallen bis nach 10 Wochen getödtet. Bei den Operationen unterstützte mich in liebenswürdiger Weise Herr Dr. A. Gürber, Assistent am physiologischen Institut zu Würzburg. Die vorläufigen Ergebnisse der ganzen Untersuchungsreihe sind in der Dissertation von A. Rühle niedergelegt.

Die fraglichen Fremdkörper erschienen mir für meine Zwecke deshalb besonders geeignet, einmal, weil die Wandungen derselben nicht nur der Zerlegung in die feinsten Schnitte fähig waren, sondern auch weil sie im histologischen Bilde vermöge ihrer charakteristischen, ganz eigenartigen, theils groblamellösen, theils an die Beschaffenheit der Cornea erinnernden Struktur unter allen Umständen deutlich zu erkennen waren. Zweitens erschien es nach gewissen Richtungen hin vortheilhaft, einen Fremdkörper einzuführen, der nicht eine Masse von kleinen Porositäten besass, sondern einen einzigen grossen Hohlraum einschloss, in welchem man nun — zugleich unter Einführung einer resorbirbaren Masse — sich über die ankommenden Zellen genauestens orientiren und ihre zeitliche Aufeinanderfolge, sowie ihre weiteren Schicksale übersichtlich beobachten konnte. Zugleich waren durch das mit eingeführte Blut die Metamorphosen des Blutergusses selbst und die Vorgänge der Resorption desselben gut zu studieren.

Uebrigens möchte ich nebenbei die Frage aufwerfen, ob die von mir angewandte Experimentirmethode nicht auch in anderer, bisher von mir noch nicht geprüfter Richtung ausgenützt werden könnte. Wenn man die kleinen, in ihren Wandungen doch ziemlich resistenten und relativ spät in der Bauchhöhle der Versuchsthiere zerfallenden Säckchen statt mit Blut, mit anderen, praktisch wichtigen Stoffen (z. B. mit Jod, Bacterienkulturen) beschickt, so könnte man bei solchem Vorgehen vielleicht die Frage nach der specifischen Einwirkung der gedachten Stoffe auf das Granulationsgewebe mit Vortheil studiren.

Ueber die Resultate der Untersuchungen, die ich speciell über die Vorgänge bei der Fremdkörpereinheilung mit der erwähnten Versuchsmethode gewann, kann ich an dieser Stelle nur ganz summarisch berichten:

I. Was mit den Fremdkörpern selbst geschieht, ist kurz gesagt: Zuerst findet eine Einwanderung polymorphkerniger

Leukocyten zwischen die Lamellen der Blasenwand, bezw. in die feineren Spältchen derselben statt. Dabei gehen viele Zellen zuerst zu Grunde. Später immigriren auch einkernige Rundzellen und die indifferenten Abkömmlinge des Granulationsgewebes. Gefässe wachsen, so lange die Fremdkörperwand nicht völlig aufgelöst ist, nicht ein; auch wird aus den eingewanderten Granulationszellen vorläufig kein Bindegewebe, sondern diese mischen sich als rundliche Zellen den sich mehr und mehr anhäufenden und zerfallenden Zellmassen bei; das wuchernde Bindegewebe betheiligt sich also an einer Art von chronischer Eiterung, wenn ich so sagen darf. Mit der zunehmenden Einwanderung weiten sich die Spältchen der Blasenwände aus, und die grösseren Lamellen werden durch dichte Wanderzellenlager mehr und mehr auseinandergedrängt. Später zerfallen die Lamellen der Blasenwand in immer kleinere Bruchstücke, die ihrerseits fortgesetzt durch Zelleinwanderung weiter zerlegt werden; dann beladen sich die Riesenzellen mit den kleinsten Bruchstücken. Hierauf beginnt die ausgiebige Resorption der Zerfallsmassen, und damit Gefässsprossung und Bildung von Dauergewebe im Bereich der Resorptionszonen; ich komme darauf gleich noch zu sprechen.

Das Blut, welches den Fremdkörperinhalt darstellt, hält sich, so lange keine Einwanderung stattfindet, sehr lange unverändert; ich bin sogar der Meinung, dass die darin enthaltenen weissen Blutkörperchen einer vorübergehenden Vermehrung fähig sind. Die Blutmasse scheidet sich wie ein Thrombus in eine körperchenhaltige und eine plasmatische Schicht und zerfällt im Laufe der Immigrationsvorgänge theils feinkörnig, theils schollig. Die eingewanderten Zellen beladen sich mit den körnigen Zerfallsprodukten der Blutmasse, bezw. mit den mehr weniger erhaltenen rothen Blutkörperchen selbst. In späteren Stadien treten im Narbengewebe ganze Inseln von grossen, protoplasmareichen, mit Blutfarbstoff beladenen, polygonalen, durchsichtigen Zellen auf; in den Lymphgefässen häufen sich solche Elemente in grossen Mengen an und bilden streifige und verzweigte Figuren in dem inzwischen entwickelten Narbengewebe; auch andere, mit Zerfallsprodukten aller Art beladene rundliche Zellen erfüllen in den vorgeschrittenen Phasen des Processes die lymphatischen Spalten und die perivasculären Lymphscheiden im Bereich der Narbenschicht und darüber hinaus.

Wenn die Riesenzellen erscheinen, dann resorbiren sie

nicht nur die Reste der Fremdkörperwand, sondern alles mögliche Zerfallsmaterial, insbesondere auch kleine Leukocyten. Dass letztere allmählich resorbirt und assimilirt werden, zeigt der Befund von eosinophilen Körnerhaufen in den grossen Riesenzellen; auch die einkernigen grossen Zellen des Granulationsgewebes erscheinen nicht selten mit eosinophilen Granulis beladen, was ich auf eine Verdauung der entsprechenden Leukocytenformen seitens der phagocytischen Elemente beziehe.

Wenn die Blasen mehr weniger völlig von immigrirten Zellen besetzt sind, dann erfüllt ein atheromähnlicher Zerfallsbrei die Fremdkörper, und die späteren Vorgänge laufen, wie bereits angedeutet, nach Auflösung der Blasenwände auf die Resorption dieses Zerfallsmaterials hinaus: das geschieht erst im Einzelnen, wenn die ganze Masse durch grobe Narbenzüge in isolirte kleinere, inselartige Herdchen zerlegt ist — an den vielen, massenhaften Inseln dieser Art kann man nun alle Stadien der Substitutionsvorgänge überaus klar verfolgen. Nach Verlauf von 10 Wochen ist durchaus noch nicht Alles zur Ruhe gekommen — im Gegentheil, die Proliferationsprocesse und die Vorgänge der Resorption sind noch im vollsten Gange: aber die massenhaften polymorphkernigen Leukocyten fehlen, und im Vordergrund stehen die aus perivasculären Wucherungen hervorgegangenen einkernigen lymphocytoiden Elemente — daneben die Riesenzellen, und die, gewissermassen langsam, Schritt für Schritt, erfolgende Umwandlung grosszelliger Granulationsgewebslager in Fasergewebe. Die ausgebildeten Fasermassen verdichten sich unter mächtiger Dickenzunahme und vielfacher Obliteration der Gefässe; aus den vorerwähnten Inseln blutfarbstoffbeladener grosser Zellen werden Strassen und fleckweise Ansammlungen eines schollig-körnigen, gelbbraunen Pigments; vielfach sind auch die Zellen des Narbengewebes selbst reichlich pigmentirt.

II. Bezüglich der Herkunft und Entstehung der bei allen den geschilderten Vorgängen auftretenden Zellformen kam ich zu folgenden Resultaten:

1. Die polymorphkernigen kleinen Leukocyten stammen zweifelsohne aus dem Inhalt der Gefässe. Sie traten bei meinen Versuchen in colossalen Mengen vorzugsweise in den ersten Tagen der Entzündung auf und zeichneten sich durch die Anwesenheit reichlicher, aber ungleichmässiger eosinophiler Granula im

Protoplasma aus. Sie finden sich in grosser Anzahl im Lumen der stark hyperämischen Gefässe, durchwandern die Gefässwände, durchsetzen die verklebenden Fibrinschichten und occupiren sehr bald die Fremdkörper, theilweise schöne Spiessfiguren bildend. Schon nach 24 Stunden haben einzelne Gruppen derselben die Blutmasse im Innern der Blasen erreicht. Die fixen Gewebe (Netz, Darmwand) und die vorhandenen Exsudate benützen sie lediglich als Durchgangsstationen, d. h. sie sammeln sich hier nirgends in nennenswerthen Mengen an, sondern streben vor Allem dem Fremdkörper zu, in dessen Umgebung und in welchem selbst sie sich in dichten Schaaren anhäufen. Bei der Besetzung des Fremdkörpers erleiden sie offenbar massenhaften Zerfall, wie aus der Unmenge von Chromatinbröckeln hervorgeht, die sich da überall finden.

Das Vorkommen der multinucleären Wanderzellen ist für einen frischen Reizzustand in gewisser Weise charakteristisch. Wenn auch polymorphkernige Wanderzellen fast in keinem Stadium des Entzündungsprocesses fehlen, so treten sie doch nach einiger Zeit (etwa vom 5. Tage an) an Masse gegenüber anderen Zellelementen bedeutend zurück. In meinen Versuchen bildete sich ein akuter Entzündungsnachschub interessanter Weise innerhalb des schon sehr vorgeschrittenen Narbengewebes in jenem Augenblicke heraus, als mit der Auflösung der Blasenwandungen jener aus Rundzellen bestehende Zerfallsbrei sozusagen frei wurde, der in den länger abgewarteten Versuchen fast regelmässig den Blaseninhalt darstellte. In diesen Stadien trat nun plötzlich im Narbengewebe von Neuem unter kräftigster Hyperämie eine ungeheure Ueberschwemmung mit kleinen eosinophilen, polymorphkernigen Zellen auf. Das geschah nach 14, 16 und 18 tägigem Verweilen der Blasen in der Peritonealhöhle.

2. Die grossen fibroblastischen Zellen entwickeln sich von der Stelle der verklebten Serosen her unter reichlicher Mitosenbildung der fixen Gewebszellen (schon vom 2. Tage an) und bilden hier alsbald ein grosszelliges, gefässführendes Granulationsgewebe, das in seinen älteren Schichten einer allmählichen Umwandlung in spindelzelliges und fibrilläres Gewebe entgegengeführt wird. Ein Theil der durch die Proliferation der fixen Gewebszellen entstehenden Elemente gleicht in Vielem durchaus den grösseren Formen der sog. einkernigen Wanderzellen. Das Granulationsgewebe wächst in der Continuität durch die verklebenden

Fibrinschichten, unter Entwicklung junger Gefässbahnen, langsam gegen den Fremdkörper vor. Das vorhandene Fibrin erfährt dabei die bekannte Organisation, bezw. Substitution; die vorwachsenden Zellen benützen dabei die zwischen den fibrinösen Bälkchen befindlichen Spalten und Räume als Wege und besorgen vor Allem eine Art Auskleidung dieser Spalten: flächenhaft ausgebreitete junge Bildungszellen legen sich den Fibrinbälkchen, diese wie umscheidend, an. In späteren Stadien durchwandern die Granulationszellen auch die Fremdkörper und nehmen dabei die mannichfachsten Formen an; besonders thun das die Kerne: man kann aber die polymorphen Kerne der Bildungszellen an ihrer Grösse und helleren Tinktion gut von den polymorphkernigen Leukocyten unterscheiden. Im Fremdkörperinhalt angekommen, nimmt Alles rundliche Formen an. Jedenfalls betheiligt sich das den Fremdkörpern benachbarte Granulationsgewebe vorläufig auf lange hinaus an der Beschickung der Fremdkörper mit indifferenten Rundzellen.

3. Die Deckzellen der Serosa. Ueber diese Zellen vermochte ich bei meinen Experimenten nicht viel Sicheres feststellen. Ich sah an zweifellosen Deckzellen Mitosen schon am 2. Tage, sah sie ferner reichlich proliferiren und Zellformen bilden, die sich alsbald nicht mehr von den Zellen des Granulationsgewebes unterscheiden liessen. In späteren Stadien sah ich den Deckzellen analoge Gebilde die vielen neugebildeten Adhäsionsstränge oft in mehrfachen Lagen umkleiden und fand sie dabei häufig als lang ausgestreckte, mit Ausläufern versehene und mit fibrillärem Protoplasma ausgestattete Elemente. Auch directe Vereinigung benachbarter Serosaflächen und Verwachsung derselben unter Ausbildung einer breiten spindelzellig-faserigen Lage, welche aus den wuchernden Deckzellen der genannten Stränge hervorgegangen war, habe ich beobachtet. Mein Augenmerk war aber bei den hier besprochenen Versuchen von vorne herein weniger auf die Deckzellen gerichtet, für die ich schon früher[1]) ausführlicher zu beweisen versuchte, dass sie als Bindegewebsbildner bei Entzündungen auftreten. Viel mehr habe ich vor Allem getrachtet, die Quelle jener grossen und kleinen einkernigen Wanderzellen zu erforschen, die in den sogenannten

---

[1]) Borst, Das Verhalten der Endothelien bei der acuten und chronischen Entzündung, sowie beim Wachsthum der Geschwülste. Verh. der phys. med. Ges. zu Würzburg XXXI. 1.

chronischen Stadien der Entzündung aufzutreten pflegen. Damit komme ich auf einen weiteren Punkt:

4. Die sog. grossen einkernigen Wanderzellen. Ich setze die besonderen Merkmale dieser Zellen als bekannt voraus und betone nochmals, dass ein Theil ähnlicher Elemente bei der Proliferation der fixen Gewebszellen entsteht und dem hiebei entstandenen Granulationsgewebe angehört: es sind die noch nicht zu typischen Fibroblasten differenzirten jungen Granulationszellen. Ein anderer Theil der grossen mononucleären Zellen aber entwickelt sich mit besonderer Betonung der Beziehung zu kleinen Gefässen, in deren Adventitia, von welcher sich solche Zellen oft in grossen Schaaren wie abzulösen scheinen. Ich habe die Angaben, die Herr Professor Marchand an dieser Stelle im verflossenen Jahre gemacht hat, in allen wesentlichen Punkten bestätigt gefunden. Besonders das Netz ist hier ein prächtiges Untersuchungsobjekt: förmliche Mäntel von den fraglichen Zellelementen umgeben die kleinen Netzgefässe und verstreuen sich von da aus innerhalb der Netzbälkchen, erscheinen an dessen Oberfläche und durchwandern mit den polymorphkernigen Leukocyten die Exsudate und die Fremdkörper. Ich habe in diesen mononucleären Wanderzellen (allerdings selten) auch Mitosen gesehen, kleiner und weniger charakteristisch als die der Bindegewebszellen.

Die adventitiellen Zellwucherungen nahmen bei meinen Experimenten, nachdem sie bereits nach 24 Stunden angedeutet und am zweiten Tag schon recht reichlich waren, an Ausdehnung und Mächtigkeit mehr und mehr zu, so dass in den späteren Stadien Alles überschwemmt war mit einkernigen Wanderzellen. Mit der Zunahme der Intensität der Proliferation von seiten der Gefässwände ging Hand in Hand eine Abnahme der Grösse der einzelnen neugebildeten Zellelemente, so dass später mehr Zellen vom Charakter der Lymphocyten an den Gefässwänden erschienen.

5. Ich leite also die kleinen, lymphocytenartigen, einkernigen Zellen, die vor Allem die sogenannten „kleinzelligen Infiltrate" zusammensetzen, ebenfalls aus einer adventitiellen Wucherung der Blutgefässe ab.

In den späteren Versuchen trat das Bild der „kleinzelligen Infiltration" in exquisiter Weise an den gewonnenen histologischen Bildern in die Erscheinung: alle Spalten des inzwischen entwickelten Narbengewebes waren durchsetzt von den lymphocytoiden Zellen, und wiederum bildeten die Gefässe förmliche Brutstätten für solche Elemente. Ich bin nicht gewohnt, viel auf „Uebergangsbilder" zu geben, aber durch das Studium einer so grossen Anzahl von Präparaten, die den allerverschiedensten Stadien des Entzündungsprozesses entsprachen, und durch die chronologische Verfolgung aller Einzelvorgänge von einem Tag bis zu 10 Wochen, habe ich mich doch für mich ganz sicher davon überzeugt, dass die kleinen einkernigen Zellen nicht nur einer Entwicklung zu den grösseren mononucleären Formen, von denen vorhin die Rede war, fähig sind, sondern dass sie sich auch an dem Aufbau des neuen Bindewebes beteiligen. Die Gründe für diese meine Ueberzeugung hier auseinanderzulegen, muss ich mir bei der Kürze der verfügbaren Zeit versagen. Jedenfalls sprechen die Mitosen, die alle möglichen Uebergänge zwischen den grossen und kleinen einkernigen, aus adventitiellen Wucherungen hervorgegangenen Elementen aufweisen, für eine enge Verwandschaft der beiden Typen. Die sogenannten Unna'schen Plasmazellen gehören nach meiner Ansicht in die Reihe der besprochenen Uebergänge.

Ich leite also, wie ich glaube, mit gutem Grunde, sowohl die grösseren, wie die kleinen (lymphocytenartigen) einkernigen Zellen von einer Wucherung der Gefässwandzellen ab, und sehe in den dichten sogenannten kleinzelligen Infiltrationsherden nur den Ausdruck einer besonders üppigen, gewissermassen überstürzten Proliferation solcher Zellen.

6. Auch reichliche Wucherungsvorgänge an den Endothelzellen kleiner Gefässe (besonders im Netz) habe ich beobachtet — vermag aber nicht zu sagen, in wie weit diese endothelialen Wucherungen Contingente für das Granulationsgewebe abgeben. Nach Allem, was ich gesehen habe, sind es doch vorzugsweise die polymorphkernigen Leukocyten, welche emigriren. An eine reichliche Auswanderung einkerniger Zellen vom kleinen und grossen Typus in dem Sinne, dass die als adventitielle Wucherungsherde aufgefassten Anhäufungen etwa als perivasculäre Ansammlungen emigrirter Blutzellen aufzufassen wären, ist gar nicht zu denken. Man darf da nur einen Vergleich ziehen zwischen der abnormen Erfüllung der Gefässe mit polynucleären Leukocyten in den ersten Stadien der Entzündung einerseits und zwischen der Armuth des Blutgefässinhalts an einkernigen Elementen in den späteren Entzündungsphasen andererseits, um sofort einzusehen, dass sich die vasculäre

Abkunft der ersteren Elemente ebenso ungezwungen acceptiren lässt, als es den thatsächlichen Verhältnissen Gewalt anthun hiesse, für die letzteren Elemente die gleiche Quelle zu proclamiren.

7. Riesenzellen traten in meinen Versuchen bemerkenswerther Weise sehr spät auf, erst nachdem die Blasenwandungen lamellös zerklüftet und in einzelne Bruchstücke zerfallen waren, so dass man versucht war, daran zu denken, dass ausgiebige Riesenzellenbildung erst von dem Augenblick der Anwesenheit aufnahmefähigen Materials zu Tage trat; das war in der Regel nach Verlauf von 2 Wochen der Fall. Dann kamen sie aber auch ganz massenhaft im Granulationsgewebe vor und waren stellenweise von ganz enormer Grösse. Die Stellung der Kerne wechselte ganz beliebig je nach der Lage des aufzunehmenden Fremdkörpers. Bilder, die für eine Entstehung der Riesenzellen aus einer Confluenz mehrerer Zellen sprachen, fand ich keine. Die ganz grossen, oft mit colossalen Stücken der Blasenwand beladenen Riesenzellen werden oft eingekapselt angetroffen, indem eine Lage von Spindelzellen bezw. Fasergewebe sie rings umscheidet; hie und da sind ganze Gruppen colossaler Riesenzellen in solche Scheiden eingeschlossen, so dass sich förmliche Knötchen im Narbengewebe finden, die aus eingekapselten Riesenzellen bestehen. Alle Riesenzellen entwickeln sich aus den grossen Elementen des Granulationsgewebes. Die ganz grossen Exemplare sind offenbar eines Rücktransportes durch die Lymphwege nicht fähig, und bleiben im Narbengewebe liegen, wo sie gleichsam selbst wieder als kleine Fremdkörper eingekapselt werden.

III. Sei mir gestattet, noch einige Bemerkungen allgemeiner Natur zu machen:

Durch meine Versuche ist die bereits gut begründete Lehre, dass in sicher todtes Material Zellen überhaupt einzuwandern vermögen, aufs Neue gestützt.

Eine Einwanderung findet aber, wie das ja auch schon von früheren Beobachtern festgestellt ist — nicht in jedem Falle statt. Dies bewiesen mir einige Versuche, die ich mit Blasen anstellte, die in 5 %iger Formollösung mehrere Tage verweilt hatten und dann ein paar Stunden in fliessendem Wasser ausgespült waren; in solche Fremdkörper waren nach 10, 14 und 18 Tagen und nach 6 Wochen entweder gar keine Zellen eingewandert, oder die Immigration war nur gering und beschränkte sich, unter Zerfall der bis dahin vorgedrungenen Elemente, lediglich auf die äusseren

Schichten der Blasenwand, so dass man annehmen musste, die Einwanderung habe nach kurzer Zeit sistirt. In dem Versuch von 6 Wochen waren die Zellen offenbar erst nach der spontanen Auflösung der Blasenwand in die Blutmasse gelangt, so dass hier von einer eigentlichen Einwanderung nicht die Rede sein konnte. Ich denke mir, dass an der ausgebliebenen Immigration bei den Formolblasen einmal die stark quellende Wirkung des Formols in Betracht zu ziehen ist, durch welche die feinen Spältchen der Fremdkörperwand definitiv verlegt werden, dann aber dass vielleicht doch ein negativ chemotaktisches Moment im Spiele ist, indem sich nicht ausschliessen lässt, dass trotz der Auswässerung Spuren von Formol im Fremdkörper zurückgeblieben sind. Bei den Formolblasen waren im Ganzen die Vorgänge überhaupt wenig stürmisch, so dass z. B. die 10 Tage alte Blase bereits von einem dünnen, fast völlig zur Ruhe gekommenen Narbengewebe umgeben und völlig eingekapselt war. Vor allem traten die Leukocyten im Vergleich zu den anderen Versuchsreihen bei den Formolblasen in den Hintergrund: man hatte den Eindruck, dass nach vorübergehenden migratorischen Prozessen die Vorgänge mit einer einfachen bindegewebigen Einkapselung abschlossen.

Aber auch an den mit 96 $^0/_0$igem Alkohol vorbehandelten Fremdkörpern schwankte die Intensität der Emigration, ebenso die Ausdehnung der Proliferationsprozesse bedeutend, so zwar, dass gelegentlich bei einem und demselben Versuch die histologischen Bilder an den, wie erwähnt, in jedem Falle in der Zweizahl eingeführten Blasen bemerkenswerth differirten. Darauf möchte ich einen gewissen Werth legen und die Meinung aussprechen, dass ausser der Vorbehandlung der Fremdkörper für die auftretenden Wanderungs- und Wucherungsprozesse massgebend ist die jeweils verschiedene Reizung der Gewebe an sich, welche z. B. allein durch die Operation bedingt sein kann; auch örtliche Verhältnisse mögen mitspielen, z. B. mag es nicht ganz gleichgiltig sein, an welcher Stelle der Fremdkörper zur Einheilung gelangt, ob er z. B. blos vom Netz umgeben oder allseitig zwischen Darmschlingen eingeschlossen wird.

Von der differenten Reizung der Gewebe[1]) hängt es meiner

---

[1]) Borst, Chronische Entzündung und pathologische Organisation in Lubarsch-Ostertag's Ergebnissen, vierter Jahrgang 1897.

Meinung nach überhaupt ab, in welcher Weise sich die einzelnen histologischen Componenten des Entzündungsvorganges sowohl für sich als in ihrer gegenseitigen Combination abspielen, und kann ich keine wesentliche innere Beziehung dieser einzelnen Componenten unter sich erkennen, sondern sehe für alle nur eine gemeinsame Beziehung, nämlich die zur Entzündungsursache, zum Entzündungsreiz.

Die ausführliche Veröffentlichung der hier kurz besprochenen Versuche wird an anderer Stelle erfolgen.

Discussion.

Herr Marchand: Zunächst möchte ich an den Vortragenden die Frage richten, ob die von ihm erwähnten eosinophilen Zellen thatsächlich solche Formen waren und nicht vielmehr die sogenannten pseudoeosinophilen Zellen, die bei Kaninchen und Meerschweinchen die granulirten polymorphkernigen Leukocyten darstellen.

Was zweitens die Verwandlung der kleinen einkernigen Lymphocyten in grosskernige Formen betrifft, so ist das natürlich schwer zu entscheiden. Meinerseits hege ich, wie ich das auch auf der vorigen Versammlung in Düsseldorf vorgetragen und durch zahlreiche Abbildungen belegt habe, die Auffassung, dass die grossen einkernigen Zellen auf dem Wege der Mitosen in kleinere Formen bis zu den kleinen einkernigen Lymphocyten übergehen, und dass die letzteren auch in die Blutgefässe eintreten, wie es in den blutbildenden Organen normalerweise der Fall ist.

Herr Baumgarten: Ich glaube nicht, dass Riesenzellen nur um zerfallende Fremdkörper sich bilden, auch nicht, dass ein Zerfall der Fremdkörper nöthig sei, um ein Einwachsen der Gefässe zu ermöglichen.

Die lymphkörperchenartigen Zellen halte ich nach meinen Untersuchungen nicht für Producte wuchernder Gewebszellen, wenigstens existirt kein sicherer Beweis dafür. Karyokinesen habe ich an unzweifelhaften Lymphkörperchen niemals beobachtet. Es ist allerdings nicht ganz leicht, sich darüber zu einigen, was man unter „Lymphocyten“ verstehen will und darauf beruhen die widersprechenden Ansichten.

Herr Chiari: Ich meine, dass zwischen dem Auftreten der Riesenzellen und der Auflösung der eingeführten Fremdkörper nur ein zeitlicher Zusammenhang besteht, insofern auch um ganz unveränderte Fremdkörper Riesenzellen sich bilden. Ich hatte

z. B. Gelegenheit, um Haare eines in die Bauchhöhle ausgetretenen Fötus, welche vom Peritoneum umwachsen waren, reichliche Riesenzellen zu sehen.

Herr Borst: Auf Herrn Professor Marchand's Bemerkungen möchte ich zunächst erwiedern, dass es sich allerdings um die pseudoeosinophilen Zellen gehandelt hat.

Bezüglich des Uebergangs kleiner einkerniger Zellen in die grossen Formen verweise ich auf die Mitosen, die enge Beziehungen zwischen diesen beiden Zelltypen beweisen. Freilich glaube auch ich, dass die umgekehrte Metamorphose der grossen in die kleinen häufig ist; mit der Ueberstürzung der Production nimmt eben die Grösse der producirten Elemente anscheinend ab.

Auf die Bemerkungen der Herren Professor Chiari und Baumgarten antworte ich Folgendes:

Mir kam es lediglich darauf an, meine Präparate zu beschreiben und die daraus gewonnenen Resultate darzustellen. Die von Prof. Chiari und Prof. Baumgarten erwähnten Vorkommnisse sind auch mir wohlbekannt. Eine Verallgemeinerung meiner Beobachtungen liegt mir fern.

---

10. Herr Hugo Ribbert-Zürich:

Ueber die Entwicklung der bleibenden Niere und über die Entstehung der Cystenniere.

Durch die neueren Untersuchungen ist mehr und mehr die Vorstellung zur herrschenden geworden, derzufolge die geraden Harnkanälchen einerseits, die gewundenen Kanäle und die Glomeruli andererseits aus getrennten Anlagen hervorgehen, die sich erst nachträglich mit einander vereinigen. So wurde die ältere Lehre, welche das ganze Kanälchensystem durch eine continuirliche Sprossung des Ureters entstehen lässt, allmählich zurückgedrängt. Doch hat auch sie noch ihre Vertreter, unter denen Kollmann[1]) und v. Ebner[2]) zu nennen sind. Ich selbst[3]) habe mich ihr vor

[1]) Lehrbuch der Entwicklungsgeschichte.
[2]) Köllikers Handbuch der Gewebelehre, Bd. III.
[3]) Arch. f. mikrosk. Anat., Bd. 17.

20 Jahren angeschlossen, indem ich die Entwicklung der Glomeruli aus einem Neubildungs- und Umformungsprozess an den Enden der bis zur Nierenoberfläche aufgestiegenen und getheilten Sammelröhren ableitete. Mittlerweile haben mich fremde und eigene Untersuchungen überzeugt, dass ich die continuirliche Entwicklung der Harnkanälchen zu Unrecht angenommen habe. Doch stimme ich in einem wesentlichen Punkte nicht mit der Darstellung überein, wie sie jetzt gewöhnlich von der getrennten Entstehung des epithelialen Apparates der Säugethierniere gegeben wird und wie sie in der unter Kupffers Leitung von Riede gearbeiteten Dissertation (1887) niedergelegt ist. Der Vorgang soll nämlich so ablaufen, dass die Sprossen des Ureters in ein zunächst nicht weiter differenzirtes Blastem hineinwachsen, aus welchem sich dann an den Enden der Sammelröhren ein epitheliales Gebilde, eine Ampulle, aussondert, die weiterhin unter Hinzutritt von Gefässen zum Glomerulus wird und sich, gegen das gerade Harnkanälchen auswachsend, mit ihm vereinigt. Ueber die Herkunft jenes Blastems sind die Ansichten getheilt. Riede hält es für möglich, dass die Epithelien des Ureters an seiner Bildung betheiligt sind, Wiedersheim leitet es von der Urniere ab.

Nach meinen Präparaten ist nun das Blastem von vorn herein, d. h. von der ersten Anlage der bleibenden Niere an, in zwei Bestandtheile differenzirt. Der eine stellt das Blastem dar, welches dem Organ von Anfang an seine rundliche Form giebt und dem Sprossen des Ureters als Grundlage dient. Aus ihm geht der bindegewebige Apparat der Niere hervor. Der andere bildet eine der Endkuppe der Sammelröhren kappenförmig aufsitzende, zwei- bis dreischichtige epitheliale Zelllage, die sowohl gegen das Harnkanälchen einerseits, wie gegen das umgebende Blastem andererseits abgesetzt ist. Ich finde diese Zellschicht in den Zeichnungen von Riede insofern wieder, als er das Blastem in der Umgebung der blinden Enden der Sammelröhren dichter zeichnet, als in der weiteren Entfernung. Aber er giebt dieser dichteren Schicht nach aussen nicht die deutliche Grenze, die ich in meinen Schnitten sehe.

Bei einem Meerschweinchenembryo gewann ich in der Nierenanlage, deren Entwicklungsstadium etwa dem von Riede in seiner Figur 4 wiedergegebenen entsprach, eher noch etwas jünger war, folgende Bilder. Die Figur 1 giebt ein seitlich abgebogenes Ende eines getheilten geraden Harnkanälchens wieder. An der Kuppe schliesst sich scharf getrennt das kappenförmige epitheliale Zelllager an, welches seitlich seine mittlere Dicke hat, nach oben, d. h. zwischen Harnkanälchen und Nierenoberfläche sich allmählich verdünnt und mässig zugespitzt endet, nach unten kolbenförmig anschwillt. Es ist allseitig gegen das übrige Blastem der Niere gut abgesetzt und nicht etwa aus ihm heraus differenzirt. Denn es ist an dem Ende jeder Sammelröhre in ähnlicher Weise und in allen Phasen der Entwicklung vorhanden. Die das gerade Harnkanälchen halbkreis- oder halbkegelförmig umgebende Zellschicht würde ja auch in den bisherigen Vorstellungen keinen Platz finden, denn die Differenzirung der Glomerulusanlage soll ja nur dort vor sich gehen, wo in der Figur die kolbenförmige Verdickung hervortritt. Das kann man auch aus Riedes Abbildungen sehr deutlich entnehmen.

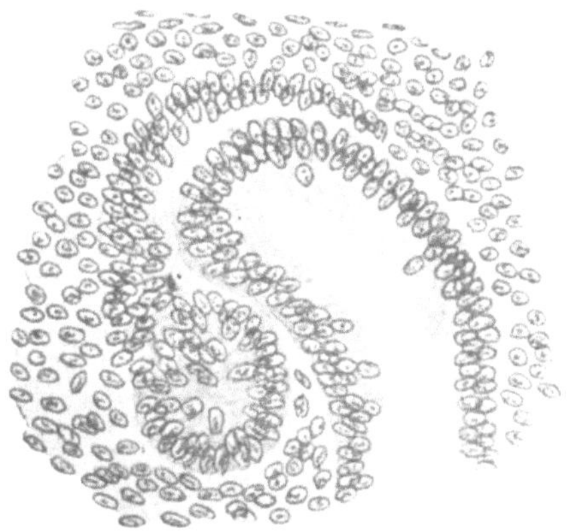

Fig. 1.

Wie gleichmässig die Harnkanälchenkuppe in einem etwas früheren als in dem durch Figur 1 wiedergegebenen Stadium von der differenzirten Zellage bedeckt wird, geht besonders auch aus den Bildern hervor, in denen die Schnitte parallel zur Oberfläche und in ihrer Nähe gefallen sind. Hier wurden die aufstrebenden Harnkanälchen naturgemäss quer getroffen und bieten nun das in Figur 2 wiedergegebene Verhalten. Der oval erscheinende Durchschnitt der Sammelröhre hat einen ringförmigen Saum jener scharf umschriebenen Zellen, die sich nach innen und aussen gut begrenzt erweisen.

Aus dieser halbkugelförmigen Epithelschicht entwickelt sich nun in der früher von mir geschilderten Weise (l. c.) der Glomerulus und durch weitere Aussprossung die erste Anlage des gewundenen Kanälchens. Die kolbenförmige Anschwellung ist die Ampulle, die sich nach den bisherigen Vorstellungen aus dem Blastem aussondern sollte. Sie entsteht begreiflicherweise nicht etwa rings um das Ende der Sammelröhre, sondern nur an derjenigen Seite, an die man auch bisher die Glomerulusentwicklung verlegte. Die übrige Zelllage nimmt an Umfang allmählich ab,

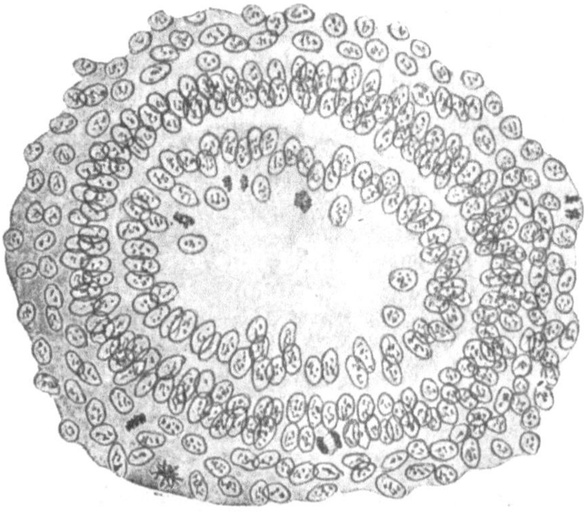

Fig. 2.

sie zieht sich gleichsam von der Kuppe des Harnkanälchens mehr und mehr an seine Unterfläche gegen die kolbige Verdickung zurück.

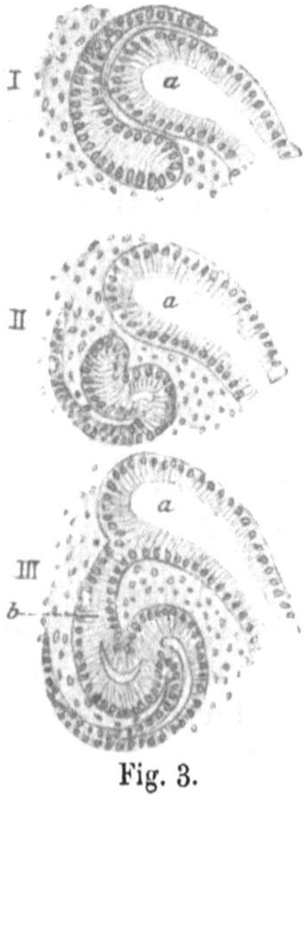

Fig. 3.

Diese erfährt nun in der durch Figur 3 bei II wiedergegebenen Weise nach oben gegen das Ende (a) der Sammelröhre eine Verlängerung und sförmige Krümmung, die zugleich gegen den dünneren Abschnitt jener primär differenzirten Zelllage gerichtet ist. So entsteht zwischen beiden ein Spalt, in welchen nunmehr die Gefässe hineinwachsen, welche später den Capillarknäuel des Glomerulus bilden, dessen fernere Entwicklung in der Hauptsache so verläuft, wie man es bisher darstellte. Der nach oben gekrümmte Abschnitt (b) des S vereinigt sich, wie Figur 3 bei III zeigt, mit dem Ende des geraden Kanälchens und wird später zum gewundenen Harnkanälchen.

Meine Darstellung dürfte besonders leicht verständlich machen, weshalb von vielen

Seiten und so früher auch von mir die continuirliche Aussprossung des ganzen Harnkanälchensystems angenommen wurde. Die enge räumliche Beziehung zwischen den beiden ursprünglich getrennten Theilen legt den Gedanken an ein zusammenhängendes Wachsthum nahe. Dazu kommt dann noch, dass der Vereinigungsprozess relativ frühzeitig stattfindet, so dass die weitaus längste Zeit der Ausbildung des Glomerulus erst abläuft, nachdem er bereits zu Ende ist. Daher wird man ungleich zahlreichere Bilder finden, in denen die Anlage des Glomerulus bereits mit der Sammelröhre in Verbindung steht und in denen deshalb der Schluss auf eine continuirliche Sprossung sich aufdrängt.

Woher stammt nun aber jene in der bleibenden Niere von vorne herein vorhandene kappenförmig aufsitzende Zellschicht? Ist an seiner Bildung vielleicht der Ureter betheiligt? Riede hat die Möglichkeit offen gelassen, dass das seiner Meinung nach undifferenzirte Blastem unter Mitwirkung des Ureterepithels entstände. Daher könnte man ja auch daran denken, dass jene Zelllage ebenfalls aus der gleichen Quelle ihren Ursprung nähme. Nach meinen Präparaten aber muss ich diese Entstehung ablehnen. Ich finde zu allen Zeiten eine durchaus scharfe Grenze zwischen beiden Theilen, niemals sah ich eine Andeutung eines genetischen Zusammenhanges.

Die Zellkappe muss also auf frühere Entwicklungsstadien zurückverfolgt werden. Und das gelingt ohne Schwierigkeit. Wenn man bei jüngeren Embryonen das Aussprossen des Ureters aus dem Wolff'schen Gange und sein Weiterwachsen in cranialer Richtung studirt, so lässt sich leicht feststellen, dass er von Anfang an von einem epithelähnlichen Zellstratum bedeckt ist. Es umgiebt seine etwas kolbenförmig angeschwollene Spitze in grösserer Ausdehnung, als es jene Zelllage in der bleibenden Niere thut. Es hat nicht nur die Form einer Halbkugel, sondern, da es auch an der Seite des Ureters noch eine Strecke weit hinzieht, die Gestalt eines nach unten offenen unregelmässigen Cylinders. Die Figur 4, die aus 3 aufeinander folgenden Schnitten eine Serie combinirt ist, lässt das zur Genüge erkennen.

In ihr bedeutet a den Wolff'schen Gang, b den Ureter, dessen Verbindung mit jenem erst durch weitere Verfolgung der Serie nachweisbar wird, c jenes selbständige Zellstratum. Es ist gegen den Ureter in völlig scharfer Linie begrenzt und zwar, wie noch jüngere Embryonen ergeben, schon bei der ersten Entwicklung aus dem Wolff'schen Gange. Gegen das umgebende Blastem ist es theils ebenfalls sehr gut, theils etwas weniger deutlich abgesetzt. Aber doch hat man überall den Eindruck, dass es etwas für sich Bestehendes ist und nicht etwa durch Differenzirung aus dem Blastem hervorgegangen. Dafür spricht auch die beiderseitige Anordnung der Zellen. Die den Ureter bedeckende Zellschicht ist radiär angeordnet. Die ovalen Kerne strahlen gleichsam allseitig von dem Ureter aus, sind durchschnittlich 2—3schichtig und zugleich dicht gedrängt. Die Kerne des Blastems haben keine bestimmte Anordnung. Sie sind entweder beliebig gestellt, oder sie ziehen, wenn sie länglich sind, parallel zum Ureter dahin, also

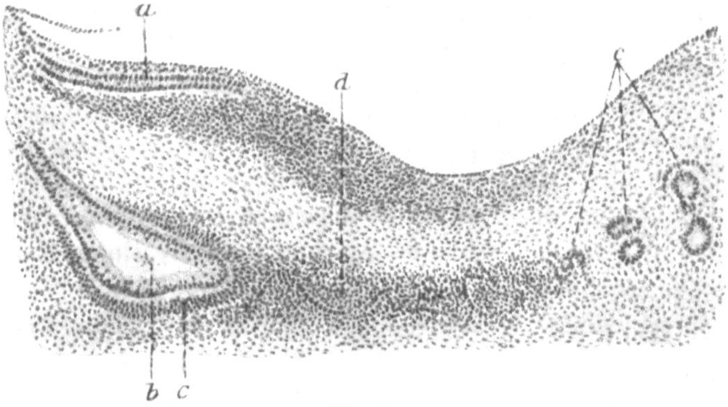

Fig. 4.

senkrecht zu der Richtung der Zellen des umhüllenden Stratums. Sie liegen ausserdem weniger dicht als die Zellen des letzteren.

Dass die umhüllende Zelllage dieselbe ist, welche wir später in der bleibenden Niere als Kappe auf den Uretersprossen wiederfinden, kann keinem Zweifel unterliegen. Sie wächst demnach als ein selbständiges Gebilde mit dem Ureter von Anfang an in cranialer Richtung. Die Anlagen der Glomeruli und gewundenen Kanälchen sind also schon früh differenzirt.

Nun bleibt noch die Frage nach der Ableitung der differenzirten Zelllage. Aber eine sichere Entscheidung ist hier nicht möglich. Das Eine nur lässt sich zunächst behaupten, dass der Ureter in einen dichten Zellstrang hineinwächst, der als caudale Verlängerung (d) der Urniere (c) anzusehen ist, in Figur 4 durch die gedrängte Lagerung seiner Kerne hervortritt und sich in die durch ihre epithelialen Gebilde klar hervortretende Urniere fortsetzt. Auch so viel ist weiterhin wahrscheinlich, dass die dem Ureter aufsitzende Zellschicht aus Bestandtheilen des dunklen Stranges hervorgeht, aber unsicher bleibt es, welche Elemente daran betheiligt sind. Typische Kanäle epithelialer Natur sieht man in dem kernreichen Zuge nicht, immerhin bemerkt man Andeutungen von Zellsträngen, die als Ueberleitungen zu den Urnierenkanälchen und somit als Rudimente derselben angesehen werden können. Es wäre also denkbar, dass aus ihnen die Zelllage des Ureters abstammt. Etwas Bestimmtes lässt sich freilich aus meinen Präparaten nicht entnehmen. Daran aber dürfen wir wohl festhalten, dass der hinterste Abschnitt der Urniere die Bindungsstätte der Zellkuppe und somit der functionellen Theile der Nierenrinde ist. Dieses Ergebniss aber befindet sich im Einklang mit den neueren Anschauungen und besonders der Meinung von Wiedersheim, derzufolge die gewundenen Harnkanälchen von der Urniere abzuleiten sind.

Die Entwicklung der bleibenden Niere aus zwei Bestandtheilen ist nun nicht ohne Bedeutung für die Pathologie. In mehreren Arbeiten ist man bereits von ihr ausgegangen, um pathologische Verhältnisse zu erklären. So hat Hanau (s. die Arbeit von Wolfensberger über ein Rhabdomyom der Speiseröhre, Zieglers Beiträge Bd. 15) darauf hingewiesen, dass abgesprengte Muskelkeime vielleicht dadurch in die Niere gelangen könnten, dass sie zwischen die Mark- und Rindenbestandtheile eingeschoben würden. Nach meiner Darstellung der normalen Genese ist diese Anschauung nicht wohl haltbar. Gerade und gewundene Kanälchen entstehen in so engerräumlicher Beziehung, dass eine Zwischenlagerung fremden Gewebes kaum denkbar erscheint.

In anderer Weise ist die Entstehung der Nierenrinde aus einem gesonderten Blastem für die embryonalen Drüsengeschwülste (Birch-Hirschfeld) der Niere verwerthet worden. Muus[1]) hat die Ansicht ausgesprochen, dass diese Tumoren aus einem Abschnitt des noch undifferenzirten Blastems entständen, welches durch einen der normalen Rindenentwicklung analogen Sonderungsprocess die verschiedenen Bestandtheile jener Neubildungen liefere. Auch die

---

[1]) Virch. Archiv. 155. Bd.

epithelialen Gebilde sollten also durch eine Differenzirung aus dem Stroma hervorgehen. Auf Grund meiner obigen Darstellung kann ich mich dieser Auffassung nicht anschliessen. Da die Glomeruli und gewundenen Kanälchen sich aus einer von Anfang an abgetrennten Zellage bilden, kann man auch für die fraglichen Tumoren wohl kaum noch an eine Ableitung von einem undifferenzirten Blastem denken. Man müsste dann annehmen, dass, wenn jene kappenförmige Zelllage einem Sonderungsprocess im Ende der Urniere ihr Dasein verdanke, dieser Vorgang theilweise ausgeblieben und der nicht differenzirte Theil in die im Uebrigen ausgebildete Niere hineingelangt sei. Aus ihm sei dann der Tumor hervorgegangen. Doch fehlt dieser Annahme insofern die Grundlage, als wir noch nicht wissen, von welchen Elementen der Urniere wir die Zellschicht abzuleiten haben. An die Darstellung von Muus schliesst sich die von Wilms[1]) an. Er meint, dass wir in der Erklärung der Tumoren auf noch frühere Stadien der Entwicklung zurückgehen müssten. Denn das Vorhandensein der mannichfaltigen Bestandtheile, die theils aus dem Ursegment, theils aus dem Mesenchym, teils aus der Mittelplatte stammen, sei nur verständlich, wenn wir die Geschwulst aus Mesodermzellen ableiteten, die noch die Fähigkeit in sich vereinigten, alle jene Gewebe aus sich hervorgehen zu lassen. Diese Theorie ist ansprechend, aber ich möchte, auch auf Grund meiner Beobachtungen, der Erwähnung anheimgeben, ob sie nicht besser in einem Punkte modificirt würde. Ich meine, wir vereinfachten sie, wenn wir uns vorstellen, dass sich an Stelle der späteren Niere ein solcher Mesodermkeim befindet, dass dann in ihn einzelne Uretersprossen mit Zellkuppen hineinwachsen und dass nun durch gemeinsames Wachsthum des Keimes und der epithelialen Anlagen die Neubildung hervorgebracht wird. So vermeiden wir die Ableitung des Epithels der Geschwulst aus einem indifferenten Blastem, die mir nach meinen Untersuchungen nicht erforderlich scheint. Ich habe mich nicht überzeugen können, dass die Drüsenkanäle aus dem umgebenden Gewebe sich herausdifferenziren, ich sehe höchstens eine undeutliche Grenze, aber darin liegt kein genügender Grund, die nicht klar geschiedenen Zellen auseinander hervorgehen zu lassen. Das Epithel ist meiner Meinung nach in den Tumoren von vorn herein differenzirt.

---

[1]) Die Mischgeschwülste der Niere. Monogr. 1899.

Auf diese Weise komme ich der Ansicht Birch-Hirschfelds nahe, der die Neubildung aus Resten der Urniere ableitet, ihre Kanälchen aber in letzterer bereits vorgebildet sein lässt. Nun hat allerdings Busse betont, dass die epithelialen Gebilde mehr denen der embryonalen Niere als denen der Urniere entsprächen. Er verwirft daher die Entstehung aus Theilen der letzteren. Aber nachdem sich gezeigt habe, dass die Harnkanälchen der Nierenrinde ihren Ursprung aus Urnierenzellen nehmen, ist der Gegensatz nicht mehr aufrecht zu erhalten.

Ein drittes Gebiet, für welches die Entwicklung der Niere Bedeutung gewinnen kann, ist die Cystenniere. Hildebrandt hat zuerst angedeutet, dass in der mangelnden Vereinigung der beiden Kanalbestandtheile die Grundlage der Cystenbildung zu suchen sein könne. Jenny Springer hat sich in ihrer auf meine Veranlassung ausgearbeiteten Dissertation dieser Auffassung im Princip angeschlossen. Ausreichende Beweise konnten freilich bisher nicht beigebracht werden. Ich bin nun in der Lage, über eine Beobachtung zu berichten, welche diese Genese der Cystenniere in hohem Maasse zu stützen geeignet ist.

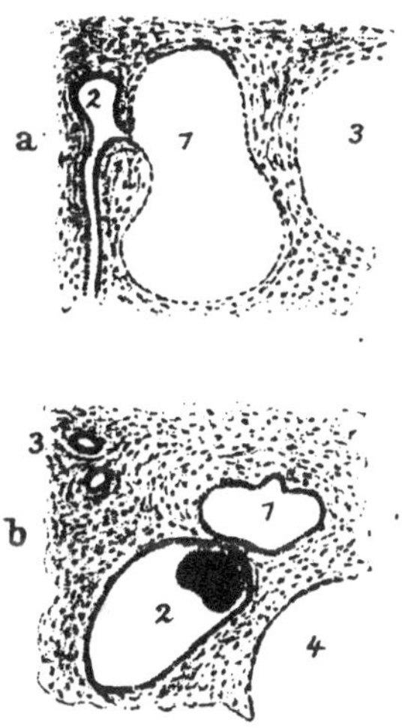

Fig. 5.

Es handelt sich um die beiden Nieren eines neugeborenen Knaben mit allgemeiner Harnstauung in Folge einer Missbildung der Urethra. Die Organe waren mässig hydronephrotisch und wenig vergrössert. Nach Entfernung der Kapsel erschien die Oberfläche durch zahllose kleine Cystchen uneben, gekörnt. Es sah aus, als sei die ganze Niere cystisch entartet. Auf dem Durchschnitt ergab sich aber, dass das nicht der Fall war. In dem einen Organ waren die inneren zwei Drittel, in dem anderen die inneren drei Viertel unverändert. Es waren also nur die entsprechenden äusseren Rindenschichten cystös entartet.

Eigentliche Cystennieren lagen also nicht vor, doch spricht nichts dagegen, dass bei längerem Leben des Kindes der vorliegende Zustand in die typische Veränderung übergegangen sein würde. Für die Berechtigung dieser Auffassung bietet die histologische Untersuchung weitere Grundlagen. Selbstverständlich hätte aber auch ohne diese Beziehung die Frage nach der Entstehung der zahllosen kleinen Cysten grosses Interesse. Bei ihrem noch sehr geringen Umfange lässt sich sehr wohl ein Erfolg von den Studien ihrer Genese erwarten.

Senkrecht zur Oberfläche geführte Schnitte ergaben nun Folgendes. Die äussere veränderte Rindenschicht zeigt ausser den makroskopischen Cysten, die höchstens die Grösse eines Insektennadelkopfes haben, noch viele kleinere. In den meisten lässt sich bei Verfolgung der Serien ein Glomerulus auffinden, der bald mehr, bald weniger nach innen vorspringt. Diese Räume sind allseitig abgeschlossen. Die grösseren sind meist mit einem platten, die kleineren oft mit einem kubischen oder cylindrischen Epithel, wie es auf dem Capillarknäuel sitzt, ausgekleidet. Der kleinere Theil der Cysten enthält keinen Glomerulus, aber nicht etwa deshalb, weil er zu Grunde gegangen ist. Die Genese ist vielmehr eine andere. Diese Cysten verdanken nämlich geraden Harnkanälchen ihre Entstehung. In mehreren Fällen konnte ich aus dem unteren Rande der Hohlräume eine Sammelröhre mit gut sichtbarem Lumen nach abwärts ziehen sehen.

Zwischen den verschiedenen Cysten ist nun ein stark vermehrtes bald breiteres, bald schmaleres zellreiches Bindegewebe vorhanden. Es enthält aber keine Spur von gewundenen Harnkanälchen oder Schleifen, sondern nur noch einige Sammelröhren.

Wir haben es demnach mit einer Entwicklungsstörung der Niere zu thun, bei welcher lediglich Glomeruli und gerade Harnkanälchen gebildet werden und das Bindegewebe an Masse zunahm.

Dieser Befund wird nur auf Grund der besprochenen normalen Entwicklung der Rinde verständlich. Jener Kanalabschnitt, der die getrennten Anlagen der Glomeruli und der geraden Kanäle mit einander verbindet und zum gewundenen System werden soll, gelangte nicht zur Ausbildung, die Trennung der beiden Theile blieb also bestehen. Aus den für sich wachsenden Glomerulis entwickelte sich die eine Gruppe der Cysten, aus den Enden der Sammelröhren die andere.

Durch manche Einzelbefunde wird diese Erklärung noch weiter illustrirt. In Figur 5a sehen wir eine Cyste (1), die durch eine halsförmige Einschnürung mit einem geraden Harnkanälchen (2) zusammenhängt. Wir dürfen sie unbedenklich als das erweiterte Ende eines umgebogenen geraden Harnkanälchens (Fig. 1 und 3) ansehen. Die Cyste 3 ist aus einem Glomerulus entstanden. Fig. 5b giebt ein anderes Verhalten wieder. Die Cyste 2 besitzt einen Capillarknäuel, durch den ihre Abkunft klar ist. An sie stösst nach oben die völlig von ihr getrennte Cyste 1 an, die sich, wie die Untersuchung der Serie ergiebt, nach oben in ein gerades Harnkanälchen fortsetzt, welches nach links umliegt und dann nach abwärts steigt. Die Deutung ist nicht schwer zu geben. Das Ende des geraden Kanälchens hat sich zur Cyste 1 erweitert, während die zugehörige, aber von ihm getrennt bleibende Glomerulusanlage den Hohlraum 2 bildete. Aehnliche Beispiele lassen sich noch mehrere geben, insbesondere fand ich oft Glomeruluscysten, an die von oben ein nicht erweitertes gerades Kanälchen herantrat, ohne sich mit ihr zu vereinigen.

Nach diesem Befund liegt der Schluss nahe, dass das Ausbleiben einer Vereinigung der getrennten Anlagen die Bildung der Cysten begünstigte. Freilich darf man nicht lediglich an den Einfluss einer Sekretsstauung denken, wenn auch das Wasser aus dem Capillarknäuel unter einem gewissen Druck secernirt wird. Denn ein Theil der Cysten entsteht ja aus den Enden der Sammelröhren, die in offener Verbindung mit ihnen stehen, so dass ein etwaiges Sekret abfliessen konnte. Die Bildung der Erweiterungen wird also, wie ich bei anderer Gelegenheit ausführte[1]), hier wie überall in erster Linie auf einem Wachsthumsprocess der Wände beruhen, der in der Zunahme des kernreichen Bindegewebes seinen Ausdruck findet.

Wodurch ist nun das Ausbleiben der Vereinigung bedingt? Wir werden kaum fehlgehen, wenn wir der bindegewebigen Wucherung die Schuld geben. Allerdings könnte man fragen, ob sie nicht die Folge der Entwicklungsstörung sei oder ob nicht eine Schädlichkeit eingewirkt habe, welche sowohl das Zusammenwachsen störte, wie die Vermehrung des Interstitiums bewirkte. Aber wenn wir wahrscheinlich machen können, dass dem Wachsthum der Bindesubstanz eine selbständige Bedeutung zukommt, wird jener Einwand hinfällig.

---

[1]) Virch. Arch. Bd. 151.

Nun ist aber die cystöse Entartung in hydronephrotischen Nieren entstanden. Wir wissen aber, dass im extrauterinen Leben die Harnstauung analoge interstitielle Veränderungen hervorruft und wenn in unserem Falle nicht die ganze Niere gleichmässig verändert ist, so kann das daran liegen, dass die Harnstauung erst später einsetzte, als genügende Harnmengen secernirt wurden oder als die zur Hydronephrose führende Abnormität der Urethra sich erst voll geltend machte. Freilich würde man erwarten können, dass wie beim Erwachsenen auch die schon angelegten Theile noch nachträchlich verändert würden, aber es ist auch denkbar, dass die nicht sehr hochgradige Harnstauung sich vorwiegend oder allein auf die wachsenden Theile geltend machte.

Dass aber die Bindegewebswucherung, wie bei der Hydronephrose überhaupt, als eine entzündliche aufgefasst werden darf, geht aus dem Verhalten der gleichfalls erkrankten Marksubstanz hervor. Auch in ihr ist eine sehr lebhafte Proliferation des Bindegewebes nachweisbar. Aber es ist nicht nur sehr kernreich, sondern auch in vielen Herden ausgesprochen kleinzellig infiltrirt. Der entzündliche Charakter ist dadurch genügend gesichert.

Die Zunahme des Bindegewebes ist aber nicht das einzige Bemerkenswerthe; auch die Harnkanälchen zeigen Abnormitäten. Die Zahl der Sammelröhren ist nicht sehr gross. Sie sind auch nicht so regelmässig gebaut wie in normalen Nieren, vielmehr ausgebuchtet, gebogen und unter einander nicht so parallel wie sonst. Einzelne von ihnen zeigen leichte cystische Erweiterungen. Das Auffallendste aber ist, dass die Henleschen Schleifen nur in dem an die Rinde angrenzenden äusseren Drittel vorhanden sind, während sie in den übrigen Abschnitten ganz fehlen. Hier überwiegt daher das Bindegewebe bei Weitem die allein nachweisbaren Sammelröhren. Dieser Befund ist so zu deuten, dass einerseits von den cystösen Rindenschichten keine Schleifen gebildet wurden und andererseits die zu den normalen Theilen gehörenden wegen der Bindegewebswucherung nicht tief genug herabsteigen konnten. So können wir aber die Abnormitäten der Marksubstanz ohne Zwang zu denen der Rinde in Beziehung setzen. Beide sind auf die Bindegewebswucherung zurückzuführen, die, durch die Hydronephrose veranlasst, die besprochenen Entwicklungsstörungen mit sich bringt.

Wenn wir nun auf die Frage zurückkommen, ob in den besprochenen Objekten unvollkommen ausgebildete Cystennieren vorliegen, so lassen sich jedenfalls alle Befunde ganz gut mit dieser Annahme vereinigen. Ich weise vor Allem auf das Verhalten der Marksubstanz hin. Virchow hat bekanntlich die Cystenniere aus einem Entzündungsprozess der Papillen abgeleitet, durch den die geraden Harnkanälchen verlegt und secundär die Cystenbildungen veranlasst werden sollen. Wenn nun auch nach meinen Untersuchungen der Zusammenhang zwischen der Entstehung der Cysten und der Markkegelentzündung ein anderer ist, so gehört eben doch die letztere in das Bild der Cystenniere hinein.

Ein anderer Umstand erklärt sich ebenso ungezwungen, das ist die Communication mancher Cysten mit dem rudimentären Nierenbecken, wie sie z. B. von v. Mutach beschrieben worden ist. Es handelt sich in solchen Fällen um diejenigen Hohlräume, die an den Enden der geraden Harnkanälchen entstanden sind.

Ferner stimmt auch das histologische Verhalten der cystösen Abschnitte gut zu dem Bau der Cystenniere. Das geht u. a. auch aus der von Ziegler gegebenen Abbildung hervor, die sich in allen wesentlichen Punkten mit meinen Präparaten deckt.

Ich halte es daher für sehr wohl möglich, dass die Hohlräume der typischen Cystennieren aus der oben dargestellten Entwicklungsstörung abgeleitet werden können. Nun werden vielleicht diejenigen, welche die Cystenniere für einen Tumor, ein Cystadenom, halten, Bedenken tragen, meine Erklärung zu acceptiren oder sie werden annehmen wollen, dass man zwei Arten, Tumoren und solche, die eine andere Bedeutung haben, unterscheiden müsse. Aber bei dem im Grossen und Ganzen durchaus einheitlichen Bau der Präparate ist mir eine zweifache Erklärung unwahrscheinlich. Auch sind diejenigen Gründe, die man für den Geschwulstcharakter bisher angeführt hat, nicht zwingend. Die papillären Erhebungen 2. Ordnung, die man gelegentlich in den Hohlräumen sieht, kommen ja gelegentlich auf den verschiedensten epithelbedeckten Flächen vor, wenn sie in Entzündung gerathen sind und wenn angeführt wird, dass das Cystenepithel ein selbständiges Wachsthum zeigen könne, indem es Sprossen in das Bindegewebe treibe und so die Hohlräume vergrössere, so sind die histologischen Befunde durchaus nicht zwingend. Meiner Meinung nach kommt in gutartigen epithelialen Tumoren ein alleiniges Wachsthum des Epithels in das Bindegewebe hinein nicht vor. Stets wachsen beide

Theile gemeinsam. Ich habe mich darüber an anderer Stelle (Virch. Arch. Bd. 151) ausgesprochen.

Ich glaube also daran festhalten zu dürfen, dass alle Cystennieren gemeinsamen Ursprungs sind und auch die im höheren Lebensalter zur Beobachtung kommenden lassen sich auf die embryonale Enstehung beziehen, wenn man auf Grund meiner Präparate annimmt, dass nur ein Theil der Nierenrinde entartet war und erst allmählich durch die sich vergrössernden Cysten vernichtet wurde.

Damit will ich nun aber nicht in Abrede stellen, dass die Cystenniere manche Charaktere einer Geschwust an sich trägt. Ich sehe in ihnen den Ausdruck des Umstandes, dass die in ihrer Entwicklung gestörten Gewebe in sich und mit dem Organismus nicht physiologisch zusammenhängen, seinem Einfluss nicht voll unterliegen und deshalb auf eigene Faust wachsen.

Noch tumorähnlicher wird das cystöse Gewebe, wenn die Niere nur theilweise entartet ist. Krönlein hat auf dem Chirurgencongress (1899) ein Präparat demonstrirt, in welchem ein über kopfgrosser aus Cysten bestehender Tumor mit einem normalen Nierenabschnitt zusammenhing. Ich nehme an, dass hier nur ein Theil der Nierenanlage die erörterte Entwicklungsstörung erfuhr.

Es sei mir schliesslich gestattet, darauf hinzuweisen, dass die Entstehung der Niere aus zwei Anlagen auch noch in anderer Weise die Grundlage für Cystenbildung und andere Abnormitäten sein kann. Wenn die Uretersprossen nicht mit jener kappenförmigen Zelllage bedeckt sind oder wenn diese in der Entwicklung zurückbleibt, so können Cysten nur aus Sammelröhren hervorgehen. Ich besitze ein makroskopisch jenen Nieren sehr ähnliches Präparat, in welchem aber nicht eine einzige Glomeruluscyste vorhanden war. Alle verdanken geraden Harnkanälchen ihr Dasein. Es ist ferner denkbar, dass der Ureter an der Urniere vorbeiwächst und keinen Zellbelag mitnimmt. Dann kann sein Ende, das rudimentäre Nierenbecken, sich cystisch erweitern, ohne dass es überhaupt zur Bildung der Niere kommt. Mir liegt ein Fall von Verdoppelung des Ureter vor. Der eine mündet in die Urethra und geht an seinem oberen Ende in eine einfache dünnwandige, mit der Niere verwachsene Cyste über. Ich stelle mir vor, dass dieser tiefer liegende, zu weit abwärts aus dem Wolffschen

Gange herausgewachsene Ureter die Urniere verfehlte. Auf noch andere Möglichkeiten einer Entwicklungsstörung will ich hier nicht eingehen.

Erklärung der Figuren.

Fig. 1. Embryonale Meerschweinchenniere. Umgebogenes Ende eines geraden Harnkanälchens. Darauf liegt ein abgegrenztes Zellstratum mit kolbenförmiger unterer Anschwellung. In weiterer Umgebung ein zellreiches Blastem.

Fig. 2. Horizontalschnitt durch eine ähnliche Stelle wie in Fig. 1. Das querdurchschnittene Kanälchen wird zunächst von einem abgegrenzten Zellstratum, dann von dem Blastem umgeben.

Fig. 3. Schematische Figuren über die Entwicklung des Glomerulus und der Harnkanälchen aus zwei getrennten Anlagen. a gerades Harnkanälchen, links die abgegrenzte zum Glomerulus werdende Zelllage. In III Vereinigung des Glomerulus mit der Sammelröhre durch das zum gewundenen Harnkanälchen sich umbildende Verbindungsstück b.

Fig. 4. Entwicklung des Ureters. a Wolff'scher Gang, b Ureter, c die aufsitzende abgegrenzte Zelllage, d Verlängerung der Urniere, in welcher der Ureter hineinwächst, e Urnierenkanälchen.

Fig. 5. Halbschematische Figuren über Cysten der Niere. a 1 Cyste aus dem Ende eines geraden Harnkanälchen 2, 3 Glomeruluscyste. b 1 Cyste aus dem Ende eines geraden Harnkanälchens, 2 Glomeruluscyste, zu 1 gehörig, 4 andere Glomeruluscyste, 3 Harnkanälchen.

Discussion.

Herr Ziegler: Ich möchte darauf hinweisen, dass ein Fall von fein-, schwammig gebauter Cystenniere bei einem neugeborenen Kinde, den ich in meinem Lehrbuche abgebildet habe, durchaus ähnliche Verhältnisse bietet, indem man ebenfalls Glomeruluscysten und Kanälchencysten unterscheiden kann.

Herr v. Kahlden: Darf ich Herrn Prof. Ribbert fragen, ob alle vorhandenen Cysten Glomeruluscysten waren, und wie weit er geneigt ist, von seinem Falle aus eine Verallgemeinerung auf die Entstehung der Cystenniere überhaupt zu machen?

Herrn Marchand gegenüber möchte ich bemerken, dass in den von mir beschriebenen Fällen, vornehmlich in einem derselben, die papillären Wucherungen und die Neubildung epithalialer Kanäle so bedeutend war, dass man doch an eine epithaliale Neubildung, an eine Adenombildung denken muss.

Zeichen von Harnstauung fehlen in vielen Fällen, in denen es sich um Cysten von Erwachsenen handelt.

Wenn Herr Marchand nur eine Harnstauung innerhalb einzelner Abschnitte der Niere, nicht aber in den grösseren Harnwegen annimmt, so befriedigt mich das ganz besonders, weil ich selbst in meiner ersten Publication eben diese Ansicht mit Nachdruck ausgesprochen habe.

Ueber die Bedeutung der papillären Wucherungen dürfte erst ein Vergleich der verschiedenen Präparate Aufklärung geben.

Herr Marchand: Bei aller Anerkennung der grossen Wichtigkeit der von Herrn Ribbert gegebenen Darstellung der Entwicklung der Niere muss ich doch ein definitives Urtheil bis nach Besichtigung der Präparate aufschieben. In Bezug auf die Cystenniere möchte ich erwähnen, dass vor Kurzem eine Dissertation von Herrn Wigand aus dem Marburger Institute erschienen ist, in welcher ein Fall von Retention des Harns durch ein Septum in der Pars membranacea bei einem Neugeborenen beschrieben ist; hier finden sich Veränderungen der Niere, die den vom Vortragenden geschilderten entsprechen; es war indess die eine der beiden Nieren sehr viel besser entwickelt, die andere zeigte einen höheren Grad von Hydronephrose und Schwund des Parenchyms. Ein zweiter Fall betraf eine typische Cystenniere, die als Geburtshinderniss gewirkt hatte. Hier lag offenbar eine schwere Entwicklungsstörung der Niere vor, mangelhafte Anlage der geraden Harnkanälchen, sehr zahlreiche Cysten in den Rändern, die zum Theil aus Glomerulis, zum Theil aus Harnkanälchen hervorgegangen waren. Offenbar sind diese Cysten durch Retention des Sekrets innerhalb der abgeschnürten Theile des Kanalsystems zu erklären. Die Auffassung der Cystenniere als adenomatöse Geschwulst halte ich nicht für zutreffend.

Herr Aschoff: Ich glaube, dass unter den Cysten, welche durch Nichtvereinigung der Urnierenabschnitte und der graden Harnkanälchen entstehen, auch solche Fälle foetaler Cystenniere vorkommen, welche sich aus sekundärem Schwund des bereits ausgebildeten Ureteren- und graden Harnkanälchensystems entwickeln. Ein solcher Schwund (Atresie) des Kanalsystems findet an denjenigen Stellen in erster Linie statt, an denen sich physiologische Verengerungen ausbilden, das heisst am Eintritt des Uterers in die Blase, am Uebergang des Beckens in die Ureteren, am Uebergang der graden Harnkanälchen in das Becken, d. h. in den Papillenspitzen. Möglicherweise unterbleibt das Aussprossen mancher Kanälchen aus dem Becken überhaupt.

Herr Ribbert: Mit Herrn Aschoff stimme ich darin überein, dass auch secundär durch Entzündung wieder Trennungen im Verlauf der Harnkanälchen und daraus Cysten entstehen können.

Herrn v. Kahlden erwidere ich, dass nicht nur jede Harnstauung, sondern auch jedes andere zur Entzündung führende Moment dasselbe Resultat haben kann, ferner, dass im hohen Alter gefundene Cystennieren vielleicht darauf beruhen, dass beim Neugeborenen nur ein Theil der Rinde cystisch war und erst später durch weitere Entwicklung der Cysten die übrige Rinde vernichtet wurde.

---

11. Herr Carl Kaiserling,
Assistent am Pathologischen Institut zu Berlin:

Ueber Konservirung und Aufstellung pathologisch-anatomischer Präparate für Schau- und Lehrsammlungen.

Als gelegentlich des Tuberkulose-Kongresses in Berlin von Seiten unseres „Einführenden“, Herrn Obermedicinalrathes Professor Dr. Bollinger, die Aufforderung an mich erging, an dieser Stelle über meine Erfahrungen bei der Conservirung anatomischer Präparate unter möglichster Erhaltung der natürlichen Farbe zu berichten, habe ich lange Zeit geschwankt, ob ich dieser ehrenvollen Anregung Folge leisten solle. Es waren mehrere Gründe, die mich zweifelhaft machten. Einmal konnte ich nicht hoffen, Ihnen irgend etwas principiell Neues zu bringen und sodann war die Art und Weise nicht gerade ermunternd, wie ich öfter über meine Beschäftigung als Präparator und die Stellung der von mir angegebenen Methode zu der Anderer habe reden hören. Der bisher geübte Gebrauch, die Conservirung und Aufstellung der Präparate einem mehr oder weniger intelligenten Diener oder speciell hierfür angestellten subalternen Beamten zu überlassen, hat dazu geführt, dass Mancher eine derartige Thätigkeit einem wissenschaftlich gebildeten Menschen nicht für angemessen hält. Ich bin nun allerdings durch jahrelange Uebung und die

Untersuchung der einschlägigen Fragen zu einem entgegengesetzten Resultate gekommen und sehe in der bislang geübten Praxis den Grund, dass die Methoden der Conservirung so lange Zeit wenig Fortschritte gemacht haben.

Wenn ich nun heute über einige dieser Fragen spreche, so habe ich den stillen Wunsch, den Einen oder Anderen anzuregen, dieses anscheinend rein technische und unwissenschaftliche Gebiet mehr als bisher zu pflegen, und zwar nicht nur rein technisch und experimentell, sondern nach streng wissenschaftlichen Principien und Methoden. Ich glaube, es wird sich mancher neue Ausblick eröffnen und manche allgemeiner wichtige Thatsache sich ergeben. Freilich sind diese Untersuchungen nicht leicht: chemische, physikalische und mikroskopische Methoden müssen zu Hilfe genommen werden. Nur auf diese Weise kann man dahin kommen, an die Stelle des unsicheren Versuchens das zielbewusste Handeln zu setzen, für die einzelnen Fälle die jeweils besten Recepte zu finden, damit nunmehr auch ein weniger gelehrter Gehilfe mit Sicherheit gute Präparate herstellen kann.

Gestatten Sie mir, an einem Beispiele zu zeigen, dass man bei derartigen Untersuchungen wirklich neue Gesichtspunkte finden kann. Es war mir beim Studium des Verhaltens von Fett bei Behandlung mit verschiedenen Medien aufgefallen, dass in der Nebenniere die Rindensubstanz bei der frischen Untersuchung im frischen Präparate fast immer ein anderes Aussehen zeigt, als bei Zusatz von conservirenden und färbenden Stoffen. Namentlich die allgemein als Fett bezeichneten kleinen Kügelchen zeigten ein sehr wechselvolles Verhalten, und es schien mir kein Mittel zu geben, sie durch Conservirung zu erhalten. Ich versuchte alle möglichen Methoden und kam endlich, durch eigenthümliche Brechungsverhältnisse veranlasst, zu der Untersuchung im polarisirten Lichte. Es zeigte sich, dass ein grosser Theil der Körperchen doppeltbrechend war, mithin kein gewöhnliches Fett sein konnte. Des Weiteren ergab sich, dass die gewöhnlichen Fixationsmittel nicht im Stande waren, diese Kügelchen unversehrt zu erhalten, sondern dass sie nach der Behandlung mit Alkohol, Sublimat, Formalin u. s. w. ihre charakteristischste Eigenschaft, die Doppelbrechung, verloren. Da nun in der Nebenniere auch thatsächlich Fett vorhanden ist, so war es nicht möglich, im gehärteten Präparat irgend ein Urtheil über das Verhalten der verschiedenen homogenen

Kügelchen abzugeben. Die genaueren Verhältnisse dieser Dinge für die Nebenniere hat Dr. A. Orgler in seiner Dissertation beschrieben, und ich hoffe über kurz oder lang genauere Mittheilungen darüber auch für andere Organe machen zu können. Aus diesem Beispiele können Sie auch ersehen, wie vorsichtig man mit der Deutung gehärteter und gefärbter Präparate sein muss. Gar Mancher glaubt, dass Alles, was er in seinen gehärteten und gefärbten Schnitten sieht, von vorne herein vorhanden sei. Je mehr er sich aber mit dem Studium der durch Zusätze aller Art hervorgerufenen Veränderungen beschäftigen wird, um so zurückhaltender wird er werden und den Begriff „Kunstprodukt" erheblich anders fassen, als gegenwärtig üblich ist. Ob in der Gegenwart, wo jeder Mikroskopiker bestrebt ist, seinen Namen durch Angabe irgend es neuen Fixationsgemisches oder einer neuen Farbkombination in der Geschichte der Medicin zu verewigen, diese Mahnung zur Rückkehr zu exakten Methoden Erfolg haben wird, bezweifle ich selber, zumal es mir nur in sehr beschränkten Grenzen möglich ist, die erwünschten Methoden anzugeben. Sie müssen erst gefunden und ausgearbeitet werden, aber dieser noch vorhandene Mangel ist kein Grund, nicht in dieser Richtung zu arbeiten.

Schwierigkeiten ganz ähnlicher Art wie die eben angedeuteten waren es, die mich auf die von mir angegebene Konservirungsmethode gebracht haben. Ich bemerke hier ganz ausdrücklich, dass es mir dabei nur darauf angekommen ist, das makroskopische Aussehen der Organe zu erhalten, die Erhaltung der mikroskopischen Struktur interessirte mich erst in zweiter Linie. Das war bedingt durch die Erfahrungen beim Studium der Konservirungsmittel und ihrer Wirkungen auf das Blut und gewisse Zellen. Ueber ihren Einfluss auf die Form der rothen Blutkörperchen habe ich in meiner Dissertation, Berlin 1893, berichtet. Die Bearbeitung der Zellen hatte Dr. R. Germer übernommen und hierüber ebenfalls in seiner Dissertation und späterhin mit mir gemeinsam in Virchows Archiv Band 133, S. 79ff. berichtet. Wir haben reichlich Gelegenheit gehabt, uns zu überzeugen, dass die Erhaltung der Form nur in sehr beschränktem Masse möglich ist, dass aber bei gleicher Behandlungsweise gleicher Objekte eine gewisse Gesetzmässigkeit der Veränderungen stattfindet. Neben der Form interessirte mich weiterhin die Farbe des Blutes, deren Studium mit Hilfe des

Spektroskopes in sehr exakter Weise möglich ist. Die Resultate sind bisher nicht veröffentlicht mit Ausnahme der Veränderungen, die Blut durch Zusatz von Formalin und Alkohol erleidet. Diese Veränderungen, die ich in meiner ausführlichen Abhandlung in Virchows Archiv, Band 147, beschrieben habe, haben mir die Anregung zur Ausarbeitung meiner Methode gegeben und bilden eines ihrer grundlegenden Principien. Ich habe damals aus ganz bestimmten Gründen die deutlich beschriebenen Dinge nicht mit dem Namen genannt. Das scheint nur einem der Leser aufgefallen zu sein und ihn zu der von mir gewünschten Nachuntersuchung veranlasst zu haben. Das ist Dr. G. Puppe gewesen, der in seiner Abhandlung: „Ueber das Princip der Conservirung anatomischer Präparate in den natürlichen Farben“ u. s. w., Vierteljahrsschrift für gerichtliche Medicin und öffentliche Gesundheitspflege, 3. Folge, 17, 2, meine Angaben nachgeprüft, bestätigt und seinerseits nun die Namen der Dinge genannt hat, die für Jeden, der mit spektroskopischen Blutuntersuchungen vertraut ist, ohnehin bekannt sein mussten. Es handelt sich um die Umwandlung des im frischen Blute vorhandenen Oxyhämoglobins in Modifikationen des Hämatins. Wer nun behauptet, dass meine Methode eine belanglose Modifikation der vorher veröffentlichen von Melnikow und Jores sei, der verkennt, dass ich auf Grund eines von denen meiner Vorgänger abweichenden Principes, welches ich selbständig und allein gefunden habe, zu meinem Endresultate gekommen bin. Puppe hat nachgewiesen, dass mein Princip richtig ist. Daran ändert auch die Thatsache nichts, dass auch den anderen Methoden das gleiche Princip zu Grunde liegt, nur von den Autoren nicht erkannt ist. Es handelt sich um drei unabhängig von einander gefundene Methoden und nicht um Modifikationen nach Chronologie der Publikation.

Dass ausser Erhaltung der Blutfarbe, welche nur auf dem eben angedeuteten Umwege einstweilen möglich ist, auch noch auf die Erhaltung der Eigenfarbe, der Oberflächentransparenz und der groben Form Rücksicht zu nehmen ist, habe ich in meiner oben angeführten Abhandlung näher dargethan. Alle diese Eigenschaften eines Präparates sind ein untrennbares Ganzes und müssen in jedem Falle je nach dem Ueberwiegen der einen oder anderen ev. mit besonderem Nachdruck berücksichtigt werden. Das ist nun recht häufig leichter gesagt, als gethan. Man wird auch in die

Lage kommen, zu Gunsten eines guten Gesammteindruckes die weniger günstigen Eigenschaften über die anderen etwas zu vernachlässigen. Manches lässt sich überhaupt nicht erhalten. Dahin gehört das in die Augen Fallendste, die natürliche Blutfarbe. Wir müssen uns mit einer möglichst ähnlichen begnügen. Alles in Hämatin umgewandelte Oxyhämoglobin hat eine mehr oder weniger bräunliche Nuance, in der eine für die Pathologie wichtige verloren geht, die bläuliche bei venöser Stauung und Cyanose. Diese Farbentöne werden gerade die am schönsten leuchtend rothen, die sich überhaupt erzielen lassen. Für eine andere Färbung kann ich Ihnen nicht einmal einen annähernd ähnlichen Ersatz geben, für den frischen gelben Icterus. Er wird rettungslos tiefgrün. Da Melnikow angiebt, dass er den Icterus conserviren könne, ich aber auch nach seinen Angaben nicht dazu im Stande war, habe ich einen physiologischen Chemiker gebeten, sich mit der Frage zu beschäftigen. Es war der leider kürzlich unverhofft verstorbene Prof. Kanthack in London, der sich für die farbige Conservirung lebhaft interessirte. Nach einer mündlichen Mittheilung hat sich auch für ihn die Unmöglichkeit der Erhaltung der gelben Galle ergeben. Gelbe Lebern, die den Farbstoff nicht in diffuser Lösung, sondern in amorpher oder kristallinischer fester Form enthalten, lassen sich manchmal ausgezeichnet erhalten. Derartige Formen des Icterus künstlich herzustellen, ist mir in befriedigender Weise noch nicht gelungen. Vielleicht führen weitere Versuche in dieser Richtung zu einem Ziele.

Meine fortgesetzte Präparatorarbeit hat mich dazu geführt, dass ich am liebsten überhaupt keine feste Receptformel anführen möchte. Damit wird aber denen unter Ihnen, welche bisher noch keine oder wenig erfolgreiche Versuche mit der farbigen Conservirung gemacht haben, wenig gedient sein. Ich gebe Ihnen daher zunächst das Recept, welches bei uns jetzt zur fabrikmässigen Herstellung, wenn ich die Befriedigung der täglichen Bedürfnisse ohne höheres Interesse so nennen darf, mit gutem Erfolge in Anwendung ist.

Formalin	800 g
Kal. acetic.	85 g
Kal. nitric.	45 g
Dest. Wasser	4000 g

Diese Lösung ist eine Art Normallösung. Wie lange ein Organ

darin verweilen muss, lässt sich nach Stunden nur sehr schwer sagen. Besser sagt man: bis es durch und durch fixirt oder gehärtet ist. Dafür giebt es zwei Kriterien. Einmal das Gefühl. So lange ein Organ im Innern noch nicht völlig gehärtet ist, hat man beim Palpiren ein ähnliches Gefühl, wie bei der Untersuchung eines tieferliegenden Abscesses, eine Art Fluktuation. Sodann giebt das Aussehen des Blutes einen guten Anhalt. Drückt man auf das Organ, bis aus den Gefässen Blut ausfliesst, so muss selbst das aus den tiefen Schichten durch starken Druck hervorgebrachte Blut eine braune Farbe haben, die deutlich von der des frischen Blutes verschieden sein soll. Es hat den Anschein, als ob die Güte der Präparate nicht unwesentlich beeinflusst wird durch die Intensität, mit der die Formalineinwirkung geschieht. Ich ziehe es jetzt vor, zuerst die Wirkung möglichst langsam vor sich gehen zu lassen. Das ist durch verschiedene Massnahmen zu ermöglichen. Das Organ kommt zunächst in eine schon wiederholt gebrauchte Lösung des Formalingemisches. Rathsam ist es, in ein und derselben Lösung nicht alle möglichen Organe zu behandeln. Besonders Darm und Leber ziehe ich vor, in besonderen Gläsern und Lösungen zu behandeln, desgleichen auch das Centralnervensystem. Ist das Organ etwa ein Drittel der voraussichtlich nöthigen Fixationsdauer in der alten Lösung gewesen, kommt es in eine aus einem Drittel alter und zwei Dritteln frischer zusammengemischten, wiederum auf ein Drittel der Zeit. Zarte Sachen mit wenig Blut lässt man wohl auch völlig in dieser Mischung ausfixiren. Derbere, namentlich auch dickere, wie Nieren, Lebern, grössere Lungenabschnitte u. s. w. werden für den Rest der Härtungsdauer in ganz frische Lösung übertragen. Durch dieses scheinbar sehr complicirte Verfahren kann man die einzelnen Lösungen bis zum Aeussersten ausnutzen. Die Menge der Flüssigkeit soll sehr reichlich bemessen sein und das Volumen eines Organs mindestens um das Fünffache übersteigen.

Ein anderes gutes Mittel, die Wirkung des Formalins zu mässigen, ist der Zusatz von Glycerin. Das empfiehlt sich ganz allgemein in den Fällen, wo alte Lösungen nicht zur Verfügung stehen. Man setzt so viel Glycerin zu, dass das Formalin eine circa 3 %ige Lösung davon darstellt. Noch mehr erfordern sehr weiche Präparate, alle Därme, Knochenmark, gallertige Tumoren und verwandte Dinge. In allen diesen Fällen, namentlich wenn der

Blutgehalt ein relativ geringer ist, kann der Gehalt an Kal. acetic. um die Hälfte vermindert werden.

Für fettreiche Organe, sei es nun direkt Fettgewebe oder Fettinfiltration oder -Metamorphose, ist der Gehalt an Kal. acetic. zu steigern bis zum Dreifachen. Hierbei kommt man oft in einen Widerstreit der Interessen, insbesondere bei gleichzeitigem Vorhandensein von Muskulatur. Ganz schwierig ist die Fettmetamorphose des Herzens zu erhalten, weil die nöthige Menge Kal. acetic. zum Abblassen der Muskulatur führt. Am ehesten führt hier eine schwache glycerinhaltige Normallösung zum Ziele.

Ist sehr viel Blut vorhanden, steigere ich den Salzgehalt des Formalins auf das Doppelte eines jeden, so namentlich bei dicken Blutcoagulis, wie sie bei Hämoptoe sich in der Trachea finden können, oder bei Rupturen von Aneurysmen, auch bei Blutaspiration in den Lungen u. a. m. Hierbei kommt man nur durch recht langsame Fixation in allmählich wirksamer werdenden Lösungen zu einer befriedigenden Härtung. Mitunter collidiren die Interessen, z. B. bei grossen Hirnblutungen. Gehirn wird besser in glycerinhaltigem, salzarmem Formalin, das Blut in gerade entgegengesetzt gemischtem. In solchen Fällen bleibt es jedem überlassen, was er am meisten betonen will. Sind in der Nachbarschaft der grossen Blutung feinere kleine und zarte diffuse Infiltrationen, so conservirt man die erste Zeit mit glycerinhaltiger Normallösung und den Rest mit solcher ohne Glycerin und fügt die beiden Salze allmählich hinzu.

Für manche Objecte mit wenig Blut, aber ausgesprochener Eigenfarbe, ganz vornehmlich für die Muskulatur, sowohl die Körpermuskulatur wie auch das Herz, vermindere ich den Kal. acetic.-Gehalt bis auf ein Drittel und nehme das Doppelte und Dreifache an Salpeter. Derartige Objecte behandle ich auch stets im Einzelnen mit eben ausreichender Flüssigkeitsmenge. Zu der Gruppe dieser Organe gehört auch der Uterus.

Was die Behandlung der einzelnen Organe, namentlich die Art des Einlegens u. s. w. betrifft, muss ich, um mich nicht selber zu wiederholen, auf meine Abhandlung in Virchow's Archiv verweisen. Dort sind auch die Vorzüge der Injection grösserer Organe besprochen. Ich komme mit der Zeit mehr und mehr von der Injection ab. Einmal kann durch die allmählich sich steigernde

Wirksamkeit der Lösungen die Fixationsdauer der Organe ohne besondere Gefahr auf das Doppelte und Dreifache der früher angegebenen Zeiten ausgedehnt und damit auch eine bessere Tiefenwirkung erreicht werden, und dann lernt man mit der Zeit seine Objecte so auszuwählen und in entsprechend abgetragene Stücke zu zerlegen, dass man, ohne der allgemeinen Uebersichtlichkeit Abbruch zu thun, doch Alles zur Darstellung bringen kann, was an einem Präparate darstellungswerth ist. Endlich kann die Tiefenwirkung durch entsprechend geführte, nach Vollendung der Aufstellung unsichtbare Einschnitte erheblich gefördert werden. Wie diese Schnitte im einzelnen zu legen sind, lässt sich nur von Fall zu Fall zu bestimmen. Man umgeht also die Schwierigkeiten der Durchhärtung grosser Schnitte dadurch, dass man schon bei der Section sich im Geiste das Aussehen des fertigen Präparates vormalt, richtet danach seine Schnittführung und Anordnung des Präparates ein.

Je frischer die einzulegenden Organe sind, umso besser für den Erfolg. Haben sie schon Stunden oder Tage lang herumgestanden, Hitze und Kälte, Feuchtigkeit und Trockenheit ertragen, kann man nicht mehr viel von ihnen erwarten. Man lege also unmittelbar nach der Section ein, ehe eine Diffusion des Blutes eintritt.

In der bisher besprochenen Fixationsflüssigkeit darf das Organ nie seine Farbe und Transparenz ganz verlieren, das Blut muss immer noch röthlich erscheinen, die Organstruktur deutlich sein. Die Trübung und Verfärbung soll langsam eintreten. Bleichen die Organe schnell oder entfärben sich ganz und gar, so ist irgend ein Fehler vorgekommen. Dieser kann liegen an dem Formalin, wenigstens sind mir im Laufe der Zeit einige Flaschen vorgekommen, die absolut nicht zu brauchen waren. Leider kann ich Ihnen über die chemische Untersuchung dieser Formalinsorten nichts sagen, weil ich selbst das Resultat nicht erfahren habe. Ich untersuche daher jede neu ankommende Formalinflasche auf meine Art; ich mache eine Probefixation. Dazu eignet sich am besten ein Stück frische, blutreiche Niere. Ich möchte behaupten, dass Nieren schlechterdings nicht zu verderben sind, wenn das zur Verwendung kommende Material gut ist. Ich setze etwa 300 ccm Formalingemisch an und füge 3 pCt. Glycerin hinzu. In dieser Lösung wird eine halbe Niere gehärtet. Misslingt sie, gebe ich das Formalin zurück. Dabei ist Voraussetzung, dass der Präparator die Flasche selber öffnet, warum, brauche ich nicht genauer auszuführen. Mancher Misserfolg dürfte wohl zurückzuführen sein auf Einwirkung Unberufener. Blasst ein Organ innerhalb 24 Stunden im Formalingemisch auffallend stark ab, so bringe man es — gutes Material vorausgesetzt — in eine ältere Lösung zurück oder setze Glycerin hinzu, ev. wähle man nach den oben angedeuteten Modificationen eine andere Salzmischung. Ob andere Salze als die erwähnten irgend einen Vortheil bringen, mögen Untersuchungen anderer Präparatoren erweisen. Ich für meine Person bin immer wieder auf das Kal. acetic. und Kal. nitrc. zurückgekommen, was ich auch sonst versucht habe. Ganz ebenso ist es auch Prof. Kanthack gegangen. Da ich von keinem Körper irgend einen Vorzug nennen kann, so will ich alle diese Versuche übergehen. Wer sich an diese Versuche heranbegeben will, erinnere sich des oben angegebenen Principes der Umwandlung direct nicht zu erhaltender Körper in gleich oder ähnlich gefärbte andere Modificationen. Im Reagensglase geht Manches, was man an einem Organ nicht anwenden kann, ohne seine Gesammtbeschaffenheit zu schädigen.

Ist nun das Präparat gut durchgehärtet, so wird es übertragen in Alkohol. Am besten wäre absoluter Alkohol, aber man kommt auch mit 80—90 pCt. aus. Wir gebrauchen jetzt aus Billigkeitsrücksichten seit drei Jahren 80 pCt. Spiritus und sind in den allermeisten Fällen damit ausgekommen. Bis die Farbe, namentlich des Blutes, wiedergekommen ist, lässt man das Präparat in einer bereits gebrauchten Alkoholmenge und überträgt dann noch für die gleiche Zeit in ungebrauchten. Länger als höchstens sechs Stunden bleibt kein Präparat im Spiritus. In allen den Fällen, in denen Glycerin zu der Fixationsflüssigkeit hinzugesetzt ist, füge man auch dem Alkohol die entsprechende Menge hinzu. Die Nuance des Roth, welche der Blutfarbstoff — es ist alkalisches Hämatin — durch die Alkoholbehandlung erhält, wechselt von Braunroth bis zum Ziegelroth; für weitaus die meisten Fälle hat sie einen leichten Stich ins Braune.

Nach Wiederkehr der Farbe kommt das Organ in die dritte, die Aufbewahrungsflüssigkeit. Auch bei dieser müssen mannigfache Concentrationen und Compositionen je nach Art des Objectes verwendet werden. Für grössere und blutreiche Stücke verwende ich eine Lösung von:

Wasser	9000 ccm
Kal. acetic.	2000 g
Glycerin	3000 ccm

In dieser Lösung lasse ich die Organe, ehe ich sie definitiv aufstelle, erst 8—14 Tage je nach Grösse in einem Sammelgefässe liegen, damit sie gut durchtränkt werden. In dieser Lösung treten noch mancherlei Farbenänderungen ein, das Blut wird meist etwas lichter und heller roth, und das Ganze gewinnt durch die langsam eintretende Oberflächentransparenz noch erheblich. Der starke Gehalt an Kal. acetic. eignet sich nicht für Alles; zarte Objecte leiden mitunter stark, namentlich Darm, Trachea und Muskeln. Hierfür nehme ich nur ein Drittel der angegebenen Menge des essigsauren Kaliums, und wenn ich auch dann noch ein geringes Abblassen innerhalb weniger Stunden bemerke, lasse ich das Kal. acetic. ganz weg und lege das Präparat in

Wasser 1000 ccm
Glycerin 300—1000 ccm
Alkohol (80 pCt.) 200—500 ccm.

Es ist mir nicht recht möglich, zu sagen, wieviel Glycerin und Alkohol zu nehmen ist. Mit der Zeit sieht man das dem Organ an. In diesen Lösungen gewinnt die Blutfarbe sehr häufig noch ein leuchtenderes Aussehen, sodass ich seit einiger Zeit solche Präparate, denen ein helleres Blutroth besser zu Gesicht steht, erst einen oder mehrere Tage in diese Mischung bringe, ehe sie definitiv in die Kal. acetic.-haltige Aufbewahrungsflüssigkeit gebracht werden. Kanthack verwendet statt des Alkohols eine unbestimmte kleine Menge Formalin. Ich selber benutze noch mancherlei Zusätze und glaube, dass der eine oder andere recht vortheilhaft ist. Da aber die Akten hierüber noch nicht geschlossen sind, so möchte ich keine weiteren Angaben darüber machen, um Sie nicht zu verwirren. Es ist nicht einmal ausgeschlossen, dass die angeblichen Vorzüge anderer Mittel zufällig bei solchen Objecten angewendet sind, die auch mit der gewöhnlichen Methode ein besseres Resultat ergeben hätten, als für gewöhnlich. Das passirt jedem vielbeschäftigten Präparator, und er ist meist nicht in der Lage, zu sagen, warum ein Organ einmal besser wird und einmal nur die Durchschnittsgüte erreicht. Es scheint mir, als ob die chemische Beschaffenheit der Organe dabei eine Rolle spielt.

Unter der Voraussetzung guten Materials, sorgfältiger Arbeit und der Verwendung möglichst frischer Organe ist mir seit vier Jahren noch kein einziges Präparat verdorben. Ich bin daher immer erstaunt, wenn mir der eine oder andere meiner Kollegen sagt: Ich habe viele Versuche genau nach Ihren Vorschriften gemacht, aber „es“ geht nicht. Sie haben wohl noch ein Geheimniss? Meine Herren, „es“ geht wirklich, ich habe kein Geheimniss verschwiegen, sondern Ihnen gesagt, was sich sagen lässt. Unmöglich kann ich Ihnen mit meinen Worten meine vielhundertfache Erfahrung auf Sie als Ihre persönliche Erfahrung übertragen. Es ist hier wie überall: Uebung macht den Meister. Lassen sie sich nicht durch einen oder anderen anfänglichen Misserfolg abschrecken, die Methode zu üben. Es mögen bei ihrer Handhabung eine Reihe von Handgriffen vorkommen, die mir so absolut selbstverständlich sind, dass sie mir gar nicht als solche auffallen, während Andere in ihnen eine Stütze des Erfolges sehen. Ich bin daher gerne bereit, jedem von Ihnen die Sache bei uns in Berlin zu zeigen und stehe jedem gerne zu weiteren Auskünften zur Verfügung.

Wiederholt ist mir die Frage vorgelegt, wie die Erhaltung der mikroskopischen Struktur sei. Auch darüber habe ich in meiner ersten Abhandlung einige Mittheilungen gemacht. Ich bin gerade dabei, die ganze Angelegenheit genauer zu bearbeiten und unsere alten Präparate darauf hin durchzunehmen. Wer irgend Bedenken trägt, dem empfehle ich solche Präparate, die möglicherweise noch einer mikroskopischen Bearbeitung unterliegen könnten, in der auch sonst von ihm geübten Weise zu conserviren. Ich für meine Person halte überhaupt nicht viel von der Verwerthung alter Sammlungsobjecte, sondern ziehe es vor, von interessanten oder zweifelhaften Objecten unmittelbar nach der Section entsprechende Stücke in verschiedene Fixationslösungen einzulegen und bis zum Schneiden — in Paraffin oder Celloidin eingelegt — fertig zu machen. Wenn man gute Demonstrationspräparate haben will, muss man eben Demonstrationspräparate machen und keine andere Rücksicht nehmen. Mir ist es ganz gleichgiltig, wie die mikroskopische Beschaffenheit wohl werden könnte und empfehle Ihnen nochmals für alle Fälle, wo das nicht einerlei ist, bei der Ihnen bisher dankbarsten Methode zu bleiben.

Nun bliebe noch die Aufstellung zu besprechen übrig. Sie wird durch den leitenden Satz bedingt: Alle Organe zeigen die beste Farbenwirkung nur in der Aufbewahrungsflüssigkeit und verlieren oft nicht unerheblich durch die Herausnahme aus ihr. Demgemäss stelle ich die Präparate so in Gläsern auf, dass Alles, was an ihnen gezeigt werden soll, bequem, event. durch Drehen des Glases zu sehen ist. Dazu sind nun in weitaus den meisten Fällen die runden Gläser nicht zu brauchen, weil an ihnen zahlreiche, sehr störende Reflexe entstehen und durch die Linsenwirkung der gewölbten Wände Verzerrungen auftreten und oft eine rechte Betrachtung überhaupt nicht möglich ist.

Wir gebrauchen daher viereckige Gläser der verschiedensten Maasse. Leider sind diese Gläser vorerst noch ziemlich theuer, weil sie in der Regel erst angefertigt werden müssen. Dabei habe ich das Bestreben, möglichst flache Gläser zu benutzen, weil sich darin die Organe besser unterbringen lassen, wenig Flüssigkeit nothwendig ist und die Betrachtung erleichtert wird. Die Höhe, Breite und Tiefe unserer gangbarsten Gläser ist folgende:

18×8×3 namentlich für Kinderknochen, 17×10×5 für Kehlköpfe, 26×19×8 für Lungen, 30×13×8 für Lebern, 21×15×13 für Schädeldächer, ganze Gehirne, gewölbte Durapräparate, 30×18×8 für Gehirne, die nach dem Regulativ seciert sind, 18×11×9 für Herzen, 16×11×6 für einzelne Nieren und dergleichen, 24×12×6 für scheibenförmige Stücke verschiedener Organe, 32×22×4 für aufgeschnittene und ausgebreitete Magen. Runde Gläser gebrauchen wir nur folgende: 50×11 für Oberschenkelknochen, 50×6 für Darmpräparate und 50×4 für Rückenmark. Die Knochen kommen neuerdings auch in viereckige Gläser.

Wenn die Präparate gut demonstrabel sein sollen, so liegt das keineswegs allein an den Gläsern. Schon bei der Section nehme man Rücksicht auf den späteren Zweck als Demonstrationsobjekt. Oft wird eine abweichende Schnittführung nöthig sein, die Zahl der Schnitte vermehrt werden müssen, oder überhaupt eine jede Schnittführung zu unterlassen sein, bis die Injektion vollendet ist. Alle diese Dinge kann nur der richtig ausführen, der selber conservirt, und ich für meine Person kann nur für solche Objekte mit einiger Sicherheit garantiren, die ich selber von vorne herein in den Händen gehabt habe. Wie man durch richtige Lagerung

u. s. w. für die Erhaltung der Uebersichtlichkeit sorgt, ist ausführlich an verschiedenen Beispielen von mir in meiner mehrfach erwähnten Arbeit mitgetheilt.

Eine recht unbequeme Sache ist das Verkitten der Gläser. Am besten wären solche mit eingreifendem Deckel, bei denen man durch Vaselin einen luftdichten und jederzeit leicht zu öffnenden Verschluss herstellen kann. Diese Gläser sind aber so theuer, dass sie für uns wenigstens nicht in Betracht kommen können. Unsere Gläser haben oben einen abgeschliffenen Rand und werden durch eine Glasplatte verschlossen. Als Verschlussmittel bewährt sich gut der gewöhnliche Mennigekitt. Bei einigermassen bemerkbarem Alkoholgehalt der Aufbewahrungsflüssigkeit löst er sich aber theilweise. Für den Nachweis eines guten und billigen alkoholbeständigen Verschlussmittels wäre ich Ihnen zu grossem Danke verpflichtet.

Vor der endgiltigen Aufstellung bewährt sich ein ebenfalls schon früher mitgetheilter Kunstgriff, die Oberfläche des Präparates in dünner Schicht mit einem scharfen Messer abzutragen. Dabei tritt nicht selten die Farbe viel leuchtender in die Erscheinung. Ist das Blut zu bräunlich, so überträgt man noch einmal in ein Glycerin-Alkoholgemisch, bis eine bessere Farbe eingetreten ist. Da bei dieser Abtragung an dem gehärteten Präparate naturgemäss stets eine ganz glatte Schnittfläche resultirt, kann der Werth desselben in den Fällen beeinträchtigt sein, wo es gerade auf feine Höhenunterschiede ankommt. In der relativ stark lichtbrechenden Flüssigkeit können auch ohne das manche Höhenunterschiede verloren gehen, z. B. ist es unmöglich, die zarten Hervorragungen bei Ependymitis granularis zu sehen, ohne das Gehirn aus der Flüssigkeit zu nehmen. Sind die Prominenzen aber deutlich, so lassen sie sich mitunter dadurch erhalten, dass das Organ vor der Behandlung eine künstliche Oberfläche erhält. Ich stelle mir eine ca. 10 % Glyceringelatine her und füge so viel frisches Leichenblut hinzu, dass die Gelatine in dünner Schicht dunkelroth erscheint. Mit dieser erwärmten Lösung wird das Organ in zwei bis drei Millimeter dicker Schicht überzogen und nach dem Erstarren der Gelatine weiterbehandelt. Entfernt wird die künstliche Oberfläche nach mehrtägigem Liegen in der letzten Flüssigkeit. Derartige Hilfsmittel wende ich auch gelegentlich an, wenn die einzelnen Bestandtheile des Organes eine verschiedene Behandlung erfordern. Ich decke die zeitweise zu schützenden Stellen mit Gelatine ab. Statt Gelatine können auch fetthaltige Massen oder Collodium genommen werden, je nach Art des Organes und der in Anwendung zu bringenden Flüssigkeit.

Hat man die Organe erst einige Zeit in einem Sammelgefässe aufbewahrt, so braucht man die definitive Flüssigkeit wohl kaum jemals zu erneuern, sie bleibt klar. Eine etwa eintretende Rothfärbung rührt von mangelhafter Fixation her. Namentlich leicht kommt das bei sehr dicken Blutmassen vor, die ohne Einschnitte sehr schwer durchhärten. Sollte das eintreten, so kann man versuchen, durch eine nochmalige Alkoholbehandlung, ja durch eine nochmalige Wiederholung aller Stadien der Behandlung die Fixation zu beenden.

Oft ist an mich die Anforderung herangetreten, Präparate, die mit Formalin allein behandelt waren, zu „retten". Das geht nicht. Verlorene Farben sind verloren.

Ich habe Abstand genommen, Ihnen meine Präparate mit hierherzubringen, weil durch die weite Reise und die Durchrüttelung auf der Bahn und jedenfalls sehr unsanfte Behandlung während des Transports die Flüssigkeit etwas trübe geworden ist. Ich bitte Sie daher, sich die durch Absetzen wieder geklärten Sachen in unserer Ausstellung im Polytechnikum anzusehen. Keins der Präparate ist jünger als zwei Jahre, mehrere nahezu vier Jahre alt. Die weite Reise hat mich auch veranlasst, nur kleinere Stücke mitzubringen. Wenn Sie Gelegenheit haben sollten, einmal in Berlin unser neues Museum zu besuchen, so können Sie sehen, dass wir vor keiner Grösse der Präparate zurückschrecken. In der Ausstellung sehen Sie auch eine ganze Reihe von hier im Pathologischen Institute von Herrn Collegen Dürck angefertigten Präparaten. Sie sind lediglich nach meinen Angaben in Virchow's Archiv hergestellt und legen Zeugniss dafür ab, dass man nach meinen Angaben in der That arbeiten kann. Sie können dort auch eine neue Aufstellungsart sehen, wie sie von der Gesellschaft Photokoll geübt wird. Wie ich höre, will uns College Dürck noch nähere Mittheilungen über das Verfahren machen.

Zum Schlusse möchte ich noch bemerken, dass die Farben sich auch als lichtbeständig erwiesen haben, und dass selbst directes Sonnenlicht sie nicht beeinträchtigt. Aufbewahren wird man die Präparate natürlich nach Möglichkeit vor intensivem Lichte geschützt, mit der besten Wirkung betrachten aber in recht hellem, ja im Sonnenlichte.

---

12. Herr Carl Kaiserling,
Assistent am Pathologischen Institut zu Berlin:

Ueber die Herstellung von Gips- und Wachsabgüssen.

Meine Herren! Wenn ich es unternommen habe, Ihnen Einiges mitzutheilen über die Herstellung von Wachs- und Gipsabgüssen, so werden Sie nicht verlangen, dass ich sie in der kurzen Zeit von wenigen Minuten zu vollendeten Formern ausbilde. Das ist auch nicht meine Absicht. Ich möchte Sie nur anregen, die künstliche Nachbildung mehr zu pflegen, als es bisher üblich ist, und Ihnen den Weg zeigen, wie die Resultate zu höherer Vollkommenheit gebracht werden können, als sie häufig haben. Wenn ich Ihnen nun auch in dieser Richtung manchen Fingerzeig zu geben vermag, so kann ich nicht durch noch so viele Worte Ihnen die eigene, vielseitige, praktische Erfahrung ersetzen, die, wie in allen Zweigen menschlicher Thätigkeit, auch in der Formerei die Seele und das Geheimniss des Erfolges ist.

Warum wird die künstliche plastische Nachbildung so wenig in den Dienst des medicinischen Unterrichts gestellt? Die Frage ist recht schwer zu beantworten. Wo immer gute Nachbildungen zur Ausstellung gelangen, finden sie allgemeinen Beifall, und man erkennt deren Werth für den Anschauungsunterricht voll an. Für viele Fälle giebt es kaum eine andere Art der Aufbewahrung. Da sind zunächst die Veränderungen vorübergehender Art, die entweder einem Wechsel in ihrer Erscheinung unterworfen sind, oder die gar völlig zur Heilung kommen. Dahin gehört das grosse Gebiet der Hauterkrankungen. In der That sind es daher auch vorwiegend die Hautärzte und Syphilidologen, denen die chromoplastische Nachbildung ein wichtiges Hilfsmittel geworden ist. Aber leider sind eine grosse Anzahl dieser Präparate Erzeugnisse des Auslandes. Insbesondere wandert viel Geld nach Paris zu Baretta, dessen Nachbildungen allerdings von hoher Vollkommenheit sind. In Berlin sind es besonders zwei Herren, die dieses Gebiet pflegen, Professor Lassar und neuerdings Professor Lesser. Bei Eröffnung des neuen Pathologischen Museums in Berlin hatte der letztgenannte eine grosse Anzahl seiner Präparate ausgestellt und allgemeinen Beifall gefunden. In der That gehören diese Wachsabgüsse mit zu dem Besten, was ich gesehen habe. Sie sind sämmtlich von Herrn Bildhauer F. Kolbow in Berlin, meinem verehrten Lehrmeister, angefertigt. Ein solches Präparat, ein Geschenk Herrn Professor Lesser's für unser Museum, zeige ich Ihnen hier. Es ist die Maske einer Leprakranken, nach dem Leben geformt und gemalt, und Sie werden zugeben, dass sie den ausländischen Erzeugnissen ebenbürtig sein dürfte.

Ausser den erwähnten Hautkrankheiten kommen solche Dinge in Betracht, die durch Operation entfernt werden. Bei solchen Objekten kann oft das durch die Operation gewonnene Präparat keine Vorstellung mehr geben von den ursprünglichen topographischen Verhältnissen. Ferner sind inoperabele Tumoren, Missbildungen aller Art u. dergl. dankbare Vorwürfe. Besser als durch eine weitere Aufzählung können Sie sich selber von dem Nutzen der künstlichen Nachbildungen für verschiedene Gebiete überzeugen durch einen Rundgang in den Ausstellungsräumen in der Technischen Hochschule. Dort finden Sie, von Dr. Barkow ausgestellt, verschiedene Hauterkrankungen, Erzeugnisse des eingangs erwähnten Pariser Modelleurs Baretta. Weiterhin die Abgüsse von Thorax-Deformitäten und Situs der Organe von Professor Rieder, die in der Bemalung allerdings etwas skizzenhaft behandelt sind, und das grosse Muskelmodell von Mollier. Alle diese Dinge haben auch für den Pathologen ein Interesse. Für ihn kommen noch hinzu die Nachbildungen innerer Organe. Wo es irgend möglich ist, wird natürlich dem möglichst vollkommen conservirten Originalpräparat der Vorzug zu geben sein. Dies gestattet aber naturgemäss keine Vervielfältigung. Dann giebt es eine Reihe von Fällen, wo es weniger auf die Erhaltung des ganzen Präparates ankommt, als vorwiegend auf die Erhaltung der Form im Allgemeinen. Manche Dinge bereiten der Conservirung grosse Schwierigkeiten, namentlich wenn die Farbenerhaltung erstrebt wird. Eine grosse Leber mit zahlreichen Krebsmetastasen ist beispielshalber kaum in befriedigender Weise zu erhalten. In diesem und ähnlichen Fällen ist es besser, vom Ganzen eine Form zu nehmen und nur einen geeigneten Theil des Originals zu conserviren. Abnorme Situs innerer Organe lassen sich kaum anders für die Dauer dem Unterricht nutzbar machen, als durch Abformen, weil das Aufbewahren ganzer Leichen meist aus verschiedenen Gründen unmöglich ist.

Bei allen den angedeuteten Objekten käme als Darstellungsmethode nur noch die Photographie in Betracht. Ihr gegenüber hat die plastische und womöglich gut colorirte Nachbildung den Vorzug der viel sinnlicheren Wirkung. Man braucht sich die körperlichen Verhältnisse nicht mühsam aus der Licht- und Schattenvertheilung zu construiren, sondern hat sie in Originalgrösse naturgetreu vor Augen. Die Farbengebung ist bei plastischen Modellen leichter und besser möglich als auf Photogrammen.

Ehe ich nun zur Ausführung des Formens übergehe, möchte ich noch einige allgemeine Bemerkungen machen. Wer mit Vortheil und gutem Erfolge an diese Thätigkeit herantreten will, muss sich klar machen, was er mit seinem Materiale leisten kann. Wir haben im Gips und Wachs Stoffe vor uns, die fest und von einigermassen durch und durch gleicher Homogenität sind. Daher werden Objecte, bei denen an dicht benachbarten Stellen erhebliche Verschiedenheiten der Transparenz vorhanden sind, schwer oder gar nicht darzustellen sein. Ebenso wird bei lufthaltigem Lungengewebe sich nur ein allgemein brauchbarer Effekt erzielen lassen. In sehr vielen Fällen wird das auch deshalb eintreten, weil die Feinheiten der Zeichnung eines Organes sich auf dem Abguss nicht nachahmen lassen, oder aber der dazu nöthige Aufwand an Arbeit in keinem Falle mit dem schliesslichen Resultate in Einklang steht. Nun kann aber jemand, der sein Material genau kennt und beherrscht, noch Manches ermöglichen, was einem weniger Geübten nicht gelingen mag. Daraus erfolgt mit unerbittlicher Nothwendigkeit, dass niemand eher an ernste Aufgaben herantreten soll, bis er Herr seines Materials geworden ist. Das ist nur durch andauernde Uebung möglich. Hier scheint mir die Ursache zu liegen, warum die Anfertigung plastischer Nachbildungen noch nicht die verdiente Verbreitung gefunden hat. Es ist nicht jedermanns Sache, ausgestattet mit den höchsten Ehren in der Medicin und Chirurgie, eine technische Lehre durchzumachen. Aber es giebt keinen anderen Weg. Manche Former lieben es, sich bei der Ausübung ihrer Arbeit mit einem dichten Schleier der Geheimthuerei zu umgeben, als ob sie Recepte und Methoden besässen, die das Gelingen garantirten. Ihr ganzes Geheimniss besteht lediglich darin, dass sie durch jahrelange Uebung und durch aufmerksames Studium aller kleinen Nebenumstände und Zufälligkeiten Herren über ihr Material geworden sind. Sie haben gelernt, zu individualisiren und Material und Objekt einander anzupassen. Wohl giebt es bestimmte Regeln, aber durch ihre Befolgung wird man höchstens ein mehr oder weniger geschickter Handwerker. Die Kunst des Individualisirens erfordert schon eine höhere Bildungsstufe und selbständiges Urtheil. Zur Vollendung gelangen Wenige, weil dazu wirkliche Künstler gehören. Bis zur zweiten Stufe kann es jeder halbwegs geschickte, fleissige Mensch bringen und muss es bringen, wenn seine Werke den gewünschten Nutzen stiften sollen. Dringend warnen möchte ich den Anfänger vor unablässigem Modificiren, Probiren und hastigem Arbeiten. Erst hat er Handwerker zu werden durch Lehre bei einem Meister. Dann wird er, wenn er genügend begabt ist, durch eigenes Weiterstreben selber Meister, vielleicht gar ein Künstler.

Für alle direkt nach der Natur anzufertigenden Abgüsse muss zunächst eine Form aus Gips gemacht werden. Es giebt nur noch ein Formmaterial, welches Anwendung finden könnte, die Gelatine. Deren Gebrauch übergehe ich für heute völlig, umsomehr, da derselbe die Beherrschung der Gipstechnik voraussetzt und nur in den Fällen unentbehrlich ist, bei denen das Können eines Nicht-Fachmannes versagt.

Der Anfänger wird gut thun, zu seinen ersten Versuchen solche Objekte zu wählen, die keine nennenswerthen Erhöhungen und Vertiefungen und namentlich keine Unterschneidungen darbieten. Dahin gehören Theile der Körperoberfläche, namentlich des Rückens, der Brust und Theile der Extremitäten, ferner Schnittflächen innerer Organe, der Leber, Niere und dergl. Das Objekt wird auf den Arbeitstisch gelegt auf ein angefeuchtetes Papier, bezw. die Leiche oder der Mensch so gelagert, dass das Arbeitsfeld bequem vorliegt. Eine Vorbereitung des Objectes ist meist nicht nöthig. Bei der Haut bedenke man, dass der Gips die Haare mit einformt, und dass sie beim Abnehmen der Form ausgerissen werden. Stehen sie sehr zahlreich und lang, wie am Kopf, den Achselhöhlen u. s. w. rasirt man sie, oder wenn das nicht angängig ist, pinselt man sie dick mit Thonschlicker ein, d. h. einem dicken Brei von Bildhauerthon. Das ist besser als die öfter empfohlene Butter. Durch sie wird leicht die Form fett und untauglich für Wachsausgüsse. Thon kann man leicht auswaschen. Das Einfetten der Haut ist sehr überflüssig, ja schädlich, weil die Haut durch das Fett ein abnorm glattes Aussehen bekommt, die Form nicht so scharf wird, weil Feinheiten durch das Fett verschmiert sind und schliesslich die Sauberkeit der Form leidet. Nasse Gegenstände, Geschwüre und dergl., sowie innere Organe kann man ohnehin nicht gleichmässig einfetten.

Nun wird der Gips angerührt. Der Gips für die Formerei wird, wie Sie wissen, durch Brennen des in der Natur in verschiedenen Modifikationen vorkommenden Rohmaterials gewonnen. Dabei geht ein Theil des chemisch gebundenen Wassers verloren. Der so gewonnene Gips wird gemahlen und gesiebt. Es giebt viele Sorten im Handel, verschieden nach der Güte des Rohmaterials und nach der Feinheit der Siebung. Wenig brauchbar ist der Alabastergips. Da der Sack feinsten Gipses ca. 3—5 M. kostet, so liegt kaum ein Grund vor, die geringeren Sorten zu verwenden. Das hat nur dann den Werth der Billigkeit, wenn es sich um sehr grosse Objekte handelt ohne grosse Ansprüche an die Feinheit der kleinsten Details, wie etwa die Situspräparate oder das Mollier'sche Muskelmodell in der Ausstellung. Den Gips beziehe man möglichst direkt vom Producenten, um sicher zu sein, dass man gutes Material erhält. Mit der Zeit zieht das feine Pulver Feuchtigkeit aus der Luft an, verliert an Bindekraft und härtet später und schliesslich überhaupt nicht mehr recht. Man hebe den Gips trocken und verschlossen auf, am besten in einer mit Papier oder Wachstuch ausgekleideten Kiste.

Bei dieser Gelegenheit möchte ich einige Worte über das Arbeitszimmer und die Arbeitskleidung sagen. Wenn irgend möglich, wähle man ein besonderes, helles, trockenes, heizbares Zimmer für seine Arbeit; Wasserleitung und Ausguss, sowie Gasleitung sind erwünscht. Durch das unvermeidliche Verstauben werden etwaige Gegenstände im Zimmer mit Gips überzogen und leiden in ihrem Aussehen. Als Kleidung empfiehlt sich ein langer Bildhauerkittel und — von allem Anderen abgesehen — ein Paar alte Schuhe, die nie den Arbeitsraum verlassen. Auf diese Weise vermeidet man leicht das äusserst unangenehme Weiterverbreiten des zertretenen Gipsmaterials über Flur und Fussböden. In diesem

Zimmer lerne man erst formen, ehe man sich in Räumlichkeiten hineinwagt, die anderen Zwecken dienen, wie Krankenstuben u. s. w. Manche laute und leise Verwünschung der mit der Reinigung Beauftragten bleibt dann ferne vom Haupte des Künstlers.

Das Anrühren des Gipses geschieht am besten in emaillirten Blechnäpfen oder Wannen, deren Grösse abhängig ist von der nöthigen Menge Formmaterials. Wie viel davon nöthig ist, hängt von der nur durch Uebung zu erlernenden Schätzung von Fall zu Fall ab. Für das Anmachen des Gipses empfehle ich Ihnen folgende Methode. In das Gefäss kommt zunächst die nöthige Menge Wasser. Dann wird das Gipspulver mit einer oder zwei Händen locker in das Wasser hineingetreut, ohne dass grössere Klumpen zu Stande kommen. Dieses Einstreuen wird so lange fortgesetzt, bis kein Wasser mehr übersteht. Alsdann rührt man mit einer Kelle, ähnlich wie sie die Maurer zum Auftragen des Mörtels benutzen, nur kleiner und oval, das Ganze gründlich durch, ohne viel Luftblasen zu erzeugen oder überzuschwappen. Kleinere Quantitäten rührt man mit einem geeigneten Auftragespachtel um, unter Umständen ist es am einfachsten mit dem „Akkordspachtel“, wie die Former scherzweise die Hand nennen, umzurühren. Es ist schädlich, länger zu rühren, als gerade nöthig ist, um einen gleichmässigen Brei zu erzeugen. Der auf diese Weise angerührte Gips ist ungefähr ein Normalgips. Unter Umständen wünscht man ihn dünner oder dicker. Dann thut man eben mehr oder weniger Gips in das Wasser. Durchaus unzulässig ist es, zu dem angerührten Gipsbrei nochmals Pulver zuzusetzen und von Neuem durchzurühren. Dadurch verliert der Gips ebenso wie durch zu langes Rühren einen Theil seiner Bindekraft und wird später nicht genügend hart.

Nach dem Anrühren erfolgt das Auftragen auf das Objekt. Dazu kann man sich der Auftragespachtel bedienen. Meist benutzt man am besten die Hände. Die Consistenz eines frisch angerührten Gipses soll für sehr feine Objekte etwa die eines vorzüglichen Rahms sein. Von dieser dünnen, leicht in alle Feinheiten fliessenden Masse wird zunächst die erste Portion aufgetragen. Dabei ist darauf zu achten, dass nirgends Luftblasen entstehen, und der Gips in alle Feinheiten eindringt. Bei derben Organen kann man mit einem weichen Pinsel die Vertheilung fördern, bei zarten Objekten genügt oft ein kräftiges Blasen, um den genannten

Zweck zu erreichen. Nach Vollendung des ersten Auftrags kommt ein zweiter, bis alle Theile gleichmässig mit einer dünnen Gipsschicht bedeckt sind. Nunmehr wartet man ab, bis die noch übrige Masse zu binden, steif zu werden beginnt. Jetzt ist der Gips im Stande, schon in sich zu tragen und so den Druck auf das Original zu vermindern. Man trägt Lage auf Lage vorsichtig auf, ohne Druck auszuüben, bis die Form 3 bis 4 cm dick ist. Dieses ganze Auftragen wird sehr beeinflusst durch die Schnelligkeit, mit der der Gips bindet. Sehr frischer Gips bindet oft so schnell, dass man kaum mit dem Auftrag fertig wird. Daher ziehen viele Former es vor, sich eine grössere Quantität Gips zu kaufen und ablagern zu lassen und wählen je nach der erforderlichen Schnelligkeit des Bindens ältere oder frischere Sorten. Das ist ein probateres Mittel, als die empfohlenen Zusätze von Leimwasser und dergleichen, um die Bindekraft zu beeinflussen.

Ist der Auftrag vollendet, so muss der Gips ausbinden. Guter Gips wird dabei warm, manche Sorten so warm, dass das lebende Modell Unbequemlichkeiten davon hat und die Präparate leiden. In diesem Falle nimmt man die Form ab, wenn die grösste Wärme erreicht ist, andernfalls lässt man wieder erkalten und entfernt erst dann die Form. Sind Haare mit eingeformt, so ist das schnelle Wegreissen weniger unangenehm, als das zaghafte. Bei Organformen macht es sich meist besser, dass man das Organ aus der Form entfernt als umgekehrt. Da man einer neu angekommenen Gipssorte nicht ansehen kann, ob sie schnell oder langsam bindet, stark oder schwach sich erwärmt, so muss man zunächst einen Versuch im Kleinen machen, um das Material eventuell ablagern zu lassen.

Es ist im Allgemeinen zweckmässig, die fertige Form erst am nächsten Tage oder noch später nach völligem Trocknen zum Guss zu verwenden. Es sei noch bemerkt, dass frische Leichentheile durch das Abformen mit Gips leiden und abblassen, selbst wenn man sie nach dem Formen gut von allem anhaftenden Gips durch Abwaschen mit Wasser befreit. Daher ziehe ich es für viele Fälle vor, die Organe erst möglichst gut unter Erhaltung der Farbe zu conserviren, in der Art, wie ich Ihnen vorgestern ausführlich zu schildern die Ehre hatte. Zwar wird die Farbe nie absolut erhalten, aber doch so, dass das conservirte Präparat eine durchaus genügende Vorlage für die spätere Bemalung des Abgusses dienen kann. Die Farbe leidet oft noch mehr durch das Abformen des Organs und das Aufbewahren bis zur Bemalung. Die Conservirung nach dem Formen gelingt meist bei Weitem schlechter, als vorher. Auf diese Weise vermeidet man auch am besten den unangenehmen Geruch, das Verschleppen krankmachender Keime, das Schimmeln und Faulen kleiner anhängender Organtheile oder in den Gips aufgesogener Gewebsflüssigkeit. Bei grossen Organen, bei denen es nur auf die Form ankommt und auf die Bemalung kein grosser Werth gelegt wird, kann die Conservirung natürlich unterbleiben.

Kann man mit einiger Sicherheit einfache Formen herstellen, geht man zu complicirten über. Als einfaches Beispiel diene die Beschreibung des Formens einer halben Niere von beiden Seiten. Zuerst wird die Niere mit der platten Seite nach unten auf den Tisch gelegt und die convexe Fläche in der beschriebenen Weise geformt. Nach dem Erkalten der Form wird sie umgedreht und nun die ebene Fläche vorgenommen. Damit die beiden Hälften der Form nicht aneinanderkleben, wird der Theil der ersten Hälfte, auf den nunmehr Gips aufzutragen ist, mit einer Trennungsschicht überzogen. Vorher bohrt man mit einem Spachtel ringsum in den Rand eine Anzahl linsenförmiger Vertiefungen, die dazu dienen sollen, späterhin die beiden Formhälften stets wieder genau aufeinander zu passen. Dann pinselt man mit Oel oder Thonschlicker Rand und Vertiefungen gut aus und formt die andere Hälfte. Es kommt gelegentlich vor, dass namentlich bei weichen Organen beim Umdrehen der ersten Hälfte das Organ nicht fest am Formrande anliegt, sondern eine Spalte entsteht. In solchen Fällen wird mit einem Gipsmesser der Rand etwas ab- und ausgeschnitten bis zu der Stelle, wo Form und Organ wieder zusammenpassen, und der Ausschnitt ebenfalls mit geölt. Beim Formen des zweiten Theils fliesst der Gips in diese so erhaltene Spalte mit hinein und die Form wird keine Fehler haben. Ist auch die zweite Hälfte geformt, wird das Organ herausgenommen und die beiden Formhälften genau aufeinandergelegt, fest zusammengedrückt und verschnürt, damit keine Verziehung entsteht. Auf diese Weise erhalten wir die einfachste Art einer Hohlform. Soll sie ausgegossen werden, muss natürlich erst irgendwo eine Oeffnung eingeschnitten werden. Davon später.

Nun giebt es aber noch eine grosse Anzahl von Gegenständen,

die nicht ohne Weiteres aus zwei Hälften geformt werden können, weil infolge der Unterschneidungen entweder das Modell nicht aus der Form herausgeht, oder wenn dieses zusammendrückbar und beweglich ist, sicher später der starre Ausguss in der Form hängen bleiben würde. Oft könnte man wohl die Form aus zwei Hälften herstellen uud bequem vom Modell entfernen, aber nicht den Ausguss aus der Form. Ein Beispiel hierfür giebt die Kugel. Sie könnten sie genau zur Hälfte in Bildhauerthon einbauen, die obere Hälfte formen und demnächst die andere. Machen Sie aber nun einen Gipsausguss, so ist es nicht möglich, die Form abzunehmen, denn Gips dehnt sich beim Erstarren etwas aus, er treibt. Dadurch löst sich die Form vom Modell, aber der Guss wird mit grosser Gewalt in die Form hineingepresst. Wachs hingegen zieht sich etwas zusammen, so dass man einen Wachsausguss leicht aus halbkugeligen Formen herausbekommt. Da nun von vorne herein nicht immer feststeht, ob man in Gips oder Wachs giesst, so pflegt man nach Möglichkeit wenig Formstücke zu machen und die Form erst vor dem Guss zu theilen. Man nimmt beim Formen nur darauf Rücksicht, dass man das Modell aus der Form bekommt. Dazu genügt es für die meisten Fälle, zwei Formhälften herzustellen. Da aber das Vorbereiten des Modells sehr umständlich wird, wenn zwei getrennte Hälften, wie oben bei der Niere beschrieben, geformt werden sollen, so ist es viel bequemer, das Modell vollständig einzuformen und die Form nachher zu theilen. Am besten werden Sie den Vorgang verstehen, wenn ich ihn an einem Beispiele erläutere. Angenommen, wir hätten ein unaufgeschnittenes Herz zu formen. Ich für meine Person ziehe es vor, das Organ erst zu conserviren. Dabei werden die Ventrikel und Atrien, sowie die grossen Gefässe mit Watte ausgefüllt, um eine möglichst gute Erhaltung der Form zu erreichen. Ist das geschehen, wird das Herz an der Aorta freischwebend aufgehängt, die Spitze vom Tische 2 bis 3 cm entfernt. Die erste Portion Gips wird dünn aufgetragen, indem man sie oben aufbringt und ungehindert nach allen Seiten abfliessen lässt. Die Gefässe werden bis auf 1 cm Rand mit Watte ausgefüllt, um das Einlaufen des Gipses zu verhindern. Durch das Ablaufenlassen nach allen Seiten wird die Luft verdrängt und die sonst leicht möglichen Luftblasen bei einiger Aufmerksamkeit sicher vermieden. Die zweite, etwas dicker gewordene Gipsbrei-Portion wird ebenso aufgetragen. Der

Rest des schon stärker bindenden Gipses wird aber nun von unten nach oben aufgebaut. Mit der Hand oder dem Spachtel wird erst die Herzspitze eingeformt und dann rasch Portion auf Portion aufsteigend angesetzt und nach oben leicht verstrichen. Bei diesem Verstreichen hat der Anfänger die Neigung, den Gips zu sehr zu „ziehen“ und auf eine grosse Fläche zu vertheilen. Das ist falsch. Die Hauptmasse muss bleiben, wo sie aufgetragen wird und das leichte Verstreichen nach oben hat nur den Zweck, die einzelnen Gipslagen innig mit einander zu verbinden. Die ganze Sache begreift sich besser durch das Sehen, als durch das Beschreiben, lernt sich aber nur durch fleissige Uebung. Vorher hat man sich überlegt, wo die Form getheilt werden soll. Das ist für jeden einzelnen Fall nicht zu sagen. Bei unserem Beispiel theilt man etwa in einer Linie, die über den scharfen rechten Rand die Mitte des runden linken läuft, also den Sectionsschnitten in situ entsprechend, und weiter über die Mitte der Vorhöfe und die Verbindung dieser Linien über die Aorta weg. An diesen Stellen macht man die Form besonders dick durch Auftragen einer Art Leiste. Nach vollendetem Auftrag wartet man, bis der Gips eben anfängt, fest zu werden und schneidet nun mit einem Gipsmesser die Form der beabsichtigten Trennungslinie entsprechend etwa zur Hälfte ihrer Dicke in glattem Zuge ein und lässt ausbinden. Um die Theilung zu vollenden, wird in den Führungsschnitt zunächst oben ein stumpfes breites Instrument, ein stumpfer Stechbetel, ein Gipsmesser, eine Ziehklinge und dergleichen eingesetzt und mit einem Holzhammer kräftig darauf geschlagen. Bricht die Form nicht gleich, wiederholt man das Gleiche an den Seiten und hilft durch drehende Bewegungen des Instrumentes etwas nach. Meist bricht die Form leicht in der gewünschten Richtung, umso besser, je dicker die Form ist und je gründlicher der Gips gebunden hat. Mit schlechtem, todtgerührtem oder sonst falsch behandeltem Gips freilich wird auf diese Art nicht viel Gutes geschaffen. Bricht die Form anders, als gewünseht, schadet es weiter nichts, man bekommt schlimmstenfalls mehr als zwei Stücke. Etwa abbrechende kleinere Theile werden sorgfältig aufbewahrt. Ist die Form gebrochen, wird sie abgenommen, und alsbald wieder genau zusammengesetzt und verschnürt. Bei sorgfältiger Arbeit sind die Nähte im Guss nachher kaum oder gar nicht zu sehen.

Meine Herren! In diesen drei Beispielen haben Sie Paradigmata für die hauptsächlichsten Arbeiten, die auf unserem Gebiete vorkommen. Wie Sie im einzelnen Falle verfahren müssen, bleibt Ihrer jedesmaligen Entscheidung vorbehalten. Alle ganz complicirten Dinge formen Sie am besten nach Analogie des Herzens. Ich zeige Ihnen hier eine Hand, die durch die complicirte Stellung der Finger das denkbar Mögliche an Unterschneidungen bietet. Ich trage Bedenken, das kleine Kunstwerk herumzugeben und bitte Sie, es sich hier anzusehen. Nirgendwo sehen Sie eine Naht, nirgends eine Reparatur und an allen Stellen, oben, zwischen und unter den Fingern die tadellos scharfe Zeichnung der Haut. Auch diese Hand ist frei ringsherum eingeformt, die Form entsprechend den äussersten Punkten in zwei Theile gebrochen. Ebenso formen Sie ganze Glieder, ganze Menschen. Das häufig geübte Anlegen von Fäden, die zum Zerschneiden der Form dienen, giebt immer sehr auffallende Nähte und kann von einem geschickten Former vermieden werden. Einfach ist das Formen von Gipsmasken ohne Ohren. Ueber die Vorbereitung der Haare habe ich schon gesprochen. Handelt es sich um lebende Modelle, so muss natürlich für Erhaltung der Athmung gesorgt werden. Das Einführen von Röhren in die Nasenöffnungen ist zwar viel geübt, aber fürs Modell nicht sehr angenehm. Für dieses ist es besser, die ganze untere Nasenöffnung freizulassen und die Nasenlöcher u. s. w. im nachherigen Guss nachzumodelliren. Zum Abnehmen der Form braucht man sie kaum zu theilen. Da aber für das Abnehmen vom Guss die Theilung doch meist nöthig ist, so theilt man die Form am besten gleich von vorn herein genau in der Mittellinie des Gesichtes.

Es giebt nun eine Reihe von Dingen, die sich mit Gips schwer oder gar nicht formen lassen, so Schädel, Knochen mit Exostosen u. s. w. Diese Sachen werden mit Gelatine geformt. Dieses Verfahren ist aber recht schwierig und ich muss daher für heute darauf verzichten, näher darauf einzugehen, umso mehr, da es nicht ganz unter mein Thema fällt. Ich werde aber Gelegenheit nehmen, darauf zurückzukommen.

Ich gehe nun dazu über, die Anfertigung der Ausgüsse nach den Gipsformen kurz zu besprechen. Am besten ist es, mit dem Wachsgiessen zu beginnen, weil die Technik leichter ist als bei Gips. Man unterscheidet Dauerformen und verlorene Formen, je nachdem es möglich ist, den Guss mit Erhaltung der Form auszulösen oder nur nach völliger Zertrümmerung derselben. Die Dauerformen kann man eintheilen in solche aus einem Stück und solche aus mehreren. Am leichtesten lassen sich natürlich die ersteren ausgiessen. Es ist nur nöthig, die Form genau nachzusehen, ob nicht geringfügige Unterschneidungen vorhanden sind, die ein Herausheben des Gusses hindern. Das trifft leicht an den Rändern zu, durch Unterlaufen des Gipses beim Formen. Diese Theile schneidet man mit dem Gipsmesser glatt ab.

Zum Giessen wird reines, gebleichtes Bienenwachs verwendet, welches in seinen besten Sorten meist in Scheibenform käuflich ist. Eine genügende Menge wird im Wasserbade geschmolzen. Für viele Fälle ist es nöthig, dem gelblich-weissen Wachs eine der Grundfarbe des zu giessenden Objektes entprechende Färbung zu geben. Das gelingt leicht durch Zusatz der gewöhnlichen Malerölfarben. Genaue Vorschriften lassen sich da kaum geben. Die Färbung ist nach Möglichkeit so einzurichten, dass der allgemeine Grundton erreicht wird oder bei Sachen mit wechselnden Transparenzverhältnissen so, dass die helleren, durchscheinenden Stellen unbemalt bleiben können. Ist das Wachs nahezu geschmolzen, wird die Form gewässert. Zu dem Ende wird sie in mehr oder weniger warmes Wasser eingetaucht, bis sie völlig mit Wasser gesättigt ist. Nun wird das geschmolzene Wachs aus dem Wasserbade genommen, und der Behälter einer freiwilligen Abkühlung überlassen. Wie warm Form und Wachs sein sollen, lässt sich nicht absolut angeben. Man kann sagen, dass sie eine während des Giessens gleiche Temperatur haben sollen. Das ist aber schwer abzuzirkeln, zumal die verschiedenen Wachssorten verschiedene Schmelzpunkte haben. Dicht oberhalb des Schmelzpunktes, nur etwa 5—10° C. höher soll die Temperatur beim Giessen liegen. Ist die Form kälter, muss das Wachs wärmer sein und umgekehrt. Durch einige Uebung lernt sich die Abmessung dieser Wärmeverhältnisse leicht. Beim freiwilligen Abkühlen des Wachses bildet sich an der Oberfläche eine Haut und weiterhin eine Erstarrungsschicht. Ist diese ca. 1—3 mm dick, ist das Wachs ungefähr giessfertig bei einer Formtemperatur von 35—40° C. Die Form lässt man abtropfen, tupft sie aus, bis kein Wasser mehr darauf steht und giesst nun in einem Zuge schnell und reichlich Wachs auf. Es erstarrt schnell an der Formoberfläche. Ist die Schicht ca. $^1/_2$ cm dick, giesst man den noch flüssigen Rest in das Schmelzgefäss zurück. Nun lässt man freiwillig abkühlen und nimmt den Guss ab, solange er noch eine geringe Wärme und damit eine gewisse Zähigkeit und Biegsamkeit besitzt. Das Wachs „schwindet“ etwas beim Erstarren und löst sich auf diese Weise leicht von der Form. Den fertigen Guss wäscht man unter fliessendem kalten Wasser mit einem weichen Pinsel ab, um die anhängenden Gipstheile zu entfernen und lässt ihn dann in geeigneter Lage völlig erkalten. Hat man ungeeignete Temperaturen gewählt oder zögernd und ungleichmässig gegossen, treten feine Rillen, Giessrillen, auf, deren nachträgliche Beseitigung mühsam ist. Wassertropfen geben Fehlstellen in dem Guss. Das Gleiche tritt ein bei unreiner Form, namentlich, wenn Fett in ihr enthalten ist. Dabei kann es passiren, dass der Guss anhängt und beim Auslösen einreisst. Daher ist es unbedingt nöthig, dass alle für Wachsguss bestimmte Formen eine reine Gipsfläche besitzen, die gleichmässig Wasser annimmt.

Das Giessen in Hohlformen erfordert als Vorbereitung die Anlegung eines Giessloches. Man bringt es so an, dass das einfliessende Wachs überall gut sich vertheilen und so aufsteigen kann, dass alle Luft verdrängt wird. Wo sich Luft festsetzt, giebt es eine Fehlstelle. Wollen wir z. B. eine Nierenform ausgiessen, so wird die Eingussöffnung am oberen oder unteren Pol angebracht und nicht etwa am Hilus, weil sonst die medianwärts gelegenen Ausbuchtungen oberhalb und unterhalb meist aus dem Grunde nicht volllaufen können, weil sie höher liegen als das Gipsloch. Das Giessloch soll also an der höchsten Stelle so liegen, dass alle Formwände nach ihm zusammenlaufen. Lässt sich das aus dem einen oder anderen Grunde nicht machen, oder sind solche Stellen vorhanden, in die das Wachs voraussichtlich bei sonst gut gelegenem Giessloch nicht einläuft, so schneidet man feinere Luftkanäle ein, aus denen die Luft entweicht. Haben Sie z. B. eine nach abwärts hängende Hand mit nach oben gekrümmten Fingerspitzen geformt, so werden Sie als Giessloch das natürliche an der Handwurzel benutzen. Damit sich nun die Luft an den Fingerkuppen nicht fängt, wird eine etwa stricknadeldicke Oeffnung nach oben gebohrt. Sobald beim Giessen das Wachs aus ihnen austritt, werden sie mit bereit gehaltenem Modellierthon geschlossen. Hat man keine Hilfe oder liegen die Oeffnungen so, dass sie nicht mit einem einzigen Griff geschlossen werden können, so setzt man auf sie „Pfeifen“ auf, Strohhalme, dünne Glasröhren oder dergl. und befestigt sie mit Gips oder Thon. Die Mündung dieser Pfeifen muss etwas höher liegen als die Gussöffnung. Die einzuschneidende Gussöffnung muss so weit sein, dass neben dem einlaufenden Wachs die Luft entweichen kann.

Ferner ist darauf zu achten, dass die Form nachher auch vom Guss abgeht. Kleinere Unterschneidungen lassen sich meist mit dem Messer oder Balleisen abstechen. Sind grössere vorhanden, so muss die Form später entsprechend getheilt werden. Da man nach Möglichkeit danach strebt, nur zwei Formstücke zu haben, so theilt man erst nach vollendetem Guss. Vorher schneidet man mit einer feinen Blattsäge die Form erst zur Hälfte ihrer Dicke an und theilt dann nach vollendetem Gusse, wie oben beim Formen besprochen, durch Brechen. Besteht die Form aus mehreren Stücken, wird sie fest zusammengeschnürt. Geht das nicht, wie bei einer in der Mitte getheilten Gesichtsmaske, so verbindet man die Formstücke durch Auftragen eines oder mehrerer dünner Gipsbänder an der Aussenseite. Das Giessen geschieht genau, wie vorhin beschrieben. Streng zu vermeiden ist ein glucksendes Giessen, weil dadurch Luftblasen entstehen. Nach vollendetem Guss wartet man ab, bis eine hinreichend dicke Schicht Wachs erstarrt ist und giesst den Rest wieder aus, um Wachs zu sparen, welches ziemlich theuer ist. Diese Art ist für den Anfang besser, wenn sie auch mehr Wachs erfordert, als mehrmaliges Eingiessen einer geringen, durch Drehen der Form zu vertheilenden Wachsmenge. Versieht man da die richtige Temperatur, bekommt man viele Streifen und Fehlstellen und ausserdem wird die Wachsschicht lamellär. Bei nachträglichen Reparaturen treten dann die einzelnen Lamellen wieder zu Tage. Das Abnehmen der Form geschieht nach völligem Erkalten des Gusses.

Schliesslich bleibt noch das Giessen solcher Formen, die in so viele Theile zerlegt werden müssten, dass zahllose Nähte und Formstücke entstehen, deren Zusammensetzung unendlich zeitraubend sein würde. Ein Beispiel dafür bietet die Ihnen vorliegende Hand aus Gips, sowie diese hier aus Wachs. Hierbei opfert man die Form völlig, man giesst in „verlorener Form“. Das lernt sich am ehesten beim Wachsguss. Die Giesstechnik selber ist die gleiche wie bei den Hohlformen überhaupt. Ist der Guss, der sehr wohl hohl sein kann, erstarrt, so wartet man nicht seine völlige Erkaltung ab, sondern zertrümmert die Form, während das Wachs noch einen gewissen Grad von Wärme hat und damit grosse innere Zähigkeit. Mit kräftigen Schlägen eines Holzhammers klopft man auf die Form, zunächst auf die breiten Flächen, bei der Hand auf den Unterarm und den Handrücken, bis der Gips in Trümmern nach allen Seiten fliegt. Das geschieht so energisch, dass jeden, der es zum ersten Male sieht, ein Grausen erfasst. Die Form zwischen den Fingern lässt sich auf diese Art nicht entfernen. Das geschieht ganz nach Art der Bildhauerarbeit, indem mit Meisel und Hammer Stück für Stück abgeschlagen wird. Die Meisel müssen, da sie nicht schneiden, sondern sprengen sollen, stumpf sein. Gut brauchbar sind stumpfe Schraubenzieher, deren man sich verschiedene Breiten vorräthig halten muss. Dieses Abklopfen erfordert Uebung und Ueberlegung. Die Richtung, in der man die Kraft wirken lässt, muss stets erwogen werden, so zwar dass man nie gegen freistehende Gusstheile klopft, sondern immer gegen noch genügend gestützte. Ist z. B. eine Fingerspitze frei, so wird man den weiteren Theil des Fingers so herausarbeiten, dass man in der Längsrichtung gegen die Mittelhand zu klopft und nicht in der Quer- oder Dickenrichtung. Genaueres lässt sich allgemein nicht sagen, sondern muss an dem angegebenen Princip in jedem Falle entschieden werden. Das ganze Abklopfen muss schnell, aber ohne Hast geschehen, denn sobald das Wachs völlig erkaltet ist, wird es brüchig.

Damit wären die Hauptarten des Wachsgusses beschrieben und ich kann nun zu dem Giessen von Gips übergehen. Während der Wachsguss stets eine absolut reine Formoberfläche erfordert, muss sie beim Gipsguss immer mit einer isolirenden Schicht überzogen sein, weil Gips auf Gips zusammenbindet. Das geschieht entweder bei glatten Oberflächen durch Einpinseln mit Schellacklösung und nachherigem Oelen, oder bei sehr detailreichen Formen durch Baden in Seifenwasser oder Firniss, oder in dünner Pottaschelösung (ein Kinderlöffel auf einen Eimer Wasser) bei verlorenen Formen. Die Formen müssen so zerlegt sein, dass nirgends sich der Guss einkeilen kann, meist in mehr Theile, als beim Wachsguss. Der Gips wird ziemlich dick angemacht und möglichst langsam bindendes Material verwendet. Man füllt nun einen Theil des Gipses in die Form, die, was Luftlöcher u. s. w. anbetrifft, ganz so behandelt wird, wie beim Wachsgiessen, und vertheilt ihn durch Schütteln und Drehen unter Vermeidung von

Luftblasen über die ganze Formoberfläche. Ist das erreicht, giesst man den Rest aus und wiederholt das Verfahren mit einer neuen Portion, um alle Fehlstellen mit Sicherheit auszuschliessen. Endlich giesst man bei kleinen Formen die Form voll aus und lässt erstarren. Bei grossen Formen, in die mit der Hand einzudringen ist, trägt man den Rest des Gipses, wenn er zu binden beginnt, mit der Hand ein. Dicker wie 4—5 cm braucht die Schicht nicht zu sein. Da der Gips beim Binden treibt, muss die Form sehr fest zusammengeschnürt sein. Sollte man in die Lage kommen, bei einem Guss mehrere Male Gips anmachen zu müssen, rühre man den zweiten Gips lieber etwas dünner an und trage erst auf, wenn er bereits bindet. Es kann sonst vorkommen, dass durch stärkeres Treiben der inneren Schichten bei wenig widerstandsfähiger Form Form und Gips auseinandergetrieben werden. Mir ist das einmal vorgekommen beim Ausgusse einer Kopfform, die zur Beseitigung der zahreichen Haare — die Form war von einer schon 5 Tage alten Leiche genommen ohne Behandlung der Haare — mit einem Bunsenbrenner ausgebrannt war. Das ist an sich ganz gut, auch zur Desinfektion der Form, aber durch zu langdauerndes Erhitzen schädlich, weil der Gips mürbe wird. Beim Ausgiessen dieser Form wurde eine zweite Portion Gips nöthig. In der Schnelligkeit gerieth sie zu dick, und beim Binden platzte der Guss entsprechend der Formnaht auseinander. Es blieb nach dem Abschlagen der verlorenen Form nichts Anderes über, als den Guss der Rissstelle entsprechend zu spalten, den zweiten Gips herauszuklopfen und die Hälften durch richtig angerührten wieder zu verbinden. Nach der Reparatur war keine Rissstelle mehr sichtbar.

Ganz besondere Vorsicht ist beim Abklopfen verlorener Formen nöthig. Hier kann man nicht so energisch vorgehen, wie bei Wachsgüssen, sondern muss mit Meisel und Schlägel vorsichtig Stück für Stück abschlagen unter sorgfältiger Berücksichtigung der Richtung der Schlagwirkung. Das Abklopfen geschieht nach völligem Ausbinden des Gusses. Da bei verlorenen Formen, wie oben schon gesagt, die ganze Form in dünner Pottaschelösung bis zur Sättigung getränkt wird, ist die abzuklopfende Form nass. Damit eine derartige Form gut springt, muss der Gips vor dem Wässern völlig getrocknet gewesen sein.

Das Anfertigen von Gipsausgüssen bei verlorener Form wird

namentlich auch da geübt, wo die Güsse vervielfältigt werden sollen, ohne dass man eine neue Originalform nehmen kann. Man macht zunächst einen Gipsabguss und nimmt die weiteren Formen mit Gelatine von diesem Gusse. Ueber die Technik des Verfahrens muss ich mir vorbehalten, ein andermal zu berichten.

Sind die Ausgüsse mit Wachs oder Gips hergestellt, so werden sie zunächst, wenn nöthig, reparirt. Vor Allem nimmt man die Nähte weg. Aehnlich wie bei dem Retouchiren von Photographien hat man behauptet, dass jede Reparatur zu unterlassen sei. Diese Ansicht will ich Jedem lassen. Wer nicht Repariren kann, lasse es. Ich halte dafür, dass alle Fehler, die ohne wesentliche Schädigung der Natur zu beseitigen sind, beseitigt werden sollen. Nähte sind Fehler. Dahin gehören auch Luftblasen, in Wachs eingegossene Gipspartikelchen u. s. w. Der Guss kann auch ev. eine Korrektur erfordern durch Nachmodelliren einzelner Stellen, namentlich solcher, die im Interesse des leichteren Abnehmens der Form abgestochen sind. Zu alledem gehört eine gewisse Technik und Uebung. Wer ein guter Former werden will, darf auch die Modellirkunst nicht vernachlässigen und muss sich zwischen durch üben, die Natur künstlich in Thon oder Plastillina nachzubilden. Vielleicht entdeckt da der Eine oder Andere an sich ein Talent, welches er zu seiner oder Anderer Freude auch ausserhalb des geschlossenen Gebietes der Wissenschaft üben kann.

Das Repariren der Güsse geschieht mit Hilfe von Kratzern, lanzettförmigen, über die Fläche verschiedenartig gebogenen, mit mehr oder weniger feinen Zähnen am Rande versehenen Eisen. Die Nähte werden allmählich weggeschabt und nicht gebrochen, weil dabei oft ein Defect der Oberfläche entsteht. Eventuell wird in die nunmehrige glatte Fläche mit Nadeln u. s. w. die feinere Zeichnung, etwa der Hautrillen u. a. m. wieder eingegraben. Nach vollendeter Reparatur lässt man den Gipsguss trocknen.

Zur Erhöhung der natürlichen Wirkung ist es oft nöthig oder wenigstens wünschenswerth, den Guss möglichst naturgetreu zu bemalen. Wie gewaltig die Farbe unser Urtheil beeinflusst, lernt man beim Formen so recht einsehen. Wirklich demonstrabel werden auch die besten Güsse erst durch die Bemalung. Am besten bemalen sich Wachsformen mit gewöhnlichen Oelfarben der Kunstmaler. Hierüber Näheres zu sagen, ist ein Ding der Unmöglichkeit, und hier trennt sich Handwerk und Kunst. Alles

Malen soll, soweit nicht Borken und ähnliche Dinge in Frage kommen, ein Lasiren sein, mehr ein Tupfen als Streichen. Erst giebt man den Lokalton, dann die feineren Nuancen und Zeichnungen. Jeder wird bald sich seine Technik bilden und hier bietet sich auch vielleicht ein Gebiet, wo weibliche Hilfe erfolgreich zum glücklichen Gelingen beitragen kann. Oft ist ein Minimum von Färbung genügend, um eine vollendete Wirkung zu erreichen. Nach der Bemalung können besonders matte Stellen mit Mattlack und glänzende Stellen mit Glanzlack überzogen werden. Dadurch lässt sich oft eine besonders gute Wirkung erzielen, weil die Farben des Objectes ebenfalls nicht auf der Oberfläche liegen, sondern durch mehr oder minder dicke Schichten bedeckt sind. Durch schlechte Bemalung kann der beste Guss verdorben werden. also auch hier ist Uebung erforderlich. Bei Gipsgüssen ist das Bemalen weniger gut möglich. Da Oelfarben nicht direct aufgetragen werden können, überzieht man die Oberfläche des Gipses erst mit einer Schellackschicht oder imprägnirt den ganzen Guss mit Firnis. Die schöne Wirkung der Malerei auf Wachs lässt sich auf Gips kaum jemals erreichen.

Schliesslich ist es für viele Fälle, für Wachspräparate immer, gut, das fertige Stück auf ein Brett, einen Fuss u. s. w. aufzubringen, damit durch das Anfassen mit den Händen kein Schaden angerichtet wird. Zu dem Ende kann bei genügend dicken Stücken auf der Unterseite des Präparates eine oder mehrere Drahtschlingen eingelassen werden, am besten die allgemein bekannten, wie sie zum Schliessen von den Pappschachteln zur Versendung von Mustern ohne Werth u. dgl. dienen. Um diese Haken fest zubekommen, schneidet man ein entsprechendes Stück aus dem Wachs aus, bringt die Schlinge hinein und festigt sie mit in geschmolzenes Wachs getauchter Watte. Bei Gipsgüssen gipst man sie ein, wobei zu bemerken ist, dass die Umgebung des ausgeschnittenen Loches gut durchnässt sein muss. Die Enden werden durch ein Loch im Brette gesteckt und umgebogen. Dünne Stücke befestigt man mit Drahtstiften am Rande. In der Regel sehen polirte, schwarze Bretter am vornehmsten aus. Häufig hat man den Wunsch, bei Formen, die nur einen Theil des Gesichtes, von Gliedern u. s. w. darstellen, die Ränder zu verdecken. Das macht sich leicht durch in Gipsbrei getauchte Zeugstücke, die in demsprechende Falten gelegt werden. Ein gut umrahmter und gefertigter

Guss gewinnt dadurch ebenso, wie ein Bild durch einen verständig gewählten Rahmen.

Das, meine Herren ist in grossen Zügen, was ich Ihnen mittheilen wollte. Sie werden zugeben, dass die Sache nicht ganz einfach ist, aber durch Uebung lässt sich Vieles lernen. Je vollkommener eine Nachbildung ist, um so grössere Kenntnisse und Fertigkeiten hat sie erfordert, umso höher ist ihr Werth für die Demonstration, um so höher ist aber auch der Preis. Sie werden derartige Dinge, die lange Uebung erfordern, nicht nach dem Preise der Herstellungsmaterialien, nach den „Auslagen" bewerthen. Mögen meine kurzen Mittheilungen dazu beitragen, die Anfertigung von Nachbildungen über die Natur zu verallgemeinern und so für Schausammlungen und Lehrzwecke eine alt bewährte Art der Herstellung von Musterpräparaten neu zu beleben.

---

13. Herr Ernst Ziegler-Freiburg i/Br.:

Ueber das elastische Gewebe verschiedener normaler u. pathologisch veränderter Organe, nach Untersuchungen von Melnikow-Raswedenkow.

Herr Melnikow-Raswendenkow hat im Laufe des letzten Jahres ausgedehnte Untersuchungen über den Gehalt verschiedener Organe an elastischen Fasern in meinem Laboratorium mit Hilfe der von Weigert angegebenen Färbemethode ausgeführt. Aus den Ergebnissen dieser Untersuchungen theile ich Folgendes mit:

Die Lymphdrüsen enthalten elastische Fasern in den Blutgefässen, in der Kapsel, in den Trabekeln und im Reticulum des lymphadenoiden Gewebes. Die subcutanen Lymphdrüsen besitzen reichlichere elastische Fasern als die in der Tiefe gelegenen. Im Alter, ferner auch bei chronischen Blutstauungen, nimmt das elastische Gewebe zu. Es fehlt dagegen eine solche Zunahme bei Staubindurationen, bei Tuberkulose, durch Echinococcus multilocularis verursachten Wucherungen und bei metastatischer Krebsentwicklung. Es geht hier vielmehr elastisches Gewebe zu Grunde.

Die Milz enthält elastisches Gewebe in den grösseren Blutgefässen, in der Kapsel, in den Trabekeln, in den Lymphfollikeln. Es fehlt dagegen in der Pulpa. Eine Zunahme desselben erfolgt bei chronischer Stauung, und es treten alsdann auch Fasern von der

Kapsel in die Pulpa ein. Bei Amyloidentartung erhält sich das elastische Gewebe sehr lange. In leukämischen und pseudoleukämischen chronischen Milztumoren tritt eine Vermehrung des elastischen Gewebes nicht ein, ebenso auch nicht in entzündlichen fibrösen Kapselverdickungen.

Die Leber enthält reichlich elastische Fasern im Gebiet der Glisson'schen Kapsel, wo es sich an die an elastischem Gewebe reichen Blutgefässe anschliesst und auch die Gallengänge in netzförmiger Anordnung umgiebt.

Leukämische Infiltration und Amyloidentartung haben keinen Einfluss auf das elastische Gewebe. Eine Zunahme des elastischen Gewebes erfolgt zunächst bei Atrophie der Leber, insbesondere in den Randpartieen. Bei Lebercirrhose tritt eine mehr oder weniger, oft sehr bedeutende Zunahme des elastischen Gewebes ein; sie geht zunächst von der Glisson'schen Kapsel aus, dringt aber von da auch in das Innere der Acini und kann unter besonderen Verhältnissen auch in den Centren der Acini, in der Umgebung der Centralvenen auftreten. Besonders stark ist die Neubildung von elastischen Fasern bei atrophischer Lebercirrhose und bei gummöser Hepatitis.

Krebsentwicklung und Echinococcus multilocularis führen nicht zur Neubildung von elastischem Gewebe.

In der gesunden Niere beschränkt sich das elastische Gewebe auf die Blutgefässe und auf die Nierenkapsel. Eine Zunahme kann zunächst bei chronischer Blutstauung, sodann in embolischen Narben und bei chronischer Nephritis auftreten. Die Bildung elastischer Fasern geht von den Gefässen aus und erfolgt vornehmlich in den verdickten Bowman'schen Kapseln und im intertubulären Gewebe, selten in atrophischen Glomeruli.

Die Nebennieren enthalten reichlich elastisches Gewebe in der Kapsel, in der Zona glomerulosa und in der Marksubstanz, während in der Zona fasciculata und reticularis nur wenige elastische Fasern vorkommen.

Im Hoden findet sich reichlich elastisches Gewebe, sowohl in der Albuginea als in den Septen, und es werden auch die Hodenkanälchen von einem Fasernetz umsponnen. Eine Zunahme desselben erfolgt bei seniler Atrophie. In Tuberkeln und in Geschwülsten gehen sie allmählich zu Grunde.

Im Herzen enthalten zunächst das Endocard und das Pericard sowie die grösseren gefässhaltigen Bindegewebszüge der Muscularis reichlich elastische Fasern. Feine Fasern finden sich sodann auch zwischen den Muskelzellen, in der Vorhofwand reichlicher als in der Ventrikelwand. In den ersten Lebensjahren fehlen sie an letzterer Stelle.

Die Zunahme der intermusculären elastischen Fasern erfolgt bei Herzhypertrophie und bei Herzatrophie; zugleich nehmen auch die endocardialen Fasern zu. Reichliche Entwicklung von elastischen Fasern findet sodann in endocardialen und myocardialen Herzschwielen statt. Bei diffuser Sklerose des Myocards überwiegt das collagene Gewebe. In den pericardialen Sehnenflecken sind die elastischen Fasern nicht vermehrt.

Das Interesse einer genauen Untersuchung des elastischen Gewebes liegt zunächst darin, dass sie unsere Kenntnisse von dem Bau der verschiedenen Organe erweitert. Sodann ist sie auch von grossem Werth für die Beurtheilung verschiedener pathologischer Organveränderungen.

Discussion.

Herr Hansemann: Die Weigert'sche Färbung ist die einfachste und zuverlässigste zum Nachweis elastischer Fasern, die bisher existirt. Gerade bei Tumoren ist sie besonders geeignet, um nachzuweisen, was von dem ursprünglichen Organ noch vorhanden war. Im Allgemeinen kann ich bestätigen, was Herr Ziegler sagt, dass in malignen Geschwülsten keine elastischen Fasern neugebildet werden. Ich habe aber einen merkwürdigen Fall von Sarcom der Lunge gefunden, bei dem im Primärtumor und in den Metastasen zweifellos eine ganz bedeutende Vermehrung der elastischen Fasern eingetreten war. Es ist das allerdings unter circa 150 untersuchten Fällen der einzige.

Herr Schmorl: Ich kann auf Grund von Untersuchungen, die in meinem Institut theils von Dr. Geipel, theils von mir angestellt sind, die Angaben des Herrn Ziegler bestätigen. In der Nebenniere finden wir keine elastische Fasern beim Embryo, die Entwicklung derselben findet meist erst im extrauterinen Leben statt. Bei Hydronephrose findet mitunter eine sehr reichliche Neubildung von elastischen Fasern in der Glomeruluskapsel statt, ebenso bei chronischer Gastritis. Endlich liess sich bei einem skirrhösen Carcinom des Magens ein sehr dichtes Netz elastischer Fasern nachweisen.

Herr Benda: Die Weigert'sche, sowie die Unna-Taenzersche Methode sind von mir besonders für das Studium der Gefässveränderungen seit längerer Zeit angewandt worden und dabei verschiedene Organe durchuntersucht worden. Dabei bin ich ebenalls auf die merkwürdigen Verhältnisse der elastischen Substanz des Hodens gestossen, die ich zusammen mit einem Schüler, Herrn Dr. Perutz, in der Verhandlung der Physiologischen Gesellschaft zu Berlin im vorigen Sommer bereits beschrieben habe. Die elastischen Fasern geben der Membran der Samenkanälchen die Consistenz, die es bekanntlich ermöglicht, dass die menschlichen Samenkanälchen auf lange Strecken herausgezogen werden können. Die Bildung der elastischen Fasern erfolgt hier erst zur Zeit der Pubertät, kindliche Hoden enthalten keine solche, so dass das Auftreten der elastischen Fasern in der Membrana propria als Zeichen der Pubertät mitverwandt werden kann.

Herr Orth: Auch ich kann von einer Untersuchungsreihe über elastisches Gewebe in malignen Neubildungen berichten, bei der in einem Falle von Krebs des Ductus thoracicus in dem neugebildeten Stroma elastische Fasern gefunden wurden (Dr. Williams).

---

14. Herr Ernst Ziegler-Freiburg i/Br.:

Ueber den Fettgehalt der äusseren Haut und einiger Drüsen, nach Untersuchungen von Sata.

Unna hat vor einiger Zeit mitgetheilt, dass sich in der Haut weit reichlicher Fett nachweisen lasse, als bisher angenommen wurde und es hat später Löwenbach dies bestätigt. Es sollen nach Unna, abgesehen von den Talgdrüsen und dem Fettgewebe, auch die Schweissdrüsen, das Epithel, die Bindegewebsspalten und die Blutgefässe des Corium Fett enthalten. Zur Untersuchung der Haut empfahl er eine Fixation derselben in einem Gemisch von Phosphorsäure, Gerbsäure und Salpetersäure, event. auch noch Essigsäure und später Osmirung der Schnitte.

Herr Professor Sata hat in meinem Laboratorium zunächst die von Untersuchungen Unna nachgeprüft, er hat dann aber auch weitere Untersuchungen über den Fettgehalt der Thränendrüse, der Parotis, der Submaxillaris und des Pankreas angestellt. Er hat sich zunächst der

Unna'schen Methoden bedient, sodann aber auch Formalinhärtung mit nachfolgender Osmirung und Fixation in Flemming'schem Säuregemisch angewendet. Der letzteren giebt er vor den anderen den Vorzug und empfiehlt die nach der Fixation angefertigten Schnitte nochmals in 1 %ige Osmium-Lösung oder in Flemmingsches Säuregemisch zu bringen und danach längere Zeit im Wasser liegen zu lassen. Bei der Unna'schen Methode kommt es leicht zu Niederschlägen und es werden die Schnitte zu dunkel.

Die Schweissdrüsen enthalten in der That alle Fett in wechselnder Menge und zwar nicht nur die plantaren, axillaren, circumanalen und inguinalen, sondern auch die Drüsen des Kopfes, des Rumpfes und der Extremitäten. Das Fett liegt in Form kleiner Körnchen in den Epithelzellen. In den Ausführungsgängen ist selten Fett nachzuweisen. Oft findet man Fettzellen und kleine freie Fetttröpfchen in der Umgebung der Drüsen, so dass man an eine Aus- oder eine Einwanderung von Fett denken kann.

Fett lässt sich sodann nicht selten in Form kleinster Tröpfchen auch in den Zellen der Epidermis, namentlich in den tieferen Schichten, nachweisen. Bisweilen findet man auch umschriebene Fetteinlagerungen in der Hornschicht.

Die Bindegewebsspalten und die Blutgefässe enthalten nur wenige und kleine Fetttröpfchen. Die reichlichen und grossen Fetttropfen, die Unna beschrieben und abgebildet hat, konnten nie gefunden werden. Es dürfte sich bei Unna wohl um verlagertes Fett handeln.

Die Thränendrüsen sind constant reich an Fett, d. h. es sind die Drüsenzellen mit kleinen Fetttröpfchen gefüllt. Lutz hat dies auch für die Hausthiere, mit Ausnahme des Schweines, nachgewiesen. Krause hat es 1854 erwähnt, den Ophthalmologen scheint es unbekannt zu sein.

Die Speicheldrüsen und das Pankreas enthalten ebenfalls Fetttröpfchen in den Drüsenzellen, jedoch lange nicht so reichlich wie die Thränendrüsen. Die Schleimzellen der Speicheldrüsen enthalten nie Fett, sondern nur die Eiweiss-Drüsenzellen.

Discussion.

Herr Rosenthal: Ich kann bestätigen, dass mit dem von mir später mitzutheilenden Verfahren, der Sudanfärbung, ich ebenfalls in Schweissdrüsen und gelegentlich in verhornenden Epidermiszellen kleine Fetttröpfchen gesehen habe, die sich in Aether und Petroläther leicht lösten. Ich habe wenige ganz normale Organe in dieser Richtung untersucht, habe aber bei leichten pathologischen Veränderungen der Organe in fast allen Arten von Drüsenepithelien gelegentlich kleine derartige Fetttröpfchen gesehen. Grössere Fettmassen in Bindegewebsspalten habe ich nicht gesehen, wenn nicht so, dass ich sie für Kunstprodukte halten musste.

Herr Chiari: Ich erlaube mir die Frage, ob in Bezug auf die geschilderten Fettkörnchen auch mit fettlösenden Mitteln untersucht wurde, da ich der Meinung bin, dass ein Theil dieser Körnchen denn doch vielleicht nicht Fett ist.

Herr Babes: Bezüglich des Fettgehaltes erlaube ich mir zu bemerken, dass in der Haut viele Körner, namentlich in der Decke der Epithelschichten und in den Schweissdrüsen, welche sich mit Osmiumsäure färben, bestimmt nicht Fett sind. Viele dieser Körner haben gelbe Farbe, sind fett- oder hyalinglänzend, widerstehen aber den bekannten Extractionsmitteln, färben sich mit gewissen Anilinfarben metachromatisch, besonders aber mit solchen, welche Lecithin färben, so dass es sich wohl um Lecithin oder ähnliche Producte handeln dürfte.

Herr Schmaus: Ich habe vielfach die Beobachtung gemacht, dass auch osmirtes Fett bei der Nachbehandlung mit den gewöhnlichen Reagenzien wieder ausgezogen wird. Auch die Marchi'sche Methode ist nach der negativen Seite hin ganz unzuverlässig, es bleibt keineswegs in allen Fällen das osmirte Fett erhalten; eine am frisch osmirten, resp. nach Marchi behandelten Präparat mikroskopisch erkennbare und an Gefrierschnitten im Wasser nachweisbare Fettansammlung kann bei der Celloidineinbettung in kurzer Zeit vollkommen schwinden.

Herr v. Kahlden: Ich möchte das, was Herr Schmaus gesagt hat, bestätigen. Es kann selbst nach 2—3 Jahren osmirtes Fett, welches bis dahin deutlich scharf gefärbt war, in Canadabalsampräparaten verschwinden, ohne dass man einen Grund dafür nachweisen könnte.

Herr Sata: Meine Präparate wurden theils in Canadabalsam, theils in Glycerin eingeschlossen und die Beobachtung dieser Präparate ergiebt, dass die durch Osmium geschwärzten Körnchen in Canadabalsam zum Theil gelöst werden, so dass dadurch die Körnchen in zwei Arten getheilt werden können.

15. Herr Ernst Salén-Stockholm:

Ein Fall von Hermaphroditismus verus unilateralis beim Menschen.

(Der Fall wurde von Herrn Professor Ziegler gütigst demonstrirt.)

Augusta Persdotter, 43 Jahre, unverheiratet. Monatliche Regel seit dem 17. Jahre. Passive Coïtusversuche schmerzhaft; keine active.

Weiblicher Habitus. Clitoris penisähnlich, beinahe 5 cm lang, mit hasselnussgrossem Glans., Labia majora und minora normal entwickelt. In das Vestibulum münden die Urethra und die Vagina aus, die letztere aus einem feinen Gange, in welchen eine Sonde 8 cm weit hineingeführt werden kann, bestehend. Im November 1898 Laparotomie: Exstirpation eines cystischen mannskopfgrossen kurzgestielten Myoms + Kastration.

Der Uterus war etwas vergrössert mit mehreren kleinen Myomen besetzt. Beiderseits fand man die Tube und die Ligamente normal und an dem gewöhnlichen Platze des Ovariums eine Geschlechtsdrüse. Von der Klinik den 5. Januar 1899 gesund entlassen.

Die Untersuchung der Geschlechtsdrüsen ergab linkerseits ein ziemlich kleines höckeriges Ovarium mit Graaf'schen Follikeln und Eiern, rechterseits eine Zwitterdrüse, deren eine Hälfte Eierstocksgewebe, deren andere Hodengewebe zeigte. Der Ovarialtheil ist grobhöckerig, von gelber Farbe und derber Consistenz und zeigt bei der mikroskopischen Untersuchung Graaf'sche Follikel und ganz typische Eizellen in einem spindelzellreichen Stroma eingebettet.

Der Hodentheil ist eben, von ziemlich weicher Consistenz mit weissglänzender Tunica albuginea. Das Parenchym ist locker, von braungrauer Farbe und von weissen Bindegewebssepta durchzogen; mikroskopisch zeigt es Tubuli seminiferi, die in einem lockeren, von grösseren und kleineren Anhäufungen fett- und pigmentreicher Zwischenzellen durchsetzten Bindegewebsstroma liegen. Die Tubuli sind stark geschlängelt, von beinahe gleicher Weite. Ihre Membranae propriae sind grösstentheils verdickt, sehr reich an concentrisch angeordneten elastischen Fasern. Das Epithel besteht aus Follikelzellen und Sertoli'schen Zellen. Nirgends Spermatogonien oder andere Samenzellen.

Die Struktur zeigt im Ganzen eine auffallende Aehnlichkeit mit derjenigen des ektopischen Hodens nach der Pubertät.

16. Herr von Baumgarten-Tübingen:

Beiträge zur Lehre von der natürlichen Immunität:

Im Mittelpunkt der Discussion über die Frage nach dem Wesen der natürlichen Immunität gegenüber Bacterien steht gegenwärtig die Alexintheorie, welche die Immunität auf die Anwesenheit specifischer Bacteriengifte, die von Buchner sogenannten Alexine, im Blut und in den Gewebssäften zurückführt. Sie fusst auf der namentlich durch die eingehenden, planvollen Untersuchungen Buchner's festgestellten Thatsache, dass gewisse Bacterien, wenn sie in aus der Ader entleertes Blut oder dessen Serum übertragen werden, nach Massgabe der keimprüfenden Agar- oder Gelatineplatte an Zahl mehr oder minder beträchtlich abnahmen, welcher Abnahme freilich nach 12—24 Stunden eine ungehemmte Keimvermehrung nachzufolgen pflegt. Trotz der gewichtigen Stützen, welche die Alexin-Theorie für sich in Anspruch nehmen darf, habe ich doch Bedenken getragen, mich derselben anzuschliessen und demzufolge nach einer anderen Erklärung der vermeintlichen bactericiden Wirkung des Blutserums gesucht. Auf meine Veranlassung stellte im Jahre 1892 mein damaliger Schüler, Herr Dr. Paul Jetter in Ludwigshafen, eine Reihe von Controlversuchen mit anderen Flüssigkeiten als Blutserum an, bei denen jede Giftwirkung absolut ausgeschlossen werden durfte und die zum Theil sogar als vortreffliche Nährböden für verschiedene Bacterien allgemein anerkannt waren, nämlich mit physiologischer Kochsalzlösung und anderen Salzlösungen, so auch mit Lösungen der durch Dialysiren gegen Wasser gewonnenen Blutsalze, ferner mit Wasser, mit Gelatinelösungen und mit Nährbouillon. Alle diese Lösungen zeigten eine „bactericide“ Wirkung im Sinne der Buchner'schen Blutserumsexperimente, am geringsten und am wenigsten constant die Nährbouillon, am stärksten und constantesten die Salzlösungen, namentlich die Kochsalzlösungen. Diese Resultate legten es nahe, in den Salzen des Blutserums die „Alexine“ zu erblicken. Aber Jetter zog diesen Schluss nicht, gelangte vielmehr zu folgender allgemeinen Anschauung: Die Bacterien haben als Lebewesen, wenn sie aus einer Bouillon- oder Agar-Kultur in Blutserum oder irgend ein anderes, von dem ursprünglichen chemisch verschiedenes Medium übertragen werden, gewissermassen einen Kampf ums

Dasein zu bestehen, in welchem sie um so leichter zu Grunde gehen werden, je weniger der neue Boden ihren Existenz- und Wachthumsbedingungen angepasst ist. Es handelt sich also nicht um eine Tödtung durch giftige Substanzen, sondern um einen natürlichen Absterbeprozess der Bacterien, der niemals alle, sondern nur einen Theil der übertragenen Bacterien, die älteren, schwächeren und darum weniger anpassungsfähigen Elemente der Kultur betrifft; dem kräftigen Theil gelingt es, die Wachsthumshindernisse zu überwinden und sich den neuen Lebensbedingungen anzupassen und er ist es, von welchem die der anfänglichen Keimabnahme nachfolgende ungehemmte Vermehrung ausgeht.

Jetter's Arbeit hat wenig Beachtung gefunden; die Wogen der Alexintheorie gingen über dieselbe hinweg. Ich habe trotzdem das Thema nicht fallen lassen, es vielmehr unausgesetzt im Auge behalten und meinem derzeitigen ersten Assistenten, Herrn Dr. Walz, die Anregung gegeben, das Thema von Neuem in Angriff zu nehmen. Anknüpfend an die Arbeit von Jetter, hat er, unter bedeutender Erweiterung des Arbeitsplanes, das Thema nach allen Richtungen hin eindringlich verfolgt. Er bestätigt Jetter's Resultate, kommt aber insofern einen erheblichen Schritt weiter, als er, die inzwischen gewonnenen Erkenntnissfortschritte auf naturwissenschaftlichem Gebiet, speziell der physikalischen Chemie, benutzend, zu einem vollständigeren und klareren Einblick in den Zusammenhang der Erscheinungen gelangt. Die Arbeit des Herrn Dr. Walz ist Mitte August d. J. als Habilitationsschrift im Druck erschienen. Ich selbst habe den Gang der Untersuchungen stetig verfolgt und mich auch insofern an denselben betheiligt, als die mikroskopischen Untersuchungen von Dr. Walz und mir gemeinsam ausgeführt wurden. Unter Mitverwerthung dieser bisher noch nicht genauer mitgetheilten mikroskopischen Untersuchungen, welche dazu beigetragen haben, manche Punkte noch besser zu übersehen und schärfer beleuchten zu können, möchte ich mir nun erlauben, den neu gewonnenen Standpunkt in der Frage nach der Bedeutung der sog. bactericiden Wirkung des Blutserums in Kürze darzulegen.

Ich stehe diesbezüglich auch heute noch auf dem Standpunkt der von Jetter ausgesprochenen Erklärung, um so mehr, da sich inzwischen in zahlreichen von Dr. Walz auf meinen Vorschlag angestellten Versuchen gezeigt hat, dass das Serum auch auf an Seidenfäden angetrocknete Bacterien nicht die geringste bactericide Wirkung ausübt; wir sind aber heute in der Lage, die einzelnen Momente jenes Kampfes ums Dasein, welchen die Bacterien bei ihrer Uebertragung von einem Nährboden auf einen anderen, chemisch-physikalisch davon verschiedenen, zu bestehen haben, näher zu präcisiren. Unter diesen Momenten sind keine wichtiger, als Störungen der Assimilationsvorgänge einerseits und Störungen der Osmose andererseits.

Was zunächst die Störungen der Assimilation betrifft, so muss man hier von der bekannten Thatsache ausgehen, dass die einzelnen Bacterienarten sehr verschiedene Ansprüche an die chemische Zusammensetzung ihrer Nährsubstrate machen und dass es keinen, wie immer zusammengesetzten Nährboden giebt, der für alle Bacterien ein geeigneter und vollends ein gleich guter Nährboden wäre. Es ist also auch vom Aderlassserum, dessen chemische Zusammensetzung wir ja leider nicht mit wünschenswerther Genauigkeit kennen, nicht zu erwarten, dass es einen optimalen Universal-Nährboden für Bacterien darstelle. Aber für viele Bacterien ist es thatsächlich ein sehr guter Nährboden. So wächst z. B. der zu den Versuchen mitbenutzte Bac. pyocyancus, ins Serum übertragen, ohne Verzug kräftig darin aus. Für andere Bacterien, z. B. Typhus- und Milzbrandbacillen, welche beide Bacillusarten ja auch sonst, nach Alfred Fischer's ernährungs-physiologischen Untersuchungen, in Bezug auf Ernährung sich weit anspruchsvoller erweisen als der vorerwähnte Bacillus, ist das Blutserum ein so ohne weiteres zusagender Nährboden nicht; es tritt eine Pause in dem Wachsthum der übertragenen Bacterien ein und dieselbe lässt sich in einfachster Weise durch die aus der relativen Ungunst des Nährmediums sich ergebende Assimilationsstörung erklären.

Nun giebt aber das Plattenverfahren an, dass bei diesen Uebertragungen der letztgenannten (und anderer) Bacterien in das Blutserum nicht blos ein Wachsthumsstillstand, sondern ein erheblicher, bisweilen die ganze Einsaat mit Vernichtung bedrohender Untergang der übertragenen Bacterien stattfinde. Einen Theil dieses durch die Platten angezeigten Keimverlustes wird man auf Rechnung der Assimilationsstörung setzen dürfen: das Wachsthum steht in Folge derselben zeitweilig still; in der Wachsthumpause werden zunächst alle diejenigen übertragenen Bacterienindividuen absterben, deren Lebensdauer innerhalb dieser Zeit ihren natürlichen Abschluss findet; ferner werden während der Assimilationsstörung die Bacterien in eine Art Hungerzustand gerathen müssen, welchem die älteren und überhaupt weniger widerstandsfähigen Individuen bereits innerhalb der Wachsthumspause erliegen könnten. Aber die auf diese Weise zu Stande gekommenen Abgänge können nicht gross genug gedacht werden, um die meist colossalen Verluste genügend zu erklären, welche die Platten bei bestimmten Bacterien bereits wenige Stunden oder sogar sofort nach der Einsaat in das Serum anzeigen. Hier muss noch ein anderer massgebender Factor mitspielen und dieser ist gegeben in den osmotischen Störungen, welche die Bacterien durch Uebertragung von einem Nährboden auf einen anderen, der nicht denselben osmotischen Druck besitzt, erleiden.

Nachdem durch Jetter's Arbeit dargethan war, dass sich durch verschiedene Salzlösungen, u. a. auch durch die mittels Dialysiren gegen Wasser aus dem Blutserum gewonnene Lösung der Blutsalze, das Phänomen der bactericiden Wirkung in ganz ähnlicher Form herbeiführen liess, wie durch Blutserum, musste die Aufmerksamkeit auf die Bedeutung der Salze für den genannten Vorgang gerichtet bleiben. Inzwischen erschienen die bekannten Arbeiten von Alfred Fischer über Plasmolyse der Bacterien und gaben dazu Veranlassung, das Verhalten der in Serum verbrachten Bacterien genau mikroskopisch zu verfolgen. Diese Arbeiten Fischer's sind von wesentlichem Einfluss für die Klarlegung der Fragen geworden und ich erwähne gern, dass ich Herrn Professor Fischer auch noch brieflich einige werthvolle, die Plasmolyse betreffende Ergänzungen und Literaturnachweise verdanke.

Am deutlichsten lassen sich die betreffenden Erscheinungen an den relativ stattlichen Formen des Milzbrandbacillus verfolgen. Bringt man Milzbrandbacillen aus einer Bouilloncultur in das salzreichere frische Blutserum, so treten meist schon nach wenigen Minuten, spätestens nach einer halben Stunde die charakteristischen Erscheinungen der Plasmolyse an den Bacillen auf. Diese Erscheinungen bestehen in einer Contraction des Protoplasmas, Abhebung desselben von der Zellenwand und Zertrennung in kleine kugelige Abschnitte, so dass schliesslich die Bacillen ein perlschnurähnliches, an die sporenhaltigen Bacillen erinnerndes Aussehen erhalten. Durch Zusatz von Wasser oder wässerigen Lösungen von Methylviolett lässt sich die ursprüngliche Bacillenform wiederherstellen. Im wesentlichen ebenso wie Milzbrandbacillen verhalten sich Typhusbacillen, Bact. coli, Cholerabacterien und alle anderen darauf hin geprüften Bacterien, wenn sie aus Nährbouillon in frisches Blutserum übertragen werden; nur kommt bei den kleinen und lebhaft beweglichen Formen, wie Typhus- und Cholerabacterien, eine weitere Erscheinung hinzu, die vielbesprochene Agglutination, welche bei den specifisch schweren und absolut unbeweglichen Milzbrandbacillen nicht beobachtet wird. Die Agglutination hat mit Plasmolyse nichts zu schaffen, sondern beruht auf der Viscosität des Serums. Man kann ganz ähnliche Agglutinationen auch in anderen viscösen Flüssigkeiten, z. B. Gummi arabicum-Lösungen beobachten, wie dies auch schon von anderen Untersuchern angegeben worden ist. Die Gruber-Widal'sche Serumreaction ist, beiläufig bemerkt, höchstwahrscheinlich nichts anderes als eine gewöhnliche Agglutination des Typhusbacillus in dem, wie man annehmen muss, besonders stark viscösen Typhusserum. Da Buchner die bactericide Wirkung des Serums auf enzymähnliche Eiweisskörper bezogen hatte, habe ich auch das mikroskopische Verhalten von Bacterien in richtigen Enzymen (Trypsin, Salzsäure-Pepsin) untersucht; in Trypsin quellen die Bacterien ziemlich stark auf und werden sehr durchsichtig, ohne sich aufzulösen; in Salzsäure-Pepsin tritt nach längerer Einwirkung eine Art Fragmentation der fadenförmigen Verbände der Bacillen in mehr oder minder kurze Querstücke ein, die sich dann ebenfalls nicht weiter verändern. Höchstwahrscheinlich handelt es sich hierbei ausschliesslich um eine Wirkung der Salzsäure oder doch wenigstens um eine ganz wesentliche Mitwirkung derselben, da in säurefreiem Pepsin diese Fragmentation nicht beobachtet wird. Letztere beruht allem Anschein nach auf einer Auflösung der Kittsubstanz zwischen den einzelnen Bacillenzellen, welche den Bacillenfaden zusammensetzen. Ob der natürliche Magensaft solche Veränderungen hervorzurufen vermag, muss noch untersucht werden. Eine Tödtung der Bacillen vermögen wahrscheinlich auch die Enzyme nicht zu bewirken; jedenfalls sind letztere (ohne Säurezusatz) für viele Bacterien treffliche Nährböden. Es besteht also nicht die geringste Aehnlichkeit zwischen diesen durch Enzyme zu bewirkenden Formveränderungen und denjenigen, welche die Bacterien beim Einbringen in das Serum erleiden. Wir haben nach alledem nicht den geringsten Zweifel, dass die letzteren ausschliesslich auf Plasmolyse beruhen.

Die Plasmolyse ist nun, wie das schon de Vries und Alfred Fischer ausgesprochen haben, an sich kein für die Zellen lebensgefährlicher Vorgang und man kann auch durch directe mikroskopische Beobachtung der Bacterien im hängenden Serumtropfen feststellen, dass die Bacillen nach spontanem Rückgang der Plasmolyse kräftig auswachsen. Und doch ist diese Plasmolyse die hauptsächliche Ursache des Keimverlustes in den Platten. Ist auch die Plasmolyse keine unmittelbare Todesursache, so müssen wir doch annehmen, dass plasmolysirte Zellen sehr empfindlich gegen alle äusseren Schädlichkeiten, wie raschen Wechsel des Mediums, plötzliche Temperaturdifferenzen etc. sind, namentlich aber wird ihnen, wie A. Fischer zuerst für Bacterien, Reinhardt sowie van Rysselberghe neuerdings für Pflanzenzellen festgestellt haben, verderblich ein zu rascher Rückgang der Plasmolyse, wodurch die Zellen derartig in ihrer Constitution erschüttert werden, dass sie nicht weiter wachsen können. Nicht selten führt sogar der jähe Rückgang der Plasmolyse ein Platzen der Zellen herbei. Alle diese Momente müssen aber in Wirksamkeit treten, wenn wir die Bacterien aus dem Serum, in welchem sie plasmolysirt sind, in die verflüssigte Gelatine oder in das heisse zähflüssige Agar mit ihrem entschieden geringeren Salzgehalt übertragen: die übertragenen Zellen werden entweder platzen oder jedenfalls doch so geschädigt werden müssen, dass kein Auskeimen derselben erfolgt. Auch die Möglichkeit ist zu berücksichtigen, dass das flüssige Agar zwischen die durch die plasmolytische Contraction zertrennten Theile des Protoplasten eindringt und dieselben an der Wiedervereinigung hindert.

Nach alledem müssen wir annehmen, dass der Keimverlust bei den in Rede stehenden Experimenten, wenn auch nicht ausschliesslich, so doch zum allergrössten Theile nicht im Serum, sondern erst in der Gelatine oder dem Agar stattfindet.

Gegen diese Auffassung könnte eingewendet werden, dass sich der Keimverlust in den Platten vermeiden lässt, wenn man das Serum vor der Einsaat der Keime in dasselbe 1—1½ Stunde auf 55° C. erhitzt, im Buchner'schen Sinne „inactivirt“, obwohl durch die Erhitzung an dem Salzgehalt und mithin an der Plasmolyse nichts geändert werde. Es ist richtig, dass der Salzgehalt des erhitzten Serums nicht wesentlich verschieden ist von demjenigen des unerhitzten Serums; aber es wäre nicht richtig, wenn man daraus schliessen wollte, dass auch die Plasmolyse in dem erhitzten und unerhitztem Serum sich gleich verhielte. Walz hat in einer sehr instructiven grösseren Versuchsreihe gezeigt, dass es einen grossen Unterschied macht, ob man die Salzlösungen allein oder in Verbindung mit Nährstoffen auf die Bacterien einwirken lässt. Je höher der Nährwerth der betreffenden Stoffe für die betreffenden Bacterien ist, um so mehr tritt der ungünstige Einfluss der Salzwirkung in den Ergebnissen der Plattenprobe zurück. Es beruht dies, wie sich mikroskopisch nachweisen lässt, darauf, dass die Plasmolyse sich bei günstigen Ernährungsbedingungen sehr viel rascher ausgleicht, als bei Nahrungsmangel. Es ist nun höchst wahrscheinlich, dass das Serum, speciell dessen Eiweisskörper, durch die 1—1$^1/_2$ stündige Erhitzung auf 55° für gewisse Bacterien nahrhafter, verdaulicher gemacht werden und dass mithin der ungünstige Einfluss der Plasmolyse für diese Bacterien zurücktritt. Zur Stütze dieser Auffassung ist namentlich darauf hinzuweisen, dass bekanntlich aus Albuminkörpern durch längeres Kochen mit Wasser geringe Mengen vom Pepton gebildet werden, wodurch es nahegelegt wird, dass auch in dem längere Zeit auf 55° erhitzten Serum kleine Mengen von Pepton entstehen. In wie hohem Masse schon ganz geringe Zusätze von Pepton den Nährwerth des Substrates für die anspruchsvolleren Bacterien erhöhen, ist den Bacteriologen bekannt. In der That lässt sich zeigen, dass ein geringer Zusatz von Pepton zum frischen Blutserum dessen bactericide Wirkung für den Typhusbacillus fast vollständig aufzuheben vermag. Für den Milzbrandbacillus genügt ein so geringer Peptonzusatz nicht, um den gleichen Effect hervorzubringen, wohl aber kann man auch für diesen Bacillus die bactericide Wirkung des Serums auf Null reduciren, wenn man dem letzteren ausser 1 pCt. Pepton auch noch 1 pCt. Zucker hinzufügt. Buchner hat bekanntlich die Wirkung der Erhitzung auf 55° so erklärt, dass die „Alexine“ als enzymähnliche Körper dadurch zerstört würden. Wäre diese Erklärung richtig, dann müsste das erhitzte Serum die bactericide Wirkung für alle diejenigen Bacterien verloren haben, für welche es im unerhitzten Zustand bactericid ist. Das ist aber nicht der Fall. Nach Walz' zahlreichen Versuchen verliert das erhitzte Serum die bactericide Wirkung zwar für Typhusbacillen, aber nicht für Milzbrandbacillen. Dieser Widerspruch, den die Alexintheorie nicht zu lösen vermag, findet eine befriedigende Erklärung vom Standpunkt unserer Auffassung, welche auch durch die Resultate der mikroskopischen Untersuchung gestützt wird. Der Typhusbacillus wächst im erhitzten Serum sehr viel rascher und kräftiger als im unerhitzten, und zugleich zeigt sich, dass im erhitzten Tropfen die Plasmolyse viel weniger scharf und dauerhaft ist als im unerhitzten. Der Milzbrandbacillus, von den Versuchsbacillen offenbar der anspruchsvollste, wächst dagegen im erhitzten Serum nicht viel besser als im unerhitzten, und die Plasmolyse ist in ersterem nicht viel weniger scharf und nachhaltig, als in letzterem.

Wir sehen also aus diesen Beobachtungen, dass der Erhitzungsversuch, die sog. Inactivirung, die Bedeutung der Plasmolyse für die Erscheinung der „bactericiden" Wirkung des Blutserums nicht herabdrücken kann, denn die Plasmolyse correspondirt auch beim Erhitzungsversuch vollständig mit dieser Wirkung. Aber gerade auch der Erhitzungsversuch lässt wiederum erkennen, eine wie wichtige Rolle die Ernährungsfrage für die Erscheinung der sog. bactericiden Wirkung des Blutserums spielt.

Die Plasmolyse verbunden mit Assimilationsstörung ist also die wesentliche Ursache des Keimtodes in den Platten; aber dieser Keimtod zeigt nicht etwa, wie man bisher glaubte, die bactericide Wirkung des Serums an, sondern ist ein secundärer Effect des Plattengiessens.

Eine bacterienfeindliche Wirkung des Blutserums in dem Sinn, dass im Serum bacterientödtende Substanzen vorhanden seien, kann nach den hier mitgetheilten Versuchsergebnissen nicht angenommen werden; wenigstens ist die Existenz solcher Substanzen bisher nicht erwiesen. Damit ist der Theorie, welche die natürliche Immunität gegen Bacterien auf die Anwesenheit specifischer antibacterieller Schutzstoffe im Blut und in den Gewebssäften zurückführt, ihre bisherige Hauptstütze entzogen worden. Ich wage auch zu bezweifeln, dass es in Zukunft gelingen werde, bactericide Schutzstoffe als Ursache der natürlichen Immunität nachzuweisen, da es schwer zu denken ist, wie solche Stoffe, wenn sie chemisch wirken sollen, schadlos für den Organismus, in dessen Blut sie kreisen, bleiben könnten. Bisher haben wir wenigstens kein Bacteriengift kennen gelernt, das nicht zugleich Protoplasmagift wäre. Ich halte es aber auch gar nicht für nothwendig, die Lösung des Problems in dieser Richtung zu suchen. Schon vor Jahren habe ich der Gift- und der Phagocytentheorie gegenüber eine Theorie der natürlichen Immunität aufgestellt, die ich als „Assimilationstheorie“ bezeichnet habe. Gemäss dieser Auffassung hängt die natürliche Immunität einzelner Species, Rassen und Individuen gegenüber bestimmten Infectionskeimen wesentlich davon ab, dass die betreffenden Keime in der lebenden Körpersubstanz der betreffenden Species etc. nicht den geeigneten Nährboden, d. h. nicht die für ihr Leben und ihre Entwicklung nothwendige chemische Zusammensetzung finden. Die Verhältnisse dieser meines Erachtens das Wesen der natürlichen Immunität, resp. Empfänglichkeit bedingenden chemischen Ausschliessungen oder Anpassungen zwischen den höheren lebenden Wesen und den Bacterien näher festzustellen, als es unsere jetzigen noch unvollkommenen Kenntnisse über die chemische Zusammensetzung des Blutes und der Gewebe einerseits und der Ernährungsphysiologie der Bacterien andererseits ermöglichen, dürfte eine lohnende Aufgabe der Zukunft sein.

Discussion.

Herr Albrecht: Die Beobachtungen von Professor Baumgarten betr. Zerfällung und „Körnung“ des plasmolysirter Bacterienleibs lassen sich vielleicht analogisiren mit der „tropfigen Entmischung“, welche ich in Salzlösungen, Wasser etc. an thierischen wie pflanzlichen Zellen beobachtete. Möglicherweise genügen diese Störungen in der physikalischen Zusammensetzung, die weiterhin je nachdem sich wieder auszugleichen vermögen oder nicht, um ebensowohl die von Professor Baumgarten angeführte eigenartige Wirkung des Pepton- und Zuckerzusatzes, als die vorübergehende oder dauernde Störung der Assimilationsfähigkeit etc. dem Verständniss näher zu bringen.

Herr von Baumgarten: Der von mir gebrauchte Ausdruck „körniges Aussehen“ sollte nur eine kurze Bezeichnung für die plasmolytische Zertrennung des Protoplasten in kugelige Abschnitte sein. Ueber die Plasmolyse hinausgehende morphologische Veränderungen habe ich in den ins Serum verbrachten Bacterien bis jetzt nicht beobachtet.

17. Herr Friedrich Henke-Breslau:

Multipler cystischer lymphangiomähnlicher Tumor der Bauchhöhle.

Das seltene Präparat, das ich mir erlauben möchte, Ihnen hiemit vorzulegen, wurde als unerwarteter Nebenbefund bei der Section eines über 50 Jahre alten Mannes gewonnen, der an einer schweren Cystitis auf Grund einer alten Harnröhrenstrictur zu Grunde gegangen war.

Nach Eröffnung der Bauchhöhle dieses Mannes bot sich ein eigenthümliches Bild, indem sich an verschiedenen Stellen eine Menge dünnwandiger blasiger Cysten hervordrängte, die der Serosa des Bauchfells aufsassen. Die Cysten haben eine kugelige oder ovale Gestalt, die kleinsten sind stecknadelkopf- bis erbengross, die grössten höchstens walnussgross. Sie sitzen zumeist zu Conglomeraten in Träubchenanordnung zusammen, wie überhaupt das Bild des Tumors einer Traubenmole ausserordentlich ähnlich ist. Der Inhalt der Cysten ist ein serös-gallertiger. Die Hauptmasse dieser dünnwandigen Cysten und Cystchen sitzt im grossen Netz und in der Bursa omentalis. Ausserdem finden sich dieselben aber auch an verschiedenen anderen Stellen des Peritoneums, an der Unterseite des Zwerchfells, auf der Kapsel der Milz und der Leber.

Ein hühnereigrosses Packet von Cysten sass auch auf der Serosa des Darmes am Coecum, den Processus vermiformis einhüllend. Ueberall sassen die Cysten auf der Serosa der Bauchhöhle, nirgends gingen sie in die Substanz der Organe hinein.

Die vorläufige mikroskopische Untersuchung ergiebt, dass sich die Cysten zusammensetzen aus einem Ring eines kernarmen Bindegewebes mit eingestreuten glatten Muskelfasern und einem epithelialen Innenbelag von zumeist kubischen Zellen, die stellenweise einen mehr hohen cylindrischen Charakter annehmen. Der Inhalt erscheint homogen, nur ganz vereinzelte Leukocyten und abgestossene Epithelien finden sich in demselben.

Die Durchsicht der Literatur nach ähnlichen Fällen ergiebt nur sehr wenig. So ist in der neueren Zusammenstellung über Cysten von Aschoff (Ergebnisse der Pathologie von Lubarsch-

Ostertag) und dem grossen Handbuch von Orth nichts von solchen Cystenbildungen angeführt. Dagegen erwähnt Ziegler in der neuesten Auflage seines Lehrbuchs das Vorkommen von cystischen Lymphangiomen in der Bauchhöhle. Die von Weichselbaum und Schwarzenberger beschriebenen cystischen Tumoren der Bauchhöhle enthielten einen wirklich chylösen Inhalt, zeigten auch nicht die multiple Anordnung, wie in unserem Fall. Makroskopisch unserem Tumor einigermassen ähnlich muss nach der Beschreibung — es wird auch der Vergleich einer Traubenmole gemacht — das von E. Fränkel und E. Kaufmann mitgetheilte Myxosarcom der Bauchhöhle ausgesehen haben. Aber es handelt sich dort, wie der mikroskopische Befund sofort lehrt, um ein myxomatös erweichtes Sarcom, nicht um eine eigentliche Cystenbildung. Von makroskopisch ähnlich in Erscheinung tretenden Affectionen wäre noch an das sog. Pseudomyxoma peritonei von Werth zu erinnern, entstanden durch das Platzen von Cysten von Eierstockskystomen, was aber für unseren Fall nicht in Betracht kommt, da es sich ja um ein männliches Individuum handelt. Auch eine Verwechslung des Tumors mit einem primären oder metastatischen Colloidkrebs der Bauchhöhle wäre möglich und es dürfte deshalb die Kenntniss solcher Tumoren auch den operierenden Chirurgen interessiren, der sich bei der Laparotomie plötzlich einem derartigen Tumor gegenüber sieht.

Zunächst wurde für die Genese der Cysten nach ihrem makroskopischen Aussehen und nach den zunächst vorliegenden mikroskopischen Schnitten an einen Zusammenhang mit den Lymphgefässen und einen lymphangiomähnlichen Tumor gedacht. Auch an eine Bildung der Cysten durch Abschnürung der Epithelien, resp. Endothelien des Peritoneums in der Art, wie Ribbert (Dissertation von Renggli) die kleinen Cysten der Milzkapsel erklärt, konnte man denken. Dass es sich um Cysten auf entzündlicher Basis handelt, wie sie zwischen peritonitischen Adhäsionen vorkommen, erscheint ausgeschlossen. Wie hervorgehoben, fehlten in der Bauchhöhle auch alle Zeichen einer früher überstandenen Peritonitis. Es handelt sich am wahrscheinlichsten um eine congenitale Bildung.

Nachträglicher Zusatz:

Nachträglich habe ich erst Gelegenheit erhalten, auch solches Cysten-Material einer näherer Prüfung zu unterwerfen, welches gleich frisch conservirt worden war. Bei der mikroskopischen Untersuchung der darin vorhandenen Hohlräume fand ich als deren Auskleidung stellenweise ein sehr hohes cylindrisches Epithel, das zum Theil auf papillenähnlichen, in das Lumen vorgebuchteten Erhebungen aufsass. Dieser Befund musste die Deutung als lymphangiomähnlicher Tumor wieder in Frage stellen und an eine Entstehung durch embryonale Wachsthumsstörungen denken lassen. Das Ergebniss der genaueren mikroskopischen Untersuchung des seltenen cystischen Tumors wird an anderer Stelle erfolgen.

Discussion.

Herr Virchow: Der Fall von peritonealer Cystenbildung ist sehr merkwürdig. Aber es ist fraglich, ob solche Bildungen auf eine identische Entstehung zurückzuführen sind. So entsinne ich mich eines Falles, wo bei einer Frau das Peritoneum aussah, wie eine Mola hydatidosa, wo aber die Entstehung der einzelnen Trauben aus papillärer Hyperplasie zu erkennen war. Andererseits möchte ich daran erinnern, dass cystische Bildungen des Peritoneum aus Fettgewebe und aus Bindegewebe durch einfache Colliquation, ohne Betheiligung von Lymphgefässen, entstehen können.

Herr Ziegler: Ich kann über einen ganz entsprechenden Fall berichten, welchen ich vor einiger Zeit bei einer Frau beobachtet habe. Die mit seröser Flüssigkeit gefüllten Cysten hatten ungefähr dieselbe Grösse und waren ebenfalls über die ganze Bauchhöhle verbreitet.

Herr Henke: Dass die Cysten aus dem Fettgewebe entstanden seien, wie das Herr Virchow für Cystenbildung im Netz angenommen hat, glaube ich deshalb nicht, weil sie sich ja auch auf der Serosa des Darms, der Leber etc. gefunden haben, überdies aber mikroskopisch stellenweise eine echte Lymphgefässwand erkennen liessen.

Herr Borst: Ich möchte den Herrn Vortragenden fragen, ob im histologischen Bild kein Anhaltspunkt für eine endotheliomatöse Neubildung zu gewinnen war, ferner ob die Cysten nicht wenigstens theilweise colloïden Inhalt aufwiesen. Eine Auskunft über diese Punkte ist mir deshalb von Werth, weil ich einen makroskopisch ähnlichen Fall beobachtet habe, der sich bei mikroskopischer Prüfung als ein Endotheliom der Lymphgefässe des Peritoneums mit hyaliner Degeneration herausstellte.

Herr Orth: Ich will nur eine casuistische Bemerkung machen: Ich habe eine ganz ähnliche Geschwulst gesehen, welche operativ aus der Bauchhöhle entfernt worden ist und welche ich ebenfalls nach der Untersuchung als Lymphangiom aufgefasst habe. Bemerkenswerth war eine sehr starke Gefässneubildung in der Umgebung der Cysten, die auch auf deren Wand überging in solchem Masse, dass die ganze Geschwulstmasse eine tiefrothe Farbe hatte.

---

18. Herr Ernst Graser-Erlangen:

Ueber multiple Darmdivertikel in der flexura sigmoidea.

Angeregt durch die Beobachtung eines eigenartigen Tumors in der Gegend der flexura sigmoidea, welcher im Anschluss an die Verschwärung falscher Darmdivertikel entstanden war, habe ich mich seit längerer Zeit eingehend mit der Frage der falschen Darmdivertikel beschäftigt.

Die Untersuchungen erstreckten sich zunächst auf den ganzen Darm. Da sich aber in mehreren Fällen die charakteristischen Befunde nur in der flex. sigm. vorfanden, habe ich mich zuletzt auf die Durchmusterung dieses Theiles beschränkt. Eine Beobachtung hatte mit einer gewissen Wahrscheinlichkeit gelehrt, dass die Ausstülpung der Schleimhaut durch die übrigen Darmschichten an solchen Stellen eintrat, an welchen auffallend grosse Gefässe die Muskulatur durchsetzten. Da es sich in diesem Falle um einen schweren Herzfehler mit hochgradigen Stauungserscheinungen handelte, drängte sich mir unwillkürlich der Gedanke auf, ob nicht durch die Stauung speciell im Gebiete der Mesenterialvene eine Erweiterung der Gefässlücken und dadurch eine verminderte Widerstandsfähigkeit der Darmwand herbeigeführt würde. Eine starke Stauung muss umsomehr eine abnorme Nachgiebigkeit der Darmwand zur Folge haben, weil die Ausfüllung der Gefässlücken in hohem Grade wechselt. Bei starker Stauung sind die Lücken durch die prall gefüllten (bes. venösen) Gefässe stark ausgedehnt, bei besserer Circulation ist dagegen die Ausfüllung nur mangelhaft. Gerade diese Schwankungen sind aber von besonderer Bedeutung.

Auf Grund meiner Untersuchungen vermuthe ich in dem Vorhandensein abnorm grosser Gefässlücken eine Prädisposition zur Entwicklung von Schleimhauthernien. Um in eine solche schwache Stelle des Darmrohres die auf der Unterlage verschiebliche Schleimhaut hineinzudrängen, bedarf es wohl keines besonders hohen Druckes. Schon eine starke Gasspannung, wie sie ja gerade in der flex. sigm. oft vorhanden ist, könnte dazu genügen.

Waren diese Schlüsse richtig, so konnte es sich aber nicht um ganz besonders selten vorkommende Ereignisse handeln, sondern es musste die Bildung solcher Schleimhauthernien bei Menschen mit venöser Stauung im Bereich der Darmgefässe und mit chronischer Obstipation häufiger gefunden werden. Dies hat sich auch durch eine ausgiebige Untersuchung vollkommen bestätigt. Im Verlauf eines Jahres konnte ich unter 28 darauf untersuchten Darmstücken 10mal eine ausgebreitete Entwicklung kleinster falscher Darmdivertikel in der flex. sigm. nachweisen. Die Divertikelbildung ist also eine häufige Complication venöser Stauung im Darmtractus, hauptsächlich bei Individuen, die gleichzeitig an chronischer Obstipation leiden. Es handelte sich aber in diesen Fällen fast nur um Divertikelbildungen, von denen bei makroskopischer Besichtigung nichts zu sehen war. Gerade darin aber erblicke ich den Werth meiner Untersuchungen, dass es mir gelungen ist, eine grosse Anzahl von **Anfangsstadien** einer Bildung von Schleimhauthernien im Dickdarm zusammenzustellen und sie auf bestimmte anatomische Vorbedingungen zurückzuführen.

Diese Divertikel sind aber auch in klinischer Hinsicht insofern von grösstem Interesse, als sie oftmals zu weiteren Complicationen führen. In den Buchten kommt es nicht selten zur Atrophie der Schleimhaut und zu geschwüriger Zerstörung und entsteht im Anschluss daran nicht selten ein Durchbruch ins subseröse Gewebe, gefolgt von akuter oder chronischer Entzündung, welche auch zu hochgradigen Veränderungen der Serosa selbst, zu Verdickungen, Schrumpfungen, Adhäsionen führen kann. Auch dafür habe ich in meiner Casuistik zahlreiche Belege gesammelt.

Discussion.

Herr von Recklinghausen: Diese erworbenen mutipeln Divertikel des Dickdarms kommen, wie uns Pathologen allgemein bekannt, an der Flexura sigmoidea am häufigsten vor. In der That stülpen sie sich längs der durch die Muscularis hindurchtretenden Blutgefässe aus; an den analogen Stellen der Wandung des Jejunums und Ileums erzielt man, wenn man eine Flüssigkeit unter gesteigertem Druck eintreibt, was Heschl zuerst vornahm, die künstlichen Darmrupturen. Wenn der Rath richtig ist, diese Darmdivertikel nicht für Colonkrebs zu halten, was wegen der gleichzeitigen Colitis und Pericolitis geschehen kann, so habe ich andererseits doch einen richtigen Krebs der Flexur neben zahlreichen Colondivertikeln gesehen, der meiner Meinung nach auf dem Boden der Divertikelbildung gewachsen war und noch durch seinen äusserst langsamen Verlauf und die ungewöhnliche Perforation der Harnblase interessirte, aber nicht als Krebs erkannt worden war.

Herr Chiari: Ich sah hochgradige Strictur der Flexura sigmoidea durch Narbenbildung um entzündete Divertikel. Es kann dadurch klinisch das Bild eines Carcinoms des Darmes entstehen. Die Genese der Divertikel im Sinne Graser's halte ich für sehr wohl möglich und sah ich seinerzeit bei einer Untersuchung über anale Rectaldivertikel das Durchtreten der Darmdivertikel gerade an solchen Stellen, an welchen varicöse Venen durch die Ringmusculatur verliefen.

Herr Bollinger: Die Mittheilungen des Herrn Graser erinnern mich an einen einschlägigen Fall, den ich vor einigen Jahren zu beobachten Gelegenheit hatte. Es handelte sich um eine acute septisch-eitrige Perforativ-Peritonitis, die in wenigen Tagen den Tod des mit Adipositas cordis behafteten Patienten herbeiführte. Als Ausgangspunkt wurde eine fistelartige Perforation des S. Romanum gefunden; die Perforationsöffnung war gewunden und so eng, dass sie für die dünnste Sonde durchgängig war und nur mit Mühe aufgefunden werden konnte. Der übrige Darm erwies sich als vollkommen normal. — Auf Grund der von Herrn Graser vorgelegten Präparate und Abbildungen bezweifle ich nicht, dass es sich um eine primäre Divertikelbildung mit secundärer Perforation handelte. Die in Rede stehenden Beobachtungen des Herrn Graser sind für die Genese der Dickdarmulcerationen von grossem Interesse.

19. Herr Schmorl-Dresden.

Darstellung der Knochenkörperchen und ihrer Ausläufer an entkalkten Schnitten durch Färbung.

1. Färbung mit Thionin und Differenziren in Pikrinsäure

Die Fixirung kann in den gebräuchlichen Flüssigkeiten mit Ausnahme von Sublimatlösung vorgenommen werden, am besten ist Härtung in Müller'scher Lösung oder Müller-Formol. Entkalkung ebenfalls beliebig, am besten nach Ebner in kochsalzhaltigem Salzsäure-Alkohol. Einbettung nur Celloidin, das nicht entfernt zu werden braucht.

Zur Färbung dient die Nicolle'sche Karbolthioninlösung. (1 %iges Karbolwasser 90,0, concentrirte alkoholische Thioninlösung 10,0) oder eine alkalische wässrige Thioninlösung (cencentrirte alkoholische Thioninlösung 1,0, Aq. dest. 10,0, Liquor Ammoni caustici 1 Tropfen). Man bringt die Schnitte aus Wasser auf 5—10 Minuten oder länger in die Farblösung, spült sie dann in Wasser ab und überträgt sie in heiss gesättigte, nach dem Erkalten filtrirte wässrige Pikrinsäurelösung auf 1—2 Minuten oder beliebig länger. Nun wird in Wasser abgespült und in 70 %igem Alkohol so lange ausgewaschen, bis keine gröberen Farbstoffwolken sich mehr vom Schnitt ablösen (längeres Liegen in Alkohol schadet nichts). Entwässern. Aufhellen. Balsam.

Die Knochenkörperchen und ihre Ausläufer sind schwarzbraun, die Knochengrundsubstanz gelb gefärbt, Zellen rothviolett. Es handelt sich hier nicht um eine Färbung im eigentlichen Sinne des Worts, sondern um die Bildung eines Niederschlages in den feinen Knochenkanälchen.

2. Färbung der Grenzscheiden mittels Thionin und Phosphorwolframsäure oder Phosphormolybdänsäure.

Die Methode eignet sich nur für kindliche Knochen, welche in Müller'scher Lösung oder Müller-Formol längere Zeit gehärtet und in der Ebner'schen alkoholischen Salzsäurelösung entkalkt sind. Die Einbettung kann in Paraffin oder Celloïdin vorgenommen werden.

1. Färbung in Nicolle'scher Karbolthioninlösung oder in der oben erwähnten alkalischen Lösung von Thionin, 5 Minuten oder länger.
2. Abspülen in Wasser, 2 Minuten oder länger.
3. Auswaschen in Alkohol $^{1}/_{2}$ Minute.
4. Abspülen in Wasser.
5. Uebertragen in gesättigte wässrige Lösung von Phosphorwolfram- oder Phosphormolybdänsäure, 3 Minuten oder länger.
6. Abspülen in öfters gewechseltem Wasser, 10 Minuten.
7. Uebertragen in 10 $^{0}/_{0}$ige wässrige Lösung von Liquor Ammoni caustici, 3—5 Minuten.
8. Uebertragen in 90 $^{0}/_{0}$igen Alkohol; bei Ueberfärbung der Knochenbälkchen bringt man nun die Schnitte in Salzsäure-Alkohol (1 $^{0}/_{0}$ig) auf 5 Minuten und wäscht dann in Wasser aus.
9. Entwässern. Aufhellen. Balsam.

Die Grenzscheiden schwarzblau, bezw. dunkelrothblau. Knochensubstanz blassblau. Zellen dunkelblau.

---

20. Herr Schmorl-Dresden:

Ueber Störung des Knochenwachsthums bei Barlow'scher Krankheit.

Ich habe sechs Fälle von Barlow'scher Krankheit am Sectionstisch zu beobachten Gelegenheit gehabt. Der grob anatomische Befund war in allen Fällen der von Barlow in seiner classischen Arbeit beschriebene. Ein Fall war uncomplicirt, bei zwei Fällen lag zugleich eine zum Stillstand gekommene Rhachitis vor, bei drei Fällen concurrirte eine floride Rhachitis mässigen Grades.

Bei Besprechung der mikroskopischen Befunde möchte ich meinen Ausführungen vorwiegend die drei erst erwähnten Fälle zu Grunde legen. Die Knochenveränderungen sind hier dadurch charakterisirt, dass einerseits die Knochensubstanz eine Verminderung gegen die Norm erfährt, dass andererseits das Knochenmark in den peripheren Enden der langen Röhrenknochen und in den Epiphysenkernen seinen lymphoiden Charakter verliert, und dass endlich periostale und endostale Blutungen eintreten.

Die Veränderung der Knochensubstanz ist durch mangelhafte Apposition und durch Resorption bedingt, Vorgänge, die in den einzelnen Fällen verschiedene Intensitätsgrade erreichen und besonders im Gebiet der endochondralen Ossification zu Veränderungen Veranlassung geben, welche für das Eintreten der bei Morbus Barlow so ausserordentlich häufigen Fracturen in der Nähe der Epiphxsenlinie von grosser Bedeutung sind. An den Diaphysen führen die genannten Vorgänge zu Osteoporose. Das Knochenmark hat seinen lymphoiden Charakter eingebüsst und ist in ein feinfaseriges zell- und gefässarmes Gewebe umgewandelt. Osteoblasten finden sich in ihm sehr spärlich. Blutungen sind meist sehr zahlreich vorhanden; bei Knochen, an denen Fracturen und Infractionen vorhanden sind, wurde häufig eine Erfüllung der Markräume mit fibrinösen Massen gefunden.

Die subperiostalen Blutungen an den langen Röhrenknochen sind nach Ansicht des Vortragenden vorwiegend auf Frakturen und Infraktionen zurückzuführen. Die Ansicht Barlow's, dass die Blutungen die primären Veränderungen darstellen, von denen der Schwund des Knochengewebes abhängig ist, fand Vortragender bei seinen Untersuchungen nicht bestätigt, im Gegentheil spricht der Umstand, dass dort, wo subperiostale Blutungen vorhanden sind, eine reichliche Neubildung von Knochensubstanz stattfindet, gegen die Barlow'sche Ansicht.

Was die Beziehungen des Morbus Barlow zur Rhachitis anbelangt, so ist zwar zuzugeben, dass eine Combination beider Krankheiten sehr häufig vorkommt, andernfalls aber kann es nach den Beobachtungen Nägeli's und den meinigen keinem Zweifel unterliegen, dass der Morbus Barlow unabhängig von Rhachitis zur Entwicklung kommen kann.

Die Frage, ob der Morbus Barlow dem Skorbut zuzuzählen ist, lässt sich, da zur Zeit genauere Untersuchungen über die bei letzterem vorkommenden Knochenerkrankungen nicht vorliegen, nicht sicher entscheiden.

Für die Annahme endlich, dass der Morbus Barlow infectiösen Ursprungs sei, habe ich keinen Anhaltspunkt gefunden.

21. Herr Nauwerck-Chemnitz:

Ueber die Möller-Barlow'sche Krankheit.

Im Verlaufe des letzten Winters hatte ich am Stadtkrankenhaus zu Chemnitz Gelegenheit, fünf Fälle der in Frage stehenden Krankheit zu seciren. Die Kinder hatten ein Alter von 14 Monaten bis zu $2^1/_2$ Jahren erreicht. Die Dauer der Möller-Barlow'schen Krankheit betrug 3 Wochen bis längstens $3^1/_2$ Monate, so weit sie sich überhaupt abgrenzen liess.

Die Präparate, welche ich mir aufzustellen erlaubt habe, betreffen das kürzeste und längste, sowie ein mittleres Zeitmaass und lassen die Hauptmerkmale der Erkrankung, Blutungen und Pigmentirungen an Periost und Mark, sowie Lockerungen, Trennungen, diese zum Theil mit hochgradigen Verlagerungen, zwischen Epiphyse und Diaphyse erkennen. Der älteste Fall zeigt Heilungsvorgänge, welche sich namentlich in Feststellung solcher Verschiebungen bemerkbar machen.

Das wesentliche Merkmal der Krankheit indessen, welches in der Hauptsache erst durch die mikroskopische Untersuchung offenbar wurde, besteht in einer an den einzelnen Knochen verschieden stark ausgesprochenen Veränderung des Knochenmarks und einer Störung besonders des endochondralen Knochenwachsthums, deren ausführliche Schilderung und Würdigung eine Arbeit meines Assistenten, Herrn Dr. Schoedel, enthalten wird. Hier will ich mich darauf beschränken, die Erkrankung dahin zu kennzeichnen, dass die ossificatorischen Vorgänge eine, wie es nach den klinischen Beobachtungen wahrscheinlich ist, mehr oder weniger rasch einsetzende Hemmung erfahren: Einmal bleibt die den Ueberschuss zerstörende Thätigkeit des Knochenmarkes der vorläufigen Verkalkungszone gegenüber hinter der Norm zurück, sodass in der Zone der ersten Knochenbälkchen und auch noch weiterhin Kalkbälkchen und Kalkgitter in ungewohnter Ausdehnung gefunden werden. Sodann fehlt die normale Knochenanlagerung an die Kalkbälkchen oder ist wenigstens ungewöhnlich schwach entwickelt. Endlich zeigt das Knochenmark in den so befallenen Gebieten eine sehr zellarme Beschaffenheit und besteht vielfach lediglich aus dem Gerüstwerk und den Gefässen. Die physiologische Resorption des Knochens dauert fort.

Die jüngsten Theile der Diaphyse verlieren infolgedessen ihren gewöhnlichen Halt, und es erfolgt ein Zusammenbruch, der wohl sicher für die Blutungen in dieser Gegend mit verantwortlich gemacht werden kann. Ausserdem muss aber bei der Möller-Barlow'schen Krankheit eine haemorrhagische Diathese angenommen werden. Diaphyse und Epiphyse werden dabei aneinander gepresst, ja manchmal geradezu eingekeilt, oder es kommt in dieser Zone zu queren Fissuren und Fracturen, sowie weiterhin zu den oben erwähnten Dislocationen.

Sämmtliche 5 Fälle wiesen an den so erkrankten Knochen ausserdem die bekannten Zeichen leichter, höchstens mittelschwerer Rhachitis auf. Auch die überwiegende Mehrzahl der in der Literatur beschriebenen, anatomisch untersuchten Fälle war mit Rhachitis behaftet und, wo Rhachitis vermisst wurde, lässt sich der Einwand erheben, dass die Untersuchung keine erschöpfende gewesen ist. Auch in dem einzigen von den 6 eben von Herrn Schmorl beschriebenen Fällen, der seiner Ansicht nach einen reinen Fall der Möller-Barlow'schen Krankheit darstellt, scheinen mir gewisse Befunde auf bestehende Rhachitis hinzudeuten. Ich halte danach den Beweis zur Zeit nicht für erbracht, dass eine eigene, von Rhachitis unabhängige Möller-Barlow'sche Krankheit besteht. Es liegt vielmehr die Ansicht nahe, dass die unter diesem Namen gehenden Veränderungen mit Einschluss der oben beschriebenen, eigenthümlichen Knochenwachsthumsstörungen gleichsam nur eine Episode im Verlauf der Rhachitis darstellen. Es scheint, dass auch in meinen Fällen gewisse diätetische Vorschriften mit der Erkrankung in ursächlichen Zusammenhang zu bringen sind.

Discussion über No. 20 und 21:

Herr von Recklinghausen: Mir scheint die geschilderte Knochenkrankheit unter die Kategorie der infantilen Osteomalacie zu fallen, da sie durch die eminent gesteigerte Resorption (nicht lacunäre) gekennzeichnet wird. Nach den wenigen (4) Fällen Barlow'scher Krankheit, die ich zu untersuchen hatte, kann ich sowohl die sehr geringe Ausbildung eigentlicher rhachitischer Störungen am Knorpelgewebe, als andererseits die Umbildung des Markes zu Gallert- und Fasermark, sowie das Auftreten von Hämorrhagien im Knochenmark bestätigen; letztere dürften aber, auch wenn sie an nicht frakturirten Stellen erscheinen, dennoch auf mechanische Einwirkungen, auf Erschütterungen, sei es auch, ohne dass gröbere Gewalt angewandt wurde, zu beziehen sein.

Herr Schmorl: Ich möchte vorläufig an dem nichts präjudicirenden Namen Barlow'sche Krankheit festhalten. Bezüglich der Rhachitis stehe ich gegenüber dem Einwand von Herrn Nauwerck auf dem Standpunkt Pommer's und halte es demnach wohl für möglich, aus der Untersuchung eines Knochens Schlüsse in der Richtung zu ziehen, ob eine rhachitische Wachsthumsstörung vorliegt oder nicht. Ob eine infantile Osteomalacie im Sinne des Herrn von Recklinghausen vorliegt, wage ich, solange derselbe seine Untersuchungen noch nicht ausführlich veröffentlicht hat, nicht zu entscheiden. Ich möchte aber darauf hinweisen, dass ich Zeichen dafür, dass eine Kalkberaubung des alten Knochens stattgefunden hat, nicht habe auffinden können.

Den Befund des Herrn Nauwerck, dass mitunter eine Einkeilung der abgebrochenen Diaphyse in die Epiphyse stattfindet, habe ich auch erheben können.

Herr von Recklinghausen: Ich betone, dass in den wenigen Fällen Barlow'scher Krankheit, die ich untersucht habe, mechanische Einwirkungen für die Entstehung der Blutung am Periost und dem Knochenmark mit im Spiele waren.

Herr Schmorl: Ich habe Zeichen von Osteomalacie nicht gefunden.

Herr Simmonds: In Bezug auf die Aetiologie der Barlow'schen Krankheit erinnere ich an eine in Hamburg gemachte Beobachtung, wo innerhalb kurzer Zeit mehrere Fälle gesehen wurden, die alle Kinder betrafen, welche aus einer Milchsterilisationsanstalt Milch bezogen.

---

22. Herr Victor Babes-Bukarest:

Ueber hämorrhagische Infection des Menschen.

(Hierzu Tafel 3 u. 4.)

Als ich im Jahre 1888[1]) meine Beobachtungen über verschiedene hämorrhagische Infectionen des Menschen veröffentlichte, war das Gebiet dieser Erkrankungen noch sehr wenig erforscht, so dass ich blos über wenige Angaben von Klebs, Ceci, Watson-

[1]) Spitalul u. Ann. de l'Inst. de Path. et de Bactériol. Bucarest.

Cheynes, Petrone, Letzerich etc. verfügen konnte. Diese Angaben vermochten aber um so weniger eine Basis für meine Studien zu bilden, als bis dahin nur an geringem Material und mit unvollkommenen Methoden gearbeitet worden war, so dass die Resultate selbst durchaus nicht eindeutig genannt werden konnten.

Eine viel sicherere Basis für meine Arbeiten gewährte mir die ausgebreitete Literatur der R. Koch'schen experimentellen Septicaemieen und namentlich der haemorrhagischen Septicaemie der Thiere. Ich musste mich fragen, ob denn der Mensch in der That von den Bacterien dieser so furchtbaren Epidemien, welche die verschiedensten Thierarten heimsuchen, gänzlich verschont bliebe.

Schon im Jahre 1888 verfügte ich über einige Fälle, welche mich berechtigten, anzunehmen, dass gewisse Bacterien der haemorrhagischen Septicaemie der Thiere unter gewissen Bedingungen auch Menschen gefährden können. So hatte ich in meinen Arbeiten über septische Processe des Kindesalters 1887 und 1888[1]) Fälle haemorrhagischer Erkrankungen beschrieben, in welchen ich den ätiologischen Zusammenhang der Haemorrhagien mit der Invasion bestimmter Bacterien nachweisen konnte; ich habe über diese Frage dem VII. internationalen hygienischen Congress in London ein systematisches Studium der haemorrhagischen Infectionen des Menschen vorgelegt, die dann in den Annalen unseres Instituts[2]) weitläufig beschrieben wurden. Es sei mir gestattet, meine Ausführungen hier kurz zu resümiren.

Schon seit lange hatten meine zahlreichen Leichenuntersuchungen in derartigen Fällen darauf hingewiesen, dass die Haemorrhagien sowohl bei secundärer Infection, als auch bei solchen, wo es sich um eine scheinbar primäre Blutfleckenkrankheit handelt, der Ausdruck eines der Septicaemie nahestehenden Krankheitscomplexes sind, in welchem man gewöhnlich Infection, Eintrittspforte und primäre Localisation, sowie Allgemeininfection unterscheiden kann.

Diese haemorrhagische Infection kann sich manifestiren:

---

[1]) Bacteriologische Untersuchungen über septische Processe des Kindesalters von Prof. Dr. V. Babes. Leipzig 1889.

[2]) Annales de l'institut de Pathologie et de Bactériologie de Bucarest. vol. I, 1888/89 und IV 1891.

1. Als Wundinfectionskrankheit, begleitet oder gefolgt von multiplen Blutungen.

2. Als Begleiterscheinung oder im Gefolge einer bestimmten Infectionskrankheit.

3. Als eine scheinbar primitive Bluterkrankung, a) mit den augenscheinlichen Zeichen einer acuten oder chronischen Infectionskrankheit; b) ohne deutlichen infectiösen Charakter.

Dennoch ist auch der letzteren eine gewisse Contagiösität oder Infectiösität nicht abzusprechen, und schon eine Durchsicht der diesbezüglichen Literatur giebt uns Belege hierfür. Ohne in dieselbe einzugehen. verweise ich auf die Arbeit von W. Koch[1]). Derselbe hat die Beweise für die Infectiösität des Scorbuts und anderer Blutfleckenkrankheiten sorgfältig zusammengestellt und spricht sich für die ätiologische Einheit der Bluterkrankung aus.

Dieser Autor kannte aber noch keine beweisenden Thatsachen für die bacterielle Natur dieser Krankheiten und legt den bisherigen bezüglichen Angaben auf Grund eigener Nachuntersuchungen wenig Werth bei.

Man findet aber in der That so zahlreiche Belege für die Infectiösität dieser Krankheiten, dass nur das Vorurtheil einer kritiklosen Epoche dieselben übersehen konnte. Sehen wir doch, dass ebenso wie bei den zweifellosen Infectionskrankheiten auch für den Scorbut zunächst dieselbe allgemeine Disposition und eine Eingangspforte nnd Localisation gegeben ist. Demgemäss finden wir auch beim Scorbut, dass derselbe geschwächte, einseitig und schlecht genährte Individuen und zwar oft in Endemien oder Epidemien befällt. Derselbe ergreift sodann Individuen mit Störungen des Verdauungs- oder Respirationsstractus, Verwundete und zwar von der Wunde ausgehend, dann Hungernde und Reconvalescenten, Hautkranke und Augenkranke, mit tieferen Nervenstörungen Behaftete, Wöchnerinnen etc. Fast in allen Fällen kommen zu diesen Schwächezuständen eine schlechte, einseitige, verdorbene Nahrung und Getränke, welche reichlich Keime enthalten. Die Krankheitscomplexe, welche als Scorbut bezeichnet werden, bieten ein sehr wechselndes Bild dar, welches ungezwungen durch die Art des Virus und des Terrains erklärt werden kann. Die Krankheit be-

---

[1]) Deutsche Chirurgie 1889.

ginnt demgemäss acut oder chronisch, febril oder apyretisch. Es gelang mir in der That, in einer Scorbutepidemie in Jassy ein ganz charakteristisches Bacterium zu züchten, welches dem später von den Autoren beschriebenen Bacillus der Mundgangrän sehr nahe steht. Es handelte sich um 16 scorbutkranke Soldaten des Jassyer Militärspitales[1]), die einen überaus harten Winter in äusserst schlechten hygienischen Verhältnissen zugebracht hatte. Bei fortwährenden forcirten Uebungen und ungenügender Nahrung (Rauchfleisch, Speck) waren dieselben in Baracken mit ganz dünnen Wänden untergebracht. Ich fand drei Patienten mit blassem, bleifarbenem Aussehen, perlucider Conjunctiva, gedunsenem Gesicht, üblem Geruch aus dem Munde, trotz der eingeleiteten antiseptischen Behandlung. Die Ränder des Zahnfleisches sind bedeutend geschwollen, über jedem Zahne eine eigene, fast bis zum Zahnrande reichende Geschwulst bildend, schwammig aufgelockert, oder auch prall röthlich-blau, oder fast weiss mit bläulich-grünen Rändern. Bei mehreren Kranken bestanden an den Hüften subcutane, sehr angebreitete Haemorrhagien, in Resorption begriffen, hart anzufühlen. Dieselben auffallenden Veränderungen sind an den unteren Extremitäten bei allen Kranken zu finden. Besonders die Kniekehlen und Waden sind der Sitz diffusser, harter, schmerzhafter haemorrhagischer Schwellungen, theils subcutan, theils subperiostal und epiphysär gelegen. In zwei Fällen besteht bedeutende Schwellung des Tibio-tarsal- und des Kniegelenkes, vermehrt durch sero-sanguinolentes Exsudat. Mehrere Patienten hatten haemorrhagische Knoten in der Patellargegend sowie kleine Petechien in der Umgebung der Talgdrüsen der unteren Extremitäten; bei einem der Kranken bestand Haematurie, mehrere litten an Nasenbluten. Es wurden darauf Secrete, besonders aber Blut von den noch charakteristisch Erkrankten theils frisch, theils getrocknet untersucht und Thieren (Kaninchen, Hunde, weisse Mäuse, Meerschweinchen) unter die Haut, ins Peritoneum und in die Venen injicirt. Blos zwei derartige Versuche sind positiv ausgefallen. Es wurden namentlich zwei Kaninchen, ein gründlich gewaschenes und oberflächlich sterilisirtes, dann in einem sterilen Mörser verriebenes und in

---

[1]) Ueber einen die Gingivitis und Haemorrhagien verursachenden Bacillus bei Scorbut von Prof. Dr. V. Babes. „Deutsche medicinische Wochenschrift“ 1893. No. 43.

Bouillon aufgeschwemmtes Gewebsstückchen aus dem Zahnfleischrande in die Blutbahn injicirt, worauf beide nach sechs und acht Tagen zu Grunde gingen. Eines der Thiere war ein schwangeres Weibchen, nach fünf Tagenentwickelten sich bei demselben ausgebreitete subcutane Haemorrhagien, welche die ganze linke Bauchseite einnehmen. Nach Eingehen des Thieres finden sich noch Ecchymosen in der Tiefe der Musculatur, sowie an den serösen Häuten und der Leber. Besonders aber das Duodenum und grössere Strecken der übrigen Darmtheile sind in ihrer ganzen Ausdehnung haemorrhagisch infiltrirt. Auch die Kaninchenföten zeigten punktförmige Haemorrhagien der Haut und der serösen Häute. Eine anderes kleineres Kaninchen wurde subcutan mit derselben Emulsion inficirt und ging nach sechs Tagen mit disseminirten kleineren Haemorrhagien des Unterhautzellgewebes und der serösen Häute ein. Vom Blute der Kranken, namentlich von der serohaemorrhogischen Flüssigkeit aus dem Kniegelenke, dann von den gründlich gewaschenen und oberflächlich sterilisirten Gewebsstückchen des Zahnfleisches wurden aus zwei Fällen zahlreiche Culturversuche angestellt.

Auffallend war zunächst in hohem Grade der histologische Befund. Der Zahnfleischrand ist grösstentheils vom Epithel entblösst und von einer mässig dicken, blassen Schicht bedeckt, welche mikroskopisch an die Structur einer Diphtheriemembran erinnert, mit wenigen fragmentirten Kernen, welche nach unten zu häufiger werden. Diese Schicht enthält oberflächlich verschiedene Bacterien und namentlich Streptococcen. An der Grenze dieser Schicht gegen das tiefe Gewebe besteht nun eine ziemlich dicke Schicht von etwa 0,1 mm aus einer glänzenden, scheinbar einförmigen Masse gebildet. Mit Carmin oder Rubin oder nach Gram gefärbte Schnitte lassen keinerlei Structur an derselben erkennen, während bei Färbung mit Löfflerblau dieselbe Schicht tiefblau gefärbt erscheint und sich als ein eigenthümlicher dichter Filz von krummen, oft wellig gebogenen, langen, äusserst feinen Bacillen erweist.

Diese Bacillenschicht ist mehrfach unterbrochen und setzt sich an die Grenze des Substanzverlustes unterhalb des noch erhaltenen verblassten Epithels in Form eigenthümlicher garbenförmiger oder unregelmässig verfilzter Colonien mit bürsten- oder besenförmigem Rande fest. Von den compacten Bacterienmassen reichen Büschel oder Züge von Bacillen in die Tiefe und an die Oberfläche und sind hier namentlich zum Theil körnig zerfallen. Unterhalb der

Bacillenschicht besteht ein mässig dichter Wall von Rundzellen, ein- oder mehrkernig, zu grössten Theil mit fragmentirten Kernen. Unterhalb dieser Schicht ist die Mucosa eigenthümlich verändert, ödematös oder durch ein körniges Exudat geschwellt, von den Bacillen durchsetzt, mit ganz eigenthümlich geschwellten und proliferirten fixen, spindelförmigen Elementen mit reticulirtem und Methylenblau gut gefärbtem Protoplasma, welche Gefässe begleitend oder deren Wandungselemente bildend von der Oberfläche aus in die Tiefe ziehen. In der Tiefe, in der Gegend der grösseren Gefässe, deren Wandung ebenfalls aus grossen Spindelzellen besteht, findet man bedeutende Erweiterung derselben. Dieselben sind strotzend mit Blut gefällt, denen verschiedene Zellenmassen und polynucleäre Leucocyten, sowie Endothelien und Mastzellen reichlich beigemengt sind. Mastzellen finden sich hier auch reichlich im Gewebe, während die Bacilleninvasion nicht bis in diese Gegend gedrungen ist. In einem Falle ist die Bacilleninvasion mehr oberflächlich, und ist die Spindelzellenwucherung weniger ausgesprochen und mehr durch Endothelschwellung der Schleimhautgefässe mit vielen Mitosen ersetzt. Auch hier dringen die Bacillen nicht ins Innere der Blutgefässe ein.

Die mit den erwähnten haemorrhagischen Infiltrationen zu Grunde gegangenen Kaninchen wurden histologisch untersucht, wobei Folgendes constatirt werden konnte: Die subcutanen Haemorrhagien sitzen besonders in der Umgebung von Gefässen, deren Wandung zellig geworden, aus grossen Spindelzellen zusammengesetzt erscheint, ebenso finden sich Blutergüsse in der Umgebung von Schweissdrüsen, immer mit ausserordentlicher Erweiterung und zelliger Umwandlung des Gefässes selbst einsetzend. Die Blutkörperchen selbst gequollen oder körnig zerfallen, die reichlich exsudirten Leucocyten zeigen immer hochgradig fragmentirte Kerne. Hier finden sich keinerlei Bacterien. In den congestionirten oder haemorrhagischen Lungentheilen sind die Capillaren bedeutend erweitert und die Aveolen verengt. Dieselben enthalten oft rothe Blutkörperchen, an anderen Stellen grosse Zellen mit gelblich gefärbtem Protoplasma, oft Blutkörperchen enthaltend, hier und da in Karyokinese. Manche derartige Zellen, namentlich mit unregelmässigen Kernfiguren, enthalten die characteristischen Bacillen, welche aber auch frei in den Aveolen angetroffen werden.

Die Milz zeigt namentlich bedeutende Wucherung der fixen

Elemente in Form reichlicher Bündel von grossen Spindelzellen, geschwellten Endothelien der Pulparäume, welche strotzend mit Blut gefüllt sind und mit grossen gelbgefärbten, runden Pulpazellen. Namentlich in derartigen Räumen findet sich zum Theil körnig zerfallenes Blut, gemengt mit kleinen Bacillenhäufchen und einzelnen Bacillen. Ausserdem aber findet man hier in Capillaren eigenthümliche Pfröpfe viel kürzerer und dickerer Bacterien, an den Enden stärker gefärbt, etwa mit den Charakteren der Bacillen der Kaninchensepticaemie.

Die Leber zeigt bedeutende Erweiterung der Centralvenen und Verblassung der Leberzellen in der Umgebung derselben. Die peripheren Antheile der Läppchen sind hingegen in Proliferation begriffen mit grossen und reichlich chromatinhaltigen Kernen. Die Haemorrhagien gehen hier von dem interstitiellen Gewebe oder von peripheren Capillaren aus. Während nun viele Capillaren im Innern der Läppchen, namentlich an der inneren Grenze der Zone des proliferirten Lebergewebes, mit kurzen, an den Enden stärker gefärbten Bacterien erfüllt sind, findet man die charakteristischen zugespitzten, welligen, feinen Bacillen am Rande der Haemarrhagien — welche von gelockerten, aber sonst erhaltenen Leberzellen gebildet ist — namentlich an Stellen, wo die Blutkörperchen körnig zerfallen. Die Blutkörperchen sind hier blasser und oft gequollen.

In den Nieren erkennt man blasse Stellen, an welchen die gewundenen Kanälchen erweitert, von kernlosen, gelblichen, geschwellten Epithelien angefüllt sind. Manche Kanälchen enthalten Cylinder. Die Glomeruli zeigen eigenthümliche Verdickung der einförmig gelblichen Gefässwandung. Die Capillaren enthalten hier und da feingranulirte Pfröpfe, mit Safraninbraun gefärbt, nicht aus Bacterien bestehend.

Die Bacillen aus dem Zahnfleische und aus den Geweben der Kaninchen sind länglich, gekrümmt, an den Enden zugespitzt, etwa 0,3 μ breit und etwa 3 μ lang, doch findet man häufig doppelt so lange Stäbchen und selbst wellige Fäden von verschiedener Länge. Die Bacillen sind also etwas dünner und bedeutend länger als etwa die Cholerabacillen und zeigen grosse Verschiedenheiten der Länge und selbst der Dicke. Die jüngsten Individuen sind als Doppelbacterien zu bezeichnen. Schon vom Beginne der Entwickelung erkennen wir an denselben die Tendenz, die von mir beschriebenen metachromatischen Körperchen zu bilden, welche, durch Methylenblau dunkelviolett gefärbt und die Stäbchen an Dicke übertreffend, sehr auffällig sind. Dieselben sind entweder rund oder kolbenförmig, endständig oder in regelmässigen Abständen, namentlich an den Theilungsgrenzen der Stäbchen gelegen. Die Bacillen färben sich sehr schwach mit Rubin und bleiben nach Gram ungefärbt.

Die mit denselben angestellten Culturversuche boten anfangs grosse Schwierigkeiten, indem ein Streptococcus, welcher an der Oberfläche des Zahnfleisches manchmal recht reichlich angetroffen wird und an den Geschwülsten hie und da bis in die Zone der Bacillen eindringt, sich auf allen verwendeten Nährböden übermässig entwickelt. Dennoch konnte man schon vom Anfange an in dem mikroskopischen Präparaten kleine Gruppen des so charakteristischen Bacillus neben den Streptococcen nachweisen. In den Isolirungsversuchen — namentlich auf Agarplatten — nachdem auf Gelatine bei Zimmertemperatur weder der Bacillus noch der Streptococcus wuchs, fanden wir immer reichliche Streptococcencolonien, zwischen welche aber mittels Lupe einige etwas grössere, mehr gelbliche Colonien auffielen, welche innig gemengt mit Streptococcenculturen doch mikroskopisch als aus den charakteristischen Bacillen bestehend erkannt wurden. Obwohl wir aber mit aller Genauigkeit nur diese grösseren Colonien abimpften, entwickelte sich anfangs entweder nichts oder aber reichliche Streptococcen mit wenigen Bacillencolonien. Oft überimpften wir auf die Agar-Glycerinplatte eine Oese voll Bacillencultur, woraus sich dann entweder nichts oder zahllose Streptococcencolonien und einige wenige Bacillencolonien entwickelten.

Hieraus schlossen wir nun, dass vielleicht zunächst die Streptococcen den Nährboden für die Bacillen vorzubereiten vermögen, und dass die Bacillen bald absterben, sodass nach wenigen Tagen nur wenige Exemplare entwickelungsfähig und colonienbildend bleiben. In der That erreichten wir unser Ziel, indem wir ganz frische Culturen auf Agarglycerin übertrugen, welches zur Cultur des Streptococcus gedient hatte und von Neuem sterilisirt worden war. Nun entwickelten sich die Colonien des Bacillus kaum sichtbar nach 24 Stunden und nach vier Tagen kaum die Grösse eines Hanfkornes erreichend, sehr erhaben gelblich durchscheinend von dickteigiger Consistenz, convex, scharf umschrieben, feinkörnig, und an der

Oberfläche mehrere kleine, scharf umschriebene, etwas körnige, rundliche Auflagerungen von etwa 0,1—0,3 mm Durchmesser bildend. Die Colonien sind nun von jenen des Streptococcus durch ihre gelbliche Farbe, durch die Eigenthümlichkeiten der Streptococcencolonien leicht zu unterscheiden, indem diese feinzackig begrenzt, von einem niederen Walle umgeben erscheinen, die peripheren Antheile der Streptococcenculturen sind weisslich, kaum gelblich, grosskörnig, und nur in der Mitte erhebt sich ein ziemlich steiler Kegel, welche bei geringer Vergrösserung gelblich erscheint. In den 24stündigen Culturen erscheinen die Bacillen sehr kurz, fast als Diplococcen imponirend, aber schon erkennt man an denselben die metachromatischen Verdickungen. Eine viertägige Cultur entspricht vollkommen dem Aussehen der Bacillencolonien im Gewebe.

Die Bacillen wachsen nicht, oder ganz schwach, bei 22°, sie bilden in Bouillon eine geringe Trübung und am Grunde wenig grobflockiges, undurchsichtiges, gelbliches Sediment. In hohem, zuckerhaltigem Nähragar entwickelten sich die Bacillen fast nur oberflächlich, so dass auch durch dieses Verhalten dieselben von den mehr anaëroben Streptococcen getrennt werden konnten.

Die directen Thierversuche waren, wie wir gesehen haben, insofern zum Theil positiv ausgefallen, als die Emulsion der Bacillen manchmal nach 6—8 Tagen den Tod unter ausgebreiteten Haemorrhagien erzeugt hatte. Der Cadaver der Thiere enthielt aber neben dem charakteristischen und offenbar die Haemorrhagie erzeugenden Bacillus noch einen anderen, welcher jenem der Kaninchensepticaemie ähnlich ist und sich künstlichen Nährböden sowie Farbstoffen gegenüber wie dieser verhält. Kaninchen und Mäuse, welche nun mit den Organen der beiden Kaninchen geimpft wurden, starben nach 1—3 Tagen unter allen Erscheinungen der Kaninchensepticaemie, und in diesen Organen wurde nur dieses Mikrobe gefunden. Auch die aus den Thieren gewonnenen Culturen bestanden scheinbar blos aus diesen leicht cultivirbaren Bacterien.

Wir müssen infolgedessen darauf verzichten, direct vom Menschen die Krankheit in mehreren Thiergenerationen fortzuzüchten, und mussten befürchten, dass der so schwierig cultivirbare Bacillus mit seiner Lebensfähigkeit auch die Eigenschaften einbüssen werde, bei Thieren charakteristische Krankheitssymptome zu erzeugen. Allerdings waren die beiden gelungenen Thierversuche für die Haemorrhagien erzeugende Wirkung des Bacillus beweisend, doch war es wünschenswerth, die reine Wirkung des Bacillus zu beobachten.

Es wurden deshalb Kaninchen und Meerschweinchen mit Reinculturen des Bacillus geimpft.

Wir erhielten zwar keine ausgebreiteten Ecchymosen mehr, immerhin aber zeigten die Thiere, welche oft 6—10 Tage nach Injection grösserer Dosen, 5—10 g von Bouillonculturen eingingen, und ebenso jene, welche 5—7 Tage nach der Injection getödtet wurden, öfters disseminirte Haemorrhagien im Unterhautzellgewebe und an den serösen Häuten. Gewöhnlich entwickelt sich an der Injectionsstelle ein von haemorrhagischem Oedem umgebener Abscess, in welchem aber gewöhnlich weder die Bacillen noch andere Bacterien nachzuweisen sind. Thiere, namentlich Hunde und Kaninchen, welche 3—4 Tage hungerten und hierauf mit 3—10 g im Peritoneum oder unter die Haut injicirt wurden, gehen häufiger zu Grunde, namentlich 8—10 Tage nach der Injection, öfters ohne nennenswerthe Organveränderungen und ohne Verbreitung der Bacillen im Organismus, in anderen Fällen mit Abscessen und Haemorrhagien, selten mit Verbreitung der Bacillen in den Organen, namentlich in den haemorrhagischen Stellen. Während die Injection des neben dem Bacillus vorhandenen Streptococcus ohne Erfolg blieb, war die Einverleibung desselben im Verein mit dem Bacillus in der Regel von einer tödtlichen haemorrhagischen Infection gefolgt. Schleimhautveränderungen an den Zahnfleischrändern konnten bisher bei Hunden und Kaninchen nicht experimentell hervorgerufen werden.

Indem ich in allen unseren untersuchten Fällen von reinem, typischem Scorbut in der Schleimhaut des Zahnfleisches einen bestimmten Bacillus in causalem Nexus zu den charakteristischen Zahnfleischveränderungen gefunden hatte, welches bei Kaninchen ausgedehnte Blutungen hervorzurufen vermag und welcher unter eigenthümlichen Bedingungen cultivirbar ist, so glaube ich mich berechtigt, die Aufmerksamkeit der Fachgenossen auf diesen Bacillus zu lenken. Derselbe entspricht den Anforderungen, welche wir an einen Scorbut erzeugenden Bacillus stellen müssen. Nachdem wir denselben nun in Reincultur besitzen, wird es möglich sein, die Rolle desselben von verschiedenen Seiten zu prüfen.

Offenbar ist der Bacillus den Krankheitserscheinungen entsprechend nicht sehr resistent und schwer zu züchten. Derselbe erzeugt zweifellos nekrotische Substanzverluste des Zahnfleischrandes und von hier ausgehend eine ganz eigenthümliche Proliferation der fixen Elemente und namentlich der Gefässwände, ohne in unmittelbare Berührung zu denselben zu kommen. In der That wurde aus dem Blute der Kranken weder der Bacillus gezüchtet, noch eine Erkrankung von Thieren hervorgebracht, so dass es scheint, dass, wie bei der Diphtherie und dem Tetanus, der in so grossen Massen im Zahnfleisch vorhandene Bacillus durch chemische Producte die Allgemeinerkrankung erzeugte, welche, wie wir dies beim Menschen sowie an den Thierversuchen gesehen haben, wesentlich in einer Schädigung der Gefässwände besteht, die zu reger Proliferation angeregt werden. Zugleich kann die Zerstörung rother und weisser Blutkörperchen, welche sowohl beim Menschen als auch beim Thier angetroffen wurde, durch die Giftwirkung des Bacillus erklärt werden.

Wir müssen uns nun fragen, auf welche Weise dieser Bacillus in den Körper gelangt und wie es kommt, dass derselbe in ganz begrenzten Bezirken, wie z. B. auf einem Schiffe oder Wrack zur Wirkung gelangt. Ich glaube, dass wir es hier mit einem Bacillus zu thun haben, welcher auch sonst die Mundhöhle bewohnt. In der That konnte ich analoge Bacillen öfters im Zahnbelag nachweisen. Aehnliche Bacillen werden auch von Miller als ε-Bacillen beschrieben, konnten aber bisher nicht rein gezüchtet werden. Es wäre nun möglich, dass bei herabgekommenen und namentlich einseitig genährten Individuen zunächst die Widerstandsfähigkeit des Organismus in einer Weise geschwächt und die Organsäfte in einer Weise verändert werden, welche dem Bacillus günstige Vegetationsbedingungen schaffen. In der That wurde in der Folge ein ähnlicher Bacillus bei Mundgangrän gefunden. Es erhellt aus diesen Untersuchungen, dass die Zahnfleischveränderungen und wahrscheinlich auch die Bluterkrankung (letztere vielleicht unter Mitwirkung von Streptococcen) in unseren Fällen von Scorbut zu dem Eindringen ungeheurer Mengen dieses Bacillus in die Schleimhaut in ursächlichem Zusammenhange stehen. Wir sind aber weit entfernt, zu behaupten, dass der beschriebene Bacillus etwa der einzige Scorbut erzeugende Factor sei.

Für andere scheinbar nicht infectiöse Formen, so den Morbus

maculosus Werlhofii, war die Aetiologie unklar, bis neuere Untersuchungen auch diese Form der haemorrhagischen Infection aufgeklärt haben. Als langjähriger Prosector an Kinderspitälern habe ich beständig nach reinen tödtlichen Formen Werlhof'scher Krankheit gesucht, aber ohne besonderen Erfolg. Immer fanden sich tiefgreifende, gewöhnlich umschriebene putride Pharyngitis, Amygdalitis, Bronchitis, also Läsionen, welche wohl öfters dem Kliniker und dem Anatomen entgehen mögen. Die Aetiologie anderer Purpuraformen, so jene Henoch's sowie die Purpura rheumatica dürften wohl ebenfalls mit anderen haemorrhagischen Darm- und Gelenkkrankheiten infectiöser Natur zusammenfallen.

W. Koch verficht besonders die Einheit aller haemorrhagischen Erkrankungen und ist selbst geneigt, auch secundäre Haemorrhagien einzubeziehen. Dies Bestreben ist wohl nicht gerechtfertigt, wie dieses die neueren und namentlich meine eigenen diesbezüglichen Untersuchungen zeigen. Es handelt sich wohl bei den meisten haemorrhagischen Erkrankungen um eine Infection, doch sind die Träger derselben in den verschiedenen Fällen sehr verschieden.

Von bacteriologischen Standpunkte können wir annehmen, dass die meisten haemorrhagischen Affectionen in die Klasse der Septicämien oder Saprämien gehören. So wie bei diesen können wir Formen unterscheiden, wo der Krankheitserreger selbst den Organismus überschwemmt und andere, wo derselbe localisirt bleibt und durch seine chemischen Producte die Allgemeinerkrankung bewirkt.

Es wäre demnach einseitig, ein einziges Bacterium für alle Formen der haemorrhagischen Infection verantwortlich zu machen oder vorauszusetzen, dass in den Organen und Haemorrhagien immer das entsprechende Bacterium anwesend sein müsse.

Ich habe schon in der vorhin erwähnten Arbeit[1]) auf Grundzahlreicher Beobachtungen versucht, die haemorrhagische Infection bacterieller Natur ähnlich wie die Septicaemien in drei Gruppen zu theilen:

I. In solche, welche durch specifische haemorrhagische Bacterien erzeugt wurden, und zwar mit dem mehr beständigen und beschränkten Charakter der Erzeugung multipler Haemorrhagien. Dieselben haben einestheils gewisse Analogien mit der Gruppe der Bacterien der „Septicaemia haemorrhagica" der Thiere und andererseits mit den von R. Koch beschriebenen, bei Thieren experimen-

---

[1]) Annales de l'Institut de Path. et de Bactér. de Bucarest 1888/89.

telle Septicaemie erzeugenden Bacterien. Man kann wieder hier drei Unterklassen unterscheiden: a) Formen mit Vorherrschen der haemorrhagischen Erscheinungen; b) Formen mit Vorherrschen septischer Erscheinungen; c) anderweitige Krankheiten, welche sich mit der Wirkung eines haemorrhagischen Bacterium compliciren.

II. Haemorrhagische Infectionen, welche aus der combinirten Wirkung bestimmter pathogener Bacterien und von Fäulnissbacterien entstehen. Die letzteren sind weniger specifische Erreger von Haemorrhagien, scheinen diese Eigenschaft erst im Organismus zu erlangen und bald, namentlich nach Uebertragung auf künstliche Nährböden, zu verlieren. Oft wirken nur deren gelöste Producte auf den geschwächten Organismus.

III. Haemorrhagische Infection, erzeugt durch die bekannten Erreger von Septicaemien und Eiterung, besonders aber durch deren Varietäten. Um diese Wirkungen zu erzeugen, bedürfen dieselben offenbar eines günstigen Terrains und einer speziellen Virulenz. Es handelt sich hier besonders um virulente Streptococcen, welche in Reincultur von anderen virulenten Formen kaum zu unterscheiden sind.

Diese Eintheilung ist offenbar mangelhaft, besonders indem man oft mehrere Bacterien der verschiedenen Gruppen combinirt vorfindet. Die Schwierigkeit der Beurtheilung der einzelnen Fälle wird noch erhöht durch den Umstand, dass wir bei haemorrhagischer Infection oft blos solche Bacterien antreffen, deren pathogene Wirkung durch das Experiment nicht erwiesen werden kann, und dass in anderen Fällen ein nur an bestimmten Stellen (Schleimhaut, putride Herde), localisirter Mikroorganismus für die haemorrhagische Allgemeininfection verantwortlich ist. Endlich müssen wir auch in Betracht ziehen, dass gewisse Bacterien nur bei prädisponirten Individuen, andere auch bei nicht prädisponirten Blutungen erzeugen.

Einige Beispiele mögen das Gesagte erläutern:

I. Specifische bacilläre haemorrhagische Infection.

a) Vorherrschen der haemorrhagischen Symptome.

Ohne in die Details der Beschreibung von nicht vollkommen untersuchten Fällen und Bacterien einzugehen, gestatte ich mir, auf die von mir (1888), Vassale (1888), Tizzoni und Giovanini (1889) und Kolb (1891) beschriebenen hierhergehörigen

Fälle aufmerksam zu machen. Jeder von uns fand bei kleinen Gruppen von Fällen, welche als Purpura haemorrhagica aufgefasst wurden, je einen specifischen Bacillus. Der von mir gefundene ist ein kurzes, oft pyriformes, eingekapseltes Stäbchen von 0,4 μ Durchmesser mit der Tendenz, kurze Kettchen zu bilden. Derselbe wird nach Gram nicht gefärbt und bildet auf Nährböden unscheinbare, mässig saprogene Colonien. Die von den anderen erwähnten Forschern gefundenen Bacillen ähneln dem beschriebenen, jener Kolb's ist grösser, jener Vasalle's ist dem Bacillus der Kaninchensepticaemie sehr ähnlich, jener Tizzoni's scheint keine Kapsel zu besitzen und zeigt von den übrigen verschiedene pathogene Eigenschaften, findet sich auch nicht wie die anderen im Organismus generalisirt. Derselbe war mit dem Staphylococcus aureus associirt, während jener Vassale's vom Streptococcus pyogenus begleitet war.

Nur in den Fällen Kolb's wird keine Invasionspforte beschrieben, auch wird leider der Zustand des Rachens und der Tonsillen nicht beschrieben, welche oft die Eingangspforte für die haemorrhagische Infection bilden.

Der von mir beschriebene Bacillus wirkt in älteren Culturen eitererregend.

Ein anderer Fall, welchen ich im Jahre 1887[1]) demonstrirt hatte, bildet den Uebergang zur nächsten Gruppe. Es handelt sich um haemorrhagische Infection des Neugeborenen, von der Nabelwunde ausgehend, mit haemorrhagischer Phlegmone derselben, Purpura und grösseren Haemorrhagien der inneren Organe mit Tendenz zu centraler Eiterung. Der hier gefundene Bacillus ist 0.2—0.4 μ breit, länglich, steif, zugespitzt, wird nach Gram nicht gefärbt, entwickelt sich mit Vorliebe bei Körpertemperatur auf Blutserum und Gelose, kaum auf Gelatine in der Tiefe. Bei Kaninchen verursacht derselbe haemorrhagische Entzündungen und Septicaemie, während Meerschweinchen gewöhnlich und Mäuse immer refractär sind.

Der Bacillus war von einem wenig pathogenen Streptococcus begleitet.

---

[1]) Bacteriologische Untersuchungen über septische Processe des Kindesalters von Prof. Dr. V. Babes, Leipzig 1889.

b) Mit Vorherrschen septischer Symptome.

Zu einer Keratomalacie eines rhachitischen Kindes gesellte sich haemorrhagische Schwellung der nächsten Lymphdrüsen, haemorrhagische Pneumonie und Septicaemie. Alle Organe enthalten ausschliesslich einen Bacillus, welcher jenem der Kaninchensepticaemie ähnlich ist, durch die Form, die blassen, zugespitzten Enden, die Gelatinecultur, Gasbildung etc. leicht von diesem unterschieden werden kann. Besonders charakteristisch ist das monströse, oft haemorrhagische Oedem, welches der Bacillus am Ohre des Kaninchens erzeugt.

Im anderen derartigen Fällen bestehen neben specifischen Bacillen die gewöhnlichen Erreger der Wundinfection. Ein eigenthümlicher Fall ist folgender:

Ein 12 jähriger Knabe leidet seit lange an Prurigo mit Eczem und selbst tieferen chronischen Geschwüren. Dieselben wurden gangränös und es tritt zu gleicher Zeit ein theils haemorrhagischer, theils pustulös- oder ulcerös-gangränöses Exanthem des ganzen Körpers auf, welches stellenweise mit Zurücklassung keloidhaltiger Narben heilt. In den letzten Tagen vor dem Tode ist der Körper von Petechien bedeckt; es treten Blutungen an den Schleimhäuten auf und bei der Section findet man alle serösen Häute von Haemorrhagien infiltrirt. In diesem Falle findet sich ein sehr charakteristischer Bacillus. Derselbe ist 0,5 μ dick, etwas gebogen, mit chromatischen Kügelchen versehen, nach Gram nicht färbbar. Derselbe bildet in den tiefen Hautgefässen und in jenen der haemorrhagischen Fällen innerer Organe dichte Packete. In der Haut ist er mit einem Streptococcus associirt, welcher entweder in denselben oder in benachbarten Gefässen liegt. Der Bacillus verflüssigt die Gelatine in charakteristischer Weise sackförmig, mit Gasbildung in der Umgebung. Auf Agar-Agar bildet derselbe bräunlich-gelbe, breite, durchscheinende Colonien. Bei Mäusen verursacht er ein ganz charakteristisches progresives, gangränöses Hautgeschwür mit Milzschwellung, an welchem die Thiere nach 8 bis 10 Tagen eingehen.

In einem anderen Falle handelt es sich um einen 22 jährigen Tagelöhner, welcher mit hohem Fieber, Petechien, sanguinolenten Diarrhöen erkrankt. Noch vor dem Tode färben sich die Tegumente braun und werden längs der oberflächlichen Venen diffuse grünliche Streifen sichtbar. Bei der Section, 12 Stunden nach dem Tode, findet sich eine gangränöse Amygdalitis, acuter Milztumor, dunkle Verfärbung und eigenthümlicher hyaliner Glanz aller Organe mit vorgeschrittener Fäulniss. Alle Organe enthalten denselben saprogenen Bacillus, 0,5 μ dick, sehr beweglich, mit entständigen, bläschenförmigen Anschwellungen. Auf Kartoffel erzeugt dieser Bacillus dunkelbraune Verfärbung der Flüssigkeit am Grunde und Fäulnissgeruch. Derselbe ist äusserst virulent für Kaninchen, Meerschweinchen und Mäuse, dieselben gehen an haemorrhagischer Septicaemie zu Grunde, und man findet hier dieselbe Tendenz zu frühzeitiger Fäulniss, zu dunkler Verfärbung der Organe, Milzschwellung und hyaline Entartung der Gefässwände wie beim Menschen.

Ein aus den Culturen gewonnenes lösliches Enzym besitzt ähnliche pathogene Eigenschaften.

c) Haemorrhagische Formen verschiedener Krankheiten.

Die Dysenterie und andere gangränöse Processe des Dickdarms compliciren sich oft mit multiplen Haemorrhagien. So in einem Falle[1]), wo zu chronischer Diarrhoe eines Kindes sich fötide, haemorrhagische, tödtliche Septicaemie gesellte, namentlich mit haemorrhagischen Geschwüren des Zahnfleisches. Bei der Section findet sich hypertrophische, gangränöse, haemorrhagische Entzündung des Dickdarmes, disseminirte Haemorrhagien der inneren Organe, sowie auffallend dunkle Färbung und frühzeitige Fäulniss, Schwellung und Erweichung der Milz. Die noch erhaltenen Lieberkühn'schen Drüsen enthalten dieselben Bacillen, wie die inneren Organe, welche sich als eine Proteusart darstellen, welche Gelatine sehr schnell verflüssigen und Kaninchen in 1—3 Tagen mit Darmhaemorrhagien tödten, ohne dass in den inneren Organen der Bacillus wiedergefunden werden konnte.

In einem anderen Falle handelt es sich um einen 25jährigen Mann, welcher unter meningealen Erscheinungen starb und bei welchem nebst ausgedehnter haemorrhagischer Entzündung des aufsteigenden Dickdarmes ausgedehnte Haemorrhagien der serösen Häute und namentlich der Meningen angetroffen wurde. In der Leber wurde hier ein ähnlicher, schnell verflüssigender Proteus gefunden.

---

[1]) Bact. Unters. über sept. Proc. des Kindesalters etc.

In einem dritten Falle handelt es sich um eine Frau, welche in Folge einer fötiden haemorrhagischen Darmentzündung mit Purpura abortirte und starb. Auch hier fanden sich ausgedehnte Darmhaemorrhagien mit beginnender Dysenterie und oberflächlicher Nekrose, ausserdem finden sich Ecchymosen an den serösen Häuten.

Hier wurde in den inneren Organen ein wenig virulenter Streptococcus, sowie im Blute und in der Lunge ein Lancettbacterium gefunden, welches bei Kaninchen Septicämie verursacht.

Ein weiterer Fall betraf einen 22 jährigen Buchdrucker mit folgenden Symtomen. Sehr hohes Fieber, Entkräfung, Delirien, trockene Haut mit kleinen, wie Purpura haemorrhagica aussehenden Petechien bedeckt, Diarrhöen. Bei der kurze Zeit post mortem vorgenommenen Section war besonders auffallend die specielle schwärzliche Farbe der Tegumente; ecchymotische Flecken an der Oberfläche des Körpers, namentlich des Abdomens. Im Innern des Körpers fand sich Oedem der Meningen mit Erweiterung der Gefässe; zwichen den Hirnwindungen etwas trübe Flüssigkeit. Kleine ecchymotische Flecke am Herzbeutel, der Herzmuskel war blass und schlaff. Die Milz war vergrössert, 22 cm lang und 15 cm breit, brüchig, mit gestreckter Kapsel; die roth-braune Pulpa löst sich leicht ab. Leber und Nieren waren vergrössert, schlaff, blassgrau; die Rindensubstanz weich, blass, succulent. Die Därme waren von einem acuten Catarrh befallen und ödematös. In der Harnblase fand sich trüber Harn.

Die bacteriologische Untersuchung ergab, dass es sich um einen speciellen Bacillus handelt, der in den Meningen, in der Centralsubstanz des Hirnes, den Tonsillen, im Mediastinum anterior, in der Milz, Leber und Harnblase vorhanden war. Der Bacillus, kurze, gerade Stäbchen oder ovale Formen, behält mehrere Tage hindurch seine starke Beweglichkeit.

Die verschiedenen, aus mehreren Organen erhaltenen virulenten Culturen, die Mäusen einverleibt wurden, ergaben local Oedem und Haemorrhagien an der Injectionsstelle und generell Septicaemie mit Hypertrophie der Milz und dunkelbraune Färbung der inneren Organe. Die Versuche an Tauben, Meerschweinchen und Ratten ergaben immer wieder denselben Bacillus. Bei Kaninchen bekamen wir Ecchymosen des Mesenterium, vergrösserte Milz, während die übrigen Organe congestionirt waren. Allein Hunde die aber nur subcutan und nicht intravenös oder subdural geimpft wurden, blieben immer.

Was die Gefässveränderungen anbetrifft, so konnten in der Leber der Tauben folgende Läsionen nachgewiesen werden: die grossen Gefässe erweitert, von Embryonalherden umgeben, das interstitielle Gewebe hyperämisch, die Leberzellen granulirter und schwer färbbar. Ausserdem fanden sich in der Leber grosse, unregelmässige Herde, die von Gefässen ausgingen und in folgender Weise gebildet waren: Am peripheren sah man geringe Proliferation der Leberzellen mit einer Anhäufung von Leucocyten, deren Kerne am Rande des Herdes immer bläschenförmiger werden; am Rande dieses Herdes sind alle Blutgefässe mit Coaguli verstopft, die aus kurzen, feinen, 0,3—0,4 μ dicken Bacillen gebildet sind, manchmal granulirt, so dass sie das Aussehen von Coccen haben. Von hier angefangen, ist das Gewebe des Herdes farblos; hier und da sieht man die Conturen der erweiterten Gefässe, die aber nicht mehr bluthaltig sind. Nur an einigen Stellen zieht sich je ein Gefäss oder eine Gruppe von Gefässen zur Mitte des Herdes hin, immer blässer werdend.

Bei Mäusen konnten ziemlich charakteristische Läsionen festgestellt worden: so waren in den Nieren die Tubuli contorti erweitert, das Epithel voll kronförmig gelagerter Vacuolen, die Kerne sind äusserst selten, so dass viele Zellen kernlos sind; die Kanälchen sind mit einer körnigen Substanz gefüllt, die sich mit Löffler's Rubin rosig gefärbt, so dass die Peripherie weiss bleibt, während das Centrum roth gefärbt ist.

Die Gefässe sind erweitert, mit Blut gefüllt, ihre Wände sind oft hyalin, in ihrem Innern keine Bacterien vorhanden; die Arterien sind von einer dicken Zone von Leucocyten umgeben. Die charakteristischste Läsion findet man in den Glomeruli; sie sind grösser, ihre Wand ist verdickt, einförmig, hyalin, mit viel dünnerem Lumen, diejenigen Theile ausgenommen, wo die Schlingen mit charakteristischen Bacillen angefüllt sind; vielfach ist das Vas affereus mit diesen Bacterien gefüllt, jeder Glomerulus enthält grosse Bacillenmassen, so dass die Bacterien fast ausschliesslich in den Nieren localisirt sind.

In der Milzpulpa sind die Gefässe mit feinen Bacillen gefüllt, in anderen Theilen verlassen die Bacillen die Gefässe und verbreiten sich im lacunären Gewebe. Hier und da sieht man in der

Umgebung der Herde eine Anhäufung von Zellen, die grösseren Gefässe sind öfters mit Pigment, einer einförmigen Masse und grossen leucocytenförmigen Zellen gefüllt. Die einförmige Masse enthält oft kleine Bacillengruppen.

Im Allgemeinen enthält die Milz sehr grosse Zellen mit hyperplastischem, unregelmässigem Kern mit mehr oder weniger Protoplasma.

In den Organen einer anderen Maus sind folgende Läsionen gefunden worden: die Milz enthält weniger Zellen; in den kleinen Gefässen sieht man kleine Bacillenpfröpfe, die, ohne gut begrenzt zu sein, sich in das Pulpagewebe ausdehnen, so dass wir grosse, der Pulpa entsprechende Gebiete sehen, die zerstreute charakteristische Bacillen enthalten; man sieht ausserdem grosse Zellen mit undeutlichem Kern. In den Nieren zeigen die Glomeruli hier und da dieselben hyalinen Läsionen der Schlingenwände, aber nur ein kleiner Theil enthält Bacterien.

Bei Kaninchen konnten folgende Läsionen nachgewiesen werden: Das Nierenepithel ist blasser, gelblich, etwas geschwollen und enthält manchmal hyaline Substanzen; die Glomeruli sind zellenreicher und enthalten fragmentirte Leucocyten, aber zweifellos auch einige Endothelzellen im Stadium der Karyokinese. In manchen Glomeruli ist ein Theil der Schlingen stark erweitert, voll mit ein ganzes Segment des Glomerulus füllenden Pfröpfen. Sogar in der Nähe der Glomeruli findet man Tubuli contorti mit vacuolärem Epithel.

Die Gefässe der Leber sind erweitert, die Zellen blasser, nur die Kerne färben sich, und auch das nicht immer.

Beim Menschen sind in den Organen folgende Läsionen festgestellt worden: In der Leber ausser Bacillen, die denen des malignen Oedems ähnlich sehen, Gruppen feiner Bacillen. In der Milz fand ich viele grosse Zellen mit fragmentirtem Kern; das Netz war blässer, die Lacunen erweitert.

Wir ersehen also aus diesen Versuchen, dass wie der Mensch, so auch die mit diesem Bacillus geimpften Thiere hohes Fieber boten, Schwellung der Milz, eine Generalisirung des Bacillus im Organismus ohne makroskopischen Entzündungs- oder Eiterungsherde, sie boten also den Charakter der Septicaemieläsionen. Ausserdem sieht man noch, genau wie beim Menschen, eine Pigmentirung der Organe und besondere Gefässläsionen.

Im Gegensatz zu jenem von Hlava im Blute, aber nicht in den Organen von an Typhus exanthematicus Verschiedenen gefundenen Bacillus, der wohl Fieber und Petechien bei Schweinen, aber nicht bei Kaninchen, Meerschweinchen oder Mäusen hervorzurufen vermag, liefert der in diesem Falle angetroffene Bacillus alle Sicherheit über seine essentielle Rolle bei der von uns beschriebenen Erkrankung. So erklärt sich die von diesem Bacillus hervorgerufene Blutung in Folge der besonderen Entartung der Gefässwände dort wo er sich anhäuft, namentlich in den Glomeruli. Die braune Farbe findet sich sowohl in den Organen wie in der Reincultur.

Das hohe Fieber kommt sowohl beim Menschen wie bei den Thieren vor; die ausgesprochenen saprogenen Eigenschaften der Culturen erklären die rasche Fäulniss schon im letzten Stadium der Krankheit. Der Werth dieses Bacillus erhellt auch daraus, dass in allen untersuchten Organen ausschliesslich dieses Bacillus gefunden worden ist und zwar in Reincultur.

Es muss noch bemerkt werden, dass der Bacillus auch im Harn nachgewiesen worden ist; zwar waren die Nierengefässe nicht zerrissen, aber so stark modificirt, dass sie dem Durchtritt der Bacillen keinen Wiederstand boten. Diese Thatsache ist uns um so wichtiger, als hierdurch festgestellt werden konnte, dass es eine Infectionskrankheit giebt mit bestimmten bacteriellen Läsionen der Gefässe, die einen Durchtritt der Bacterien zulassen.

In einem Falle septischer hämorrhagischer Pneumonie mit Icterus und Purpura fanden sich noch ausgedehnte infarctiforme Haemorrhagien der Lunge. Hier wurde in der Lunge und in der Leber ein Bacillus in grossen Massen und Reincultur gefunden, welcher dem Bacillus der Kaninchensepticämie äusserst ähnlich ist, sich vielleicht blos durch seine heftige Wirkung auf Meerschweinchen von demselben unterscheidet. Dieselben gehen nach subcutaner Impfung mit acuter Entzündung der serösen Häute und haemorrhagischem Milztumor zu Grunde.

In einem Falle von Varicola haemorrhagica fand sich wie in den meisten derartigen Fällen tiefgreifende Gangrän der Schleimhaut der oberen Luftwege, welche von einer dicken, schmutziggelblichen Masse bedeckt sind. Hier, sowie in den Pusteln und in den inneren Organen findet sich fast ausschliesslich ein feiner Bacillus, welcher sich nach Gram kaum färbt, auf Nährsubstanzen eigenthümlich wächst und dessen frische Cultur bei Kaninchen und Mäusen tödtliche Septicaemie verursacht, welche Eigenschaft aber nach mehrmaliger Ueberimpfung verloren geht.

In einem Falle von Pustula maligna mit multiplen Haemorrhagien, septischen Erscheinungen und tödtlichem Ausgange wurden nur in der Tiefe des Gewebes der Geschwulst Anthraxbacillen in den Gefässen gefunden, während das gangränöse Gewebe, sowie die inneren Organe einen anderen feinen Bacillus in grossen Mengen enthielten. Dieser färbt sich nicht nach Gram, ist saprogen und verflüssigt Gelatine. Die Reincultur desselben erzeugt bei Kaninchen, Meerschweinchen und Mäusen haemorrhagische Septicaemie.

In einem Fall von Tuberculose mit ichoröser Bronchitis, haemorrhagischen Darmgeschwüren und Purpura wurde im fötiden Bronchialinhalt sowie in den haemorrhagischen Stellen und den inneren Organen ein Streptococcus und ein pyriformes Bacterium von 0,5 μ Dicke gewonnen. Letzteres färbt sich nicht nach Gram und entwickelt sich auf Nährsubstanzen dem an erster Stelle beschriebenen ähnlich, verursacht auch bei Thieren zunächst haemorrhagische Infection, in älteren Culturen auch Abscesse.

Apoplastische Formen des Milzbrandes.

II. Durch saprogene Bacterien und deren Association mit Eiterbacterien erzeugte haemorrhagische Infection.

Diese Gruppe geht ohne scharfe Grenzen in die vorige über. Auch in jener haben wir gesehen, dass die Haemorrhagien erzeugenden Bacterien oft saprogen sind und oft von Eitercoccen begleitet waren.

In dieser Gruppe haben wir es aber mit saprogenen Bacterien der Coligruppe zu thun, welche den saprogenen Darmbacterien sowie den Fäulnissbacterien des Cadavers sehr nahe stehen und sich von denselben auch nicht durch ausgesprochene specifische pathogene Wirksamkeit ihrer Culturen unterscheiden. Ich glaube dennoch eine wesentliche Mitwirkung dieses Bacillus am haemorrhagischen Processe aus folgenden Gründen annehmen zu dürfen.

1. Die Fäulnissbacillen sind in meinen Fällen nicht nur im primären Herde vorhanden, sondern dieselben verbreiten sich gewöhnlich auf demselben Wege, wie die Ausbreitung der haemorrhagischen Infection stattfindet.

2. Die ersten Culturen und die Krankheitsproducte sind häufig virulent und erzeugen unter gewissen Bedingungen Haemorrhagien.

3. In Cadavern von Individuen, welche einer nicht infectiösen Krankheit erlagen und im Winter 12—20 Stunden nach dem Tode bacteriologisch untersucht wurden, fanden sich nur ganz ausnahmsweise Fäulnissbacterien in den inneren Organen, während unter denselben Bedingnissen an haemorrhagischer Septicaemie Verstorbene im primären Herde (Gangrän, Lungencavernen) und von hier ausgehend in entfernt liegenden Theilen bestimmte Fäulnissbacillen aufweisen.

Solche Fälle sind sehr häufig und erscheint es deswegen überflüssig, Beispiele für diese Gruppe speciell anzuführen. Es ist nicht auszuschliessen, dass es gelingen wird, auch die hier gefundenen Fäulnissbacterien genauer zu bestimmen und von den gewöhnlichen ähnlichen Formen, namentlich der Coligruppe zu trennen, in welchem Falle dann diese Gruppe mit der vorhergehenden vereint werden könnte.

III. Die durch Streptococcen und ähnliche Bacterien verursachte haemorrhagische Infection.

Reine Fälle dieser Gruppe sind nicht eben häufig, aber äusserst charakteristisch. Ich allen solchen Fällen findet eine unglaublich reichliche Invasion eines sehr virulenten Streptococcus in die inneren Organe und namentlich in die Leber statt; meine diesbezüglichen im Jahre 1888 beschriebenen Befunde[1]) wurden von Hanot und Anderen voll bestätigt.

Ein typischer Fall dieser Art war folgender:

Ein 8jähriger Knabe erkrankt mit rheumatischen Schmerzen, wenig Fieber und allgemeiner Schwäche, worauf sich nach 2 Tagen plötzlich furchtbare Bauchschmerzen, geringer Icterus, Purpura und Bluterbrechen einstellen, denen der Kranke in wenigen Stunden erlag. Bei der Section finden sich grosse disseminirte Ecchymosen in den Geweben und Organen, die Leber blass, grau-gelb, schlaff, zerreisslich, acuter Milztumor, zerfliessend. In diesem Falle sind fast alle Capillaren der Leber mit Streptococcen gefüllt und alle Leberzellen blass und kernlos geworden. Dieselben färben sich nicht mit Anilinfarben.

---

[1]) Annales de l'Inst. de Path. et de Bactér. de Bucarest.

Die Cultur dieses Streptococcus verursacht, selbst in kleinsten Dosen in die Haut von Kaninchen und Mäusen geimpft, tödtliche, oft haemorrhagische Septicämie.

Eine junge Frau im 6. Monate der Schwangerschaft erkrankt an Fieber; Husten, Icterus und Purpura, worauf Abort und nach wenigen Tagen der Tod erfolgt. Im Uterus werden keinerlei Zeichen von Entzündungen oder Gangrän gefunden. Wohl aber finden sich hämorrhagische Herde in den Lungen, die Dickdarmschleimhaut diffus haemorrhagisch infiltrirt, die Leber vergrössert, gelblich-grau, schlaff, mässig verfettet. Die Nieren sind blass, ohne Zeichen einer Nephritis, die Nierenbeckenschleimhaut aber wie in dem ersten Fall verdickt, granulös dunkelroth, diffus blutig infiltrirt. In allen Organen ist eine grosse Anzahl von Gefässen mit Streptococcen gefüllt. Dieselben sind anfangs für Kaninchen sehr virulent, verlieren aber bald die Eigenschaft.

Ein Arbeiter wird bei voller Gesundheit von Muskelschmerzen, septischem Fieber und Purpura befallen und stirbt 4 Tage nach Beginn der Erkrankung. Bei der Section fanden sich mässige putride Amygdalitis und im Beginne des aufsteigenden Dickdarmes rundlich unregelmässige Geschwüre mit haemorrhagischer Basis und von zahlreichen haemorrhagischen Punkten umgeben. Es scheint, dass von hier aus sich die Ecchymosen zunächst auf das Peritoneum und den Dünndarm sowie in entlegene Organe, namentlich in die Lunge verbreiten. In den inneren Organen sowie am Geschwürsgrunde konnten Streptococcen in ungeheurer Menge, namentlich in den Capillaren der parenchymatös entarteten Leber und Niere, sowie der bedeutend vergrösserten, fast zerfliessenden Milz gefunden werden. Dieselben sind für Kaninchen und Mäuse schon in kleinsten Mengen tödtlich.

Die Rolle des Streptococcus war in diesen Fällen ganz klar, derselbe fand sich in unglaublichen Mengen in den Gefässen der inneren Organe oft in inniger Beziehung zu den Haemorrhagien, war sehr pathogen für Kaninchen und Mäuse, welche oft mit haemorrhagisch septischen Erscheinungen zu Grunde gingen. Bei anderen durch Streptococcen erzeugten Septicaemien konnte der Streptococcus nicht in gleicher Menge und Verbreitung und mit denselben heftig pathogenen Eigenschaften gefunden werden. Dennoch ging die Virulenz desselben gewöhnlich auf wirklichen Nährböden nach wenigen Ueberimpfungen verloren. Nur in zwei Fällen erhielt sich dieselbe mehrere Monate lang.

Es ist wohl ganz unzweifelhaft, dass es verschiedene Gattungen von Streptococcen giebt. So habe ich im Jahre 1889 [1]) Streptococcen beschrieben, welche, jahrelang cultivirt, äusserst virulent, blieben, ebenso Flügge. Ferner ist der von mir in der Haut bei verschiedenen Hautkrankheiten gefundene Streptococcus giganteus [2]) obwohl derselbe in künstlichen Nährböden bald in die gewöhnliche Form übergeht, leicht von diesem zu unterscheiden, und endlich ist der von mir [3]) beschriebene Streptococcus septicus liquefaciens wesentlich von demselben verschieden.

Hier aber handelt es sich um Formen, bei welchen uns gröbere Unterscheidungsmerkmale offenbar im Stiche lassen, wir müssen aber bedenken, dass unsere Hilfsmittel trotz der Fortschritte der bacteriologischen Forschung noch sehr beschränkt sind und werden deshalb gut thun, der Frage nach der Einheit oder Mehrheit der pyogenen oder septischen Streptococcen nicht zu präjudiciren. Ich kann blos sagen, dass es mir nach zahlreichen sorgfältigen Vergleichungen wahrscheinlicher ist, dass verschiedene mehr oder weniger stabile Streptococcenformen Krankheiten beim Menschen verursachen (einige derselben habe ich bei Bronchitis und Influenza beschrieben [4]), als dass es immer ein und derselbe Streptococcus sei, welcher Abscesse, Phlegmone, Erysipel, Pleuritiden und Pneumonien, Folgekrankheiten bei Scharlach, Morbillen und Influenza, Gangrän, Septicaemie, haemorrhagische Infection etc. verursacht.

So glaube ich denn durch diese Untersuchungen die Ursache einer Reihe haemorrhagischer Infectionskrankheiten dem Verständnisse näher gebracht zu haben und namentlich die Verwandtschaft vieler derselben mit septischen Erkrankungen auf Grund bacteriologischer Untersuchungen dargethan zu haben. Es liegt mir aber ferne, aus meinen wohl zahlreichen Beobachtungen allgemeine Schlüsse zu ziehen und die Erforschung noch unerklärter

---

[1]) Bact. Unters. über sept. Proc. des Kindesalters etc.

[2]) Loc. cit. u. Cornil-Babes: Les Bactèries, ed. III.

[3]) Bact. Unters. über sept. Proc. des Kindesalters etc.

[4]) Centralblatt f. Bacteriologie, Band VII. 1890.

haemorrhagischer Infection durch Hereinziehung in den Rahmen der in ihrem Wesen aufgeklärten Formen behindern zu wollen.

Seit diesen Untersuchungen habe ich selbst und andere Forscher mehrere ähnliche Fälle beigetragen, meine Auffassung und Gruppirung wurden von Flügge-Kruse gewürdigt und wurde namentlich der inzwischen gefundene Pestbacillus in die Gruppe der Erreger haemorrhagischer Infectionen beim Menschen aufgenommen.

Ich selbst habe dann die Wirkung dieses Bacillus auch auf Thiere genauer studirt und meine Resultate im Verein mit Livadite publicirt[1]). Dieselben können folgendermassen resümirt werden:

Bei Meerschweinchen, welchen einige Tropfen einer virulenten Cultur unter die Bauchhaut injicirt wurden, und welche nach 4—8 Tagen eingingen, hatte sich ein Abscess gebildet, welcher aber eigenthümlich wenige zellige Elemente beherbergt und hauptsächlich einer Nekrose des Gewebes und einen Zerfall der zelligen Elemente sowie des Fettgewebes seinen Ursprung verdankt. Die Art des Zerfalls der zelligen Elemente ist verschieden. Man kann grobkörnige, feinkörnige, blasige Fragmentirung der chromatischen Substanz der Kernes sowie einfaches Erblassen oder Fragmentirung in Form blassgefärbter Bläschen und Kerne, sowie grösstentheils granulösen und fettigen Zerfall des Protoplasmas, dann einfache Nekrose des Bindegewebes, Blutpigment in Form feiner, brauner Körner, sowie Quellung beobachten. Namentlich wollen wir auf eine eigenthümliche Form des Zellzerfalls aufmerksam machen. Kerne von kleinen Rundzellen (Lymphocyten?) quellen ein wenig auf und spalten sich dann in zwei gleiche Hemisphären, welche durch ihre besonders dunkle, homogene Färbung auffallen. Die Theilstücke nehmen oft Spindelform an oder theilen sich wieder in weitere zwei Stücke. Diese Gebilde haben wir in den verschiedenen ergriffenen Organen gefunden und abgebildet.

Auf diesen centralen Theil folgt nun eine breite Zone eines mässig ödematös und zellig infiltrirten Gewebes, wobei es sich hauptsächlich um Anhäufung von Lymphocyten und Proliferation fixer Elemente, weniger um polinudeäre Formen, handelt. Was diese Zone characterisirt, sind aber die dicht und fast regelmässig

[1]) Virchow's Archiv, Bd. 150 p. 343 ff.

in derselben vertheilten Haemorrhagien, welche nach aussen derart überhandnehmen, dass man von einer fast rein haemorrhagischen Zone sprechen kann. Während im Centrum die Zooglöen der Pestbacillen weniger ausgebreitet und mehrere kleine Gruppen von Bacillen im körnigen Zerfall oder erblasst und etwas gequollen angetroffen werden, wobei es oft schwer wird, die Kernzerfallsproducte von den zerfallenen Bacillen auseinanderzuhalten, haben die Bacillen in der haemorrhagischen Zone ihre charakteristische Form und Anordnung gewahrt. Man kann namentlich vier Formen der Anordnung der Bacillen unterscheiden.

Zunächst fallen durch ihre Massenhaftigkeit die Bacillenzooglöen ins Auge. Man kann hier sicher von Zooglöenformen sprechen, indem es sich nicht um unregelmässige Haufen, sondern um organisirte Colonien handelt, welche in lockerem Gewebe wolkig mit dichterem Randantheil, im Bindegewebe unter Erweiterung der Gewebsspalten als längliche oder mit länglichen Fortsätzen versehene Massen erscheinen. Immer erkennt man eine regelmässige Anordnung der Bacillen, welche hier oft längere Fädenbilden und von einander durch eine ziemlich breite Zwischensubstanz getrennt sind.

Auch in den Blutgefässen bilden sich häufig Zooglöen, namentlich findet man nicht selten das ausgedehnte Capillarnetz von Zooglöen eingenommen, während Gefässwand und die Zwischenräume homogen, glasig entartet mittelst Methylenblau blass-röthlich gefärbt werden und von ausgetretenem Blut durchsetzt sind, was einen ganz eigenthümlichen Anblick gewährt.

Während in den rapiden Manifestationen der Pest sich die Infectionsstelle derart darstellt, findet man bei etwas protrahirtem Verlauf in der Umgebung im Gegentheil eine ungemein reichliche Anhäufung von grösseren mononucleären Rundzellen, denen verhältnissmässig wenig polynucläre Leucocyten beigemengt sind. Aber auch in diesen Fällen spielt die haemorrhagische Läsion eine grosse Rolle. Namentlich findet sich in der Umgebung dieser Herde gewöhnlich eine haemorrhagische Zone, was sich wohl so erklärt, dass die Krankheit im gegebenen Momente sich eben in Form einer haemorrhagischen Septicaemie aggravirt.

Es ist schwer zu entscheiden, ob diese acute Verschlimmerung der Schwächung des Organismus oder der Virulenzsteigerung des Bacillus entspricht.

Jedenfalls ist es lehrreich, die Ausbreitung des Processes auf die umgebende Haut zu studiren. Hier .handelt es sich in den acutesten Fällen um eine punktförmige oder mehr diffuse Blutunterlaufung, welche sich in unseren Fällen immer in Folge massenhafter Anhäufung der Bacillen in den Gefässen und in Folge der eigenthümlichen homogenen Entartung der Wände und des Durchbruches derselben in das umgebende ähnlich entartete Gewebe, oft mit nur unbedeutenden Entzündungserscheinungen an den Gefässen, entwickelt. Es ist also hier weder nöthig, eine Fernwirkung der Bacillen durch Toxine, welche die Gefässe schädigen, oder eine Wirkung gewisser Nerven oder Centren, noch eine Prädisposition für Blutungen heranzuziehen, um die Blutungen zu erklären.

Auch lehrt der epidemische Charakter der Pest, dass es sich nicht um eine individuelle Disposition oder Schwäche handelt. Weniger von der Disposition der Individuen als vielmehr vom Charakter der Epidemie resp. der Bacillen hängt es ab, ob die Krankheit einen mehr fulminanten, haemorrhagischen der einen mehr protrahirten Verlauf nimmt.

Wie die Gruppe der septisch-haemorrhagischen Bacillen bei Thieren, so gehört auch der Pestbacillus, wie dies Kruse in Flügge's Handbuch 1896 betont, zu jenen Bacillen, die septisch-haemorrhagische Epidemien erzeugen. Eben die Befunde bei der Pest beweisen, dass ich mit der von mir aufgestellten Gruppe der specifisch haemorrhagischen Bacterien der Menschen im Rechte bin. Aus den Befunden ist im Gegensatz zu Unna auch die Annahme einer schädigenden Wirkung des Bacillus auf die Gefässwandung wohl berechtigt.

Was das Verhältniss des Pestbacillus zum Oberflächenepithel betrifft, so kann man zunächst feststellen, dass die Haemorrhagien und mit denselben die massenhaften Zooglöen bis an dessen untere Grenze reichen, indem dieselben zu Quellung und Erblassen der fixen Zellen, sowie zum Zerfall der mehr oder minder zahlreichen Wanderzellen und deren Kerne Veranlassung geben. Namentlich die in der Nähe der Zooglöenmassen liegenden Zellen zeigen den schon beschriebenen Zerfall in Segmente, welche sehr intensiv gefärbt erscheinen. Die Bacillen sind in den Zooglöen selbst, namentlich in der Nähe der Oberfläche, oft zu auffallend langen Fäden ausgewachsen; man findet ausserdem die Bacillen in losen Schwärmen in der Umgebung der Haemorrhagien oft in der unmittelbaren Umgebung der Follikel, ohne dass es mir gelungen wäre, das Eindringen derselben in die Hautdrüsen oder die Haarfollikel sicher verfolgen zu können. Die in morschen Haarfollikeln befindlichen Bacterien konnten eben nicht sicher mit den Pestbacillen identificirt werden. Ueberhaupt fanden sich selbst an den Geschwürsoberflächen und in der nekrotischen oberflächlichen Lage derselben nur selten gut erkennbare Bacillen und war selbst in einem Falle das oberflächliche Geschwürsecret nicht virulent.

Gegen die Tiefe zu erstreckten sich ebenfalls von Infectionsherd ausgedehnte Zooglöemassen, welche die Lymphspalten und Gefässe, namentlich aber die Gewebsspalten einnahmen und ungemein erweiterten. Dieselben umgeben die Fettzellen und die Muskelfasern, welche oft von Zooglöemassen eingehüllt und manchmal selbst in bacillenhaltige Schläuche verwandelt erscheinen. Die Muskelfasern haben zum grossen Theil ihre Querstreifung verloren, und sind in kleineren oder grösseren Zwischenräumen hyalin gequollen. Weiter vom Infektionscentrum entfernt findet man noch reichlich Bacillen in kleineren Häufchen oder Zügen in den Gewebsinterstitien, besonders aber in den Haemorrhagien, dann aber auch im Innern grösserer oder kleinerer Gefässe als echte Septicaemie-Erzeuger innig mit dem kreisenden Blute vermischt, zwischen den rothen Blutkörperchen. In etwas protahirten Fällen haben sich aber dieselben schon mit Vorliebe an die Gefässwand angelegt, und zum Theil zwischen den gequollenen Endothelien zu den charakteristischen Ketten angeordnet. In diesen Fällen kann man auch reichlich regressive Veränderungen an den Bacillen wahrnehmen, namentlich erblassen dieselben und quellen bis zum Doppelten ihres Volumens an, so dass die kürzeren Stäbchen oft zu grossen blassen Coccen umgewandelt erscheinen.

In acuten Fällen ist das Blut wohl wenig verändert, indem weder die rothen Blutkörperchen, noch die Leucoyten qualitative oder quantitative Veränderungen erleiden.

Ganz anders gestalten sich aber diese Verhältnisse bei mehr chronischen Fällen. So fanden wir in Fällen, wo Meerschweinchen oder Mäuse die Infection 12 Tage überlebten, das Blut bedeutend verändert, die rothen Blutkörperchen deformirt (Porkilocytose) und mit zahlreichen kleinen Pigmentkörnchen, sowie mit grossen schwärzlichen Pigmentschollen versetzt, während die Leucocyten, besonders die grösseren mononucleären Formen, vermehrt angetroffen werden.

Im Innern der Gefässe sieht man eine eigenthümliche Anordnung dieser Elemente; so erkennt man in einem grösseren Lymphgefässe nebst mässig geschwollenen Endothelien die zusammengepressten Blutkörperchen und im Centrum des Gefässes zahlreiche Pigmentkörnchen und grössere Pigmentschollen, sowie zu Haufen vereinigte Leucocyten, unter welchen einige mit der charakteristischen Zweitheilung des Kernes.

In dem Lymph- und blutbildenden Apparate findet man eine Proliferation des reticulirten Gewebes. Die anfänglich sehr grossen und chromatinreichen Zellen erblassen und zerfallen zu einer granulirten Masse. Die Lymphdrüsen sind verändert, die Gefässe erweitert, mit Blut und Bacillen gefüllt. Die Milz ist hochgradig verändert, die Kapsel ist in Wucherung begriffen, die Endothelien geschwollen und unter der fibrösen Kapsel findet man gewöhnlich die Anhäufung kleiner Rundzellen, deren Kerne homogen, stark färbbar und segmentirt erscheinen. Die Trabekel sind in Folge der bedeutenden Anschwellung der Pulpa distancirt, zum Theil aufgefasert, die Muskelzellen derselben zum Theil gequollen. Besonders auffallend ist hier das Auftreten von Riesenzellen mit mehreren Kernen oder mit grossem gelapptem Kern. Diese Zellen, welche Myeloplaxen ähneln, sind in inniger Beziehung zu Zellenwucherungen der Pulparäume. In acuten Fällen sind die Milzfollikel wenig ausgesprochen und gehen ohne scharfe Grenze in das Pulpagewebe über. Letzteres ist der Sitz bedeutender Hyperämie, sowie ausgedehnter Haemorrhagien, indem auch hier die Haemorrhagie sich in engem Anschluss an eine ungemein reichliche Bacterienwucherung bildet. Diese Wucherung bedingt zugleich den Zerfall der zelligen Elemente, von welchen in der wirklich haemorrhagischen Zone nur Kernfragmente und Segmente übrig bleiben. Zugleich finden sich in der Milz, namentlich in der Pulpa zahlreiche Markzellen, welche sich auch inmitten der Bacterienwucherung erhalten haben. An der Grenze der Haemorrhagien, welche durch grosse längliche Zellen bezeichnet wird, finden sich nur sehr ausgedehnte Bacterienzooglöen, von welchen reichliche Schwärme in die haemorrhagische Zone, sowie in das umgebende Gewebe eingehen. Dieselben sind hier nicht an vorgebildete Räume gebunden, sondern bilden unregelmässige Haufen und erstrecken sich zwischen die Zellen der Pulpa und der Follikel, worauf zunächst körniger und fettiger Zerfall des Protoplasma und hierauf

Fragmentation und Erblassung oder die eigenthümliche Segmentirung des compact und hyalin gewordenen Kernes erfolgt. In einem Falle mit 14tägigen Verlauf ist der nekrotische Herd von Haemorrhagien aus sehr ausgehnten Blutgefässen umgeben.

Das Knochenmark ist in Wucherung begriffen, im Innern der Myeloplaxen gewahrt man hier und da Bacillen mit deutlicher Kapsel. Die Luftwege waren in diesem Falle wenig verändert, im Pharynx eine Schwellung der Follikel und Tonsillen, im Darm Nekrose, in der Leber findet man neben erweiterten bluthaltenden Capillaren, sowie kleinen Haemorrhagien Capillaren, welche mit Bacillenzooglöen erfüllt sind, neben welchen gewöhnlich eigenthümliche kleine, sehr stark gefärbte, gewöhnlich halbkuglige Kerne oder Kernfragmente zu erkennen sind. Die intralobulären Capillaren sind erweitert, oft von einer haemorrhagischen Zone umgeben. An anderen Stellen ist die Gefässwand verschiedener grösserer Gefässe von einer Zone von Granulationsgewebe umgeben. Hier erkennt man wieder deutlich die Anhäufung von Pigment im Innern erweiterter Gefässe, namentlich der Vena centralis. In den Nieren findet man bei älteren Infectionen hauptsächlich Veränderungen am Gefässsystem, geringe Diapedese, Erweiterung der Venen und der Capillaren, sowie der Glomerulusschlingen mit reichliche Pigmentbildung und Leucocytenanhäufung im Blute, stellenweise kleine Haemorrhagien und Pigment in der Umgebung der Gefässe. In schnell tödtlichen Fällen findet man stellenweise Bacillenablagerung an der Gefässwandung, die grösseren Gefässe von einer Zone von Wanderzellen umgeben. Im centralen Nervensystem erkennt man in älteren Fällen eine Entartung der weissen Substanz, Oedem, Entartung und Zerfall der Scheiden und des Axencylinders, zugleich mit Wucherung der erweiterten, oft mit Bacillen gefüllten Gefässe, nicht selten mit Haemorrhagien.

Aus den hier geschilderten Veränderungen ist vielleicht die Gefährlichkeit des Pestbacillus zu erklären; er besitzt die Fähigkeit, sich in allen Organen und Systemen des Menschen anzusiedeln, in den Blutgefässen, wie in den Lymphgefässen unbeschränkt zu wuchern, ohne gewöhnlich bedeutende Leucocytenansammlung zu veranlassen, ohne in der Regel in Zellen eingeschlossen zu werden, besonders aber die Fähigkeit, die Lymphdrüsen und die Blutgefässe eigenthümlich zu verändern. All diese Eigenschaften hat er mit jenen Bacillen gemein, welche haemorrhagische Septicaemien verursachen.

Wenn ich auch nicht zugleich auf die Wirkung des Pestbacillus gegenüber dem menschlichen Organismus eingehen konnte, gaben mir die sorgfältigen Untersuchungen der deutschen, der österreichischen, der französischen, englischen und russischen Pestcommissionen doch genügendes Material, um mich mit Bestimmtheit im angegebenen Sinne aussprechen zu können.

Indem ich mir nun erlaube, auf die Frage der haemorrhagischen Infectionen des Menschen zurückzukommen, geschieht es nicht nur, um einen hierher gehörigen Fall zu beschreiben, sondern auch um zwei Arten von Einwänden gegen meine Auffassung näher zu treten. Zunächst haben mehrere französische Forscher und hauptsächlich Charrin die Berechtigung der Annahme einer haemorrhagischen Infection des Menschen in Zweifel gezogen, indem besonders letzterer Autor behauptet, dass Bacterien nur dann haemorrhagische Erscheinungen hervorbringen können, wenn vorher der Organismus eigenthümlich vorbereitet und geschwächt wird. Namentlich Versuche mit Pyocyaneus werden zur Bestätigung dieser Auffassung herangezogen. Dass Charrin in seinem Falle Recht hat, ist durchaus nicht zu bezweifeln, und bestätigt seine Pyocyaneus-Infection einfach die Berechtigung der Aufstellung meiner zweiten Gruppe haemorrhagischer Infectionen, in welcher sonst nicht oder wenig pathogene Bacterien bei Schwächung des Organismus haemorrhagische Infectionen erzeugen können (Streptococcus, Fäulnisserreger, verschiedene Bacterienassociationen); die Versuche Charrin's berechtigen aber diesen Autor durchaus nicht, das Kind mit dem Bade auszuschütten und zu behaupten, dass es überhaupt keine specifischen Erreger der haemorrhagischen Infection gebe.

Dieser geschätzte Autor wird ja zweifellos die Gruppe der haemorrhagischen Septicaemie der Thiere anerkennen und wäre es ja a priori schon sonderbar, leugen zu wollen, dass es nur bei Thieren, nicht aber beim Menschen haemorrhagische Infectionen gebe. In der That haben die früher von mir beschriebenen haemorrhagischen Septicaemien gewöhnlich keinen ausgesprochenen epidemischen Charakter, mit Ausnahme aber der von mir beschriebenen Scorbutepidemie, während bei Thieren die haemorrhagischen Septicaemien gewöhnlich epidemisch auftreten; nachdem aber jetzt nachgewiesen ist, dass die Pest, also eine der furchtbarsten Epidemien, als bacterielle haemorrhagische Infection betrachtet werden muss; nachdem für die Infection mit Pestbacillen durchaus keine Vorbereitung, durchaus keine besondere nervöse oder vasculäre Schwächung des Organismus vorhanden zu sein braucht, haben die Einwände Charrin's jede Berechtigung verloren und steht die Annahme einer von der specifischen Eigenschaft des Erregers bedingten haemorrhagischen Infection des Menschen auf solider Basis.

Ein anderer Einwand gegen meine Annahme richtet sich gegen meine Angaben über die Art der Wirkung der haemorrhagischen Bacillen.

Ich glaube nämlich nachgewiesen zu haben, dass in verschiedenen Fällen die Bacillen oder die Toxine derselben eine eigenthümliche Wirkung auf die Gefässe und deren Umgebung ausüben, welche zum Theil im Stande ist, das Auftreten der Blutergüsse selbst, sowie die Schwere dieser Erscheinung zu erklären. Namentlich Unna und sein Schüler Sack haben sich ganz kategorisch gegen die mögliche haemorrhagische Wirkung von Bacterien auf die Gefässwände ausgesprochen, und glaube ich, dass es sich verlohnt, die Argumente dieser Forscher ins Auge zu fassen. Unna ist zunächst bemüht, die Localisationen der Hautblutungen festzustellen und gelangt zum Schluss, dass die untere Cutisgrenze einen Locus minoris resistentiae bildet und dass in der That hier die meisten Blutergüsse bei Purpura vorkommen, eine Behauptung, welche zunächst nicht ganz einwandsfrei zu sein scheint, und welche von Unna damit erklärt wird, dass hier die dickwandigen Gefässe der Subcutis in die dünnwandigen der Cutis übergehen. Da die Cutisgefässe selbst aber durch das dichte Bindegewebe der Haut geschützt seien, wäre blos an der unteren Grenze derselben ein schwacher Punkt der Gefässe entstanden, welcher besonders dann zur Blutung Anlass gäbe, wenn in Folge von gewissen Einflüssen die schwachen Cutisgefässe in das Hypoderm gedrängt würden.

Indem dieser Forscher hiernach auf meine Befunde von Gefässveränderungen bei haemorrhagischer Infection übergeht, drückt er sich folgendermassen aus [1]:

„Babes hat bei infectiösen Purpuraerkrankungen neuerdings moleculäre Zerstörung und Defectbildung der Gefässwandungen in einigen Fällen gesehen — und ist hierin offenbar glücklicher ge-

[1]) P. G. Unna: Die Histopathologie der Hautkrankheiten, Berlin 1894, p. 55 ff.

wesen als die meisten übrigen Forscher —, in anderen Fällen eine specifische hyaline Entartung derselben. Was die erstere Angabe anlangt, so bleiben die detaillirten Nachweise abzuwarten[1]) und es ist in der That nicht blos wahrscheinlich, sondern eine bekannte Thatsache, dass Bacterien und andere im Blute circulirende Parasiten eine directe, unter Umständen hochgradig toxische Wirkung auf die Hautgefässe ausüben. Eine solche genügt an und für sich aber durchaus noch nicht, um irgend eine Blutung der Haut zu erklären. . . . Noch weniger günstig liegt die Frage in betreff der hyalinen Entartung der Gefässe . . . Selbst ausgebreitete Degeneration der Capillaren, die übrigens noch gar nicht nachgewiesen sind, dürfte direct kaum einen Blutung befördernden Einfluss haben. Denn die hyalin degenerirten Gefässe selbst sind in ihrer Wandlung verdickt und durchaus nicht brüchiger als normal; eine collaterale Hyperämie von der Stärke aber, dass sie Blutungen befördert, ist ebenfalls unbekannt, wenigstens an der Haut . . . Es ist recht bezeichnend für die Schwierigkeit einer histogenetischen Erklärung der Hautblutungen, dass auf der Suche nach blutungbefördernden Gefässwandveränderungen nicht solche gefunden werden, durch welche die Gefässe verdünnt, mürbe, zerreisslicher werden, die also als direct blutungbefördernde gelten können, sondern umgekehrt Wandverdickungen verschiedener Art, welche nur indirect und mehr oder minder gezwungen für eine Theorie der Rhexis zu verwerthen sind. . . Mannigfaltiger sind die Angaben über Capillarembolien und -thrombosen. Ollivier und Ranvier führten die Entstehung von Petechien bei hochgradiger Leucocytose auf Anhäufungen von weissen Blutkörperchen und capillare Stase zurück. Fagge und Harris sahen in Hautblutungen bei sarcomatösen Geschwülsten innerer Organe Verstopfungen der Capillaren mit Sarcommassen und betrachteten diese als Ursache der Blutung. Besonders sind aber, seitdem Klebs bei einer Art Purpura der Neugeborenen (Haemophilia acquisita neonatorum Rittershain) Bacteriencolonien in den Gefässen auffand, viele Bacterienembolien mit oder ohne consecutive Capillarthrombose bei den verschiedensten infectiösen und septischen Erkrankungen beschrieben worden (Cornil und Martin de Gimard, Eppinger,

[1]) Unna brauchte bloss meine Arbeiten und Tafeln in Zeitschr. f. Hygiene, sowie die Ann. unseres Institutes Vol. IV, 1891, (Babes-Pop. Haemorrh. Infect.) durchzusehen.

Petrone, Cohnheim, Weigert). Recklinghausen suchte dagegen bei dem Exanthem haemorrhagischer Variola, den Petechien der Diphtheritis und des Typus vergeblich nach Capillarthrombosen. Wenn hier die erwarteten bacteriellen Thrombosen nicht gefunden wurden, so brauche ich nur an die oben bereits erwähnten totalen Verstopfungen der Papillargefässe mit Strepto- und Staphylococcen bei jenen septischen Exanthemen zu erinnern, um zu zeigen, dass umgekehrt auch ausgedehnte infectiöse Capillarthromben keine Blutung hervorzurufen brauchen. Diesen mehr vereinzelten Befunden bei verschiedenen Infectionskrankheiten gegenüber scheint es sich neuerdings immer sicherer herauszustellen, dass die Blutungen bei den eigentlichen Purpuraerkrankungen durchweg auf Embolien von Bacterien und sich daran anschliessende Capillarthrombosen zurückzuführen sind. . . Sie (die Bacillen) finden sich hauptsächlich in den Winkeln dichotomisch verzweigter Capillaren und entsprechen den häufig zu findenden hellen Lücken innerhalb der Petechien; durch Druck entleeren sie sich aus der angeschnittenen Haut in toto. Seither haben sich die Befunde von Bacillen bei Purpura Jahr für Jahr gemehrt, ohne dass die Genese der Hautblutungen auf Grund dieser neuen Thatsachen in gleichem Maasse bearbeitet und geklärt wäre. Aber die Thatsache der bacillären Embolien bei den Purpuraerkrankungen als solche steht wohl über allen Zweifel fest und verdient die eingehendste Berücksichtigung bei der Theorie der Hautblutungen in Zukunft.

„Gewiss werden auch eine Reihe von Blutungen, welche bisher auf das Vorhandensein einfacher Fibrinthromben zurückgeführt wurden, eine bessere Erklärung durch bacteriell-fibrinöse Thromben finden. Dies gilt besonders für die Fälle von Hayem, welcher die Blutungen bei den Purpuraformen zum Theil durch Verstopfung der Arterien und Capillaren mit fein granulirten Massen entstanden sein lässt, die „précipitation granuleuse“ autochthon im Blute entstehen und embolisch weiter verschleppt werden sollen. Bei den Experimenten, welche seiner Anschauung zu Grunde liegen, erzeugte Ochsenserum, in die Blutbahn des Hundes eingeführt, Haemorrhagien des Darmes, der Milz, der serösen Häute und es fanden sich an Stelle der Blutungen die Capillaren mit viscösen, hyalinen, stark lichtbrechenden Pfröpfen verstopft. Aber gerade Hautblutungen, auf die zur Erklärung der Purpurae Alles ankommt, fehlten und so bleiben die Experimente von Hayem für die Erklärung der menschlichen Purpuraformen, ebenso bedeutungslos, wie die Arbeiten über Fermentintoxication und die Entstehung von Haemorrhagien innerer Organe durch dieselbe von Köhler, Angerer und von Düring.

„Es ist also nirgend die Embolie und Thrombose der Hautgefässe als solche, welche direct zu Blutungen führt; soweit wir die Mechanik der Hautcirculation kennen, sind diese Vorgänge nicht hinreichend, um Blutungen in der Haut auf ähnliche Weise zu erzeugen, wie sie es beispielsweise im Darm, in der Retina, auf den serösen Häuten regelmässig thun.

„Stets muss noch ein besonderer chemischer Einfluss hinzukommen, mag derselbe von Sarcommassen oder Bacterien ausgehen. Und auch das Vorhandensein von beliebigen pathophoren, parasitisch lebenden Bacterien genügt nicht einmal, sondern es bedarf ganz bestimmter, die Blutung specifisch beeinflussender Mikroorganismen. Nur die Embolien solcher bedingen — wenigstens bei den Purpuraformen — entweder direct die Blutung, oder bereiten den Boden, so dass ein sonst irrelevantes Trauma die Blutung hervorruft. Wenn dem aber so ist, dann fragt es sich, ob überhaupt eine Verstopfung der Arterien, Capillaren und Venen zur Erzeugung dieser Blutungen nothwendig ist, ob es zur fortgesetzten, obturirenden, gelatinösen oder fibrinösen Thrombose um den Fremdkörper kommen muss oder ob nicht das Dasein des letzteren allein in den Hautgefässen genügt, um die Blutung hervorzurufen. Man könnte geneigt sein, der gleichzeitigen Gefässverstopfung wenigstens die Rolle eines begünstigenden Factors zu lassen. Aber die speciell fibrinösen Hautentzündungen, das Erysipel, die progressive Phlegmone, die Elephantiasis nostras zeigen viel ausgedehntere Thrombosen der Hautgefässe, als man gewöhnlich annimmt und doch keine Neigung zur Hauthaemorrhagie. So reducirt sich also schliesslich das vielbesprochene Capitel der Embolie und Thrombose bei den Hautblutungen auf den Satz, dass es giftige Fremdkörper, insbesondere gewisse Bacterien giebt, deren Einfuhr in den Kreislauf der Haut auf noch unerklärte Weise und ohne nothwendige Dazwischenkunft ausgedehnter Thromben Haemorrhagien erzeugt.

. . . Denn nach derselben (die humoral-pathologische Idee der Blutdissolution) sollte das Blut als Ganzes durch eine chemische Veränderung befähigt werden, die Gefässe zu durchdringen, während wir heutzutage die entsprechenden Blutungen allerdings auch von einer chemischen, innerhalb der Circulation befindlichen Noxe ableiten, diese letztere uns aber doch nur an den Ort der Blutung gebunden und an bestimmten Punkten des Gefässsystems streng localisirt vorstellen können. Allerdings gehört zu einer derart begrenzten chemischen Wirkung ein körperlicher (organisirter) Träger der Giftwirkung, wie wir ihn in den Bacterienembolien und selbst auch in verschleppten Sarcommassen vor uns haben. Bei den petechialen Formen der acuten Infectionskrankheiten (acute Exantheme, Friesel, gelbes Fieber, Typhusabdominalis, Typhus exanthematicus, Cholera, Diphteritis, Puerperalfieber, Endocarditis, ulcerosa, Cerebrospinalmeningitis, Pest) würde somit für die Purpuraerkrankungen entwickelte Anschauung möglich sein. Aber man könnte einwenden, dass dieselbe für die Petechien bei dem chronischen Morbus Brightii, dem Gelenkrheumatismus, dem Icterus gradis, den schweren Malarienformen und Leukämie schon weniger zutreffend und für die Blutungen, welche durch rein chemische Intoxicationen (Schwefelwasserstoff, Phosphor, Jodkalium, Schlangengift) hervorgerufen sind, gar nicht anwendbar seien. Indessen sind bei den genannten chronischen Krankheiten körperliche Elemente als Träger des Giftes durchaus möglich und auch bei den letztgenannten, anscheinend reinen Intoxicationen nicht ganz von der Hand zu weisen; ohne das würden diese allerdings dem vagen, alten Begriffe der Blutdissolution verfallen. Erstlich wäre es möglich, dass die chemischen Gifte im Gefässsystem oder anderen Organen herdförmige, der Embolie fähige Degenerationsproducte erzeugten oder sie könnten Bacterien den Boden bereiten und den Eintritt in die Circulation erst ermöglichen. . . . Alles in Allem sind diese Fälle noch so problematisch und ausserdem so selten, dass wir gut thun werden, unsere Vorstellungen über Genese der Hauptblutungen an anderen Beispielen zu klären.

„. . . Sofort ändern sich aber die Verhältnisse, sowie der Gefässtenus nachlässt, sei es, dass eine entzündliche Hyperämie hinzutritt, oder — ante mortem — eine einfache Gefässlähmung. Dann stehen die Hautvenen von beiden Seiten her unter erhöhtem Drucke, erweitern sich und geben schliesslich nach. So sehen wir nicht selten an varicösen Unterschenkeln ausgedehnte Ecchymosirungen auftreten, wenn durch ein Trauma, ein intercurrentes Eczem längere Zeit eine Hyperämie der Haut unterhalten wird, während vorher Jahre lang die Senkungshyperämie keine Neigung zu Blutungen zeigte. . . . Nicht also die Stauung allein, wohl aber ihre Combination mit Senkungshyperämie und die Verbindung der letzteren mit jeder Art von Wallungs- und Lähmungshyperämie haben wir als zureichenden Grund für die Ueberlastung und das Bersten der Hautvenen anzusehen. Eine solche complexe Aetiologie haben auch noch viele andere Blutungen. Wenn z. B. bei einer Jodpurpura die Petechien nur am Unterschenkel auftreten, so ist ausser der Jodwirkung sicher noch die mechanische Ueberlastung der Hautnerven durch die Schwere in dem erörterten Sinne betheiligt. Ebenso ist es gewiss kein Zufall, dass die blutigen Suffusionen des Scorbuts gewöhnlich an den Waden, zur Seite der Achillessehne beginnen, die Flecken der Purpura simplex an den Unterschenkeln und Vorderarmen. Ob die „nervöse Purpura“ (Couty) als eine derartige, durch Venenspasmus bei relativer Arterienweite zu erklärende Stauungsblutung oder anders aufzufassen sei, ob sie überhaupt durch Rhexis oder Diapedese entsteht, müssen künftige genauere Untersuchungen lehren.

„Ziehen wir nun das Facis, in wie weit die bisher beobachteten oder sonst erschlossenen präparatorischen Gewebsveränderungen als für die Rhexis wirklich fördernd angesehen werden können, so bleiben uns nur sehr wenige befriedigende und aussichtsreiche Befunde in den Händen. Ganz fallen lassen mussten wir die viel besprochenen Angaben über mechanisch wirkende Gefässverstopfungen, seien sie durch Wandverdickungen, Intimawucherung, Endothelschwellung, Thrombosen, capilläre Embolien oder sonstwie erzeugt. Nur die Embolie cpecifisch blutungerzeugender Bacterien verblieb als eine in Zukunft vielversprechende Hypothese bestehen. Aus den Theorien über eine besondere Brüchigkeit der Gefässwandungen retteten wir, bei dem völligen Mangel an brauchbarem Beweismaterial, nur wieder eine Zukunftshypothese, den angeborenen Wanddefect der Haemophilen. Von der Classe der Ursachen, welche man im Allgemeinen als Stauungsvorgänge bezeichnen kann, stellte es sich heraus, dass die gewöhnlichen Formen der Stauung einzeln auch keine ausreichende Ursache für Hautblutung durch Gefässzerreissung abgeben, wohl aber in Combinationen mit einander oder mit gleichzeitiger Gefässparalyse und weiter, dass die Senkungshyperämie hierbei von allen Arten der Hyperämie vielleicht die wichtigste, vorbereitende Rolle spielt.

„Fragen wir nun weiter, wie diese verschiedenen anatomischen Thatsachen mit der Mechanik der Rhexis, wie wir sie vorher erörtert, in Uebereinstimmung stehen, so ist das Moment der potenzirten Stauung in den tiefen Hautvenen gewiss schon jetzt eine ebenso plausible Rhexisursache wie der bisher nur hypothetisch angenommene Mangel an elastisch-contractilen Wandelementen in den subcutanen Gefässen der Bluter. Dagegen lässt sich die bacteriogene Blutung noch durchaus nicht ohne Weiteres im obigen Sinne begreifen; für ihre Erklärung müssen noch — vielleicht demotactische — Kräfte aufgefunden werden, welche eine uns unbekannte Form der Blutkörperchenbewegung veranlassen.

„Sodann kommen nachweisbar in sehr vielen Fällen mikroskopische Diapedesen vor, die der makroskopischen Wahrnehmung vollkommen entgehen, da sie zu klein sind. . . .“

Indem also Unna die verschiedenen Erklärungsursachen der Hautblutungen kritisch beleuchtet, gelangt er zum Resultate, dass keiner der bisher als Ursache derselben angenommenen Momente dieselben genügend zu erklären vermögen. Hierbei aber geht dieser Forscher in eigenthümlicher Weise vor, indem er thatsächliche Angaben mit Hypothesen vermengt und gewisse thatsächliche Angaben zuzieht und andere verwirft, so dass das Gesammtbild seiner Ausführungen weder klar noch beweisend genannt werden kann.

Vor Allem müssen wir doch vor Augen halten, dass eine wichtige Basis für die Beurtheilung gewisser Gewebsveränderungen für die Blutung im Nachweise bestimmter Veränderungen eben bei haemorrhagischer Infection und im Gebiete der Blutung geschaffen werden kann, und zwar abgesehen von allen theoretischen Erwägungen über die Möglichkeit oder Wahrscheinlichkeit eines solchen Zusammenhanges.

Wir haben eben durchaus nicht alle mechanischen, chemischen oder organischen Momente in der Hand, welche für den Eintritt von Hautblutungen bestimmend sind, und niemand ist heutzutage berechtigt, zu sagen, diese oder jene Veränderungen der Hautgefässe oder deren Umgebung, welche bei Purpura gefunden werden, können mit der Blutung nicht zusammenhängen.

Deshalb können wir den Unna'schen Ausführungen, welche auf der Basis theoretischer Erwägungen stehen, keine entscheidende Bedeutung beilegen und werden ruhig in den einzelnen Fällen nach den Gefässveränderungen suchen.

Ein weiterer Einwand, welchen ich diesem Forscher nicht ersparen kann, ist, dass er, wie es scheint, meine Arbeiten nur in einem ganz kurzen Auszug gelesen hat, während ich die erwähnten Gewebsveränderungen in verschiedenen Publicationen und in den Annalen unseres Instituts weitläufig mitgetheilt und abgebildet habe.

Vielleicht würde sich Unna nach sorgfältiger Durchsicht meiner Arbeiten überzeugt haben, dass es nicht nöthig ist, die „detaillirten Nachweise“ meiner Befunde abzuwarten, nachdem diese bereits in einer grösseren Arbeit (Ann. de l'Inst. de Bact. Bucarest 1892) ausführlich von mir dargelegt worden sind. Freilich werden auch die detaillirten Nachweise der Veränderungen der Gefässe und des umgebenden Gewebes eben an der Stelle der Blutung Unna's theoretischen Anforderungen nicht genügen; denn derselbe will ja Veränderungen, „durch welche die Gefässe verdünnt, mürbe, zerreisslich werden“ und hält dieser Autor auch die hyaline Entartung für ganz ungeeignet, zu Blutungen Anlass zu geben. Dass es verschiedene starre bis ganz wiederstandslose, fast gelatinöse Hyaline giebt, dass hier die Zeitdauer ihrer Bildung, die Ausdehnung und Localisation des Processes in Betracht kommt, dass ich mit bestimmten Bacterien[1]) in bestimmten Gefässbezirken Hyalinenentartung mit Blutung erzeugen konnte, kommt für Unna gar nicht in Betracht. Vielmehr ist ihm der blosse Umstand, dass es Hyalinbildung auch ohne Haemorrhagien giebt, ein genügender Beweis dafür, dass Hyalinbildung an Gefässen mit Blutungen nicht zusammenhängen könne. Es ist überhaupt durchaus nicht meine Absicht, für jetzt bis in die innersten Vorgänge des Blutaustritts einzudringen; sondern ich begnüge mich, den innigen Zusammenhang der Blutungen mit bestimmten Bacterien und Gewebsveränderungen zu constatiren.

Auch habe ich es nicht auf die specielle Mechanik der Hautblutungen abgesehen, sondern es war mir darum zu thun, zu zeigen, dass es Bacterien giebt, welche specifisch blutungserregend für den Menschen sind, und dass dieselben nach ihrer Art und Virulenz die Gefässe und das dieselben umgebende Gewebe derart eigenthümlich verändern, dass an den Zusammenhang dieser Veränderungen mit der Blutung nicht gezweifelt werden kann, wenn auch der innere Mechanismus der Blutung nicht immer deutlich nachzuweisen ist. In vielen Fällen sieht man die Blutung eben

---

[1]) Annales de l'Institut Pasteur

inmitten homogen glasig veränderten oder körnig zerfallenden Gewebes eintreten, wie bei gewissen Streptococcenkrankeiten, dann bei den experimentellen Pestblutungen[1]). In anderen Fällen, so bei der Taubendiphtherie, konnte ich eine directe zerstörende Wirkung der Bacillen auf die Gefässwand nachweisen[2]). Dass in anderen Fällen ähnliche Gefässveränderungen aus anderen Ursachen nicht zu Haemorrhagien führen, ist doch durchaus kein Grund, den deutlichen ursächlichen Zusammenhang derselben in bestimmten Fällen in Abrede zu stellen.

Wenn bei Rotz oder bei Tuberculose oft keine Haemorrhagien vorkommen, so giebt es doch bekanntlich viele Fälle, wo solche bei diesen Krankheiten nicht fehlen und glaube ich nachgewiesen zu haben, dass es einer gesteigerten Virulenz gewisser Streptococcen bedarf, um derart rapide Gefäss- und Gewebsveränderungen zu schaffen, dass dieselben zu ausgebreiteten Haemorrhagien Anlass geben; während dieselben Streptococcen, wenn sie ihre Wirkung auf die Gefässe allmählich ausüben, nicht Blutung erzeugen.

Indem ich nun auf die Beschreibung, eines im Verein mit meinem Assistenten Herrn Dr. Nicolau studirten Falles haemorrhagischer Septicaemie übergehe, thue ich dies hauptsächlich, um eine eigenthümliche Art der Gewebsveränderung zu beschreiben, welche im Allgemeinen wohl jener durch den Fraenkelschen Diplococcus hervorgebrachten ähnelt, sich aber in Folge der eigenthümlichen Verbreitung des Infectionserregers im Gefässsystem und längs der Gefässe hauptsächlich an die Gefässe und deren Wandungen hält und so eine rapid verlaufende haemorrhagische Septicaemie verursachte. Zugleich muss bemerkt werden, dass hier Blutungen in der Haut gänzlich fehlen.

Die 40jährige Patientin wird am 1. April auf der inneren Abtheilung des Prof. Maldarescu im Philanthropie-Krankenhause zu Bukarest aufgenommen. Aus der Anamnese ist nichts Bemerkenswerthes anzuführen; vor einigen Jahren war die Patientin an Abdominaltyphus erkrankt. Vier Tage bevor sie ins Krankenhaus gebracht wurde, bekam Patientin ganz plötzlich einen Schüttelfrost, hohes Fieber und Schmerzen im Tibio-Tarsalgelenk. Bei der Einlieferung ins Krankenhaus zeigt das Thermometer 39,3,

---

1) Virchow's Archiv. Band 150 p. 343ff.

2) Zeitschrift für Hygienie. Band 8 p. 376ff.

das geschwellte Gelenk ist schmerzhaft, sowohl spontan wie bei Berührung; es scheint, dass ein geringes Gelenkexsudat vorhanden ist. Die Hautoberfläche zeigt blau-rothe Streifen, die den Verlauf der seitlichen Mm. peron. und der Extensoren verfolgt.

An der Rückseite des rechten Vorderarmes ist ein diffuses, tief rothes Oedem vorhanden, das bei Druck äusserst schmerzhaft ist. Am zweiten Tage sind Schmerzen in den Kniegelenken zu verzeichnen, ohne dass örtlich irgend eine Veränderung festzustellen wäre. Gleichzeitig erscheint eine ausgedehnte, schmerzhafte Schwellung in der linken Palmargegend, die langsam nach den Sehnen der Flexoren entlang schreibt, so dass die Bewegungen dieser Hand äusserst erschwert sind.

Der Urin enthält eine Spur Eiweiss. Nichts von Seiten des Herzens. Der Radialpuls ist voll, frequent nicht intermittirend. An der Basis der Lungen sind leichte Congestivphänomene festzustellen. Die Leber ist etwas vergrössert, reicht um zwei Finger breit über die falschen Rippen. Auch die Milz ist vergrössert. Die Zunge ist belegt. Appetitlosigkeit. Keine Magendarmstörungen. Kein Ausschlag auf der Hautoberfläche. Die Genitalorgane sind nicht untersucht worden.

Die oben beschriebenen Schmerzen und Schwellungen verringern sich und sind nach einigen Tagen ganz verschwunden. Trotzdem ist der Allgemeinzustand schlecht, die Temperatur schwankt zwischen 39° morgens und 40° abends. Der Patient ist aufgeregt und delirirt, wenn auch nur mässig. Sieben Tage nach der Einlieferung und am elften Krankheitstage verschied Patient mit atactisch-adynamischen Phänomen.

Die zehn Stunden post mortem vorgenommene Leichenöffnung ergab folgenden Befund: Geringe Injection der Hirnhäute und der Hirnsubstanz. An der Oberfläche der Lunge, dem Hilus zu, finden sich Punkte und grössere, dunkelrothe haemorrhagische Flecken, mässige Hyperämie und Oedem, namentlich an der Lungenbasis. Aus der eingeschnittenen Lunge quillt eine blutige schaumige Flüssigkeit. Die Lunge schwimmt auf der Oberfläche des Wassers. Keine Spur von Hepatisation. An der rechten Lungenspitze finden sich alte kreidige tuberculöse Knoten, von Erbsengrösse. Kein Pleuraexsudat.

Am Herzbeutel sieht man eine grosse Anzahl punktförmiger Ecchymosen, sowohl im parietalen wie im visceralen Theil. In der Höhe der Auricula, der auriculo-ventriculären Furchen sind diese Eccymosen zusammenfliessend. Kein Exsudat im Herzbeutel.

Das Herz ist schlaff und erweitert, die Muskulatur ist blass und zerreislich; ein mässiger Fingerdruck genügt, um das Muskelgewebe zu zerreissen. Keine Läsion der Orificien oder der Herzklappen.

Auf der Oberfläche des Peritoneums ist ebenfalls eine grosse Anzahl verschieden grosser Ecchymosen sichtbar, die sowohl das parietale, wie das viscerale Bauchfell einnehmen. Auf dem parietalen Bauchfell sind die Ecchymosen ungemein zahlreich in der Höhe der Fossa ilei und des kleinen Beckens, ohne die Grösse einer Bohne zu überschreiten. Umgekehrt erreichen sie auf der Mesenterialoberfläche und dem Omentum, die viel Fettgewebe enthalten, die Grösse eines 50-Centimes-Stückes. In der Bauchhöhle wenig röthliche klare Flüssigkeit.

Die Leber ist vergrössert, äusserst schlaff, feucht; unter der Glisson'schen Kapsel und der Convexität zu finden sich punktförmige Ecchymosen. Dein Einschnitt zeigt eine tiefe roth-braune Färbung. Die Milz ist schlaff, um das Doppelte vergrössert; die Kapsel ist verdickt und gerunzelt; unterhalb der Kapsel findet man Ecchymosen, die denen der Leber entsprechen. Der Einschnitt zeigt eine tiefe, braun-rothe Färbung. Die Pulpa ist erweicht und lässt sich mit dem Messer leicht abschaben. Unterhalb der Kapsel sind einige, 1—2 cm im Durchmesser fassende, schwarz-rothe, wenig granulirte Infarcte sichtbar, die sich härter anfühlen als der übrige Theil des Organes.

Die Nieren sind vergrössert, hyperämisch, weicher, saftreicher, mit haemorrhagischen Punkten an der Oberfläche. Es ist kein Farbenunterschied vorhanden zwischen Mark- und Rindensubstanz.

Der vergrösserte Uterus ist schlaff und misst vertical $13^1/_2$ cm, transversal $8^1/_2$ cm. Die Muskulatur ist verdickt, feuchter und misst in der Höhe des Corpus $3^1/_2$ cm. Die Höhle ist erweitert. Die Uterusschleimhaut ist pulpös, gewuchert, ödematös, mit kleinen Blutergüssen. An der hinteren Wand in der Nähe des Fundus findet man eine 3 cm breite, rundliche, brandige mucöse, zottige erhabenene Stelle, welche von einer schmutzigen, bräunlichschwarzen, leicht ablöslichen Pseudomembran bedeckt ist. Beim Einschnitt der linken Tube entleert sich eine eitrige Flüssigkeit.

Das rechte, vergrösserte Ovarium zeigt beim Einschnitt das Vorhandensein eines Corpus luteum mit einem Durchmesser von 2 cm.

Die geschilderten Symptome liessen eine Infectionskrankheit annehmen, es sind in Folge dessen Schnellpräparate auf Deckgläschen mit Abschabungen aus allen Organen gemacht worden, desgleichen Culturversuche auf verschiedene Nährsubstanzen. Die Deckgläschen-Untersuchung ergab, dass zwischen den Gewebszellen und im Blute zwischen den rothen Blutkörperchen eine grosse Anzahl Diplo-Bacterien vorhanden waren, deren Charaktere weiter unten geschildert werden sollen.

Die auf verschiedenen Nährsubstanzen gemachten Culturversuche ergaben aus allen Organen in Reinculturen ein- und denselben, ziemlich reichlich sich entwickelten Bacillus.

Nach 24 Stunden entwickelten sich bei 37° C. auf Agar kleine, punktförmige durchsichtige Colonien, die wie Thautropfen aussehen. Stehen die Colonien dicht bei einander, so sind sie so klein und durchsichtig, dass sie kaum sichtbar sind. Umgekehrt wenn die Colonien rar sind, dann sind sie grösser, besser sichtbar und ein wenig hervorragend; nach 10—15 Tagen sind die Colonien grösser, erreichen einen Durchmesser von 1—1½ mm und haben in ihrer Mitte eine hervorragende Zone, die etwas von ihrer Durchsichtigkeit eingebüsst hat; an der Peripherie sieht man eine plattgedrückte, circuläre, an den Rändern ein wenig gezähnte Zone.

Am Boden des Röhrchens sammelt sich gleich in den ersten Tagen wenig weisses, körniges Präcipitat.

Auf Glycerin-Agar entwickeln sich der Bacillus viel rascher und viel reichlicher, als auf einfachem Agar. Auf Zucker-Agrar entwickeln sich bei tiefen Stichculturen kleine, runde, punktförmige Colonien, die aber weniger durchsichtig und gelbfarbig sind. Die Colonien scheinen sich in der Tiefe der Stichcultur zahlreicher zu entwickeln; der Bacillus verhält sich facultativ aërob, indem er sich bei Sauerstoffmangel besser entwickelt. Er scheint für gezuckerte Nährsubstanzen eine Vorliebe zu haben, indem er sich hier besonders üppig entwickelt. In Bouillon mit Lactose bildet er schon am zweiten Tage grosse Flocken, die eine beinahe ½ cm dicke Schicht am Boden des Röhrchens bilden.

Nach 24 Stunden bemerkt man eine Trübung der Bouillon, nach 2 bis 3 Tagen bildet sich am Boden des Röhrchens ein pulverförmiger Niederschlag. In Bouillon-Pepton ist kein Indol nachweisbar. Der Bacillus entwickelt sich gut auf Gelatine bei Zimmertemperatur und bildet dem Stiche entlang kleine, punktförmige, mehr undurchsichtige, weiss-gelbliche Kolonien. An der Oberfläche der Gelatine entwickeln sich ziemlich grosse, weisse, warzenförmige, runde Colonien, die etwas grösser sind als die in der Tiefe. Gelatine wird nicht verflüssigt. Milch wird nicht coagulirt.

Eie Entwickelung ist unscheinbar auf Serum und Kartoffeln. Diese Bacterien verfügen über eine ziemlich grosse Lebensfähigkeit auf künstlichen Medien; so haben sich Culturen nach 30 bis 35 Tagen noch reichlich entwickelt.

Die mikroskopische Untersuchung liess feststellen, dass dieser Bacillus sich in der Form unbeweglicher, runder, leicht lanzettenförmiger, 0,6 bis 0,8 μ starker Diplobacterien darstellt, einpaarig oder mehrere aneinander gereiht, selten kleine Ketten bildend. Culturversuche auf flüssigen Nahrsubstanzen ergaben manchmal lange Ketten von 20 bis 30 Paaren. In der Cultur ist keine Kapsel sichtbar. Diese Bacterien lassen sich mit allen Anilinfarbstoffen und auch nach Gram färben.

Impfversuche wurden in folgender Weise angestellt: Zwei Mäuse wurden subcutan injicirt, die eine bekam $^1/_2$ ccm Bouilloncultur nach 8tägiger Isolirung aus dem menschlichen Körper, die zweite $^1/_4$ ccm. Die erste Maus ging nach 80, die andere nach 96 Stunden ein. An der Injectionsstelle fand sich ein geringes haemorrhagisches Oedem, die Milz vergrössert, Leber und Nieren congestionirt, keine Localisation seitens der Lungen. Im Blut findet sich eine ausserordentlich grosse Anzahl der oben beschriebenen Diplococcen, die von einer äusserst blassen Kapsel umgeben sind. Die aus den Organen dieser beiden Mäuse gemachten Culturversuche ergaben auf allen Nährmedien denselben Bacillus. Eine Maus, der ein Gemisch von Bouillon und einige Tropfen Blut von diesen Thieren einverleibt wurde, starb nach 60 Stunden und zeigte genau dieselben Veränderungen, wie die ersten beiden Mäuse. Es ist daraus zu schliessen, dass die Virulenz dieses Bacillus durch Verimpfung stärker geworden ist. Die aus den Organen dieser dritten Maus gemachten Culturversuche ergaben denselben Bacillus. Es ist also anzunehmen, dass dieses Bacterium bei Mäusen ein haemorrhagisches Oedem an der Injectionsstelle erzeugt, während das Thier unter dem Bilde von Septicaemie, mit Milzvergrösserung und zahlreichen Bacterien im Blute stirbt.

Einem Kaninchen wurden am Ohre subcutan 3 ccm Bouilloncultur einverleibt. Schon am nächsten Tage zeigte das Thier Fiebertemperatur, 41,5, die nahezu bis zum Tode verharrt. An der Injectionsstelle ist dasselbe haemorrhagische Oedem zu beobachten, wie es bei den Mäusen sich einstellte; das Thier starb nach 6 Tagen. Die Milz ist vergrössert; die aus dem Blut und den Organen gemachten Präparate zeigen eine grosse Anzahl eingekapselter Diplococcen. Alle Culturversuche ergaben, aus verschiedenen Organen herrührend, denselben Bacillus in Reincultur.

Meerschweinchen sind etwas resistenter; sie widerstehen der subcutanen Impfung mit geringen Dosen, die nur ein intensives Fieber hervorrufen, wonach das Thier wieder gesundet. Allein das Thier stirbt, nach intravenöser Injection selbst einer geringeren Dosis, unter dem Bilde der Septicaemie.

Hunde widerstehen selbst intravenösen Injectionen. Die Virulenz des Bacterium bleibt lange Zeit erhalten; es ist nach viermonatlichen successiven Verpflanzungen auf künstlichen Nährmedien noch immer pathogen für Mäuse und Kaninchen.

Um festzustellen, ob dieser Bacillus in den Nährmedien toxische Substanzen hervorbringt, die Krankheitserscheinungen erzeugen könnten, injicirten wir ein Filtrat der Bouilloncultur verschiedenen Thieren, Mäusen, Kaninchen, Meerschweinchen. Mäuse, die $1^1/_2$ ccm dieses Filtrats injicirt bekamen, starben nach sechs Tagen. Kaninchen boten nach einer sucutanen Injection von 8 ccm eine starke Fieberreaction und starben nach 8 bis 10 Tagen. Meerschweinchen werden nur nach Injection grosser Dosen getödtet, indem an der Impfstelle blutiges Oedem und an den serösen Häuten oft Haematogien auftraten.

Aus den Organen einer verstorbenen Frau sind Portionen in Alcohol-Formol gehärtet und mit dreifacher Färbung — Haematoxylin, Eosin und Gram — untersucht worden.

Die Milz-Kapsel mässig verdickt und ebenso die Trabekeln. Die Arterien sind contrahirt und in ihrer Umgebung findet sich eine aus mononucleären Leucocyten bestehende Zone (Lymphocyten). Die Pulpa besteht aus grossen schütteren Zellen; in der Pulpa erkennt man proliferirte Endothelzellen und zwischen ihnen kleine, mono- und polynucleäre Zellen: wohl lymphatische Räume mit proliferirten Wandelementen erfüllt von lymphatischen, theilweise zerstörten Elementen.

Die Lunge zeigt viel Pigment in der Umgebung der Gefässe, die erweitert sind und leucocytenreiches Blut enthalten. Manche Alveolen sind mit einer eiweissartigen, granulösen, sich blass färbenden Substanz gefüllt. Im Innern sieht man Vacuolen, wahrscheinlich Luftblasen. Das Alveolenepithel ist stark geschwellt, ohne desquamirt zu sein. Mit Immersion sieht man im Inneren der Gefässe zahlreiche Bacterien den vorhin geschilderten entsprechend.

Im interstitiellen Gewebe der Nieren fand man zahlreiche Granulationszellen. Die Glomeruli sind geschwellt und zellenreicher. Die Tubuli haben geschwelltes Epithel und in ihrem Innern finden sich eiweissartige, körnige Massen. Die Gefässe sind erweitert, namentlich die Venen. Zahlreiche Diplobacterien sowohl im Innern der Gefässe wie in einigen erweiterten Nierentubuli inmitten körniger eiweissartiger Massen. Diese Bacterien sieht man auch in den Glomeruli, wo sie mit den rothen Blutkörperchen vermischt sind. Im Innern der Gefässe finden sie sich nicht nur zwischen den Blutkörperchen, sondern auch in der Mitte von körniger Masse, welche eine Art Thrombus bilden.

In der Leber ist das interstitielle Gewebe verdickt, mit wenigen Rundzellen in der Umgebung der Gallenkanälchen, welche verdickte Wände haben. Die Leberzellen sind etwas blasser, mit etwas unregelmässigen Kernen. Manche Venen enthalten sogar eiweissartige Coagul, die pigmenthaltig sind, grosse, den Leberzellen ähnliche Zellen enthalten, die in das Innere der Gefässe gedrungen sind — wirkliche parenchymatöse Infarcte, wie man sie bei verschiedenen Infectionskrankheiten vorfindet. Diese Zellen sind entartet und enthalten Fetttropfen. Im Blut finden sich einzelne 0,8 μ grosse Diplococcen.

Schnitte aus dem Uterus in der Gegend der gangränösen Stelle zeigen folgendes Bild: Die Infiltration setzt sich von der Oberfläche in die Tiefe fort. Dieselbe ist zunächst von einer albuminösen und fibrinösen Pseudomembran gebildet, die mehr oder weniger reticulirt ist, glasige Schollen enthält und in grosser Anzahl ein und dasselbe, bei Puerperalfieber nicht anzutreffende Bacterium. Es ist oval, mit einer Kapsel versehen, zooglöenbildend, und macht den Eindruck eines Diplobacteriums, ähnlich dem Pneumococcus, von dem es sich aber durch die ovalen Glieder und die Zoogleabildung unterscheidet. Die Unterschiede sind, wie wir oben gesehen, in Kulturen scharf ausgesprochen. Die Uterusschleimhaut ist necrosirt, haemorrhagisch infiltrirt und mit polynucleären, einen fragmentirten Kern enthaltenden Leucocyten infiltrirt. Die hypertrophirten Muskelfasern erreichen wirkliche Riesengrösse, und sind viel grösser als im schwangeren Uterus.

Die ausführliche Schilderung der pathologisch-anatomischen Veränderung ist in der Erklärung der Tafel nachzusuchen.

Als wesentlichsten Befund wollen wir besonders die hyaline und fibrinöse Umwandlung der Gefässwände und ihrer Umgebung namentlich an den haemorrhagisch infiltrirten Stellen, sowie die ungemeine Erweiterung anderer nicht entarteter Gefässe der Umgebung hervorheben. Diese Gefässe sind zunächst dünnwandig und von einer breiten Zone von frischem Granulationsgewebe umgeben. Wie dies in Fig. I u. III ersichtlich, ist ein grosser Theil der Infiltrationen von grossen Zellen gebildet, deren Ursprung von proliferirten Muskelzellen keinen Zweifel zulässt. Dieser Fall ist nun insofern für meine Aufassung der haemorrhagischen Infectionen des Menschen zu verwerthen, als es sich um eine puerperale Infection eines offenbar sonst nicht prädisponirten Individuums handelt, wobei das Virus sich sowohl morphologisch als auch biologisch als ein spezifisches Bacterium darstellt, welches ich bisher nicht beobachtet habe, und welches für die haemorrhagische Form der Infection verantwortlich gemacht werden darf. Denn einerseits zeigen die unter dessen Wirkung stehenden Gefässe solche Veränderungen, wie sie mit den Blutungen innig zusammenhängen und andererseits vermag das Bacterium auch bei Thieren — ohne jede Vorbereitung der letzteren — haemorrhagische Septicaemie zu erzeugen.

Erklärung der Tafel 3 und 4.

Fig. I. Puerperale hämorrhagische Septicämie. — Uterusquerschnitt in der Gegend des Ansatzes der Placenta. Methylenblau-Eosin.

P, Diphtheritische Pseudomombran; *o*, oberflächlich granulirte Schicht; *b c*, Bacteriencolonien; *l*, untere, aus Leucocyten gebildete Grenze, *h*, Haemorrhagien; *Sp*, in die Tiefe dringende, mit Bacteriencolonien ausgekleidete Spalte. Dieselbe ist von erweiterten und entarteten Gefässen v^{I} umgeben. Dieselben sind glasig, zum Theil erhalten und von Haemorrhagien, h^{I}, umgeben. Andere Gefässe sind von grossen, theils endothelialen, v^{II}, theils von aussen eingedrungenen Elementen ausgefüllt. Auch finden sich durch glasige, fibrinöse Massen ausgefüllte Gefässe. Unterhalb der Leucocythenzone finden sich erweiterte Gefässe mit glasig entarteter Wandung v^{III}, zum Theil von

Haemorrhagien und von einer Leucocytenzone umgeben. In den oberflächlichen Muskelschichten sind die Gefässe blass erweitert (*v*). Hier erkennt man eine eigenthümliche Proliferation und Entartung der Muskelelemente, indem diese aufquellen, z. Th. hyalin entarten und zu grossen länglichen oder runden Zellen zerfallen (*m p*). Ein Theil der grossen Rundzellen, welche die endzündliche Zone durchsetzen und selbst in den Blutgefässen gefunden werden (*h'e*), stammen offenbar aus diesen Muskelelementen. Ausserdem erkennt man hier noch Lymphgefässe von Granulationszellen, Haemorrhagien und den erwähnten grossen Zellen umgeben.

Fig. II. Ein Gefäss der haemorrhagischen Zone des Uterus, Haematoxylin-Eosin-Gram, bei 800facher Vergrösserung. *v*, Gefäss mit rothen Blutkörperchen, *L*, polynuclearen Leucocyten, *l p* und einkernigen Zellen. Die Wandung ist undeutlich begrenzt und geht in das homogene, rosig gefärbte vacuoläre Gewebe der Umgebung über, in deren Lücken fragmentirte Kerne (*l p*), grössere Zellen mit gelapptem Kerne *e*, oder mit Kernfragmenten e^{I} enthalten sind. Stellenweise haben sich zellreichere, dichtere, dunkler gefärbte Herde gebildet, in deren Mitte grosse Rundzellen, wohl von Muskelelementen herstammend, umgeben von den charakteristischen Diplobacterien (d^{I}) angetroffen werden. Daneben finden sich vergrösserte und z. Th. gewucherte Muskelzellen (*m*).

Fig. III zeigt die eigenthümliche Wucherung der Muskelzellen des Uterus in Folge des specifischen Infectionserregers: *m* normale Muskelzellen, m^{I} vergrösserte Elemente mit röthlich gefärbtem Protoplasma, m^{II} mit eigenthümlich geschwelltem Kerne, m^{III} mit Segmentation des Kernes; m^{IV}, spindel- oder kreuzförmige und z. Th. hyaline gequollene Muskelfaser mit Kernvergrösserung und Segmentirung. m^{V}, ungemein gequollene und in mehrere grosse Zellen zerfallene Muskelfasern. Diese Zellen sind durch eine eigenthümliche Färbung und durch die eigenthümliche Lappung des Kernes charakterisirt und erscheint es nicht zweifelhaft, dass die Zelle *i*, welche in ein Blutgefäss durch die defecte Wandung eingedrungen ist, aus einer gewucherten Muskelzelle stammt. *C*-Capillare umgeben von proliferirtem Bindegewebe (*f c*).

Discussion.

Herr Chiari: Ich möchte nur bemerken, dass es mir zweckmässiger erschiene, einen Fall von Pest, bei dem Hämorrhagien zugegen sind, hämorrhagische Pest zu nennen, weil ja die Bezeichnung hämorrhagische Sephthämie immer erst der näheren Erläuterung bedarf.

Herr Babes: Ein Theil der haemorrhagischen Infectionen kann unzweifelhaft in Analogie mit den haemorrhagischen Septicaemien der Thiere, als haemorrhagische Sept. des Menschen betrachtet werden, indem es sich im Sinne der Koch'schen, sowie der französischen Terminologie um wahre allgemeine Bacterieninvasion ins Blut mit septicaemischen Erscheinungen handelt. So kann die Pestinfection, welche übrigens wohl immer einen haemorrhagischen Character besitzt, sich gut in die grosse Gruppe der haemorrhagischen Infectionen des Menschen und namentlich der septischen Processe einreihen.

---

23. Herr V. Babes und V. Sion-Bukarest.

Ueber Veränderungen im Nervensystem bei Pellagra.

Nachdem Rumänien von Pellagra schwer heimgesucht worden ist, indem in manchen Gegenden die ländliehe Bevölkerung im Verhältniss von 6 pro Tausend an derselben erkrankte, erwächst uns die Verpflichtung, uns mit dieser eigenthümlichen Krankheit näher zu beschäftigen. Die Pellagragegenden fallen grösstentheils mit jenen zusammen, in welchen grosse Armuth, Alkoholmissbrauch, Malaria und Syphilis herrschen und wo sich die Bevölkerung fast ausschliesslich von Mais nährt.

Wir haben die Krankheit zwar in verschiedenen Richtungen studirt, um zunächst in deren Wesen einzudringen; doch war der Erfolg unserer Bemühungen ebenso ungenügend wie jener anderer Forscher, welche in Italien und Frankreich die Pellagra beobachtet hatten. Wir glauben auf Grund eingehender Untersuchungen annehmen zu dürfen, dass Pellagra eine Allgemeinerkrankung darstellt, indem zunächst die der Sonne direct ausgesetzten Hautpartien, besonders die Handrücken und das Gesicht wiederholt in Form eines oft brennenden, später desquamierten Erythems ergriffen werden, welche sich im Verlauf von Jahren auf die Darmschleimhaut erstreckt und sich später im Centralnervensystem localisirt, indem dann ein eigenthümliches, acutes oder chronisches Irresein, Delirien, Demenz, spastische und Lähmungserscheinungen, clonische und tonische Krämpfe an den unteren Extremitäten auftreten und dass sie bei Andauern des ursächlichen Momentes unter Cachexie zum Tode führen kann. Zugleich ist es für die Krankheit eigenthümlich, dass ein Wechsel der Lebensweise selbst in sehr vorgeschrittenen Stadien der Krankheit Heilung oder bedeutende Besserung herbeiführt. Trotz mancher gegentheiliger Behauptungen glaube ich daran festhalten zu dürfen, dass die Krankheit mit Maisnahrung zusammenhängt, wenngleich ja ähnliche Zustände manchmal auch in Folge anderer ungenügender Nahrungsmittel, namentlich bei schwerer Schädigung des Centralnervensystems, hervorgebracht werden können.

Es ist aber andererseits über allem Zweifel erhaben, dass selbst ausschliessliche Maisnahrung nicht Pellagra erzeugt, wenn nicht noch andere begünstigende Umstände hinzutreten, unter welchen namentlich hereditäre oder erworbene Schwäche oder Degeneration und Alkoholmissbrauch die wichtigsten sind. Fraglich ist es, ob jeder Mais oder blos bestimmte Maisarten, oder ob nur verdorbener Mais die Krankheit hervorrufen. Unsere diesbezüglichen Nachforschungen haben erwiesen, dass bestimmte weniger nahrhafte Maissorten, dass in seinem Nährwerth verringerter, verdorbener oder unreifer Mais die Krankheit allerdings häufiger erzeugt, dass aber auch reifer und nicht verdorbener Mais oft zur Krankheit Anlass geben kann. Die vielumstrittene Frage, ob blos verdorbener Mais die Krankheit erzeuge, scheint selbst von dem eifrigsten Verfechter der Theorie des verdorbenen Mais in letzter Zeit derart abgeändert worden zu sein, dass man annimmt, dass fast jeder Mais mehr oder weniger zersetzt in Gebrauch kommt. Unzweifelhaft wird unreifer oder sehr verdorbener Mais schädlicher wirken, als der gewöhnliche sogenannte gesunde. Eine banale Zersetzungsursache durch Penicillium glaucum oder durch Kartoffelpilze wird im Mais Toxine erzeugen, ebenso wie ähnliche Ursachen essbare Pilze in schädliche verwandeln können. Hierbei wurde immer wieder constatirt, dass von sonst unter denselben Verhältnissen lebenden Menschen selbst schlecht genährte oder verkommene nicht erkranken, wenn dieselben nicht ausschliesslich von Mais leben, dass zahlreiche nur vom Mais lebende besser situirte oder robuste gesunde, nicht alkoholische Individuen trotzdem nicht erkranken, während schwächliche und besonders alkoholisirte der Pellagra zum Opfer fallen.

Es erscheint demnach plausibel, anzunehmen, dass der Mais nicht sowohl ein relativ ungenügendes Nahrungsmittel ist, als dass derselbe schwach toxische Substanzen enthält, welche sich durch Verderbniss vermehren und welche auf geschwächte oder sonst disponirte Individuen schädlich wirken, oder aber, dass bei solchen Individuen in Folge der Maisnahrung bei Gegenwart von Fermenten der Organismus derartige Substanzen bereitet. Die von Lombroso beschriebenen, aus Mais gewonnen toxischen Substanzen konnten hier allerdings nicht gewonnen werden.

Leider sind wir in unseren Untersuchungen über die wirksame Substanz, deren specifischen Charakter wir aber nachgewiesen zu haben glauben, noch nicht zum Abschluss gelangt, so dass wir uns einstweilen auf einem anderen Gebiete aussprechen wollen, auf welchem unsere Forschungen etwas weiter fortgeschritten sind; namentlich werden wir uns erlauben, in die bisher wenig gewürdigten feineren anatomischen Veränderungen bei Pellagra einzugehen. Vielleicht werden dieselben uns auch irgendwelche Aufschlüsse über einige der angedeuteten praktischen Fragen geben können.

Nachdem alle bisherigen aetiologischen Pellagraforschungen kaum zu irgend welchem sicheren Resultat geführt haben, indem weder für die giftigen Produkte der Gärung oder Verwesung von Mais noch für die auf Mais oderin den Fäces Pellagräser gefundenen Bacterien irgend welcher aetiologischen Zusammenhang mit der Krankheit nachgewiesen werden konnte und auch die Maisnahrung von Thieren in derselben Art wie dieselbe beim Menschen Pellagra erzeugt, trotz der gegentheiligen Behauptungen italienischer Autoren zu keinerlei verwerthbaren Resultaten geführt hat, glaubte ich mich berechtigt, auch in der Erforschung dieser Krankheit zunächst eine solide pathologisch-anatomische Grundlage zu suchen.

Es wurden zwar schon früher mehrere derartige Angaben gemacht, doch wurde namentlich die Histologie der Krankheit bisher ziemlich vernachlässigt. Freilich handelte es sich den zu lösenden Fragen gegenüber um sehr feine und schwer zu erschliessende Läsiosen.

Die eigenthümlichen Erytheme der Pellagiösen sind wohl trophoneurotischer Natur. Ausser Hyperämie konnten wir in excidirten Hautstücken geringe Serumtranssudation mit wenigen Leucocythen und einer eigenthümlichen metachromatischen homogenen diffusen Masse (wohl Albuminate) erkennen, während namentlich die Schweissdrüsen zellreicher und metachromatische Granulationen enthaltend, angetroffen wurden. An den kleinsten Nerven konnte man ebenfalls ausser einer mässigen Durchtränkung mit homogener blass färbbaren Masse und verhältnissmässiger Armuth an myelinen Fasern nichts Aussergewöhnliches constatieren.

Viel bedeutender sind die Veränderungen im Stadium der desquamativen und namentlich der chronischen pigmentären abschuppenden Hautverdickung. Hier erkennt man ganz auffällige Wucherungsvorgänge des Epithels; indem verschiedene gut unterscheidbare Schichten homogenen dicken oder lockeren Materials gebildet werden. Die inneren Epithelschichten enthalten viel gelbes Pigment, die Papillen sind in Zellwucherung begriffen und mit zahlreichen Plasmazellen versehen; die Schweissdrüsen sind gewuchert und die erweiterten Talgdrüsen enthalten oft reichliche Colonien von kleinen Diplobacterien, in deren Umgebung Granulationsgewebe diffus oder herdförmig gelagert auftritt. In demselben prävaliren gewucherte Endothelien und Plasmazellen. Die bedeutende Verdickung der Haut wird durch ein eigenthümliches massenhaft eingelagertes Gewebe bedingt, welches zum Theil aus hyalinen wellenförmigen dicken brüchigen Fasern, vielleicht z. Th. Exsudat, zum grössten Theil aber entartetem elastischem Gewebe gebildet ist. In diesem Gewebe findet man zahlreich blasse dicke Stäbchen oder Doppelstäbchen, welche an Bacillen erinnern, durch Anilinfarben aber nur schwach gefärbt werden. Es handelt sich also hier um einen eigenthümlichen Irritations- und Exsudationszustand der Haut, welcher im Beginn allenfalls mit einem durch bestimmte Nahrungsmittel bei disponirten Personen erzeugbaren Erythem verglichen werden könnte, während später ein die Function der Haut schädigender chronischer sclerotischer desquamativer Prozess auftritt, welchen wir in einer späteren Mittheilung ausführlicher beschreiben wollen.

Im Dickdarm wurde häufig eine eigenthümliche körnige Necrobiose des oberflächlichsten Schichten, sowie Dequamation des Drüsenepithels und Atrophie der Muscularis gefunden. Die Niere zeigt bei acuten Formen eine eigenthümliche Schwellung der Epithelien selten mit fettiger Entartung, oft mit pigmentirten Massen im Epithel und im Lumen der Kanälchen, welche oft mit hyalinen Schollen und Cylindern erfüllt sind. In der Umgebung der Gefässe oft Pigmentanhäufung und Zellenwucherung. Besonders interesirte uns das Nervensystem, welches bei dieser Krankheit früher oder später in Mitleidenschaft gezogen wird.

Während in den kleinen peripherischen Nerven ausser der erwähnten mässigen Quellung durch seröse Durchtränkung nichts Besonderes gefunden wurde, constatirten wir stellenweise geringe Reizungszustände der sympathischen Nervenganglien, vornehmlich den Bauchsympathicus und des Auerbachschen Plexus, welche besonders im Auftreten reichlicher Sternzellen zum Ausdruck gelangen; hingegen konnten wir uns nicht von einer besonderen Menge vom Pigment in den Zellen überzeugen.

Während in den meisten Fällen in den Nervenstämmen und in den Rückenmarkswurzeln nichts Besonderes zu erkennen war, fanden sich in anderen Fällen bedeutende Veränderungen, namentlich in den hinteren Wurzeln. In einem Falle waren dieselben von einer breiten Zone eines Granulationsgewebes umgeben, welches besonders aus Plasmazellen und gequollenen endothelialen Elementen, dann aus gequollenen fixen Zellen und wenig kleine mononucleären Rundzellen besteht.

In anderen Fällen handelt es sich um eine Entartung der Nervenfasern selbst, indem die Wurzeln, besonders die hintere nach dem Austritte aus dem Ganglion nach Pal viel blasser gefärbt sind als die eintretenden Fasern. Die Myelinhülle enthält eben statt der schwarzblauen Masse eine blassbraune granulirte Substanz, während am Axencylinder selbst blos stellenweise Quellung oder Vacuolisirung beobachtet werden kann.

Wieder in zwei anderen Fällen sind die hinteren Wurzeln der Sitz bedeutender chronischer atrophischer und iritativer Veränderungen, indem namentlich ein grosser Theil der Nervenbündel, besonders die mehr hinten-median gelegenen mittels der Pal-Weigert'schen Färbung ganz blass gefärbt werden. Blos vereinzelt findet man in diesen Bündeln dicke, schwarz gefärbte Fasern. Bei genauer Untersuchung dieser Bündel erkennt man, dass die meisten Fasern zu sogenannten „leeren Fasern“, also ohne Myelin und Axencylinder geworden sind, zwischen welchen ziemlich derbes, homogenes, manchmal schwieliges Gewebe mit weniger Zellen lagert. Blos in der Umgebung der theils geschrumpften, theils erweiterten Gefässe findet man oft eine Zone von mononucleären Rundzellen.

Man kann also in mehr als der Hälfte der Fälle Perineuritis, sowie parenchymatöse oder chronische interstitielle Neuritis der hinteren Spinalwurzeln unterscheiden.

Die Spinalganglien sind oft bindegewebsreicher und erkennt man oft in der Umgebung der Nervenzellen, welche wenig verändert erscheinen, reichliche Nervenfasernetze, wie es mir schien, zum Theil neuer Bildung.

Die interessantesten Veränderungen constatirten wir aber im Bereiche des Centralnervensystems. Dasselbe und namentlich das

Rückenmark wurde schon früher von Tuczek und P. Marie untersucht und wurden von diesen Forschern eigenthümliche Veränderungen beschrieben, namentlich Strangdegenerationen gewisser Gegenden, welche mit jenen der beim Fötus zuletzt mit Myelin versehenen Bahnen gewisse Analogien aufweisen.

Nach diesen Forschern sind bei Pellagra neben den Goll'schen Strängen die Pyramidenbahnen, die hintere Wurzelzone, das Schultze'sche Komma entartet, was auf einen endogenen Ursprung der Läsionen bei Pellagra hinweisen würde. Unsere Befunde bei 10 Fällen von Pellagra decken sich indes keineswegs mit jenen der erwähnten Autoren.

Zunächst haben wir ja das häufige Ergriffensein der hinteren Wurzeln betont, welches der Annahme eines rein endogenen Prozesses widerspricht, indem der aufsteigende Verlauf der Entartung von den Wurzeln aus deutlich verfolgt werden kann, wenn nicht zugegeben werden darf, dass der Verlauf der Entartung von jenen des tabischen Prozesses gewöhnlich abweicht. In der That sind bei Pellagra die Lissauer'sche Zone sowie die vorderen Wurzelzonen weniger ergriffen als bei Tabes, während aber die Clarke'schen Säulen bei beiden Prozessen tief verändert sind.

Wenn indessen der krankhafte Prozess im Rückenmark weit vorgeschritten ist, findet sich das gesammte Gebiet der Hinterstränge ziemlich diffus ergriffen, indem allerdings noch Reste von schwarzen Fasern in der Lissauer'schen Zone, zwischen den Budach'schen und Goll'schen Strängen sowie an der medianen Grenze der Hinterhörner übrig bleiben.

Auch die Art der Veränderung ähnelt jenen bei Tabes, indem es sich hauptsächlich um Schwund und Atrophie der Nervenfasern mit Auftreten reichlichen Neurogliamassen mit spärlichen Zellen, besonders im Zusammenhang mit den verdickten Gefässen handelt; dennoch kann man behaupten, dass bei Pellagra eine Erblassung mit körnigem Zerfall der Nervenfasern prävaliren, indem blos in späten Stadien das histologische Bild mit jenem bei Tabes zusammenfliesst.

Während nun die Veränderungen der weissen Substanz einigermassen gewürdigt worden waren, sind jene der grauen Substanz und namentlich der Gesammtcoformation derselben bis zu unseren Untersuchungen fast unbekannt geblieben, obwohl eben die Localisation der Veränderungen in der weissen Substanz auf wesentliche Veränderungen auch der grauen Substanz hinweisen.

Zunächst fanden wir in mehreren Fällen eine Fortsetzung der Veränderungen der hinteren Wurzeln in die Hinterhörner, so in einem Falle bedeutende Gefässverdickung, in einem anderen das Auftreten einer ausgedehnten homogenen Schwiele im Anschluss an sclerotische Veränderung der Hinterwurzeln. In anderen Fällen setzte sich das die Gefässe umgebende Granulationsgewebe aus den Wurzeln in die Hinterhörner und in die hintere Wurzelzone fort.

Besonders ausgesprochene Veränderungen konnten wir manchmal an verschieden gelegenen Stellen wahrnehmen, welche einen Theil der Vorder- oder Hinterhörner einnahmen und wohl localen Ursprungs sein dürften. Es handelt sich um chronisch entzündliche Herde mit oft ungemeiner Verdichtung oder Sclerose der Grundsubstanz, mit Schwund des feinen Nervengeflechtes, mit Schwund oder gelben Atrophie der Nervenfasern und mit ungemeiner Verdickung und oft Verstopfung der Gefässe. Es sind dies Veränderungen, welche makroskopisch deutlich zu erkennen sind und sich oft auch auf die umgebende weisse Substanz erstrecken. Freilich muss man oft sorgfältig suchen, um diese sclerotischen Herde zu finden, dieselben sind aber offenbar für einen Theil der Veränderungen der weissen Substanz verantwortlich.

Eine andere wesentliche Veränderung betrifft grössere Zellgruppen der grauen Substanz. Die Clarke'schen Säulen sind immer ergriffen, indem gewöhnlich alle Zellen derselben gequollen, oft kernlos angetroffen werden, indem das Centrum derselben von einer grob granulirten Pigmentmasse oder von einer fein granulirten blassen, wohl schleimartigen Substanz ausgefüllt ist, während die Peripherie blos stellenweise Chromatin enthält.

Aehnlich entartet sind ausserdem verschiedene Zellgruppen der Vorderhörner, namentlich in medianen und lateralen Antheilen des Lendenmarkes. Hier erkennt man noch öfters eigenthümliche Wucherung von verzweigten Neurogliazellen, welche die entarteten Nervenzellen dicht umgeben und später an deren Stelle eigenthümliche, oft strahlig angeordnete Haufen bilden. Verschiedene Forscher betonen ferner Wucherungsvorgänge mit Obliteration des Centralkanals, welche Befunde ich bestätigen kann, ohne aber denselben einstweilen wesentliche Bedeutung zuzuerkennen.

Noch eine weitere Veränderung des Rückenmarks konnte in vielen Fällen von Pellagra constatirt werden. Es handelt sich namentlich um Anomalien der Architektur des Organs. Nur selten konnte ich derartige Formveränderungen der grauen Substanz bei anderen Erkrankungen oder im normalen Rückenmark beobachten. Namentlich die Zeichnung der grauen Substanz findet sich bei Pellagra oft auffallend verzerrt. Abgesprengte Inseln grauer Substanz sind in die weisse Substanz gerathen, Zellgruppen haben ihre Lage verändert, die Clarke'schen Säulen sind manchmal in die Vorderhörner gerathen.

Diese Veränderungen haben jedenfalls nichts mit einer etwaigen Verletzung oder Misshandlung des Rückenmarkes zu thun, so dass ich mich fragen musste, ob diese offenbar angeborenen Anomalien nicht eine Krankheitsanlage, eine Prädisposition für die pellagröse Erkrankung abgeben konnten, indem wir ja die wesentliche Rolle einer Prädisposition für Pellagra sicher constatiren konnten.

Nachdem ich in drei meiner Fälle und in zwei Fällen von Tuczek derartige Bildungs-Anomalien bei Pellagra beobachten konnte, glaube ich mich berechtigt, die Aufmerksamkeit auf dieselben zu lenken.

Von bedeutender praktischer Wichtigkeit war es endlich, die Veränderungen des Gehirns bei Pellagra genauer zu studiren. Die bekannten makroskopischen Veränderungen zeigen Oedem, Hyperämie, weiter aber nichts Charakteristisches auf und auch die bisherigen histologischen Befunde waren nicht klar.

Wir selbst fanden in einigen Fällen sowohl in der Oblongata als auch in der Hirnrinde stellenweise kleine sclerotische Herde, denen im Rückenmark ähnlich, ferner waren degenerative Veränderungen in manchen langen Bahnen des Rückenmarks, namentlich in einem Falle in den Pyramidenbahnen zu verzeichnen, die hauptsächlichsten Veränderungen aber mussten in der Hirnrinde gesucht werden und in der That hatte ich schon vor langer Zeit bestimmte Veränderungen in der psychomotorischen Zone beschrieben, namentlich in der Gegend grosser Pyramidenzellen.

Zunächst findet sich Hyperämie manchmal mit Endothelwucherung sowie mit Rundzellenanhäufung und Neuroglia-Zellenschwellung um die Gefässe, besonders aber erkennt man Wucherungsvorgänge an der Basis der Pyramidenzellen.

Hier haben sich in der Regel kleine einkernige Rundzellen in den erweiterten pericellulären Räumen angehäuft, indem ausserdem noch längliche gelb pigmentirte Zellen, wohl endothelialer Natur, auftreten. Die kleinen Nervenzellen erscheinen wenig verändert, oft findet sich eine blasse gequollene Masse oder reichliches Pigment an Stelle des Kerns, welcher oft verdrängt und atrophisch ist, während die chromatophile Substanz vermindert und an die Peripherie gedrängt ist.

Besonders auffallend sind aber die Veränderungen der grossen Pyramidenzellen, namentlich des paracentralen Lappens.

In den untersuchten zwei Fällen waren alle diese Zellen schwer geschädigt, fast durchwegs ohne chromatophile Massen, blos fein granulirt, blasig gequollen mit Vacuolen, kernlos oder mit atrophischem, dislocirtem formlosem Kern mit erblassten, oft gequollenen Kernkörperchen, ohne oder mit abgebrochenen gequollenen Fortsätzen mit seitlich verdrängtem Pigmente und von erweitertem pericellulärem Raume umgeben. Die äussere Begrenzung des Raumes ist mit einer gelblichen scholligen Masse ausgekleidet. Die kleinen Lymphräume sowie die pericellulären Räume der kleinen Nervenzellen in der Umgebung der grossen Zellen weisen reichliche Zellwucherung im oben angegeben Sinne auf.

Die angegebenen Veränderungen des Centralnervensystems bei Pellagra sind in mancher Beziehung instructiv. Wir sehen zunächst, wie die Schädlichkeit auf verschiedenem Wege und in verschiedener Weise einwirkt, und glauben wir uns berechtigt, anzunehmen, dass für die auf anderem Wege nachgewiesene Prädisposition als wichtiges Entstehungsmoment der Krankheit auch die pathologische Forschung wichtige Elemente beisteuern konnte. Eben in der grossen Rolle der Prädisposition sehen wir auch eine Erklärung für die mannigfaltige Erscheinungsweise der Pellagra und ihre nervösen Manifestationen, indem diese Prädisposition eben in verschiedenen Bildungsanomalien oder vorhergehenden Erkrankungen namentlich Pellagra selbst, Malaria, Syphilis und Alkoholismus der Eltern besteht, welche verschiedene schwache Punkte erzeugen, von welchen ausgehend auch die pellagröse Erkrankung verschiedene Localisationen aufweisen muss. In allen Fällen aber wird neben diesen Localisationen auch eine Allgemeinerkrankung entstehen, welche eben jene Gebiete umfassen muss, welche bei einer Allgemeinschwächung des Nervensystems zunächst unzulänglich werden. Es sind dies die am meisten in Anspruch genommenen, die complicirtesten Gebilde und Systeme, gerade jene, welche auch beim Fötus sich zuletzt voll entwickeln, also eben die langen Bahnen und namentlich die psychomotivischen Centren und Bahnen.

Eine derartige Auffassung scheint mir mehr in Einklang mit den Thatsachen zu stehen, als die von P. Marie versuchte Schematisirung der pellagrösen Rückenmarksveränderungen.

Um endlich auf Grund der hier kurz skizzirten Veränderungen auf die Frage des Wesens des Prozesses zurückzukommen, glauben wir in den Veränderungen des Centralnervensystems die Wirkung eines Giftes zu erkennen, welches sich an das Nervensystem wendet und zunächst weniger in demselben als durch dasselbe zur Wirkung gelangt, während später die accumulatorische Wirkung desselben in eine langsam und periodisch sich entwickelnden chronischen Irritation und Entartung des Centralnervensystems in Form von disseminirten sclerotischen Herden, von Entartung bestimmter Nervenzellen und langer Bahnen zum Ausdruck kommt.

Lehrreich ist hierbei noch besonders, dass diese Veränderungen, welche in den bekannten maniacalischen und hochgradigen depressiven Gehirn- und Rückenmarkszuständen ihren Ausdruck finden, noch bis zuletzt zur Heilung gelangen können und dass letztere einfach mittels Ersatz der ausschliesslichen Maisnahrung durch gemischte Nahrung ziemlich schnell erzielt werden kann.

Dieser Umstand spricht zunächst für die geringe Schwere vieler der bei Pellagra constatirten Veränderungen der Centren und Systeme, andererseits auch gegen die rein parasitäre Natur der Erkrankung und stellt die Pellagra in eine Reihe mit anderen Ernährungskrankheiten, welche durch lange andauernde, wenn auch geringe Schädlichkeiten wirken, die keine tiefgreifenden Veränderungen erzeugen und zu ihrem Zustandekommen eines geschwächten Organismus bedürfen, und bei welchen noch in vorgeschrittenen Stadien der Erkrankung Entziehung der Schädlichkeit und Kräftigung des Organismus zur Heilung führen.

24. Herr Kockel-Leipzig.

Ueber eine neue Fibrin-Färbemethode.

Das Verfahren, welches ich Ihnen demonstriren möchte, ist kurz folgendes:

Möglichst dünne (nicht über 5 Mikren dicke) Paraffinschnitte werden nach der japanischen Methode auf Deckgläser aufgeklebt. Die entparaffinirten Schnitte kommen:

1. für 5 Min. in 5%ige Essigsäure (um an Sublimat- und Formalinpräparaten die Tinctionsfähigkeit der rothen Blutkörperchen herabzusetzen; bei andersartiger Fixirung kann die Essigsäure-Behandlung unterbleiben, da sie nutzlos ist).
2. Auswaschen in Wasser.
3. 5—10 Min. Beizen in 1—5%iger Chromsäurelösung.
4. 5—20 Sek. wässern in der Porzellanschale (photographische Tasse), bis die Schnitte noch eben, aber deutlich blassgelb gefärbt sind. (In Müller'scher Lösung und Formalin fixirte Präparate werden kürzer gewässert, als andersartig fixirte.)
5. 15—20 Min. färben in dem ursprünglichen Weigert'schen Hämatoxylin (älterer oder frischer Bereitung).
6. Abspülen in Wasser.
7. 1 Min. behandeln mit gesättigter wässeriger Alaunlösung.
8. Auswaschen in Wasser.
9. 3—6 Min. (ev. auch kürzer oder länger, je nach der Dicke der Schnitte) differenziren in Weigert's Borax-Ferricyankalium-Lösung, die mit der dreifachen Menge Wassers verdünnt wird (bei stärkerer Verdünnung weit langsamere Differenzirung). Die Differenzirung ist von Zeit zu Zeit unter dem Mikroskop zu kontrolliren und beendet, wenn das Fibrin blauschwarz, der Grund rauchgrau oder bräunlich bis braun aussieht.
10. Auswaschen in Wasser.
11. $^1/_4$—1 Stunde behandeln mit gesättigter wässriger Alaunlösung.
12. Auswaschen in Wasser.
13. Eventuell contrastirende Kernfärbung mit Safranin, Alaunkarmin oder Alaun-Chochenille.
14. Alkohol, Oel oder Xylol, Balsam.

Das Fibrin erscheint dunkelblau bis schwarzblau, der Grund leicht grau oder mehr bräunlich.

Es färben sich immer nur quergestreifte und glatte Muskelfasern, oft die rothen Blutkörperchen, nicht selten auch die Zellkerne, ausserdem manche Protoplasma-Granulationen.

Die Färbung gelingt bei den verschiedenartigsten Fixirungen, scheint sich aber am besten zu bewähren für Alkohol-, Sublimat- und Formulin-(Kaiserling-)Präparate.

---

25. Herr Karl Winkler,
Assistent am Kgl. Pathologischen Institut zu Breslau:

Ueber Hydrops chylosus.

Bei dem seltenen Vorkommen chylöser Ergüsse in die Bauchhöhle dürfte die Mittheilung eines Falles besonderes Interesse darbieten, insofern, als sich hier im Anschluss an ein Leiden des Sexualapparates eine schwere Affection des Lymphgefässsystems einstellte, welche mit auffallenden Folgeerscheinungen verknüpft war. Letztere sind aber erst über ein Jahr später zum Vorschein gekommen, nachdem das ursprünglich erkrankte Organ bereits durch eine Operation entfernt war, und die Patientin sich während dieser ganzen Zeit vollkommen wohl befunden hatte.

Bevor die anatomischen Befunde mitgetheilt werden, mögen einige Beobachtungen aus der Krankengeschichte Erwähnung finden.

Krankenbericht:[1])

Die Patientin, eine 43jährige Frau, will bis zum Jahre 1898 stets gesund gewesen sein. Damals (7. Juni 1898) wurde eine Geschwulst aus dem Leibe entfernt. Nach Angabe des behandelnden Arztes war ein Carcinom des rechten Ovarium exstirpirt worden. Die Operation war gut verlaufen, die Kranke hatte sich bis zum Anfange dieses Jahres vollkommen wohl befunden. Jetzt bemerkte sie, „dass ihr die Beine anschwollen und der Leib stärker wurde". Diese Beschwerden nahmen sehr langsam zu. Erst im Juni 1899 suchte die Kranke die medizinische Klinik auf. Bei der klinischen Untersuchung fanden

---

[1]) Für die gütige Ueberlassung der aus der Kgl. med. Klinik stammenden Krankengeschichte bin ich Herrn Geh. Rath Professor Dr. Kast zu Dank verpflichtet.

sich starke teigige Oedeme an den Füssen und Beinen, harte geschwollene Drüsen in beiden Leistenbeugen. Auffallend war die Vergrösserung der Durchmesser in der unteren Thoraxapertur. Der epigastische Winkel war sehr stumpf, das Abdomen war stark aufgetrieben, der Nabel vollkommen verstrichen, auf der Haut fanden sich zahlreiche ectatische Venen. Bei der Palpation bestand deutliches Fluctuationsgefühl. Es wurde deshalb eine Punction vorgenommen und hierbei 5 Liter einer milchähnlichen Flüssigkeit entleert. Letztere zeigte alkalische Reaction, ein specifisches Gewicht von 1015, reichlich Eiweiss und im Aetherextracte 0,2% Fett.

Diese Flüssigkeit in der Bauchhöhle ersetzte sich bald wieder, so dass nach 7 Tagen wiederum 5 Liter entleert wurden, von gleicher Beschaffenheit wie beim ersten Male. Es traten Athembeschwerden auf und die Untersuchung des Thorax ergab auch eine Flüssigkeitsansammlung in beiden Pleurahöhlen. Auch dieser Erguss stimmte mit jenem in der Bauchhöhle hinsichtlich der Farbe, sowie seiner weiteren chemischen Beschaffenheit überein.

Unter Zunahme der Athemnoth und Schwächerwerden der Herzthätigkeit trat am 20. Juli 1899 der Tod ein.

Die Section, welche 12 Stunden nach dem Tode vorgenommen wurde, bestätigte die auf Grund der klinischen Untersuchung aufgestellte Vermuthung, dass es sich um eine Erkrankung des Lymphgefässsystems handeln musste, bot aber noch eine Reihe interessanter Nebenbefunde.

Sectionsbericht:

Hydrops chylosus — Chylothorax duplex — Metastases carcinomatosae hepatis — Infiltratio carcinomatosa glandularum lymphaticarum iliac., retroperiton., mesenterial., mediastinal. — dilatat vasor. lymphaticar. intestini et mesenterii — thrombosis carcinomatosa ductus thoracici cum dilatatione cysternae chyli et trunci lymphatici lumbalis utriusque — Lymphangiectases cysticae vasorum lymphaticorum mesenterii.

Gedrungene kräftig gebaute weibliche Leiche, Bauch halbkugelig aufgetrieben, (Umfang 113 cm) in der linea alba eine 11 cm lange Narbe, die 4 cm unter dem Nabel beginnt. Die Haut der unteren Extremitäten stark ödematös.

Bei Eröffnung der Bauchhöhle entleeren sich 600 ccm einer grauröthlichen dünnen Flüssigkeit. Das omentum majus sehr breit, lebhaft injicirt, da und dort besetzt mit grauweissen markigen Knötchen, die häufig zu beiden Seiten der Gefässe kettenartig verlaufen. Die Dünndarmschlingen stark gebläht, die Serosa lebhaft injicirt, auf ihr zahlreiche mannigfach verästelte Stränge von gelblicher Farbe, die den prall gefüllten Lymphgefässen entsprechen. Am Uebergange der Darmserosa auf das Mesenterium sieht man dieselben zu derberen Strängen vereint eine Strecke weit fortlaufen, bis sie zwischen den sehr stark vergrösserten, markig weichen mesenterialen Lymphdrüsen verschwinden. Diese Drüsenmassen in omentum minus bilden eine mehr als faustgrosse Geschwulst, die sich von der Wirbelsäule her vorschiebt.

Nach Entfernung des Dünndarms werden die Brust- und Bauchorgane im Zusammenhange herausgenommen. Längs der grossen Gefässe ziehen von der Bifurcation der Bauchaorta bis zum Halse hinauf eine Menge dicht neben einander liegender stark vergrösserter Lymphdrüsen, die zum Theil stark erweicht und mit dem lig. longitudin. ant. der Wirbelsäule fest verwachsen sind.

Der Ductus thoracicus ist in diesen Geschwulstmassen nur mit grosser Mühe aufzufinden. Sein Aussehen ist im Brusttheile sehr verschieden, indem stark erweiterte Stellen — von fast Bleistiftstärke — mit sehr engen — kaum auffindbaren — Partien abwechseln. Letztere sind meist zwischen Drüsenmassen eingezwängt. In seinem Querstück ist er gleichmässig weit, pilzförmig gegen das Lumen der Vena sub. clavia sin. vorgetrieben, durch breiige Geschwulstpartikel fest verstopft. Der Ductus wird in seiner ganzen Länge aufgeschnitten und erscheint alsdann mit gelblich weissen bröckeligen Massen erfüllt, die Klappen zum grössten Theil verstrichen, und als kleine Falten auf der Innenfläche sichtbar.

Bei weiterer Präparation gelingt es auch, die cysterna chyli aufzufinden. Sie ist stark erweitert (33 : 18 mm) und mit klarer, sehr dünner gelblicher Flüssigkeit erfüllt, frei von Geschwulstmassen. Beide Trunci lymphatici lumbales sind sehr stark ausgedehnt und mit derselben klaren Flüssigkeit erfüllt, welche in der Cysterna angetroffen wurde. Die zahlreichen Klappen sind auf der Innenwand beider Gefässe nur noch als parallel laufende sehr niedrige leistenartige Erhebungen sichtbar.

Auf dem Peritoneum der Bauchwand sind nirgends erweiterte Lymphbahnen zu finden. Ebensowenig ist eine Ausdehnung der Lymphgefässe an der Lungenpleura oder an der Thoraxwand vorhanden. Dagegen bot das Mesenterium einige weitere interessante Befunde.

Nahe der Wurzel des Mesenteriums fand sich in demselben eine derbe, etwa taubeneigrosse Geschwulst, die anfangs für eine mit Geschwulstmassen infiltrirte und erweichte Lymphdrüse angesehen wurde. Beim Aufschneiden erschien jedoch eine vollkommen glattwandige Höhle, aus welcher eine glasig helle Flüssigkeit abfloss. Bei genauerer Präparation erschien dieser Hohlraum vollkommen abgeschlossen, nirgends war eine Communication desselben mit den in nächster Nähe befindlichen stark erweiterten mesenterialen Chylusbahnen sichtbar, obwohl letztere bis nahe an die Cystenwand heranreichten Letztere ist stellenweise sehr fest, unnachgiebig, verkalkt, zum grössten Theile jedoch leicht eindrückbar, etwa pergamentartig. Auf den Innenfläche finden sich einige flache, äusserst schmale Leistchen, wodurch der Verdacht, dass es sich um ein stark erweitertes Lymphgefäss handele, noch verstärkt wird.

Bei der weiteren Durchsicht des Präparates wurde noch im Mesenterium des processus vermiformis dicht an seiner Abgangsstelle vom Coecum ein ähnliches Gebilde entdeckt.

Es fand sich auch hier eine allseitig abgeschlossene Höhle von mehr als Walnussgrösse mit klarer Flüssigkeit erfüllt. Durch verschiedene von der Innenwand her vorspringende Falten wird die Cyste in mehrere untereinander in Verbindung stehende Räume getrennt. Auch diese liegen gänzlich gegen die Umgebung abgeschlossen, zwischen Lymphdrüsenpacketen in das mesenteriale Fettgewebe eingebettet. Der Processus vermifermis schlingt sich halbmondförmig um die Cyste herum. Auf dem Colon ascendens, sowie dem Mesocolon treten erweiterte Lymphbahnen als prallgefüllte, vielverästelte Stränge deutlich hervor.

Schliesslich wurden in den die cysterna umgebenden Lymphdrüsenpacketen noch einige etwa kirschkerngrosse Cysten der gleichen Beschaffenheit, wie die oben genannten, aufgefunden. In der Leber zeigten sich eine Menge von Geschwulstknoten verschiedenster Grösse.

In der Pleurahöhle beiderseits etwa je 800 ccm Flüssigkeit von der gleichen Beschaffenheit wie die, welche aus der Bauchhöhle entleert wurde. Beide Lungen frei von Geschwulstmetastasen.

Der übrige Sectionsbefund ist für die Veränderungen am Lymphgefässsystem ohne Belang.

Die mikroskopische Untersuchung der im Ductus thoracicus gefundenen gelben Massen ergab neben Fetttropfen und Detritusmassen zahlreiche grosse Zellen, die zum Theil stark degenerirt waren und mit den in den Lymphdrüsentumoren gefundenen Zellen vollkommen übereinstimmten.

Wie aus dem soeben geschilderten Sectionsbefunde hervorgeht, ist von einem krebsig erkrankten Eierstock aus eine sehr umfangreiche Geschwulstbildung in den gesammten Lymphdrüsen längs der beiden a. iliacae und der aorta bis hinauf zur Halswirbelsäule entstanden. Auf dem gewöhnlichen Wege des Lymphstromes sind die Geschwulstelemente in den Ductus thoracicus gelangt, woselbst sie, an den zahlreichen Klappen hängen bleibend, zu einer Thrombosirung mit nachfolgender Dilatation des Brustganges führten. Die zahlreichen Drüsenmassen, zwischen denen sich der Ductus thoracicus hindurchwindet, hatten eine gleichmässige Erweiterung desselben, wie sie bei durch andere Ursachen bedingter Verlegung des Lymphstromes vorkommt, unmöglich gemacht. Es ist im vorliegenden Falle vielmehr eine grosse Verschiedenheit zwischen den einzelnen Abschnitten des Hauptlymphstammes zu bemerken gewesen, indem sehr stark ausgedehnte mit verengten, kaum wegsamen Stellen abwechselten. Die Cysterne, sowie ihre beiden Ursprungsätze zeigten die beim Verschluss des Ductus thoracicus stets beobachtete Erweiterung als Ausdruck des Rückstaues der in ihrem Abfluss behinderten Chylusmengen.

Es ist hier nicht möglich, die einzelnen Folgen, welche der Verschluss des Ductus thoracicus für das Lymphgefässsystem, sowie für die Ernährung des Organismus nach sich zieht, noch weiter zu erörtern, zumal ich bereits früher Gelegenheit hatte, jene Veränderungen an der Hand eines reichlichen Beobachtungsmaterials zu schildern[1]). Vielmehr wird es nöthig sein, auf die im Anschluss an die Erkrankung des Brustganges aufgetretenen cystenartigen Gebilde im Mesenterium und den Erguss chylöser Flüssigkeit ins Abdomen etwas näher einzugehen.

Wenn auch in den letzten Jahren eine Anzahl „Chyluscysten"[2]) im Mesenterium beobachtet und theilweise sogar Gegenstand operativer Eingriffe geworden sind, so gehören sie doch zu den seltenenen Befunden in der Pathologie der Lymphgefässe.

Was nun die Entstehung jener Hohlräume anlangt, so werden sie entweder von den Lymphdrüsen, oder den Chylusbahnen des Gekröses hergeleitet. Die erste Ansicht wurde bereits von Rokitansky[3]) vertreten. Er nahm an, dass Mesenterialcysten aus den Gekrösedrüsen durch Erweiterung der Räume der Drüse und Umgestaltung derselben zu einem einfachen dünnhäutigen Sack entständen. In gleichem Sinne haben sich auch Millard und Tillaux[4]) geäussert, weil sie in der Wandung von Mesenteriumcysten Reste von Lymphdrüsengewebe gefunden hatten.

Weit häufiger wie auf diese Weise, werden jene mesenterialen Cystenbildungen auf erweiterte Lymphgefässe zurückzuführen sein. Während die oberflächlich gelegenen, subserösen Chylusbahnen der Darmwand bei hochanwachsendem Drucke leichter zur Zerreissung neigen, sind die im Mesenterium laufenden Chylusgefässe allseitig von Fett umgeben und zwischen Drüsenmassen eingeschaltet, welche ein Platzen des prall gefüllten Gefässrohres wohl zu verhindern im Stande sind. Wir sehen daher bei Fortdauer der Stauung eine gleichmässige Ausdehnung der Gefässe auftreten, welche, nachdem die Klappen insufficient geworden sind, sich auch auf grössere Abschnitte der Lymphbahn erstreckt. Die im Chylusstrome kreisenden Geschwulstelemente sind leicht geeignet, ins-

---

[1]) Winkler: „Ueber die Betheiligung des Lymphgefässsystems an der Verschleppung bösartiger Geschwülste." Virchow's Archiv, Bd. 151. Suppl. S. 195—271.

[2]) Hahn: „Ueber Mesenterialcysten". Berl. klin. Wochenschrift 1887. S. 408.

[3]) Rokitansky, Bd. III. S. 173.

[4]) Millard und Tillaux: „Société anatomique" 1876.

besondere an den Klappen Thrombosen herbeizuführen, die nach Verwachsung der Gefässwand dann einen allseitig abgeschlossenen Hohlraum zu Stande bringt. Die zahlreichen Geschwulstmetastasen in den mesentorialen Lymphdrüsen werden auch geeignet sein, durch Compression der Chylusgefässe eine Thrombosirung mit nachfolgender Erweiterung und Cystenbildung zu begünstigen.

Auch im vorliegenden Falle wurde die Bildung der Mesenteriumcysten auf die oben mitgetheilte Veränderung der Lymphgefässe zurückgeführt. Ein Stück der Cystenwand hatte bei mikroskopischer Betrachtung fast das gleiche Aussehen, wie die Wand der cysterna chyli. Ein Endothelbelag wurde auf der Innenwand nicht gefunden, ebensowenig wie Reste von Lymphdrüsengewebe. Das Vorhandensein atrophischen Drüsenparenchyms in der Cystenwand würde auch noch nicht gegen die Annahme sprechen, dass es sich hier um dilatierte Lymphgefässe handelt, da die der Gefässwand anhaftenden Lymphdrüsen bei hochgradiger Ausdehnung des Gefässlumens zum Schwunde gebracht werden muss.

Eine weitere Folge der oben erwähnten Verstopfung des Brustganges bildete der chylöse Erguss in Brust- und Bauchhöhle. Wenn dieser Ascites chylosus schon einen seltenen Befund klinischer Beobachtung darstellt, so ist er als Begleiterscheinung krebsiger Verstopfung des Brustganges weit weniger häufig gefunden worden. Unter 23 Fällen von Krebsmetastasen im Ductus thoracicus [1]) konnte ich nur 2mal eine chylusähnliche Flüssigkeit in der Bauchhöhle auffinden. Die Gründe für jene auffällige Erscheinung, insbesondere gegenüber dem Befunde beim Thiere nach Unterbindung des Ductus thoracicus sind in der erwähnten Abhandlung ausführlich mitgetheilt, brauchen also hier nicht weiter mitgetheilt werden. Es sei nur betont, dass im vorliegenden Falle keine Erweiterung collateraler Lymphbahnen, weder auf der Pleura, noch auf dem Peritoneum zu finden war. Ferner liess sich bei genauer Durchsicht der erweiterten Chylusstämme in Darmwand und dem Gekröse nirgend eine Oeffnung auffinden, aus welcher ein Erguss des Chylusstromes in die Bauchhöhle stattfinden konnte. Es musste demnach ein Austritt chylöser Flüssigkeit durch die intacte Gefässwand hindurch angenommen worden. Für diese Auffassung sprach auch die chemische Zusammensetzung der Punctionsflüssig-

[1]) Winkler: Virchow's Archiv, Bd. 151. S. 231.

keit, deren Fettgehalt (0,2) bedeutend hinter dem des reinen Chylus 0,9 pCt. zurückblieb. Bei Rupturen des Ductus thoracicus, oder seiner Aeste ward dagegen dem reinen Chylus vollkommen gleiches Fluidum bei der Punktion entleert, wie das von Neuenkirchen[1]) „akuter Chylothorax" und Chelchowsky[2]) beobachtet wurde. Aehnliche Befunde wurden bei Bersten der Darmchylusgefässe bei Verstopfung der cysterna chylia und der Ductus thoracicus durch „Filaria Bankrofti" erhoben. Jedoch gehören auch derartige Beobachtungen zu den Seltenheiten.

In unserem Falle hat auch das langsame Fortschreiten der Erkrankung eine Zerreissung der Lymphstämme und Erguss von reinem Chylus verhindert. Nach Verschluss des Ductus thoracicus an seiner Mündung führte die zunehmende Lymphstauung in seinen Wurzeln zu Ectasien mit nachfolgender Cystenbildung und Transsudation fetthaltiger Flüssigkeit nach der Bauch- und Brusthöhle. Wichtig ist hier der Umstand, dass nach Exstirpation des Primärtumors die Patientin über ein Jahr sich vollkommen wohl befunden hatte, bis das Auftreten des „Hydrops chylosus" auf eine Erkrankung des Ductus thoracicus hinwies, welche auf den bereits entfernten primären Krankheitsherd zurückzuführen war.

Herrn Geheimrat Ponfick, meinem hochverehrten Chef, gestatte ich mir für die gütige Ueberlassung des Falles und die freundlichst gewährte Unterstützung meinen ergebensten Dank auszusprechen.

Discussion.

Herr Chiari: Ich möchte fragen, ob in diesem Falle in den dilatierten Lymphgefässen das Endothel vergrössert erschien. Ich erwähne das deswegen, weil seinerzeit mein Assistent Herr Dr. Löschner in der Prag. med. Woch. über den Befund von deutlich cylindrischem Endothel in solchen Lymphgefässen zu berichten Gelegenheit hatte.

---

[1]) Neuenkirchen: Ein Fall von Chylothorax. Citirt von Leidhecker, Virchow's Archiv, Bd. 134 S. 122.

[2]) Chelchowsky: zwei Fälle von Chylothorax. Ebenda, S. 122.

26. Herr E. Ponfick-Breslau:

Ueber die Beziehungen zwischen Myxödem und Akromegalie.

Angesichts der Erfahrungen, welche ich bei mehreren an Myxödem verstorbenen Patienten gemacht und neuerdings veröffentlicht habe[1]), erscheint heute die Behauptung gerechtfertigt, dass dieses Leiden nicht nur mit einer eigenartigen Atrophie der Schilddrüse verbunden sei, sondern dass daneben auch an der Hypophysis unverkennbare anatomische Veränderungen einhergehen.

Was zunächst diejenigen der Thyreoïdea betrifft, so gestalten sich diese, unbeschadet mancher Abstufung im Einzelnen, dennoch im Grossen und Ganzen sehr gleichartig. Sie bestehen theils in zunehmender Verdrängung der Follikel seitens des erst durch kleinzellige Infiltration, dann durch faserartige Umbildung mächtig verbreiterten Zwischengewebes, theils darin, dass sich die Drüsenschläuche unter dem nämlichen Einflusse mehr und mehr verkleinern, zuletzt ganz verschwinden. Indem so die Alveolen nicht blos an Zahl immer spärlicher werden, sondern auch die einzelnen sich immer mehr verschmächtigen und an Gestalt wie Umfang einbüssen, erlangt die fast sehnig verdichtete Gerüst-Substanz ein stets grösseres Uebergewicht. Dieser Vorgang setzt sich so lange fort, bis schliesslich nichts übrig bleibt als eine indifferente Fasermasse, die nur in weiten Abständen von verzerrten, durchweg verkümmerten Alveolen unterbrochen wird.

Was nun die Veränderungen der Hypophysis anlangt, so lässt sich, meines Erachtens, schwerlich behaupten, dass sie mit den soeben von der Thyreoïdea geschilderten regelmässig übereinstimmten, etwa in dem Sinne, dass sie ebenfalls stets den Charakter degenerativer Atrophie an sich trügen. Sondern je nach den besonderen Bedingungen des individuellen Verlaufes bewegen sie sich in verschiedenartiger, sogar in denkbar entgegengesetztester Richtung.

So kommt es vor, dass die Hypophysis, ganz ebenso wie das an der Schilddrüse allen Anzeichen nach regelmässig zum Ausdruck

---

[1]) Zur Lehre vom Myxödem. Verhandlungen der Deutschen Patholog. Gesellschaft. Bd. I. S. 21. 1898. Myxödem und Hypophysis. Deutsche Zeitschrift für klinische Medicin. Bd. XXXVIII, S. 1. 1899.

gelangt, in ausgeprägtem Masse regressiv verändert ist. Eine Beobachtung, über welche ich neuerdings berichtet habe [1]), lehrt aufs überzeugendste, dass die drüsigen Bestandtheile des genannten Organs auf ganz ähnliche Weise und in nicht minder weitem Umfange untergehen können, wie wir das vorhin an den Follikeln der Thyreoïdea kennen gelernt haben. Es geschieht das unter gleichmässiger Vermehrung und wahrhaft sehnenähnlicher Verdichtung des bindegewebigen Stroma's des Hirnanhanges. In der That können diese Erscheinungen einen so hohen Grad erreichen, dass zuletzt nur noch ganz vereinzelte, überdies höchst verkümmerte Reste der Drüsen-Alveolen zu entdecken sind, während die Gesammtmasse fast allein von der mächtig angewachsenen Gerüst-Substanz gebildet wird.

Ausser der im Zusammenhange hiemit stehenden beträchtlichen Verkleinerung erleidet der drüsige Antheil des Hirnanhanges indess eine höchst eigenthümliche Umwandlung, indem er daneben gleichsam hydropisch entartet.

Dieser Vorgang stellt allerdings nur eine in gewissem Sinne nebensächliche Begleiterscheinung dar, wie sie eben in den topographischen Verhältnissen der Hypophysis begründet ist. Denn da diese, in die Ausstülpung der Dura mater hernienartig eingeschlossen, von der Sella turcica fest umklammert wird, kann sich ihre Verkleinerung nicht wie bei anderen einschwindenden Organen in der Weise bewerkstelligen, dass sie sich in sich selber zurück zieht. Vermöge der Starrheit der sie eng umfassenden Dura- und Knochenhülle wird sie vielmehr daran gehindert, in ihrer Gesammtheit der narbigen Schrumpfung des drüsigen Antheils zu folgen. Dem entsprechend füllt sich hier aller Raum, welcher nach Massgabe der fortschreitenden Atrophie frei wird, mehr und mehr mit seröser Flüssigkeit.

Offenbar spielt sich hier also der nämliche Vorgang ab, wie wir ihn unter den grösseren Verhältnissen des Gehirns immer dann beobachten, wenn irgend umfänglichere Gebiete seiner Substanz der Vernichtung anheimgefallen sind. Denn ebenso wie bei letzterem das Oedem der weichen Hirnhaut und der subaraïchnodalen Räume es ist, was die durch den Schwund der Nervenelemente entstandene Lücke ausfüllt, ganz in gleicher Weise tritt hier das

---

[1]) Zeitschr. f. klin. Medicin. Band XXXVIII, S. 11.

Oedem der bindegewebigen Kapsel, streckweise sogar des eigenen Gerüstes ein, um den drohenden Defect auszugleichen.

In entschiedenstem Gegensatze zu solch schwerer Art der Mitbetheiligung stehen nun aber andere Fälle, wo der Hirnanhang zwar unbestreitbare Merkmale der Mitbetheiligung aufweist, trotzdem jedoch durchaus nicht in jener regressiven Richtung verändert ist, welche den in der Schilddrüse sich abspielenden Vorgang kennzeichnet und in diesem Organ seinen extremsten Ausdruck findet in der Vernichtung fast aller specifischen Bestandtheile. Vielmehr kann die Hypophysis, wie eine andere Beobachtung darthut, über welche ich im verflossenen Jahre vorgetragen habe, sehr wohl in Gestalt einer progressiven Anomalie betheiligt sein.

Hierauf deutet schon die Thatsache einer überdies ganz gleichmässigen Vergrösserung, sowie das für's blosse Auge völlig normale Aussehen des Gewebes. Im Einklange hiemit trifft man bei der mikroskopischen Untersuchung ihre Follikel, — gerade umgekehrt wie bei der Schilddrüse, in welcher wiederum deren überwiegende Mehrzahl zu Grunde gegangen ist — nicht nur wohl erhalten, sondern eher noch voller und kräftiger. Dagegen enthalten die einzelnen Zellen, welche die Alveolen auskleiden, vielfach colloïde Tropfen und Schollen und ebenso wird die Lichtung nicht weniger Schläuche bald von einem, bald von mehreren groben Klumpen colloïder Substanz ausgefüllt. Angesichts eines solchen Befundes wird man kaum umhin können, sich der von mir gegebenen Deutung anzuschliessen, dass hier eine Vergrösserung des drüsigen Antheiles der Hypophysis vorliege, welche auf colloïder Umwandlung des Drüsen-Epithels beruht und insofern als compensatorisch aufzufassen ist[1]).

Von dem so gewonnenen Standpunkte aus müsste die fragliche Mitbetheiligung des Hirnanhanges offenbar als eine Folgeerscheinung der Schilddrüsen-Atrophie betrachtet werden: seitens der Pathologie eine Ansicht bekräftigend, welche im Hinblick auf gewisse bei Thieren erhaltene Experimental-Ergebnisse[2]) zwar mehrfach ausgesprochen, allein beim Menschen bisher noch niemals erhärtet worden war.

---

[1]) Verhandl. d. Deutschen Patholog. Ges. 1898, S. 47.

[2]) Rogowitsch, Die Veränderungen der Hypophyse nach Entfernung der Schilddrüse. Ziegler's Beiträge Bd. IV.

Werfen wir nun einen vergleichen Rückblick auf die beiden im Vorstehenden charakterisirten Veränderungen der Hypophysis, so stellt sich die erste, insofern sie einerseits mit Entartung der Follikel des drüsigen Antheiles und dessen fibröser Umwandlung verbunden, andererseits von Oedem seiner bindegewebigen Hülle begleitet war, als äusserster Grad einer specifischen Atrophie dar. Und zwar stimmen deren sämmtliche Eigenthümlichkeiten so sehr mit den an der Thyreoïdea wahrzunehmenden überein, dass sich irgend ein wesentlicher Unterschied zwischen beiden gar nicht entdecken lässt.

Mag man nun die Meinung hegen oder zurückweisen, dass dieser Untergang des gesammten Organs — so weit es eben als der Thyreoïdea analog gelten darf — einem dem Schwunde der Schilddrüse durchaus gleichwerthigen, wahrscheinlich sogar isochronen Degenerations-Processe entsprungen sei: unter allen Umständen wird man darüber einig sein müssen, dass es sich hier um das Ergebniss ausgesprochen regressiver Erscheinungen handele.

Im Gegensatze hierzu stellt sich uns die zweite Art der Veränderung des Hirnanhanges als vergleichsweise geringfügig und als ein Ereigniss dar, welches sich allen Anzeichen nach erst nachträglich hinzugesellt hat, wahrscheinlich sogar ziemlich jungen Datums ist. Mag man nun geneigt sein oder nicht, in ihr eine, sei es reactive, sei es selbst vicariirende Erscheinung zu erblicken, auf alle Fälle wird darüber allseitiges Einverständniss herrschen, dass sie als progressiv aufgefasst werden muss.

Wenngleich die im Vorstehenden mitgetheilten Erfahrungen vorerst noch vereinzelt dastehen, möchte ich dessen ungeachtet kein Bedenken tragen, ihnen eine allgemeinere Tragweite beizumessen. Denn wenn positiven Thatsachen immer schon eine stärkere Beweiskraft innewohnt, als zweideutigen oder negativen Befunden, so dürfte dieser Satz vollends zutreffen bei einem Leiden, wie dem uns beschäftigenden. Das Myxoedem giebt nämlich nicht nur an sich schon selten genug Gelegenheit zu postmortaler Controle des Krankheitsverlaufes. Sondern diejenigen Fälle sind vollends sehr vereinzelt, wo eine genaue Prüfung von Schilddrüse und zugleich Hypophsis stattgefunden hat, verbunden mit deren ausreichender mikroskopischer Untersuchnng. Allein selbst diese wenigen Musterbeispiele haben, weil von wechselnden und keineswegs einheitlichen Gesichtspunkten aus in Angriff genommen, nicht immer so klare Ergebnisse geliefert, dass sie sich für die Lösung der schwebenden Frage mit Vortheil verwerthen liessen. Im Hinblick darauf will es mir wohl berechtigt dünken, unseren Betrachtungen über die Stellung des Myxödems in der Pathologie und zu anderen einigermassen verwandten Krankheiten einstweilen diejenigen Befunde zu Grunde zu legen, welche mir zu erheben gelungen ist.

Rückt somit neben der Thyreoïdea die Hypophysis in den Kreis derjenigen Organe ein, welche beim Myxödem, sei es regressiv, sei es progressiv in Mitleidenschaft gezogen sind, so leuchtet es ein, dass der Hirnanhang damit unwillkürlich in nähere Beziehung zu allen anderen Affectionen tritt, von denen wir entweder vermuthen oder wissen, dass sie mit Störungen in dessen Bau und Function zusammenhangen.

Da zu solchen pathologischen Zuständen vor Allem die Akromegalie gehört, so war es für mich nur die einfache Schlussfolgerung aus den durch jene Befunde erreichten Fortschritten meiner Erkenntniss, beide Krankheiten einander innerlich mehr zu nähern, als bis dahin angenommen. Geleitet von derartigen Erwägungen und gestützt auf bedeutsame, auch über Akromegalie gewonnene Sections-Erfahrungen habe ich schon auf unserer ersten Tagung in Düsseldorf der Ueberzeugung Worte geliehen, dass dieses Leiden eingehender als üblich auf diejenigen Aehnlichkeiten mit dem Myxödem geprüft zu werden verdiene, welche sich aus dem Gesammtbilde beider entwickeln liessen [1]).

Ohne die differentiellen Merkmale zu unterschätzen, wie sie in der klinischen Casuistik mit so viel Nachdruck, allerdings keineswegs immer ebenso überzeugend, aufgezählt zu werden pflegen, glaubte ich nichtsdestoweniger darauf hinweisen zu sollen, dass beide Affectionen — bei manchen Patienten mindestens — eine Reihe sei es gemeinsamer, sei es ähnlicher Symptome erkennen liessen. Seit dem ist diese Ansicht ganz unabhängig von meinen Ausführungen von klinischer Seite in eingehenderer Darlegung [2]) vertreten worden. Und zwar geschah es auch dort, wie billig, unter Beachtung derjenigen Vorsicht, wie sie gegenüber einer so schwierigen Frage und auf einem Gebiete zweifellos ge-

1) Verhandlungen der Versammlung Deutscher Naturforscher und Aerzte zu Düsseldorf. 1898. Theil II, 2. Hälfte p. 6.

2) Pineles, Ueber die Beziehungen zwischen Myxödem und Akromegalie. Sammlung klinischer Vorträge. Neue Folge Nr. 242, S. 1421.

boten ist, welches des unerlässlichen physiologischen Untergrundes noch in solchem Masse entbehrt.

Auch heute will ich mich deshalb darauf beschränken, Ihnen rein thatsächlich über eine meiner bezüglichen Beobachtungen kurzen Bericht zu erstatten, indem ich es einer demnächst zu veröffentlichenden Arbeit vorbehalte, sie im Verein mit den anderen erschöpfend zu schildern. Dagegen lege ich Werth darauf, Ihnen zu lebendigerer Orientirung einige trefflich gelungene Aquarelle herumzugeben, welche Sitz und Umfang des Sarkoms der Hypophysis anschaulich vor Augen führen.

Es handelt sich um einen 18jährigen Mann, der die Erscheinungen der Akromegalie in so ausgeprägtem Masse darbot, dass er es unternehmen konnte, sich an fremden Orten, zuletzt im Innern Russlands als „Riese" zur Schau zu stellen. Als er nun, vielleicht im Gefolge einer seit Monaten bestehenden Eiterung im Mittelohre, an einer sich bald bedrohlich steigernden Haematurie erkrankte, gesellten sich hierzu auffallend rasch allgemein hydropische Erscheinungen, und innerhalb weniger Wochen erfolgte, ungeachtet der mehr als kräftigen Entwicklung seines gesammten Körpers, der tödtliche Ausgang.

Neben dem Befunde einer diffusen, mit intensiver Verfettung der ganzen Rinde verbundenen Nephritis haemorrhagica erregte das hauptsächliche Interesse die Hypophysis, während sowohl Schilddrüse wie Thymus nur ganz geringfügige Abweichungen darboten. Der Hirnanhang war nämlich in eine röthlich-gelbe, fleischige Masse, vom Umfange eines kleinen Apfels, verwandelt, die sich bei der mikroskopischen Untersuchung als Rundzellen-Sarkom erwies.

Angesichts einer so schwer wiegenden Veränderung des in Rede stehenden Organs und des Fehlens irgend eines anderen Momentes, durch welches sich die am Skelette des „Riesen" wahrzunehmenden Anomalien hätten erklären lassen, wird sich wohl schwerlich Jemand dem Eindruck zu entziehen vermögen, dass zwischen letzteren und der durch jenes Gewächs bewirkten Zerstörung der Hypophysis ein gewisser, sei nun näherer oder fernerer Zusammenhang anzunehmen sei. Ein solcher Standpunkt, zu dessen Gunsten sich übrigens auch manche anderweit gewonnene Erfahrungen heranziehen lassen, wird uns aber mit innerer Nothwendigkeit dahin führen, die verschiedenen Krankheits-Species, welche wir vom Zugrundegehen des Hirnanhanges begleitet sehen, nochmals sorgfältigst darauf ins Auge zu fassen, inwieweit sich Aehnlichkeiten im Krankheits-Bilde feststellen lassen.

Discussion.

Herr Hansemann: In Bezug auf die fibrös-cystische Degeneration der Hypophysis möchte ich bemerken, dass ich dieselbe im letzten halben Jahr zweimal gefunden habe in Fällen, wo von Myxödem nicht die Rede sein konnte, die Schilddrüse sich auch ganz normal verhielt. Ich möchte deshalb der Vorstellung vorbeugen, als ob diese Form der Degeneration ätiologisch etwas mit Myxödem zu thun hätte.

Herr Ponfick: Die Lücken, zuweilen sogar cystenähnlichen Hohlräume, auf welche Herr Hansemann soeben hingewiesen hat, sind auch mir nicht unbekannt, wie sie denn keinem der zahlreichen Autoren entgangen sind, welche sich jetzt oder früher mit dem Verhalten der Hypophysis, schon der normalen beschäftigt haben.

Wie bereits hieraus hervorgeht, stellen diese durch pralle colloïde Füllung wohlcharakterisirten Ausweitungen präexistenter Follikel ein durchaus nichts seltenes Vorkommniss dar. Vollends gilt das aber dann, wenn man die leichtesten Grade spaltähnlicher Verlängerung oder sackartiger Verbreiterung mitzählt, wie sie wenigstens einzelne der an der Grenze von drüsigem und nervösem Antheile des Hirnanhanges gelegenen Alveolen, indess eben nur diese, so oft erfahren. Im Hinblick auf derartige Wahrnehmungen würde gerade ich gewiss der Letzte sein, der ein Wort verlieren möchte, um jene Follikel-Ectasien mit dem Nimbus pathologischer Bedeutsamkeit zu umkleiden.

Im Gegensatz zu letzteren ist die von mir geschilderte „wassersüchtige Umwandlung“ etwas so Ungewöhnliches, dass sie mir, ausser in jenem einen Falle, überhaupt noch nie begegnet ist. Mit jenem alltäglichen und meines Erachtens beiläufigen Befunde, der von Colloïdansammlung begleiteten Ausweitung etlicher Alveolen der Randzone, hat sie nun aber nicht das Mindeste gemein. Denn einmal hat sie ihren Sitz ganz fern, also unabhängig von der Grenzschicht: sie nimmt vielmehr das Centrum des Organs ein, d. h. die Gegend des Stieles. Sodann umfasst sie unterschiedslos das gesammte Parenchym, indem in ihrem Bereiche ebensowohl das bindegewebige Gerüst wie die Drüsenschläuche zu Grunde gegangen sind.

Was jedoch die Hauptsache ist: diese „wassersüchtige Umwandlung“ vermag ich für nichts Anderes als eine secundäre Erscheinung anzusehen. So bemerkenswerth sie also an sich auch sein mag als neues Beispiel eines „Hydrops ex vacuo“, so muss dennoch als das Wesentliche und Ursprüngliche des ganzen Vorganges der Schwund der Drüsensubstanz aufgefasst werden und die hieraus entspringende fibröse Atrophie des überwiegenden Antheiles der Hypophysis.

27. Herr C. Benda-Berlin:

Casuistische Mittheilungen über Endangitis tuberculosa mit Demonstration.

(Hierzu Tafel 5.)

Seit einigen Jahren habe ich den tuberkulösen Gefässerkrankungen ein eingehendes Studium gewidmet und eine grössere Anzahl von Fällen — zur Zeit 24 — in meinem Sectionsmaterial gefunden. Eine Besprechung der Literatur befindet sich zur Zeit im laufenden Jahrgang der „Ergebnisse der pathol. Anatomie“, herausgeg. von Lubarsch und Ostertag im Druck. Ueber die mikroskopischen Befunde habe ich vor Kurzem in der Berl. klin. Wochenschr. (1899 No. 26, 27 und 29) berichtet. Ich erinnere hier nur, dass ich dort einerseits den häufig colossalen Bacillengehalt der tuberculösen Gefässherde feststellte und aus der Lagerung der Bacillen und dem mikroskopischen Verhalten der dem Gefässlumen zugewandten Oberflächen der Herde die Anschauungen Carl Weigert's über ihre Bedeutung für die tuberculöse Infection des Blutes und des Gesammtorganismus zu stützen suchte. Hinsichtlich der Pathogenese der Herde kam ich indess zu einer von derjenigen Weigert's abweichenden Auffassung. Ich glaube, durch die Untersuchung des Verhaltens der tuberculösen Processe gegen die elastischen Schichten der Gefässwand den Beweis erbracht zu haben, dass die Ansicht Weigert's, nach der die tuberculöse Erkrankung der Gefässwand auf die Einwucherung eines extravasculären tuberculösen Herdes zurückgeführt wird, nur für eine kleine Anzahl von Fällen aufrecht zu halten ist. In der überwiegenden Mehrzahl der Fälle, so für meine sämmtlichen ist es entweder beweisbar oder doch wahrscheinlich, dass der tuberculöse Process von der Intima seinen Ausgang genommen und sich vielfach ausschliesslich in der Intima entwickelt oder die äusseren Schichten erst secundär ergriffen hat. Für diese Fälle wäre der bereits von Ponfick, Orth und A. für einzelne Formen vorausgesetzte Infectionsmodus vom Blut- oder Lymphstrom her anzunehmen; sie sind als tuberculöse Metastasen in der Gefässwand zu betrachten, die unabhängig von extravasculären Herden entstehen. Diese Form ist es, die ich als Endangitis tuberculosa abgrenzen möchte, und von der ich aus allen Gliedern des Gefässsystems: Lymphgefässen, Venen, Arterien und Herz, Beispiele gefunden habe — abgesehen von den Fällen der Literatur, die ich dementsprechend grösstentheils der bezeichneten Gruppe zurechne. Ich zeige eine kleine Sammlung makroskopischer Präparate, die theils besonders charakteristische Bilder der bekannten Typen, theils einige sehr seltene Fälle betreffen.

Die Mehrzahl meiner Fälle und der hier ausgestellten Präparate gehören den Tuberculosen des Ductus thoracicus an. Gerade von dieser Gruppe giebt es seit Astley Cooper und Ponfick so viele zutreffende Beschreibungen, dass kaum etwas Neues vorgebracht werden kann. Der letzte Beobachter Sigg hat fünf Formen aufgestellt, als deren erste er diejenige bezeichnet, wo eine dem Ductus anliegende verkäste Drüse mit ihm verwachsen und durchgebrochen ist. Ich betone, dass kein einziger meiner dreizehn Fälle dieses Bild bietet. Die mehrfachen, in den Fällen Zeitz und Braune mit dem Ductus verwachsenen Lymphdrüsen zeigen weder makroskopisch noch mikroskopisch ein continuirliches Uebergreifen des tuberculösen Processes auf die Ductuswand. Dagegen habe ich in verschiedenen Fällen die verkästen Lymphdrüsen präparirt, die durch die aus ihnen hervorgehenden Lymphgefässe den Ductus inficirt haben, wie die in letzteren makroskopisch und mikroskopisch nachweisbaren Tuberkel erweisen. Die meisten Präparate zeigen die bekannten Klappenverkäsungen und miliaren Intimatuberkel. Mehrere Fälle bieten schöne Uebergangsformen zwischen letzteren und grösseren verkästen Intimatuberceln, die ihrerseits wieder alle Uebergänge zu den ausgedehnteren Klappen- und Wandverkäsungen erkennen lassen. Es ist nun vom Ductus thoracicus sehr leicht, schon präparatorisch ohne mikroskopische Untersuchung festzustellen, dass selbst ausgedehnte Wandverkäsungen ohne continuirlichen Zusammenhang mit einem extravasculären Herd vorkommen, wie das auch schon Brasch und Sigg festgestellt haben.

Ich füge die Abbildung des Präparates Senftleben († 24. VII. 99) in Fig. 1 als Beleg bei. Man sieht hier mehrere, meines Wissens bisher nicht besonders beschriebene tuberculöse Aneurysmen von Spindelform, die aussen von völlig intacter Muscularis und Adventitia bedeckt sind. Das gleiche Verhalten dieser Schichten habe ich makroskopisch und mikroskopisch an einem polypösen Tuberkel meines ebenfalls ausgestellten Falles Conrad († 27. VI. 98) festgestellt, der insofern von Interesse ist, als er zeigt, dass auch im Ductus thoracicus wenigstens kleine polypöse Tuberkel vorkommen, die ebenfalls fast reine Intimaproducte den Uebergang zu den bekannten Bildungen der Venen abgeben. An zwei Fällen: Praetel († 23. XII. 97) und Schnauder († 24. II. 98) zeige ich ausgedehnte organisirte Thromben des Ductus, die zwischen oder über tuberkulösen Herden der Ductuswand gelegen sind. Die mikroskopische Untersuchung ergab bei Schnauder eine völlig benigne Thrombose mit Kanalisation, bei Praetel waren stellenweise kleine tuberkulöse Herde eingestreut.

Von Lungenvenentuberkeln habe ich bisher sechs Fälle untersucht, von denen fünf dem bekannten von Weigert zuerst beschriebenen polypösen Typus angehören. Ich demonstrire einen sehr grossen Tuberkel des Hauptstammes einer Lungenvene, der fast bis ins linke Atrium hineinhängt (Krieger † 9. III. 98). Nur in einem Falle habe ich einen noch kleinen, aber bereits verkästen Tuberkel gefunden, an dem das reine Bild der Endangitis mikroskopisch festzustellen war, während die grossen Tuberkel häufiger auf die äusseren Häute und das benachbarte Gewebe übergreifen und dann das Bild bieten, welches Weigert auf einen Durchbruch extravasculärer Herde deutete, von mir aber im Anschluss an die beschriebenen Formen der Ductustuberkel als eine von innen nach aussen fortgeleitete tuberkulöse Erkrankung gedeutet wird.

An Venen des grossen Kreislaufs habe ich bisher keine eigenen Beobachtungen gemacht.

Ich komme nunmehr zu zwei Fällen von Endaortitis tuberculosa, die ich wegen der noch grösseren Seltenheit der Beobachtungen etwas ausführlicher bespreche.

Der erste Fall, Luise Schulz, 68 Jahre († 19. XII. 98) ist bereits in meiner früheren Publication erwähnt.

Der Befund am Herz und den grossen Gefässen folgt:

Das Herz ist 10 cm breit, 9 cm lang. Spitze abgerundet. Der rechte Ventrikel ist mit seiner Vorderwand schlaff eingesunken. Der linke Ventrikel ist von beträchtlicher Starrheit. Die Atrioventricularostien sind normal.

Die Aorta descendens ist von mässig weitem Lumen. Die Wand zeigt viele starre Resistenzen. Die Innenoberfläche besitzt einen glatten Vorderstreifen. Die hintere und die Seitenwände zeigen unregelmässige Verdickungen mit vielfach verkalkten Rauhigkeiten der Intima.

Am Arcus aortae sitzt an einer sklerotischen Stelle der Intima ein etwa linsengrosses gestieltes Polypchen von glatter Oberfläche, gelblicher Farbe und ziemlich weicher Consistenz auf, welches beim Einschneiden in einer balgartigen Umhüllung eine kleine, mit eiterartigem Inhalt gefüllte Höhle enthält. Der Inhalt ergiebt sich bei der mikroskopischen Untersuchung als ein Käsebrei ohne Zellen, der unzählige Tuberkelbacillen enthält.

Das Epicard zeigt vielfach schwielige Verdickungen. Am rechten Ventrikel findet sich die Vorderwand membranartig verdünnt, besonders am Ansatz des vorderen Papillarmuskels, der verkürzt ist, eingezogen. Die Wand enthält auch auf Querschnitten nur an kleinen Flächen Muskulatur, so besonders in der Gegend der Papillarmuskeln. Der grössere Theil ist vollständig schwielig entartet, vielfach mit kalkigen Einlagerungen. Der linke Ventrikel ist von engem Lumen. Die Wand ist bis auf 2 cm verdickt, äusserst derb und enthält im Septum und Papillarmuskel kleinere Schwielen. Das Endocard der Mitralis ist normal. Klappen der Aorta mit verdickten Rändern und Kalkeinlagerungen. Keine Verwachsungen. Die Aorta ascendens ist in ganzer Ausdehnung bis zum Arcus beträchtlich erweitert mit geringer Ausbuchtung der rechten Wandhälfte. Die Wandung ist durch Kalkeinlagerungen in ein starres Rohr verwandelt. Die Innenoberfläche ist durch zahlreiche Ulcerationen, deren Grund mit Kalkplatten bedeckt ist, äusserst rauh. Die Wand der rechten Coronararterie ist ziemlich normal, jedoch an ihrer Einmündung durch die Verdickungen der Aortenintima überlagert und für die Sonde nicht durchgängig; die linke zeigt erhebliche Intimaverdickungen, besonders am vertikalen Ast; keine Thromben.

Die übrigen Organbefunde ergaben:

Schnürdifformität des Thorax; kleine schiefrige Narben beider Lungenspitzen, Miliartuberkulose beider Lungen, Bronchitis purulenta, alveoläres Emphysem, Hypostase beider Unterlappen; adhäsive Pleuritis; adhäsive Pelveoperitoneitis; Anthrakose der Bronchialdrüsen, anthrakotische Induration und Schrumpfung der Bifurcationsdrüse; Stauungsinduration und Miliartuberkulose der Milz; Chronische interstitielle und parenchymatöse Nephritis, Nierenschrumpfung, Miliartuberkulose der Nieren, glatte Atrophie des Zungengrundes, Follikelabscesse der Pharynx, Tractionsdivertikel des Oesophagus; Schnürdifformität der Leber mit Miliartuberkulose; Amputationsnarbe der Portio vaginalis, adhäsive Perimetritis.

Zur mikroskopischen Untersuchung wurde dem Aortenpolypen zur Schonung des makroskopischen Präparats nur ein kleines Stück nach der Härtung excidirt und hier ebenso wie an dem erwähnten, bei der Section gewonnenen Präparat des Käsebreis das Vorhandensein enormer Mengen von Tuberkelbacillen festgestellt, die besonders eine ganze Schicht im käsigem Gewebe an der Basis das Polypen bilden, wo sie vorwiegend in der Form von Kulturzöpfen liegen. Histologisch war an dem Präparat nur festzustellen, dass sich an das käsige Gewebe Granulationsgewebe anschliesst, die Beziehungen für Unterlage liessen sich an dem kleinen Stück nicht verfolgen. Makroskopisch war aber hinreichend deutlich, dass die Unterlage des Polypen von der sklerotischen Intima gebildet wird, und in den tieferen Schichten der Aorta, sowie an der Aussenwand der betreffenden Stelle kein Käseherd lag. Der Fall wird von mir als eine von einem der alten Lungen- oder Drüsenherde ausgegangene tuberkulöse Metastase der Aortenintima angesehen, die sich auf einem atheromatösen Geschwür lokalisirt hat, sie selbst ist als die Ausgangsstelle für die bacilläre Infektion des Kreislaufs und für die akute Miliartuberkulose anzusehen.

Der zweite Fall von Aortentuberkulose, Taxwedel, 51 Jahre, wurde am 6. Juni 1899 secirt. Bei der Revision der Präparate fand ich folgenden Befund der Aorta (Fig. 2).

Die ganze Aorta zeigt zahllose fleckweise oder confluirende Intimaverdickungen mit wulstiger Oberfläche und Nekrose oder atheromatöser Erweichung der tieferen Intimaschicht, ausserdem reichliche Kalkeinlagerungen, in der Aorta ascendens einige Geschwüre. In der Aorta descendens dicht unter dem Arcus der Intima sitzt an der linken Seitenwand eine etwas schräg gegen die Längsachse gestellte ca. 1 cm lange, 0,6 cm breite etwa viereckige Wucherung auf, welche eine durchschnittliche Dicke von ungefähr 3 mm erreicht. Sie fällt am oberen Rande allmählich, an den Seitenrändern steil zum Niveau der Nachbarschaft ab, am unteren Rande setzt sie sich mit gleicher Breite und Dicke in einem 1,2 cm langen frei herabhängenden Polypen fort, der unter geringer Verjüngung in zwei stumpfen Zipfeln endigt. Der eine dieser Zipfel enthält unter einem dünnen Balg eine mit Käsebrei gefüllte Höhle; im Ganzen ist die Wucherung von ziemlich derber Consistenz, fein höckeriger Oberfläche, der stellenweise kleine rothe Gerinnsel aufsitzen, sonst ist die Färbung grauroth mit gelben, käsigen Einsprengungen; der erwähnte Zipfel ist ganz gelb. Die Schnittfläche zeigt in grauem oder graurothem Gewebe käsige Einsprengungen. Die Wucherung erscheint hier makroskopisch gegen die Unterlage scharf abgesetzt, in letztere lassen sich von der Nachbarschaft her die verdickten, in der Tiefe atheromatösen Intimaschichten deutlich verfolgen, diese sind nur an kleinen Stellen von der Wucherung durchsetzt, die Media wird indess an keiner Stelle von der Wucherung erreicht, ebensowenig finden sich käsige oder tuberkulöse Veränderungen in den äusseren Schichten der Aorta.

Im Eingang der Arteria anonyma liegt ein etwa hirsekorngrosses knopfförmig prominirendes graues Knötchen der Intima auf.

Die übrige Section ergab cavernöse Phthise beider Lungenspitzen, acute Miliartuberkulose der Lungen; adhäsive Pleuritis, circumscripte Pleuranecrosen über subpleuralen Lungencavernen, granulirende tuberkulöse Pleuritis; anthrakotische Induration der bronchialen Lymphdrüsen, käsige Lymphadenitis retroperitonealis; Hyperplasie und acute Miliartuberkulose der Milz; lymphoide Metamorphose und Miliartuberkulose des Knochenmarks; Miliartuberkulose der Nieren; vereinzelte tuberkulöse Geschwüre des Coecum; Hyperplasie und Miliartuberkulose der Leber; käsige Epididymitis und Prostatitis, Miliartuberkel der Arachnoidea.

Die mikroskopische Untersuchung des Aortenherdes ergab erstens in dem Trockenpräparat des Käses fast eine Reinkultur von Tuberkelbacillen. Schnitte durch die Wucherung bestätigten ihren tuberkulösen Charakter; es fanden sich Riesenzellentuberkel und stellenweise enorme Haufen von Bacillen. Einige Theile der Wucherung bestehen aus Fibringrinnseln in verschiedenen Stadien der Organisation. Die Basis der Wucherung wird von Granulationsgewebe, stellenweis mit Verkäsungen und Bacillenhaufen, gebildet. Das makroskopische Bild der unterliegenden Aortenschichten wird durch die mikroskopische Untersuchung bestätigt, auch diese ergiebt, dass der tuberkulöse Process nirgend in die Tiefe, nicht einmal in die Media eindringt, auch meist sogar breite Intimaschichten mit atheromatösen Veränderungen unter der tuberkulösen Wucherung erhalten sind.

Der Fall ist somit ebenfalls als eine durch einen der verschiedenartigen chronisch tuberkulösen Processe des Körpers verursachte Intimametastase der Aorta zu denken, vielleicht ursprünglich als ein tuberkulös inficierter Thrombus (Birsch-Hirschfeld) eines atheromatösen Geschwürs. Auch bei dieser Auffassung bliebe der Process aber eine Endaortitis tuberculosa, die wieder ihrerseits als Eingangspforte der akuten Miliartuberkulose zu betrachten ist.

Tuberkulöse Endocarderkrankungen habe ich nunmehr in vier Fällen gefunden. Einmal wurde ein einzelnes submiliares Knötchen auf dem einen Papillarmuskel der Mitralis gleichzeitig mit einer schweren Tuberkulose des Ductus thoracicus (Fall Gerlach obd. 1. Oktober 1898) beobachtet. Ein zweiter Fall ergab einen etwas über miliaren verkästen Tuberkel im linken Atrium der nach mikroskopischer Untersuchung halb im Endocard, halb subendocardial gelegen war und beginnenden Zerfall der Oberfläche zeigte. Er betraf ein Kind, Wentsch, vier Monate, obd. 12. Juli 1899 mit Drüsenverkäsung und chronischer Miliartuberkulose. Beide Fälle sind zur mikroskopischen Untersuchung verarbeitet und können daher nicht makroskopisch gezeigt werden. Das gleiche Schicksal betraf einen dritten Fall, Ulack, zehn

Jahre (obd. 6. Mai 1895), bei dem sich auf der Mitralis ein etwa hanfkorngrosser Tuberkel fand. Ich gebe von diesem die casuistischen Daten, weil ich ihn in meinen früheren Publicationen oft berührte, und ihm eine etwas andere Genese zuschreibe als den beiden vorigen Fällen, die sich den besprochenen Gefässtuberkulosen ganz anschliessen.

Herzbefund: Herzfleisch blass, getrübt. Der Schliessungsrand der Mitralsegel ist ringsum mit kleinsten, graudurchscheinenden warzigen Auflagerungen bedeckt.

Am hinteren Segel gerade am Ansatz eines Sehnenfadens liegt ein etwa hanfkorngrosses, gelbliches Knötchen. An seiner Oberfläche sind ebenfalls einige feinste Wärzchen erkennbar; gegen den Rand der Klappe ist die Oberfläche rauh, wie angefressen.

Die übrigen Organbefunde bestehen in Folgendem:

Caries des linken Femurkopfes, Sitz- und Schambeins, Coxitis tuberculosa, tuberkulöse Abscesse der Oberschenkelmuskulatur; disseminirte akute Miliatuberkulose der Lungen, Miliartuberkulose der Pleura und des Peritoneum; alter Käseherd einer bronchialen Lymphdrüse; Miliartuberkulose der Milz; Miliartuberkulose der Nieren; icterische Fettleber und Miliartuberkulose der Leber; tuberkulöse Leptomeningitis, Hydrocephalus externus et internus.

Die mikroskopische Untersuchung der Herzklappe ergab in Betreff der verrucösen Endocarditis nichts, was dieselbe von den einfachen, nicht tuberkulösen Formen unterscheiden könnte. Die Knötchen bestanden aus Granulationsgewebe mit zahlreichen neugebildeten kleinsten Gefässen. An der Oberfläche kleine Auflagerungen von trabekulärem Fibrin mit einzelnen Leukocyten und gequollenen und unregelmässig gestalteten Endothelzellen. Keine Tuberkelbazillen. Auch der grössere Knoten, dessen Uebersichtsbild Fig. 4 giebt, zeigt zum grösseren Theil eine einfache chronische Endocarditis mit oberflächlicher verrucöser Proliferation. Nur einzelne Theile geben ein abweichendes Bild: das gefässarme Granulationsgewebe ist hier reicher an epithelioiden Zellen mit gequollenen Kernen, enthält aber nur einzelne mehrkernige Zellen (doch keine Langhans'schen Riesenzellen!) Dieses Gewebe geht gegen die Oberfläche in Verkäsungen über, die stellenweise noch von einigen Zellschichten, an anderer Stelle von homogenem oder lamellösem Fibrin überdeckt sind, welches bisweilen unregelmässig in die

Käsemasse einspringt. Die käsigen Theile enthalten reichlich Tuberkelbacillen, an einer Stelle dicht unter dem Fibrin einen Haufen, der nach der Färbung makroskopisch fast mohnkorngross in den Schnitten sichtbar ist. Einzelne Bacillenhäufchen liegen in den Fibrinschichten.

Es handelt sich hier also unzweifelhaft um käsige Entzündung und Ulceration der Klappe. Ich glaube aber, das Bild so deuten zu dürfen, dass sich der tuberkulöse Process hier einer chronischen und proliferirenden Endocarditis aufgepflanzt hat. Er ist als Metastase einer tuberkulösen Gelenkentzündung und als Eingangspforte der acuten allgemeinen Miliartuberkulose aufzufassen.

Das letzte Präparat betrifft den ausgeprägtesten bisher bekannt gewordenen Fall einer ulcerösen tuberkulösen Klappenendocarditis. Es entstammt dem Fall Henning, 36 Jahre, der am 2. Februar 1898 von mir secirt wurde. Fig. 3 A u. B stellt das makroskopische Bild dar.

Herzbefund: Das Herz überragt an Grösse etwas die Faust. Die Spitze ist abgerundet, von beiden Ventrikeln gleichmässig gebildet. Auf der Oberfläche der Epicards zeigen sich an verschiedenen Stellen flache, knotige Prominenzen, die von Mohnkorngrösse bis Linsengrösse wechseln. Eine kleine Gruppe von kleinen Knötchen liegt an der Vorderfläche der rechten Ventrikels neben dem Sulcus coronarius. Grössere, deutlich verkäste Knoten finden sich an der Oberfläche des linken Herzohrs, des linken Atrium, an der Hinterwand der Aorta. Auch diese Knoten sind überall von glänzender Serosa überdeckt, nur kleine Abschnitte auf der Oberfläche der Aorta und der Pulmonalis zeigen ganz beschränkt feine fibrinöse Trübungen. Die Höhle des rechten Ventrikels ist kugelig ausgebuchtet. Die Muskulatur ist relativ dick von guter Consistenz und graurother Färbung. Das Endocard der Klappen ist normal. Unter dem Endocard des Conus pulmonalis, sowie auf den Papillarmuskeln der Tricuspidalklappen sind eine beträchtliche Anzahl grade sichtbarer, grau durchschimmernder Knötchen zu erkennen. An den Ansatzstellen der Sehnenfäden ist das Edocard schwielig verdickt.

Die Höhle des linken Ventrikels ist ebenfalls ein wenig ausgebuchtet; die Trabekel leicht abgeflacht, der Schliessungsrand der Mitralis ist etwas gewulstet und zeigt einige, gerade sichtbare durchscheinende Wärzchen. Das Ventrikelendocard enthält ganz vereinzelt diffuse, weissliche Fleckchen, die kaum prominiren.

Die Aorten-Klappen sind im Ganzen zart, oberhalb des Schliessungsrandes beträchtlich gefenstert; am Nodulus der hinteren Semilunarklappe liegt ein kleiner Haufen durchscheinender, graurother Wärzchen. Die aneinander stossenden Viertel der hinteren und der linken Klappe, sowie das zwischen ihnen liegende dreieckige Feld zeigen eine sehr auffällige Veränderung. Die Oberfläche ist rauh durch zahlreiche etwa mohnkorngrosse gelbliche Erhebungen. Von den sich gegenüberliegenden Seitenrändern der beiden genannten Seminularklappen hängen mehrere (von jedem Segel etwa 3), tropfenförmige, $^1/_3$ cm lange Excrescenzen herab, die eine glatte Oberfläche und gelblichweisse Farbe besitzen. In die Klappenfläche hinein verläuft die Veränderung allmählich mit einer röthlich grauen Wulstung des Endocards; in ähnlicher Weise greift sie auf die anstossende Basis des vorderen Mitralsegels über. An der Aortenoberfläche der Semilunarklappen, sowie im zusammenstossenden Theile beider sin. Valsalvae sind ebenfalls gelbliche Wulstungen und Rauhigkeiten erkennbar.

Auf dem Durchschnitt der Klappen findet man breite käsige Einlagerungen, die beide Oberflächen der Klappen einnehmen und sich gegen das dreieckige Feld zwischen den Klappen zu einer umfangreichen Käsemasse vereinigen, die sich in die Tiefe nach dem Anfangstheil der Aorta und nach dem Myocard hin fortsetzt.

Die Käsemasse ist gerade der Epicard-Falte zwischen Aorta und linkem Atrium benachbart. Eine unmittelbare Verbindung mit den käsigen Knoten der Epicards, die hier besonders angehäuft, ist nicht zu erkennen.

Eine kleine Gruppe käsiger Knötchen liegt auf der Ventrikeloberfläche des vorderen Mitralsegels von dem Hauptherd getrennt.

Uebrige Organbefunde:

Caries eines Brustwirbelkörpers, kleine intercostale tuberkulöse Abscesse, Periostitis tuberculosa costalis et vertebralis, Durchbruch in den Wirbelkanal; kleine Käseherde, Cavernen und schiefrige Induration beider Lungenspitzen, disseminirte Miliartuberkulose beider Lungen, Lungenhyperämie und Oedem; adhäsive Pleuritis und Pleuratuberkulose, grössere verkäste Tuberkel des Epicards; schiefrige Induration und Hyperplasie des bronchialen und cervicalen Lymphdrüsen; Hyperplasie und starke disseminirte Tuberkulose der Milz, Miliartuberkulose der Nieren, Miliartuberkulose und Fettinfiltration der Leber; circumscripte tuberkulöse Pachymeningitis spinalis externa; geringe Miliartuberkulose der Arachnoidea.

Die mikroskopische Untersuchung stellte schon bei der Sektion an einem Trockenpräparate der Klappenoberfläche durch den Nachweis massenhafter Tuberkelbacillen den tuberkulösen Charakter der Klappenerkrankung fest. An Schnitten fanden sich sehr umfangreiche Verkäsungen, die namentlich gegen die Oberfläche mit so enormen Bacillenmengen durchsetzt waren, dass an dem dem Herzlumen zugewendeten Rand des Schnittes ein makroskopisch sichtbarer Streifen der gefärbten Bacillen verläuft. Die Oberfläche ist vielfach mit Schichten von lamellösem oder homogenem Fibrin überdeckt, das theilweise auch Bacillenhaufen einschliesst. Die polypösen Wucherungen bestehen aus einer theils zelligen, theils käsigen, von Bacillen durchsetzten Oberflächenschicht, die eine Erweichungshöhle mit theils feinkörnigem Käse, theils polynucleären Leukocythen umgiebt. In der Tiefe gehen die Verkäsungen in diffuse zellige Infiltrationen über, die nur stellenweise Riesenzellen und deutlichere Tuberkel erkennen lassen. Eine Kontinunität mit den Epicardtuberkeln ist nicht vorhanden. Wir haben also hier eine proliferirende käsige Entzündung des Klappenendocards und damit im Zusammenhang käsige und tuberkulöse Entzündung der angrenzenden tiefen Schichten des Aorta und des Myocards. Der Beweis für den Verlauf des Prozesses ist nicht zu erbringen; der primäre Herd konnte wie in den Fällen Lüken's und Schürhoff's sehr wohl im Myocard gelegen haben und der Durchbruch nach dem Endocard erfolgt sein. Ich glaubte mich aber nach einigem Schwanken berechtigt, den umgekehrten Weg anzunehmen, weil in den eben genannten Fällen nur einfache Endocardnekrosen und Ulcerationen, keine Wucherungen bei der Perforation des Myocardherdes eingetreten waren, und weil andererseits der Habitus der Wucherungen in meinem Falle den übrigen Endangitisformen so auffällig gleicht, endlich Ausdehnung und Entwickelungsgrad des Processes am Endocard entschieden am meisten vorgeschritten ist und gegen die Tiefe abnimmt. Ich würde also auch diesen Fall für eine der Endangitis entsprechende tuberkulöse Metastase des Klappenendocards ansprechen, die durch eine der zahlreichen schweren älteren tuberkulösen Organveränderungen bedingt war, besonders halte ich in Vergleich mit dem Fall Ulack die Knochentuberkulose für eine verdächtige Quelle. Dass der Klappenherd ferner als Eingangspforte der akuten Miliartuberkulose zu betrachten ist, wird im Hinblick auf die Bacillenmenge und -lagerung nicht anzufechten sein.

Ich habe geglaubt, besonders die Fälle von Aorten- und Herztuberkulose, obgleich sie schon anderwärts von mir mehrfach besprochen und gezeigt wurden, auch hier bekannt machen zu dürfen, weil sie einerseits zweifellos wichtige Glieder der Kenntniss der Gefässtuberkulosen darstellen, anderseits bei ihrer Seltenheit und ihrem nicht gerade auffälligen makroskopischen Habitus ohne speciell hierauf gerichtete Aufmerksamkeit und ohne mikroskopische

Untersuchung hinsichtlich ihrer tuberberkulösen Natur sehr wohl verkannt werden können.

Erklärung der Tafel 5.

Fig. 1. Tuberkulose des Ductus thoracicus (Fall Senftleben). Am unteren Ende ein Packet tuberkulöser Glandulae coeliacae und einige tuberkulöse Ductuswurzeln, die linksliegende aufgeschnitten. Im Stamm des Ductus zwei tuberkulöse Wandherde mit Aneurysma des Lumens. Der obere Herd ist aus zwei verkästen Klappenpaaren zusammengesetzt, darüber Miliartuberkulose der Intima. Eine kleine Lymphdrüse ohne Verkäsung liegt dem Ductus an.

Fig. 2. Atheromatose und Tuberkulose der Aorta (Fall Taxwedel). Die Aorta ist nach aussen umgerollt dargestellt, um den durch den Hauptschnitt durchtrennten Herd zur Vereinigung zu bringen

a atheromatöse und sklerotische Flecke. b tuberkulöse Intimawucherung, Ansatzstelle; c Querschnitte der Ansatzstelle (zwischen denselben ist ein' Streifen zur mikroskopischen Untersuchung excidirt); d polypöser Theil der Wucherung; e kleine Cyste desselben; f balgförmiger Anhang mit erweichtem käsigen Inhalt.

Fig. 3. Tuberkulöse Endocarditis der Aortenklappe (Fall Henning).

A. Flächenansicht der erkrankten Klappen, a hintere Semilunarklappe mit einigen warzigen Proliferationen am Modulus; b linke Semilunarklappe; c tuberkulöse Wucherung mit Polypen auf beiden Klappen und dem zwischengelegenen Feld, sowie der Basis des vorderen Mitralsegels; d kleine tuberkulöse Wucherung auf der Ventrikeloberfläche des vorderen Mitralsegels.

B. Durchschnitt des erkrankten Abschnitts der hintern Semilunarklappe; a Aortenwand im Längsschnitt; b Klappe; c tuberkulöse Wucherung mit einem Polypen an der freien Oberfläche; sie durchsetzt die Klappe bis zum Sinus Valsalvae und greift auf die Herzwand und die Basis des vordern Mitralsegels (d) über; e Stück des linken Ventrikels; f Stück des linken Atrium; g verkäste Tuberkel des Epikards.

Fig. 4. Tuberkulöse und einfache proliferirende Endokarditis der Mitralklappe (Fall Ulack). Alkoh. Formalin, Gefrierschnitt, gefärbt nach Ziehl 20 × fache Vergrösserung. a Ansatz eines Sehnenfadens. b Uebergang in den normalen Theil des Segels. c chronische Proliferation mit Gefässdurchschnitten. d verrucöse Wucherung. e tuberkulöses Granulationsgewebe mit Verkäsungen. f Fibrinauflagerungen. g Bacillenhaufen.

28. Herr Arnold Heller-Kiel:

Ueber die syphilitische Aortitis und ihre Bedeutung für die Entstehung von Aneurysmen.

Der Frage der Aneurysmen-Entstehung durch Syphilis ist seither nicht die ihr gebührende Behandlung zu Theil geworden [1]).

Da aus meinem Institute die erste Arbeit [2]), welche eine syphilitische Aortitis beschrieb, und darnach eine Reihe [3]) weiterer Arbeiten über denselben Gegenstand hervorgegangen ist, fühle ich eine Art von Pflicht, diese Frage einmal hier zur Besprechung zu bringen.

Die pathologische Anatomie verhielt sich seither gegen die Annahme einer syphilitischen Aortitis sehr ablehnend. Die Lehre, dass die Aneurysmen die Folge der chronischen Endarteriitis seien, herrscht noch immer vor, obwohl schon die einfache Betrachtung des zeitlichen Vorkommens Zweifel daran hätte erwecken müssen. Die chronische Endarteriitis als Veränderung des späteren Alters kann nicht Ursache der so oft im besten Mannesalter vorkommenden Aneurysmen sein.

Schon 1876 trat Köster [4]) gegen diese Lehre auf; er wies den vasa nutritia entlang in die media eindringende Zellwucherungen nach, welche die Media zerstören; eine sich anschliessende Intimaverdickung ist secundär; die Mediaveränderungen sind die Ursache der Aneurysmenbildung. Seine und seiner Schüler Arbeiten fanden nicht die ihnen zukommende Anerkennung, anscheinend weil er die primäre Endarteriitis völlig durch eine secundäre an primäre Mesarteriitis anschliessende ersetzen zu wollen schien.

Die Aetiologie seiner Mesarteriitis war Köster entgangen.

Die Arbeiten Thoma's [5]) können keine befriedigende Auf-

---

[1]) Beweis dafür das soeben erschienene Werk von Schrötter's „Die Erkrankungen der Gefässe" in Nothnagel, Spez. Pathol. u. Therap. XV. III 1899 S. 90 u. 306.

[2]) Döhle, Dissertat. Kiel 1885.

[3]) Döhle, Deutsch. Archiv f. klin. Med. 55. 1895. — Backhaus, Ziegler's Beiträge 22. S. 417. 1899. — Moll, Diss. Kiel 1898. — Jsenberg, Diss. Kiel 1899.

[4]) Berl. klin. Wochenschr. 1875. S. 322.

[5]) Virch. Arch. 111, 116 u. s. w.

klärung für die Aneurysma-Entstehung geben. Er verlegte den Beginn des Endarteriitis ebenfalls in primäre Veränderungen der Media; diese sollten in einer Verminderung der Widerstandsfähigkeit der Media bestehen, die dabei in den Anfangsstadien keinerlei Structurveränderung zeige, sondern nur eine von Dehnung der ganzen Gefässwand abhängige Verdünnung, wobei die elastischen Lamellen der mittleren Gefässhaut sich dichter aneinander legten. Die Wucherung der Intima trete als eine Art Ersatz auf, um eine Wiedereinengung der Gefässlichtung herbeizuführen. Später träten Rupturen der elastischen Elemente hinzu.

Solche Rupturen der elastischen Elemente sind aber nach Hilbert[1]) auch in normalen Arterien häufig, „sie werden kaum in einem Falle vermisst und sind auch im zartesten Alter mitunter sehr zahlreich vertreten".

Es müssten die Aneurysmen weit häufiger sein, als sie es sind, wenn die Thoma'schen Veränderungen ihre anatomische Ursache wären.

Im Jahre 1884 kam im pathologischen Institute zu Kiel die Leiche eines 25jährigen Mannes zur Section[2]), die neben ausgesprochenen syphilitischen Veränderungen einen eigenthümlichen Befund an der Aorta ergab. Es fanden sich besonders im aufsteigenden Theile an zahlreichen Stellen wie mit Punzen ausgetriebene kleine Vertiefungen, in welche die Umgebung mit runzeligen Fältchen hineinzog. Gegen das Licht gehalten, zeigten diese Stellen starke Verdünnung der Aortenwand. Der chronischen Endarteriitis zukommende Veränderungen fanden sich in diesen Gebieten nicht. Die mikroskopische Untersuchung ergab, dass es sich um theils umschriebene, theils ausgebreitetere, den vasa nutritia folgende kleinzellige Wucherungen handelte, welche bald die Media-Elemente im Einzelnen zerstörten, bald, grössere Partien umfassend, sie zur Nekrose brachten. Von den jungen zellreichen Wucherungen fanden sich alle Uebergänge bis zu zellarmem, geschrumpftem Gewebe, durch welches die Intima an den dünnsten Stellen bis dicht an die Adventitia herangezogen war. Die Intima zeigte in diesen Theilen keine oder nur spurenweise Veränderungen.

Die Auffassung dieses Falles als primäre syphilitische

---

[1]) Virchow's Archiv 142. S. 241. 1895.

[2]) Döhle, Dissert. Kiel 1885.

Aortitis wurde von Manchot[1]) in einer interessanten Arbeit bekämpft; er vertrat in ihr die Ansicht v. Recklinghausen's, dass die Ursache der Aneurysmen Zerreissungen der elastischen Media-Elemente seien; an diese Zerreissungen schlössen sich Bindegewebswucherungen an. Dass Manchot's Zerreissungen vorkommen, soll nicht bestritten werden; aber unsere Befunde zwangsweise Manchot's Deutung zu unterwerfen, ist durchaus unzulässig.

Es wurde darnach eine grössere Anzahl weiterer Fälle untersucht; sie bestätigten theils die Auffassung des ersten Falles als syphilitischer Aortitis, theils erweiterten sie die erste Erfahrung nach manchen Richtungen hin. Es ergaben sich mannichfache Veränderungen, wie das ja bei der Syphilis zu sein pflegt, die jedoch alle auf jene erste reine Form zurückzuführen sind. Immer liess sich als Erstes und als Hauptsache die beschriebene Media-Veränderung nachweisen; in den jungen Wucherungen fanden sich nicht selten vielkernige Riesenzellen, auch umschriebene Nekrosen ergaben sich in einzelnen Herden, sodass sie als miliare Gummata angesprochen werden konnten. In vielen Fällen fanden sich daneben mehr oder weniger ausgedehnte Verdickungen der Intima; es dringen bisweilen die Wucherungsherde der Media soweit nach innen vor, dass sie die Grenze überschreitend in die Intima eindringen, und zwar nicht selten in Begleitung neugebildeter Blutgefässe. Die secundäre Wucherung und Verdickung der Intima kann sehr bedeutende Grade erreichen; sie unterscheidet sich aber von der primär endarteriitischen dadurch, dass sie keine Neigung zum Zerfall in den bekannten glitzernden Brei zeigt; sie hat vielmehr einen starren narbig schrumpfenden Charakter. Bisweilen treten in diesen Gebieten scharf umschriebene feste gelbe Herde auf, welche makroskopisch an die derben Käseherde der Gummata erinnern.

Die Adventitia zeigt sich bei der syphilitischen Aortitis bald mehr bald weniger an dem Processe betheiligt, in manchen Fällen mit starker Verdickung und Sklerosirung; dies kommt ebenfalls durch die erst zellreicher, dann zellärmer werdenden schrumpfenden Wucherungen zu Stande; auch Einengung und vollständige Obliteration der vasa nutritia findet sich bisweilen.

Es kommen von dem reinen Falle von syphilitischer Mesar-

---

[1]) Virchow's Archiv 121. 1890.

teriitis vom Jahre 1884 an alle Uebergänge bis zu Fällen, in denen die Aorta äusserst verdickt, narbig, schwielig geschrumpft erscheint mit starker Runzelung der Innenfläche. Ein solcher Fall, bei dem die Aortenwand bis 13 mm dick war, wovon 8 mm auf die Aventitia kamen, findet sich bei Döhle (l. c. S. 200) abgebildet.

Das pathologisch-anatomische Bild ist für jeden damit einmal Vertrauten total verschieden von dem der primären chronischen Endarteriitis. Erschwert ist allerdings das Erkennen, wenn letztere zu der syphilitischen Aortitis hinzukommt, was nicht selten bei älteren Individuen der Fall; es entstehen dann sehr bunte Bilder; meist aber kann man an einzelnen, wenn auch kleinen Stellen das Charakteristische der syphilitischen Aortitis erkennen.

Auch von anderer Seite ist eine Bestätigung unserer Ergebnisse erfolgt.

So brachte Malmsten[1]) vorzügliche, ganz unseren Fällen gleichende Abbildungen von Aortenveränderungen, welche er als sklerogummöse Aortitis bezeichnete und als Ursache der Aneurysmenbildung ansprach; allerdings ist er über die mikroskopischen Veränderungen und ihre Deutung im Unklaren geblieben.

Weitere Bestätigungen brachten Jacob[2]) und Puppe[3]). Durch Rasch[4]) wurde darauf hingewiesen, dass Hj. Heiberg bereits 1876 dieselbe Ansicht ausgesprochen habe; da diese Mittheilung aber nirgends, auch nicht in den Jahresberichten über die Fortschritte in der gesammten Medicin Erwähnung fand, ist sie ganz unbekannt geblieben.

Auch bei der grössten Werthschätzung statistischer Angaben und sorgfältiger klinischer Beobachtungen, welche bis dahin von vielen Seiten für den Zusammenhang zwischen Syphilis und Aortenaneurysmen beigebracht wurden, konnte ihnen doch keine genügende Beweiskraft für die Entstehung der Aortenaneurysmen durch Syphilis zugestanden werden, besonders aber fehlte jeder Aufschluss über die Art des Einflusses, den dabei die Syphilis ausübte.

---

[1]) Malmsten, Studies öfver Aorta-Aneurysmens Etiologie. Stockholm 1888.

[2]) Dissert. Erlangen 1891.

[3]) Deutsch. med. Wchschr. 1884. S. 854 u. 874.

[4]) Archiv f. Dermatologie und Syphilis. 47. 1899.

Ein sicherer Beweis für den aetiologischen Zusammenhang und eine wirkliche Einsicht in ihn konnte nur durch die pathologisch-anatomische und histologische Forschung gebracht werden.

Dies ist durch unsere Untersuchungen geschehen und damit auch die Vermuthung von Virchow[1]) erfüllt, die er in dem Satze aussprach: „Wenn es nicht bezweifelt werden kann, dass partielle Herzaneurysmen aus syphilitischer Myocarditis hervorgehen, so wird man die Möglichkeit nicht ablehnen können, dass auch an den Arterien aneurysmatische Aussackungen einen ähnlichen Ursprung haben mögen“. Der ebenda erwähnte Fall eines 18jährigen Mädchens mit ausgedehntesten syphilitischen Veränderungen, dessen „Aorta in der ausgedehnten und für dieses Lebensalter auffälligsten Weise mit sklerotischen und atheromatösen Stellen besetzt war“, dürfte wohl ein solcher Fall von syphilitischer Aortitis gewesen sein.

Wenn ich hier für das Vorkommen einer syphilitischen Aortitis und zwar als eines keineswegs ganz seltenen Befundes und dafür eintrete, dass sie die Ursache von Aortenaneurysmen ist, so bin ich damit weit davon entfernt, die Entstehung von Aneurysmen auf anderer aetiologischer Basis abzuleugnen; hier kommen vor Allem die durch Ruptur der elastischen Elemente der Media bedingten v. Recklinghausen's, dann Ponfick's embolische Aneurysmen in Betracht. Ebenso werden höchstwahrscheinlich auch durch andere infectiöse Processe Schädigungen der Aortenwand hervorgerufen werden können, wie ich solche selbst gesehen habe. Weshalb sollte z. B. nicht die Influenza wie in anderen Organen auch in der Aortenwand secundäre entzündliche oder degenerative Processe hervorrufen können!

Nur der primären chronischen Endarteriitis möchte ich keine Rolle in der Entstehung wahrer Aneurysmen zugestehen; wohl aber werden durch sie, wenn auch verhältnissmässig sehr selten, Aneurysmen hervorgerufen, welche aus sogenannten endarteriitischen Geschwüren hervorgehen, also nach Zerstörung der Intima. Ein solches über taubeneigrosses habe ich vor Kurzem beschreiben lassen[2]).

Unter den Ursachen für Aneurysmen der Aorta ist jedenfalls der Syphilis die erste Stelle einzuräumen. Hier treten die

---

[1]) Geschwülste II. S. 444.

[2]) Kalker, Dissert. Kiel 1899.

statistischen Angaben in ihre Rechte. Die Zahlenangaben[1]) schwanken allerdings sehr stark, zwischen 36 und 85%; es wird das von der stärkeren oder geringeren Verbreitung der Syphilis in dem betreffenden Lande abhängen.

Mag man nun auch den mannichfachen Einwendungen, welche von verschiedenen Seiten gegen die syphilitische Natur der beschriebenen Aortitis erhoben sind, mehr Werth beilegen, als sie verdienen — denn dieselben Einwendungen lassen sich gegen etwa zwei Drittel der seither der Syphilis zugerechneten pathologisch-anatomischen Veränderungen erheben —, so müssen doch, solange es nicht gelungen ist, Organismen in specifischer Weise gefärbt bei der Syphilis nachzuweisen, die seitherigen Erfolge[2]) der Jodkali-Behandlung nach dem Satze „e nocentibus et juvantibus zu Gunsten unserer Auffassung mit in die Waagschale geworfen werden; eine möglichst frühzeitige Diagnose der Aneurysmen ist zu erstreben. Die Resultate der Behandlung werden sicher noch weit besser als seither werden.

---

29. Herr Straub-München.

Ueber die Veränderungen der Aortenwand bei progressiver Paralyse.

Gestatten Sie mir, Ihnen in Kürze über ein Thema zu berichten, das zwar, streng genommen, vor das Forum der Psychiatrie gehört, das aber nicht minder den pathologischen Anatomen interessiren dürfte, über die Veränderungen nämlich, die man bei der progressiven Paralyse der Irren an der Aorta zu finden pflegt.

Dass die Aorta auch bei ganz jugendlichen Paralytikern ungemein häufig schwere und ausgedehnte Veränderungen aufweist, ist allerdings lange bekannt; man hat dieselben bisher stets identificirt mit dem Atherom der Aorta; man hat sie aufgefasst als

---

[1]) Rasch, l. c. — Hampeln, Berl. klin. Wchschr. 1894. S. 1068.

[2]) Mülhaus, Diss. Kiel 1899. — Verhandlungen des Kongr. f. innere Medicin (Referat in Münch. med. Wochenschrift 1899. S. 569).

schwere prämature Atheromatose, die eine Folge- oder Theilerscheinung des paralytischen Marasmus bilde. Eine fast vierjährige Erfahrung über den Gegenstand und ein seit mehr als zwei Jahren ganz systematisch betriebenes Studium der Aortenveränderungen Paralytischer und Nichtparalytischer haben mich indes belehrt, dass die erwähnte bisherige Auffassung unhaltbar ist und dass die Aortenveränderung der Paralytiker einen selbständigen, von der Atheromatose principiell verschiedenen Krankheitsprozess darstellt, der sich bereits makroskopisch mit voller Sicherheit von letzterer abgrenzen lässt. Was nämlich für die Aorten der Paralytischen charakteristisch ist, das sind nicht die Degenerativen, die atheromatösen Prozesse, denn die können vollständig fehlen, auch wenn die Aorta ausgedehnte Veränderungen aufweist, es sind vielmehr schwielige, unregelmässige Intimaverdickungen, die meist über einen grösseren Bezirk der Aorteninnenfläche sich erstrecken, manchmal aber eine nur fleckweise Ausbreitung zeigen. Diese Verdickung tritt stets in einer äusserst charakteristischen Form auf; es handelt sich um grobrunzelige und kleinhöckerige, warzenähnliche, dichtgedrängte Erhabenheiten, die nur zuweilen von grösseren, buckelförmigen Erhebungen durchsetzt sind. Diese runzelig höckerigen Verdickungen beginnen manchmal schon unmittelbar über den Klappen, noch im Bereich der Sinusse, und überziehen dann die ganze Innenfläche der aufsteigenden Aorta; meist indes bleibt ein grösserer oder geringerer Bezirk des untersten Abschnittes der letzteren an der Hinterwand des Gefässes frei. Der schwielige Prozess setzt sich stets auf den Arcus fort, zeigt auch hier eine wechselnde Ausdehnung und ist regelmässig am intensivsten an den Abgangsstellen der Arcusäste. Hier wird die Verdickung häufig glatter, die Runzelung mehr radiär. Auf die Aeste selbst setzt sich die Intimaverdickung nur äusserst selten, und stets nur eine kurze Strecke weit fort. Am häufigsten verändert ist die Innenfläche des Truncus anonymus, am seltensten die der Carotis sin.; für gewöhnlich macht der Prozess unmittelbar am Gefässostium Halt.

In manchen Fällen bleibt die Veränderung auf den aufsteigenden Theil und den Bogen der Aorta beschränkt, meist aber setzt sie sich mehr oder weniger weit auf die Aorta descendens fort. Der Charakter der Veränderung bleibt hier im Wesentlichen der gleiche, nur tritt häufig an Stelle der gänzlich irregulären

Runzelung eine Längsrunzelung und Längswulstung. Die untere Grenze der schwieligen Verdickung ist sehr variabel; meist liegt sie im Bereich der Brustaorta, zuweilen auch in der Bauchaorta, aber stets in der oberen Hälfte derselben, meist in der Höhe der Abgänge der Nierenarterien. Diese untere Grenze ist sehr häufig eine ganz scharfe, fast lineare. Dieses plötzliche Aufhören der schwieligen Verdickung, welche die gesammte Innenfläche des oberen Aortenabschnittes von den Klappen bis zur unteren Grenzlinie herab einnehmen kann, den ganzen caudalen Abschnitt aber frei lässt, verleiht den Aorten Paralytischer häufig ein so charakteristisches Aussehen, dass jede Verwechslung mit Atheromatose schon bei oberflächlichster Betrachtung ausgeschlossen ist.

Neben den bisher beschriebenen Veränderungen und nur im Verein mit ihnen vorkommend findet man häufig noch einige andere, die zwar nicht constant, aber ebenfalls äusserst charakteristisch sind. Es sind das

1. strahlige, narbenähnliche Einziehungen im Bereich der Intimaverdickung von meist nur geringer Ausdehnung; die Aortenwand ist an der Stelle der Einziehung verdünnt und durchscheinend. Diese Gebilde finden sich am häufigsten im aufsteigenden Theil der Aorta, meist im Gebiete der diffusen schwieligen Veränderung, manchmal aber auch isolirt in unveränderter Intima; es zeigt dann letztere nur im Bereich der Einsenkung und Runzelung eine schwielige Beschaffenheit.

Ausschliesslich im Anfangstheil der Aorta findet man

2. derbe, schwielige, breite Erhebungen von fast knorpelartiger Consistenz und meist annähernd dreieckiger Gestalt. Sie beginnen stets an den Anheftungsstellen der freien Klappenränder, breiten sich, meist aus der unverdickten Intima mit scharfen, steilen Rändern ansteigend, rasch nach beiden Seten und nach oben aus und schieben sich deltaartig in die Ascendens vor. Diese mässigen Schwielen erreichen oft eine mächtige Flächenausdehnung, sie confluiren nicht selten und bilden dann

3. einen derben mehr oder weniger breiten Gürtel, der das ganze Anfangsstück des Aortenrohres umgreifen kann; die obere und untere Grenze desselben ist meistens sehr scharf, zuweilen wallartig verdickt. In anderen Fällen geht die gürtelförmige Verdickung in die anfangs beschriebene runzelig höckerige Schwielenbildung ohne deutliche Grenzlinie über.

In ziemlich seltenen Fällen greift

4. die schwielige Verdickung der Intima auch auf die Aortenklappen über und zwar ausnahmlos auf deren freie Ränder. Diese sind dann entweder in ganzer Ausdehnung oder nur in der einen Hälfte stark gewulstet, schnur- oder walzenförmig verdickt oder rosenkranzförmig aufgetrieben. Der verdickte Abschnitt ist verkürzt, straff gespannt und nur mangelhaft beweglich.

Eine letzte äusserst auffällige Veränderung ist endlich

5. ungemein häufig an den Ursprungsstellen der Aortenäste im Bereich der schwieligen Verdickung zu constatieren. Es handelt sich um mehr oder weniger hochgradige Stenosen und vollständige Obliterationen der Gefässostien. Die Verengerung oder der Verschluss wird stets durch die Intimawucherung herbeigeführt, wie schon makroskopisch deutlich zu erkennen ist. Haben sich die verdickten Ränder bis zur Berührung genähert, dann schieben sich häufig neue Intimalagen über das Ostium hinweg, sodass die ursprüngliche Abgangsstelle des Gefässes an der Innenfläche der Aorta in keiner Weise mehr zu erkennen ist. Dieser Prozess kann sich an jedem Aortenaste im Bereich der schwieligen Veränderung abspielen. Er ist weitaus am häufigsten an den Ostien der Intercostalarterien zu constatiren, die zuweilen in grosser Zahl verengt oder verschlossen gefunden werden. Auch die Coronargefässe sind nicht selten stenosirt und obliterirt, besonders das Ostium der linken Arterie. In einem Falle fand ich vollständigen Verschluss der Carotis sin.; im gleichen Falle war der Anfangstheil des Truncus anonymus eingeschnürt durch eine vom Rande des Ostiums ausgehende, ein paar Millimeter ins Gefässinnere hineinziehende Intimaleiste, die die halbe Peripherie des Gefässes umkreiste. In der Bauchaorta fand ich völligen Verschluss nur an den Ostien der oberen Lumbalarterien; Stenosen derselben sind häufig. Auch die Abgangsstellen der grossen Aeste der Vorderwand sind nicht selten beträchtlich verengert; am häufigsten ist die Stenose der Art. coeliaca; in einem Falle erreichte ihr Ostium die Weite der Mündung einer Intercostalarterie. Seltner ist die Veränderung an der Art. mesent. sup., am seltensten an den Nierenarterien.

Die bisher beschriebenen Veränderungen rein schwieligen Charakters sind manchmal die einzigen, die an den Aorten Paralystischer makroskopisch zu konstatiren sind. Gewöhnlich spielen sich jedoch innerhalb der schwieligen Bezirke regressive Processe sekundärer Natur ab. Meist findet man nur eine mehr oder weniger ausgedehnte oberflächliche weissgelbe oder ockergelbe Verfärbung, sowie Atherombildung in den tieferen Wandschichten mit buckelförmiger Vorwölbung der verdickten Intima. Nur selten kommt es zu oberflächlichem Zerfall und zur Bildung atheromatöser Geschwüre, ganz auffallend selten zu schwerer Verkalkung. In vereinzelten Fällen aber ist fast der ganze schwielig veränderte Aortenabschnitt kalkig incrustirt und starrwandig. In mehreren dieser Fälle war der oberste Abschnitt der Brustaorta auffällig dilatirt, muschelschalenartig nach links ausgebaucht und vollständig verkalkt; die Ausbuchtung war ein paarmal mit mächtigen Thrombusmassen erfüllt. Auch sonst finden sich thrombotische Auflagerungen sehr häufig im Bereich der schwieligen Wandveränderung.

Sowohl in den Fällen, wo die bisher beschriebene schwielige Veränderung der Aortenwand in reiner Form auftritt, wie auch in denen, wo dieselbe einer mehr oder weniger schweren atheromatösen Degeneration anheimfällt, kann das von ihr freie Gebiet, also vorwiegend die Bauchaorta, eine vollständig normale Beschaffenheit aufweisen. In Fällen, wo die beschriebene Schwielenbildung nicht nachzuweisen ist, fehlt dann überhaupt jede krankhafte Veränderung an der Aorta oder es sind nur einfache degenerative Processe von meist geringer Intensität vorhanden. Anderseits kann sich eine leichtere oder schwerere einfache Atheromatose auch neben der schwieligen Veränderung und unabhängig von ihr entwickeln; sie folgt dann stets dem für die Atheromatose der Aorta charakteristischen Gesetze, dass die Veränderungen an Intensität und Extensität caudalwärts immer mehr zunehmen und ihre stärkste Entfaltung in der unteren Bauchaorta erreichen. Beide Processe, die schwielige Veränderung und die einfache Atheromatose sind bei einiger Erfahrung meist leicht auseinander zu halten. Schwieriger wird die Beurtheilung zuweilen dann, wenn die schwieligen Veränderungen nur eine geringe Ausdehnung besitzen, die Atheromatose aber einen stärkeren Grad erreicht. Aber auch in diesen Fällen war mir bei Berücksichtigung der eingangs erwähnten Charakteristica eine sichere Unterscheidung stets schon auf Grund des makroskopischen Befundes möglich.

Die Unabhängigkeit beider Processe von einander tritt deutlich zu Tage, wenn man das Aortenmaterial nach dem Alter der Verstorbenen richtet. Diese Sichtung ergiebt zunächst, dass eine constante Beziehung zwischen dem Grade und der Ausdehnung der schwieligen Veränderung und dem Alter der Paralytiker nicht besteht. Ich fand einerseits bei Kranken, die zwischen 30. und 35. Lebensjahr ihrem Leiden erlagen, ausgedehnte Schwielenbildung und schwere Verkalkung im Bereich derselben, anderseits war erstere bei Paralytikern aus dem 50. bis 60. Lebensjahre zuweilen nur gering oder trotz grosser Ausdehnung nur arm an regressiven Veränderungen. Ganz anders verhält sich die neben dem schwieligen Processe auftretende Atheromatose. Sie fehlt bei jugendlichen Paralytikern ganz oder fast ganz und nimmt mit dem Alter der Kranken an Intensität und Ausdehnung zu. Eine schwere praemature Atheromatose ausserhalb des Bereiches der schwieligen Veränderung konnte ich in keinem einzigen Falle constatiren.

Meine Herren! Es fragt sich nun, sind die Veränderungen, die ich bisher als charakteristisch für die Aorten Paralytischer bezeichnet habe, nur bei Paralytikern zu finden oder werden sie auch an Aorten Nichtparalytischer beobachtet? mit anderen Worten: Ist die Veränderung für die Paralyse als solche charakterisch oder nicht?

Für die Paralyse charakteristisch kann dieselbe nicht sein; denn genau die gleichen Veränderungen mit allen beschriebenen Einzelheiten fand ich auch bei Nichtparalytischen. Während sie aber unter 84 Fällen von Paralyse, die ich seit Juni 1897 zu untersuchen Gelegenheit hatte, 69mal wiederkehrten, also in 82,1 % des gesammten Paralytikermaterials, fand ich sie an der Aorta von 71 aus dem gleichen Zeitraum stammenden Nichtparalytikern nur 7mal, also in nur 9,9 %. Die sämmtlichen 7 Aorten stammten aber von Luetischen. In 6 Fällen war die Lues an der Leiche nachgewiesen, in einem Falle war sie aus der Anamnese sichergestellt.

Schon diese eine Thatsache, dass die beschriebene Veränderung ausser bei Paralytikern ausschliesslich nur bei Luetischen beobachtet wurde, legt den Gedanken nahe, dass der fragliche Process mit der Lues in ursächlichem Zusammenhange steht. Dazu kommt nun, dass sich eine Reihe der von mir angeführten Veränderungen in der Literatur bereits als Charakteristica der Aortenlues beschrieben und abgebildet finden. So betrachtet Malmsten als charakteristisches

Merkmal die runzelig-höckerige Verdickung der Intima, Döhle die strahlig-narbigen Einziehungen, Crooke den schwieligen Gürtel am Anfangstheil der Aorta. Ein directer Hinweis auf die luëtische Natur des Processes ist ferner meines Erachtens gegeben in den Obliterationen der Gefässostien, deren Häufigkeit und Ausdehnung, wie es scheint, bisher übersehen wurde, und die, wie erwähnt, auch an den grossen Aesten der Aorta sich finden. So war ein vollständiger Verschluss der Carotis nicht nur in dem angeführten Falle von Paralyse, sondern noch zweimal unter den 7 Fällen der nicht paralytischen Luëtischen zu constatiren. Der eine dieser Fälle zeigte die grösste Uebereinstimmung mit dem von Paralyse. Es fand sich neben der völligen Obliteration der Carotis eine beträchtliche Einschnürung der Mündung der Subclavia sin., hervorgerufen durch eine mächtige circuläre Intimaleiste. Ausserdem bestand noch ein vollständiger Verschluss der linken Coronararterie, sowie sämmtlicher Intercostalarterien mit Ausnahme des rechten 8. und linken 9. Ostiums. Es war das der eine Fall, in dem sich in den übrigen Organen des Körpers keine weiteren luëtischen Veränderungen fanden, die luëtische Infection aber durch die Anamnese sichergestellt war. Im zweiten Falle war an der Innenfläche des Aortenbogens überhaupt nur ein einziges, für eine mittelstarke Knopfsonde durchgängiges Gefässostium aufzufinden, das in die Carotis dext. führte, während die Mündungen der Carotis sin. und der Subclavia sin. fehlten. Die beiden letzten Gefässe, sowie die Subclavia dext. waren auf eine Strecke von mehreren Centimetern vollständig obliterirt, und wie der ganze Arcus in eine starre Gewebsmasse eingescheidet. Im hinteren Theile des Arcus war die Aortenwand wie mit einem Locheisen durchschlagen, die Oeffnung führte in einen fast hühnereigrossen Aneurysmasack.

Eine Complikation mit Aneurysmabildung wurde noch in einem zweiten Falle beobachtet, der klinisch das Bild der Paralyse geboten hatte, bei dem die Section aber ein gummöse Meningo-Encephalitis an der Convexität beider Hemisphären ergab. Der Aortenbefund war der gewöhnliche: schwielige Veränderung fast im ganzen Brusttheil mit secundärer atheromatöser Entartung. Das Aneurysma war etwas über kirschkerngross und sass am oberen Rande des linken Sinus.

Weist schon das makroskopische Verhalten der Aorten Paralytischer mit aller Bestimmtheit auf einen luëtischen Ursprung der Veränderung hin, so wird der stricte Beweis für den specifischen Charakter derselben noch erbracht durch die mikroskopische Untersuchung. Der Befund war in 27 bisher untersuchten Fällen im Wesentlichen immer derselbe und bei Paralytikern und nicht paralytischen Luëtikern vollständig der gleiche. Es zeigte sich in allen Fällen, dass der Intimaverdickung eine Erkrankung der äusseren Wandschichten parallel ging. Dieselbe nahm ihren Ausgang von den Gefässen der Adventitia, die durch endarteriitische, fast regelmässig mit Elasticaneubildung einhergehende Wucherungen mehr oder weniger stark in ihrem Lumen verengt, manchmal vollständig verschlossen waren. Die Umgebung dieser Vasa vasorum war oft auf weite Strecken hin dicht kleinzellig infiltrirt. Von der erkrankten Adventitia aus drangen nun zahlreiche neugebildete Gefässe in die Media, nicht selten auch in die Intima ein, stellenweise in solcher Anzahl, dass ein Gefässquerschnitt am anderen lag. Von der Adventitia dieser neugebildeten Gefässe ging häufig eine Neubildung von Bindegewebe aus, die an Mächtigkeit in weiten Grenzen schwankte und die die Media in ihren muskulösen, wie in ihren elastischen Elementen direct zum Schwunde brachte. An anderen Stellen einer und derselben Aorta fanden sich um die neugebildeten Gefässe herum kleinzellige Infiltrate der verschiedensten Ausdehnung, die manchmal die ganze Dicke der Media durchsetzten. In diesen Infiltraten fanden sich in einem Falle von Paralyse und in 2 Fällen von nicht paralytischen Luëtikern Riesenzellen in wechselnder Menge; darunter befand sich der Fall von Lues mit Aneurysma im linken Sinus; die Riesenzellen sassen hier hauptsächlich in der Umschlagstelle der Aortenwand zur Aneurysmawand.

Die Media war durch die Vascularisation und die an sie sich anschliessende Gewebsneubildung und Infiltration in ihrer Structur überall mehr oder weniger stark verändert, vielfach zerklüftet und mehr oder weniger stark atrophisch, oft auf grössere Strecken völlig geschwunden, so besonders im Centrum der erwähnten strahlig-narbigen Einziehungen. Die Intima war stets stark und unregelmässig gewuchert; durch ihre Verdickung wurden die Atrophie und der Schwund der Media vielfach compensirt. Auf besonders mächtiger Intimawucherung beruhten die deltaförmigen Erhebungen und ringförmigen Gürtel im Anfangstheil der Aorta; die Veränderungen der Media und Adventitia waren dieselben wie an den übrigen Stellen. Zu diesen proliferirenden Processen gesellten sich nun alle möglichen degenerativen Veränderungen, auf deren Einzelheiten ich hier nicht näher eingehen kann. Dieselben unterliegen bezüglich Intensität und Ausdehnung den weitesten Schwankungen, werden aber fast nie vollständig vermisst. Mögen diese secundären Veränderungen noch so stark sein, der primäre arteriitische und periarteriitische Process bleibt stets aufs Deutlichste erkennbar.

Die geschilderten, an den Aorten Paralytischer und Luëtischer erhobenen mikroskopischen Befunde sind vollständig identisch mit denen, die Döhle, Puppe u. A. in Fällen von Aortenlues beschrieben haben. Ein abweichendes Verhalten zeigte nur der mit Aneurysma des Arcus complicirte Fall, insofern es sich hier um eine schwere gummöse mit Verkäsung einhergehende Erkrankung handelte.

Das bisherige Ergebniss meiner Untersuchung lässt sich in folgende Sätze zusammenfassen:

Bei der Aortenveränderung der Paralytiker handelt es sich nicht um eine „schwere prämature Atheromatose“, sondern um eine luëtische chronische proliferirende Aortitis, die sich auf den Brusttheil und den obersten Abschnitt der Bauchaorta beschränkt, die untere Hälfte der letzteren aber stets frei lässt. Die atheromatösen Veränderungen sind im Wesentlichen secundärer Natur. Die luëtische Aortenveränderung ist in allen Fällen schon makroskopisch mit Sicherheit zu diagnosticiren; die einzelnen in der Literatur bisher aufgestellten diagnostischen Kennzeichen sind alle gleichwerthig und nur ein morphologisch verschiedener Ausdruck für ein und denselben Grundprocess. Die luëtische Aortitis kann die einzige an der Leiche nachweisbare luëtische Organveränderung darstellen.

Mit dem Nachweis von der luëtischen Natur der Aortenveränderungen der Paralytiker ist nun aus den Befunden an der Aorta allein schon der anatomische Beweis erbracht, nicht nur dass bei 82 % sämmtlicher Paralytiker der Paralyse eine luëtische Infection vorausgegangen sein muss, sondern dass zur Zeit der paralytischen Erkrankung und zur Zeit des Todes luëtische Processe im Körper noch vorhanden und im Fortschreiten begriffen waren und zwar in Form einer chronischen Erkrankung des arteriellen Gefässsytems. Ist dieser hohe Procentsatz von 82:100 schon äusserst überraschend, so gestalten sich die Verhältnisse noch viel auffälliger, wenn man die Fälle von Paralyse nach dem Geschlechte ausscheidet. Die 84 untersuchten Fälle vertheilten sich auf 61 Männer und 23 Frauen. An den 61 männlichen Leichen wies nun die Aorta nicht weniger als 56 mal, also in fast 92 % sichere luëtische Veränderungen auf, an den 23 weiblichen Leichen dagegen nur 13 mal, d. i. in 56,5 %. Es wäre irrig, aus dieser numerischen Verschiedenheit zu schliessen, dass bei den weiblichen Paralysen eine luëtische Infection der paralytischen Erkrankung seltener vorausgegangen sei als bei den Männern oder dass in den restirenden 8 % der Männer und den 44 % der Frauen eine solche überhaupt nicht stattgefunden habe. Die Unhaltbarkeit einer solchen Annahme ergiebt sich schon aus der Zuhülfenahme der Anamnesen. Unter den 5 Fällen männlicher Paralyse und den 10 Fällen weiblicher Paralyse, in denen die luëtischen Veränderungen an der Aorta fehlten, war luëtische Infection je 1 mal mit Bestimmtheit angegeben, bei 2 weiteren Frauen war eine solche nach der Anamnese äusserst wahrscheinlich. Die procentuale Verschiedenheit der Aortenlues bei beiden Geschlechtern stimmt mit der von den Syphilidologen schon lange gemachten Erfahrung überein, dass die Lues bei Frauen viel seltner bleibende Residuen hinterlässt als bei Männern.

Dass die Zahl der Luëtiker unter den Paralytischen grösser ist als nach den aus dem Vorhandensein einer Aortenlues sich ergebenden Procenten anzunehmen wäre, lässt sich aber, wie ich glaube, auch anatomisch nachweisen, und zwar aus dem Verhalten der Hirngefässe der Paralytiker. Meine bisherigen Untersuchungen in dieser Richtung sind allerdings noch ziemlich unvollständig. Es fehlte mir vorläufig noch die nöthige Zeit zur systematischen Durcharbeitung des gesammten Gehirnmaterials. Einiges kann ich aber bereits jetzt mit aller Sicherheit constatiren. In allen Fällen nämlich, in denen ich an den Hirngefässen Paralytischer bereits makroskopisch Veränderungen wahrnehmen konnte, unterschieden sich diese letzteren von der Atheromatose der Hirngefässe, wie man sie bei seniler Atrophie des Gehirns zu finden pflegt, fast ebenso charakteristisch, wie die Aortenveränderungen bei Paralyse von denen bei Atheromatose. Es handelt sich eben auch bei der Gefässerkrankung des Paralytikergehirns in erster Linie nicht um einen regressiven, einen atheromatösen, sondern um einen proliferirenden, endarteriitischen Process. Die Intimaverdickung ist auf dem Querschnitt meist schon mit freiem Auge deutlich erkennbar. Die ganze Gefässwand ist auffallend grau und rigide, für gewöhnlich aber weder fleckig noch kalkig inkrustirt. Die mikroskopische Untersuchung, die ich bis jetzt an den verschiedensten Gefässen von 18 Paralytikergehirnen vornahm, zeigte, dass die Intimawucherung mit einer reichlichen Elasticaneubildung einherging und regressive Veränderungen fast völlig fehlten. Die Media war häufig atrophisch und wie die Adventitia zuweilen stark infiltrirt. Die endarteriitischen Processe fehlten an keinem der bis jetzt untersuchten Fälle, sie waren aber nicht nur an den verschiedenen Gehirnen, sondern auch an den Gefässen ein und desselben Gehirns bezüglich ihrer Intensität ausserordentlichen Schwankungen unterworfen. Manchmal waren die kleineren Gefässe viel stärker verengert als die grossen; auch an den kleinsten Arterien liess sich der Process zuweilen mit voller Deutlichkeit nachweisen. Genau die gleichen Veränderungen wie bei Paralyse fand ich in Fällen von Hirnlues in der Umgebung der luëtischen Affection an den Gefässen wieder; es handelt sich um ein Analogon der von Heubner als Syphilis der Hirnarterien beschriebenen Gefässveränderungen, die Unterschiede sind häufig nur graduelle.

Diese Gefässveränderungen fanden sich nun nicht nur in den mit Aortenlues complicirten Fällen von Paralyse, sondern auch an den Gehirnen der 5 männlichen Paralytiker, die keine Aortenlues aufwiesen, ebenso an sämmtlichen Gehirnen der bis jetzt untersuchten Frauen und zwar z. T. in einer solchen Entwicklung, dass an der luëtischen Natur kein Zweifel bestehen kann.

Wenn nun in 92 °/₀ der paralytischen Männer und in 82 °/₀ des genannten Paralytikermaterials sich eine sicher luëtische Erkrankung an den Vasa vasorum der Aorta findet, wenn die gleichen Veränderungen in den gleichen Fällen auch an den Hirnarterien wiederkehren und wenn diese Veränderungen völlig übereinstimmen mit denen, die man bei luëtischen Processen im Gehirne findet, dann ist auch wohl die Annahme berechtigt, dass die Veränderungen an den Hirnarterien der Paralytiker luëtischen Ursprungs sind und man darf diese Annahme wohl auch auf die Fälle ausdehnen, in welchen eine Aortenlues nicht bestanden hat. Den zwingenden Beweis für die luëtische Natur der Gefässveränderung aus dem Verhalten der Hirngefässe selbst zu liefern, ist allerdings, besonders bei geringeren Graden der Erkrankung, kaum möglich, nachdem neuere Untersuchungen gezeigt haben, dass den Veränderungen, die Heubner beschrieben hat und die bisher als Charakteristica der Gefässlues gelten, ein absolut specifischer Charakter nicht zukommt. Es ist übrigens auf diese Thatsache bereits von Mendel in seiner bekannten Monographie über Paralyse hingewiesen. Trotzdem kann nach den angeführten Befunden an den Aorten ein Zweifel über die Natur der Veränderungen an den Hirngefässen Paralytischer meines Erachtens nicht bestehen. Damit ist aber für das genannte männliche Paralytikermaterial der anatomische Beweis für das Vorhandensein einer luëtischen Affection des arteriellen Gefässsystems erbracht und ich zweifle nicht, dass ich diesen Nachweis auch für sämmtliche Fälle von Paralyse bei Frauen werde erbringen können. Es scheint mir bereits jetzt höchst wahrscheinlich zu sein, dass eine Erkrankung der Hirngefässe in allen Fällen von Paralyse vorhanden ist, auch wenn diese Erkrankung makroskopisch noch nicht erkennbar ist.

Nachdem es mir aber möglich war, in 100% der paralytischen Männer an der Leiche luëtische Veränderungen nachzuweisen, und zwar in Form einer chronischen Arteriitis bezw. Endarteriitis, scheint mir auch der causale Zusammenhang zwischen Lues und Paralyse über jeden Zweifel gestellt und die Wahrscheinlichkeit äusserst gering zu sein, dass eine paralytische Erkrankung ohne Lues überhaupt möglich ist. Der constante Befund am arteriellen Gefässsystem legt aber auch den Gedanken nahe, die luëtische Erkrankung der Hirngefässe für die paralytische Atrophie des Gehirns verantwortlich zu machen. Zu demselben Resultat führen mich aber seit langer Zeit Beobachtungen anderer Art, die ebenfalls auf einen vasculären Process hinweisen. Es sind das die vielen Analogien zwischen dem Hirnbefund bei Paralyse und bei seniler Demenz, für die wohl allgemein die Atheromatose der Hirngefässe als Ursache angenommen wird, und für die der Zusammenhang von Atrophie und Gefässerkrankung durch die neueren Untersuchungen von Binswanger, Alzheimer und Anderen mit Sicherheit dargethan ist. Wenn es für gewöhnlich auch nicht gerade schwer ist, paralytisch-atrophische und senil-atrophische Gehirne von einander zu unterscheiden, so kommen, wenn man über ein grosses Leichenmaterial verfügt, doch Fälle genug zur Obduction, in denen diese Unterscheidung ausserordentlich schwer oder ganz unmöglich wird, besonders wenn man vom Gefässbefund absieht. Direkt auf einen vasculären Ursprung weisen die bei seniler Demenz und besonders bei Paralyse nicht seltenen circumscripten Atrophien hin, die manchmal geradezu das Bild porencephalischer Cysten erzeugen, ferner kleine oder ausgedehnte ischämische Erweichungen, die ich bei Paralyse in den centralen Theilen wie im Rindengebiet beobachtet habe und für die eine embolische Entstehung ausgeschlossen werden konnte. In allen diesen Fällen ergab die mikroskopische Untersuchung, soweit ich sie schon vorgenommen habe, eine ausgesprochene Gefässsyphilis im Sinne Heubner's.

Freilich stehen diesen Fällen vereinzelte andere gegenüber, an denen die grösseren Gefässe eine makroskopische Veränderung nicht erkennen liessen und in denen die mikroskopisch constatirten endarteriitischen Wucherungen zur Erklärung der Hirnatrophie nicht ausreichten. Wie hier die kleinen Gefässe sich verhielten, kann ich noch nicht angeben.

Immerhin gewinnt für mich die Annahme immer mehr an Wahrscheinlichkeit, dass die Ursache der paralytischen Hirnatrophie in einer primären Erkrankung der Hirngefässe zu suchen ist, dass diese Gefässerkrankung stets luetischen Ursprungs ist und dass die Atrophie der nervösen Elemente und die interstitiellen Processe als Secundärerscheinungen zu betrachten sind.

Discussion über No. 28 und 29.

Herr Ponfick: Wiederholt möchte ich davor warnen, die syphilitische Deutung zweifelhafter syphilitischer Endo- oder Mesartiitiden allzu sehr zu verallgemeinern. Erst weit grössere Erfahrungsreihen, die sich stützen auf Prüfung aller sonstiger Organbefunde, verbunden mit eingehendem Studium der histologischen Veränderungen in der Arterienwand, werden mit der Zeit im Stande sein, Klarheit über die massgebende Krankheitsursache zu schaffen.

Die Veränderungen, welche uns hier vorgelegt worden sind, sind uns wohl Allen seit längerer Zeit bekannt und werden gewiss von uns allen als wesentlich verschieden betrachtet von den senilen Endarteriitiden. Ob sie aber sämmtlich auf syphilitischer Grundlage beruhen, halte ich für zweifelhaft. Denn nach meinen Erfahrungen lassen sie sich auch bei Personen beobachten, von denen sich eine syphilitische Infection weder klinisch, noch anatomisch behaupten lässt, zweifellos dagegen chronischer Alkoholismus besteht. Selbstverständlich können auch beide ätiologische Momente concurriren: hier wird die Entscheidung strittig bleiben. Indess kann ich mich dem Eindrucke nicht entziehen, dass ganz unabhängig von Syphilis der Alkoholismus derartige Störungen hervorzurufen vermag.

Herr Hansemann: Im Frühjahr war ich in Karlsbad bei dem Congress für innere Medicin, um als pathologischer Anatom der dortigen Discussion über das Aortenaneurysma beizuwohnen. Es waren dort vorzugsweise zwei Richtungen vertreten, die eine wollte alle Aneurysmen auf Syphilis zurückführen, die andere leugnete die Syphilis als Aetiologie des Aneurysma's überhaupt. Die erste Richtung findet sich bei solchen Forschern, die in syphilisreicher Gegend arbeiten. Man wird natürlich dort, wo viel Syphilis vorkommt, auch häufig Aneurysmen bei Syphilitikern finden, ohne nachweisen zu können, dass das Aneurysma wirklich syphilitisch sei. Ich möchte darauf hinaus, zu behaupten, dass man durch die Statistik hier nicht weiter kommt. Für mich ist das Wesentliche die histologische Untersuchung. Mir erscheint die makroskopische Betrachtung nicht ausreichend und besonders möchte ich mich gegen eine so weitgehende Specificität der Erscheinung erklären, wie sie Herr Straub anführt. Speciell will ich bemerken, dass ich ein Aneurysma des unteren Abschnittes der Aorta in Karlsbad denonstrirt habe, das zweifellos syphilitisch war. Hier war also die Localisation gerade umgekehrt, wie in den Fällen von Straub. Natürlich ist es zweifellos, dass Aneurysmen auf syphilitischer Basis entstehen können.

Herr Baumgarten: Ich glaube, dass man bei der Bestimmung und Beurtheilung dessen, war als „syphilitische“ Arteriitis aufzufassen sei oder nicht, von der von Heubner zuerst beschriebenen von ihm an den Hirnarterien beobachteten „Arteriitis luëtica“ ausgehen muss. Aber auch hier ist Vorsicht geboten; denn diese „Arteriitis luëtica“ ist nichts anatomisch streng Specifisches; denn man kann die anatomische Form dieser Arteriitis mit Riesenzellen und allem sonstigen Zubehör durch einfache Unterbindung an der Kaninchencarotis erzeugen. Auch durch Leichenbeobachtungen ist festgestellt, dass der Heubner'schen Arteriitis genau gleichende

Arteriitisformen auch ohne Syphilis vorkommen können (cf. die bekannten v. Winiwarter'schen Fälle an den Extremitätenarterien). Trotz eines grossen Materials an Paralytikern und Syphilitikern, welches ich in Königsberg gesehen und untersucht habe, kann ich nicht sagen, jemals an der Aorta arteriitische Veränderungen gesehen zu haben, die ich von der gewöhnlichen Arteriosklerose hätte abgrenzen und als specifisch syphilitische, speciell gummöse, hätte erachten können.

Herr Beneke: Ich theile die Meinung der Herren Vortragenden betreffs des Vorkommens und der Besonderheiten einer syphilitischen Aortitis vollständig, stimme aber mit Herrn Heller in einzelnen Punkten nicht überein. Zunächst fand ich regelmässig die Zerreissungen der elastischen Fasern in gröberen oder feineren Bündeln, bisweilen zeigte auch die Media Tausende von solchen Rupturen. Dieselben sind namentlich in Präparaten mit Manchot'scher Färbung gut erkennbar, wie denn überhaupt diese Methode wegen ihrer Einfachheit und Zuverlässigkeit die grösste Empfehlung verdient. Die Degenerationen der Media bis zur Nekrose halte ich für die primäre, die Granulationswucherungen um derartige Stellen herum für die secundäre Erscheinung; besonders scharf tritt dies Verhältniss an klaffenden Rissstellen zu Tage, indem die Lücken vollständig und schnell mit zellreichem Granulationsgewebe ausgefüllt werden; ob daneben noch eine primäre vorschreitende specifische Granulationswucherung vorkommt, lasse ich dahingestellt. Die Möglichkeit eines solchen Vorganges erkenne ich an namentlich im Hinblick auf die auffällig scharfen Begrenzungen der Erkrankung und gegenüber meiner Auffassung von der Entstehung der scharf begrenzten syphilitischen Nieren-, Hoden- und Lebernarben durch einen langsam vorschreitenden specifischen Granulationsprocess von sehr geringer Ausdehnung. Typisch gummöse Wucherungen fand ich nie. Trotzdem halte ich auch gegenüber Herrn Baumgarten die Beziehung der Erkrankung zur Syphilis für sicher. Ich glaube, dass die Syphilis in der Gefässwand ähnliche Schwächezustände der Zellen, wie in anderen Organen (Nervensystem, Niere u. s. w.) hervorruft, welche dann der Grund dafür sind, dass diese Organe relativ geringen Schädigungen gegenüber leichter degeneriren als die Organe nicht syphilitischer Individuen. Die Schädigungen für die Aorta bestehen in den mechanischen Momenten, welche durch momentan gesteigerten Blutdruck (bei schwerer Körperanstrengung u. a.) eintreten und zur Dehnung, Verfettung, Compression der Wandelemente bis zur Nekrose und zur Zerreissung der Wand (eventuell mit Aneurysmabildung) führen. Die besondere Neigung der Aorta der Syphilitiker für derartige Processe scheint mir darin ihren Ausdruck zu finden, dass dieselben meist viel frischer, jünger, gewissermassen acuter aussehen, wie die Endarteriitis deform. nodosa oder diffusa. Für die Bedeutung der mechanischen Momente spricht mir unter Anderm auch die Thatsache der quantitativ ungleichen Erkrankung solcher Theile, welche physiologisch verschiedener Dehnung ausgesetzt sind. Ich finde das namentlich an den Sinus Valsalvae; bei Fällen früherer Stadien kann man bisweilen scharfe Unterschiede erkennen zwischen dem Grad der Sklerose im ausgedehnten Sinus selbst und den drei festeren Wandstrecken, welche senkrecht von dem Ansatzpunkt der Klappentaschen nach oben in die Aorta ascendens ausstrahlen und die drei Sinus von einander trennen. In späteren Stadien verwischt sich dieser Gegensatz.

Herr Ziegler: Ich kann die Ansicht nicht unterdrücken, dass nicht alles das, was als Syphilis hier schon demonstrirt worden ist, syphilitisch ist. Es kommen ganz dieselben Veränderungen an der Aorta vor bei Individuen, bei denen weder klinisch noch anatomisch Syphilis nachzuweisen ist. Auch über die Rolle, welche der Alkohol in der Aetiologie der Aortensklerose spielt, können wir ebenfalls nichts Sicheres sagen, indem wir nicht wissen, wie der Alkohol auf die Arterien wirkt. Es finden sich zwar dieselben Veränderungen, sowohl bei Alkoholikern als auch bei Individuen, die keinen Alkohol trinken. In einzelnen Fällen ist Sklerose der Aorta wohl auf acute Infection, z. B. durch Staphylococcen oder Streptococcen zurückzuführen.

Ich muss gegenüber Ponfick bemerken, dass wir auch über die Wirkung des Alkohols auf die Leber nichts wissen. Wir wissen nur, dass bei Alkoholikern oft Lebercirrhose vorkommt. Ob aber in der Cirrhose eine Wirkung gerade des Alkohols zu sehen ist, oder ob andere Substanzen, die von aussen kommen, oder im Organismus sich bilden, die Erkrankung bewirkt haben, wissen wir nicht. Bei Thieren lässt sich durch Alkohol Cirrhose nicht erzeugen.

Herr Orth: Ich finde bei meinem Material sehr wenig Syphilis und doch sind mir die Bilder, wie sie hier vorgezeigt wurden, nicht unbekannt. Wir haben wiederholt sowohl anatomisch wie anamnestisch jeden Anhalt für Syphilis vermisst, so dass ich, bei aller Anerkennung der Möglichkeit, dass Syphilis Aortenveränderungen machen kann, mich doch sehr skeptisch verhalten muss gegenüber dem Bestreben, das Gebiet der Aortensyphilis immer weiter auszudehnen.

Noch eine zweite Bemerkung möchte ich machen. Wir sind jetzt bei der Syphilis an einem Punkte, wo wir uns darüber verständigen müssen, was wir syphilitisch nennen wollen, damit nicht immerfort Missverständnisse dadurch entstehen, dass der eine unter syphilitischen Veränderungen ganz etwas Anderes versteht als der andere. Herr Beneke z. B. spricht von syphilitischen Veränderungen, weil er annimmt, dass die Syphilis eine Schwächung der Gewebe bewirkt habe, wodurch diese leichter (durch Traumen oder andere Ursachen) verändert werden könnten. Das ist aber ganz etwas Anderes, als was z. B. Herr Baumgarten syphilitische Arteriitis nennt, der eine gummöse Neubildung voraussetzt und darum auch die Heubner'sche Veränderung nicht als syphilitische Veränderung im anatomischen Sinne anerkennt. Wenn hier nicht eine Einigung in der Nomenclatur erzielt wird, werden die Missverständnisse nicht aufhören, besonders so lange das Virus syphiliticum uns noch nicht bekannt ist.

Herr Chiari: Ich möchte glauben, dass die anatomische Charakterisirung dieser Arteriitis denn doch nicht so scharf ist. Ich habe öfters Arteriitis bei progressiver Paralyse mikroskopisch untersucht und durchaus nicht überall den Eindruck bekommen, dass eine Mesenteriitis das Primäre war.

Herr Babes: Es handelt sich um das Suchen für Syphilis charakteristischer Veränderungen: da will ich namentlich auf unsere, sowie französische Beobachtungen (Dieulafoy) aufmerksam machen. Wir haben namentlich kleine umschriebene, multiple Aneurysmen besonders an der Concavität beschrieben, welche sich wohl von Gummata ableiten liessen. Trotzdem fand ich öfters in der Wand derselben Bacterien, welche für einen Theil der Veränderungen an den kleinen Gefässen verantwortlich sind.

Die von den Vortragenden beschriebenen Veränderungen hingegen haben nichts Charakteristisches, weniger als die Heubner'schen Veränderungen an den Hirnarterien, welche viel schneller und in engerem Zusammenhang mit Syphilis auftreten, als diese Aneurysmen.

30. Herr Marchand-Marburg.

Zur Kenntniss der Knochen-Transplantation[1]).

Das Schicksal transplantirter und replantirter Knochen ist schon sehr oft Gegenstand eingehender Untersuchung gewesen. Es ist hinlänglich bekannt, dass sowohl frische, dem lebenden Thiere entnommene, als in verschiedener Weise abgetödtete, auch macerirte Knochen ohne Schwierigkeit einheilen und als mehr oder weniger vollkommener Ersatz von Defecten dienen können. Die alte Streitfrage, ob der lebend re- oder transplantirte Knochen unverändert weiter lebt und auf diese Weise eine organische Verbindung mit dem umgebenden Knochen eingeht, wie es nach der oberflächlichen Betrachtung den Anschein hat, oder ob er gewissermassen mechanisch, wie ein todter Fremdkörper, von neugebildetem Gewebe eingeschlossen wird, ist bereits durch die Untersuchungen von Arthur Barth dahin entschieden worden, dass der lebende Knochen nach der Wieder-Einpflanzung unter allen Umständen (bis auf eine in der Regel sehr geringe Anzahl von Knochenzellen) abstirbt und allmählich durch neugebildete Knochensubstanz von den knochenbildenden Geweben der Nachbartheile aus in eigenthümlicher Weise ersetzt wird. Gegenüber David, welcher bei seinen Versuchen mit Replantation der Trepanations-Scheibe zu der entgegengesetzten Ansicht gekommen war, haben Möller, Valan, Fischoeder, Pascale die Resultate Barth's mit einigen ziemlich unwesentlichen Modificationen bestätigt (Valan legt darauf Werth, dass bei jungen Thieren ein grösserer Theil der Knochenkörperchen erhalten bleibt, Pascale behauptet, dass der Ersatz des abgestorbenen Knochens durch neuen Knochen nur in sehr unvollkommener Weise stattfindet). Eine aus besonderer Veranlassung vorgenommene Wiederholung dieser Versuche hatte hauptsächlich zum Zwecke, einige durch Barth noch nicht vollständig aufgeklärte Vorgänge bei dem Ersatz durch neugebildeten Knochen einer nochmaligen Prüfung zu unterziehen, sowie einige Abänderungen des Versuchsverfahrens mit Rücksicht auf die etwaige Verwerthbarkeit in der Chirurgie zu prüfen.

---

[1]) Mit Demonstration makroskopischer und mikroskopischer Präparate, sowie zahlreicher Zeichnungen.

Die Versuche wurden an Hunden, und zwar ausschliesslich am Schädel vorgenommen (ein Versuch mit Austausch der Trepanationsscheibe zwischen Huhn und Kaninchen war noch nicht abgeschlossen). In 10 Versuchen wurden frische Knochenscheiben verwendet, darunter zwei aus der Spongiosa des unteren Femur-Endes; in 3 Versuchen durch Kochen abgetödtete Scheiben; fünfmal macerirte Knochenscheiben, darunter vier aus spongiösem Knochen; dreimal geglühte Scheiben. Die Dauer der Versuche variirte zwischen 10 und 90 Tagen. In den meisten Fällen wurden die Gefässe von den Carotiden aus mit blauer Leimmasse injicirt. Dass die Vascularisation des eingeheilten Knochenstückes und das Gelingen der Gefäss-Injection durchaus kein Beweis für das Leben des eingeheilten Knochens ist, was noch in neuerer Zeit von Einigen angenommen wurde (Mossé, David) ist selbstverständlich. Doch giebt eine sorgfältig ausgeführte Injection den besten Aufschluss über den Grad der Vascularisation.

Was die Versuche mit lebenden Knochen anlangt, so ergab die mikroskopische Untersuchung der nach der gewöhnlichen Vorbereitung (Fixirung in Müller'scher Flüssigkeit mit 5 % Formol, Nachhärtung in Alkohol, Entkalkung in Salpetersäure-Alkohol, Färbung der Schnitte meist nach van Gieson) hergestellten Präparate, wie zu erwarten war, Abgestorbensein der Knochenkörperchen mit fortschreitendem Zerfall bis zu gänzlichem Schwund der Kerne; an der der Dura zugekehrten Fläche blieb, wie dies auch Valan besonders hervorhebt, meist eine schmale Schicht der Tabula interna erhalten; der Einfluss des Alters schien dabei nicht erheblich in Frage zu kommen; ganz junge Thiere wurden übrigens bei den Versuchen nicht benutzt. Es sei daran erinnert, dass auch Barth stellenweise die Knochenkörperchen noch färbbar fand. Ein Erhaltenbleiben derselben in einigermassen grosser Ausdehnung wurde nicht beobachtet. Auch bei einem Versuch mit frisch eingeheiltem spongiösem Knochen (mit Knochenmark) fand sich bei der Untersuchung nach 10 Tagen die knöcherne Einheilung sehr weit vorgeschritten, dennoch waren aber auch hier die Knochenkörperchen der dünnen Bälkchen der Spongiosa vollständig abgestorben. In einem zweiten ähnlichen Versuche wurde der Schädel nach einer Dauer von 36 Tagen macerirt; die knöcherne Einheilung war vollständig, so dass die Scheibe nur durch ein fein spongiöses Aussehen und geringere Dicke sich von der Umgebung unterschied. Die Ablagerung der neuen Knochensubstanz zeigte überall das bereits mehrfach übereinstimmend beschriebene Verhalten mit allmählich zunehmendem Ersatz des eingeheilten Knochens. Bestimmte Angaben über die Dauer dieses Vorganges, über die Zeit, welche bis zum vollendeten Ersatz nothwendig ist, lassen sich nicht machen, da diese von verschiedenen Umständen, z. B. von der genauen Einfügung des eingesetzten Stückes, vom Alter des Thieres, der grösseren oder geringeren Dichtigkeit des Knochens abhängt. Bei jungen Thieren hat selbstverständlich das Schädelwachsthum einen grossen Einfluss, da hierbei grössere Theile sowohl des eingesetzten als des neugebildeten Knochens wieder der Resorption verfallen. Bei älteren Thieren ist es nicht ausgeschlossen, dass Theile des implantirten Knochens überhaupt nicht ersetzt werden, sondern im abgestorbenen Zustand von lebendem Knochen umschlossen bleiben, doch wurde dies nie in der von Pascale angegebenen Ausdehnung beobachtet. In einem Versuch von 90-tägiger Dauer fanden sich nur in den mittleren Knochenschichten (allerdings an etwas näher dem Rande der Scheibe gelegenen Durchschnitten) noch einige kleine Reste kernloser Knochensubstanz, während in einem Versuche von 74tägiger Dauer bei einem alten Hunde noch sehr reichlich erhaltene kernlose Knochensubstanz besonders an der Aussenfläche gefunden wurde.

Versuche mit Einpflanzung der durch Kochen abgetödteten Trepanationsscheibe ergaben im Ganzen das gleiche Resultat, so dass es kaum möglich ist, im einzelnen Fall die Präparate von denen der vorigen Reihe zu unterscheiden. Im Allgemeinen scheint der Ersatz des durch Kochen abgetödteten Knochens etwas langsamer zu Stande zu kommen, was vielleicht daran liegt, dass das Eindringen der Gefässe in die durch Kochen fest geronnene Füllungsmasse der Markräume und Havers'schen Kanälchen erschwert ist. In zwei Parallelversuchen von 49tägiger Dauer fand sich indess weder in der Vascularisation noch in der Anlagerung neuer Knochensubstanz im Innern der Markräume ein merklicher Unterschied. Doch war die Knochenbildung von der Dura aus bei dem frisch implantirten Knochen reichlicher, der vorher gekochte Knochen in Folge dessen erheblich dünner.

Macerirte compacte Knochensubstanz leistet dem Eindringen der Gefässe in die (hier meist ebenfalls noch durch dichte organische

Reste ausgefüllten Markräume) erheblichen Widerstand; der Ersatz durch neugebildeten Knochen erfolgt langsamer und nur bei genauer Einpassung der Knochenscheibe in den Defect. Versuche, als Ersatzmittel der durch Trepanation entfernten Knochenscheibe macerirte spongiöse Knochensubstanz zu benutzen, ergaben dagegen recht günstige Resultate und es dürfte sich daher wohl dies Verfahren auch für die praktische Verwendung in geeigneten Fällen empfehlen.

Das Material ist leicht zu beschaffen (Scheiben frischen spongiösen Knochens aus den Epiphysen, mit Natronlauge macerirt), leicht in passende Form zu bringen und zu desinficiren. Die Porosität bei ausreichender Festigkeit gewährt den Vortheil der sehr frühzeitigen Durchwucherung mit gefässreichem Granulationsgewebe; die kalkhaltigen Knochenbälkchen bilden eine geeignete Grundlage für die Anbildung neuen Knochens, Vorzüge, welche die macerirte Knochensubstanz vor dem zum Knochen-Ersatz ganz unbrauchbaren entkalkten Knochen voraus hat. Indess sind die bisherigen Versuche noch nicht lange genug fortgesetzt, um ein Urtheil über das definitive Resultat zu gestatten. Der macerirte Schädel eines Hundes mit einer 19 Tage vor dem Tode implantirten spongiösen Scheibe (vom menschlichen Femur) zeigt knöcherne Einheilung der Spongiosa in den etwa 1 cm grossen Defect, doch beschränkt sich die Knochenbildung noch auf die Ränder, besonders an der duralen Fläche. Zwei (nach dem schon von Barth benutzten Verfahren) vor der Transplantation mit Fuchsin roth gefärbte spongiöse Scheiben zeigen (nach 20 und 26 Tagen) dasselbe, doch ist die Einheilung hier wegen weniger genauer Einpassung nicht so günstig ausgefallen. Die mikroskopische Untersuchung ergiebt (an Schnitten senkrecht zur Oberfläche, ganz besonders übersichtlich aber an Flachschnitten) bei 19tägiger Dauer die Anlagerung neuer Knochensubstanz an die peripherischen Knochenbälkchen, deren kernlose Knochensubstanz sich, allmählich schwindend, inmitten des neugebildeten Knochens noch deutlich nachweisen lässt. Sehr viel weiter vorgeschritten — besonders an der duralen Fläche — ist die Knochenbildung in einem Versuche von 26tägiger Dauer. In beiden Fällen sind die Räume der Spongiosa durch ein sehr gefässreiches neugebildetes Gewebe eingenommen.

Am wenigsten günstig hat sich die Einheilung geglühter

Knochensubstanz gestaltet; die an dieses Verfahren geknüpften Erwartungen haben sich bis jetzt nicht bestätigt. In den wenigen neuen Versuchen von 25, 74 und 90tägiger Dauer zeigte die geglühte Knochensubstanz eine sehr grosse Widerstandsfähigkeit gegen das Eindringen jungen Gewebes und gegen den Ersatz durch neugebildeten Knochen. Zwar sind Anfänge einer Anlagerung neuen Knochens vorhanden, der an der duralen Seite sogar einen beträchtlichen Umfang erreichen kann, indess sind die Ränder und Ecken des geglühten stark zusammengesunkenen Knochens noch grösstentheils glatt und unverändert; die kleinen Markräume und Havers'schen Kanälchen werden durch die Zusammendrängung des Knochens verlegt und unzugänglich; nur, wo sich grössere Spalten gebildet haben, kann junges Gewebes eindringen. Daher sieht man auch makroskopisch nach langer Zeit das geglühte Knochenstück als schwärzliche Masse im umgebenden Knochen eingekapselt. Nach sehr vollständigem Ausglühen scheint die Knochenneubildung günstiger zu verlaufen (Valan).

Besonderes Interesse erweckt der eigenthümliche Process der Substitution des todten Knochens durch neugebildeten, der, wie bereits Barth nachwies, bei den vorher abgetödteten Knochen derselbe ist, wie bei dem lebend implantirten. Während man im Allgemeinen die Vorstellung hatte, dass der Apposition neuen Knochens die lacunäre Resorption des alten Knochens vorausgehen müsse, ging aus den Präparaten Barth's hervor, dass dies keineswegs der Fall sei, dass vielmehr die Anlagerung des neuen Knochens gleichzeitig mit der Resorption des alten zu Stande komme. Die ältere Vorstellung ist für den normalen Knochen zuerst durch Tomes und Morgan begründet worden, welche zur Erklärung der Havers'schen Lamellensysteme und der unregelmässigen Durchbrechung der älteren sogenannten Grundlamellen durch dieselben, eine Erweiterung der Havers'schen Kanälchen mit Bildung grösserer Räume durch Resorption und nachträglicher Ausfüllung durch neue concentrische Lamellen annahmen. Indess mussten die beiden Autoren zugeben, dass man nur selten in normalen Knochen derartige weite durch Resorption entstandene Räume fände. Die Anlagerung der jungen Knochenlamellen an die ältere Knochensubstanz ist sodann genauer durch v. Ebner studirt worden, welcher die charakteristischen bogig verlaufenden „Kittlinien" als die Grenze zwischen beiden erkannte. Der Barth'schen Auffassung haben sich Valan, Pascale und Fischöder angeschlossen; der Erstere nennt allerdings den feineren Mechanismus, durch welchen der Process der direkten Substitution geschieht, noch nicht bekannt.

Wenn man die Knochenbildung an der Innenfläche der Havers'schen Kanälchen oder an den Randstellen von den ersten Anfängen an verfolgt, so kann man sich überzeugen, dass die Osteoblasten, welche mit den neugebildeten Gefässen in die Kanälchen eindringen, z. Th. in kleinen halbkreisformigen Lücken des Knochens gelegen sind. Zwischen dem Körper des Osteoblasten und dem scharfen Knochenrande ist ein schmaler Raum vorhanden, der durch eine homogene Masse ausgefüllt ist; in etwas weiter vorgeschrittenem Stadium ist die homogene Substanz stärker lichtbrechend, vom Aussehen junger Knochengrundsubstanz; einzelne Osteoblasten sind zur Hälfte, andere ganz darin eingeschlossen. Daran schliesst sich die Bildung weiterer Lamellen an, die die Kanälchen concentrisch umgeben. (S. Fig. S. 374.)

Die Osteoblasten müssen also, wie das Barth bereits angenommen hat, die feste Knochensubstanz aufzulösen im Stande sein, und es ist sehr wahrscheinlich, dass die Salze des alten Knochens zum Aufbau der jungen Knochensubstanz verwendet werden. Aehnlich äussert sich Fischoeder. — Wie ist es bei dieser Bildungsweise des neuen Knochens zu erklären, dass die concentrischen Lamellen um die Kanälchen und die grösseren Markräume auf Kosten der alten Knochensubstanz immer mehr an Mächtigkeit zunehmen? Stellt man sich vor, dass die junge neugebildete Substanz von vorn herein einen starren Ring bildet, so würde ein weiteres Eindringen in den alten Knochen nicht möglich sein; eine Zunahme könnte nur auf Kosten des Hohlraums stattfinden. Offenbar ist dies aber nicht der Fall, jedenfalls nicht der Hauptsache nach. Es muss eine beständige Bildung neuer Vorsprünge in den alten Knochen hinein stattfinden, ein expansives Wachsthum der jungen Knochensubstanz, welche eine gewisse Weichheit, ähnlich der des jungen osteoiden Gewebes bei Rhachitis oder im Callus besitzen muss. Hat die junge Substanz ihre definitive Festigkeit erlangt, so kann eine weitere Ausdehnung auf Kosten des alten Knochens nicht mehr stattfinden. Als Zeichen der Ausdehnungsfähigkeit der jungen Substanz ist die oft sehr geringe Entfernung zwischen den Knochenkörperchen, das Vorkommen zweier Körperchen in einer gemeinschaftlichen Knochenhöhle, das Getrenntsein zweier nebeneinanderliegenden Knochenkörperchen durch eine schmale Brücke von Knochensubstanz anzuführen, Erscheinungen, welche auf eine Zunahme der interstitiellen Substanz hindeuten. Dazu kommt die Bildung von weit in die alte Substanz hineinragenden halbkreis- oder zapfenförmigen Vorsprüngen, in denen einzelne Knochenkörperchen liegen, Formen, welche schwerlich etwaigen ursprünglich vorhandenen Resorptionslücken entsprechen, da man derartige in den früheren Stadien des Processes durchaus vermisst. — Es ist wohl erklärlich, dass dieser Vorgang der Substitution nicht immer die gleiche Ausdehnung erreicht,

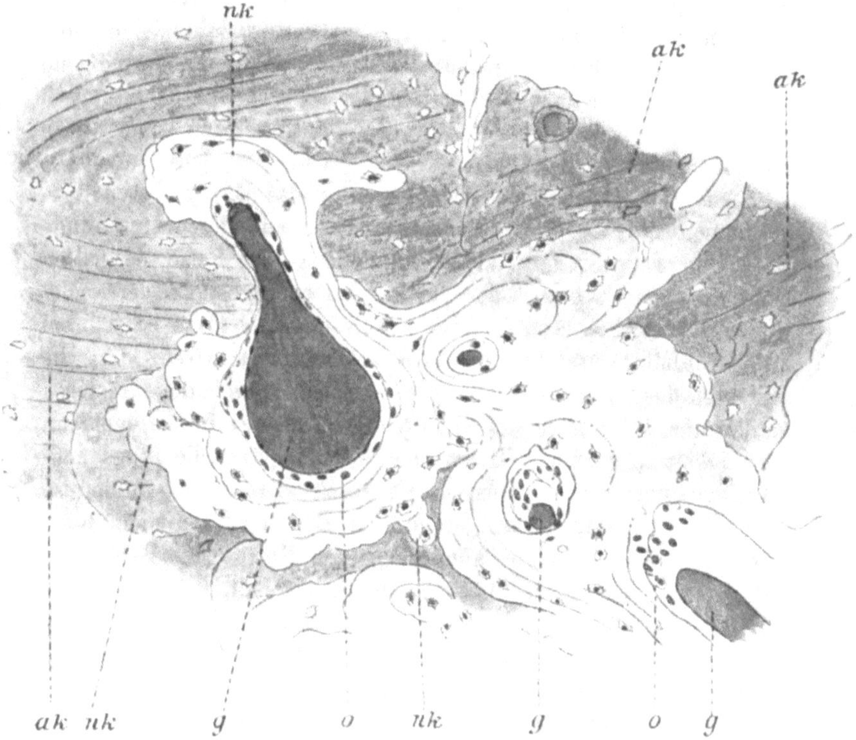

Erklärung der Abbildung:

Aus einer frisch eingeheilten Trepanationsscheibe, nach 49 Tagen (Zeiss Apochromat 3 mm. Oc. 6).

g g Gefässe mit Injectionsmasse gefüllt;

a k Alte, kernlose Knochensubstanz der replantirten Knochenscheibe;

n k Neugebildeter Knochen mit gut färbbaren Knochenzellen;

o Osteoblasten in der Umgebung der Gefässe.

sondern dass ein Stillstand in einem Falle früher, im anderen später zu Stande kommt. Aber es scheint, dass solche Theile des Knochens, welche von den ursprünglichen Hohlräumen zu weit entfernt sind, durch die Bildung neuer perforirender Kanälchen zugänglich gemacht werden. Die Resorption durch Riesenzellen kommt selbstverständlich auch vor, doch ist die Zahl der Riesenzellen im Innern des eingepflanzten Knochens sehr gering, was auch andere Beobachter bestätigt haben. Sie finden sich reichlicher an vorspringenden Theilen der äusseren und inneren Fläche. Der Ansatz des durch Kochen abgetödteten und des macerirten Knochens geschieht auf dieselbe Weise (vgl. Barth); besonders charakteristische Bilder liefern die Bälkchen des macerirten spongiösen Knochens.

Was die Frage anlangt, ob die Fähigkeit der Knochenneubildung Eigenthümlichkeit der sogen. knochenbildenden Gewebe ist, oder auch dem gewöhnlichen Bindegewebe zukommt, so ist Letzteres zwar unzweifelhaft der Fall, doch ist hervorzuheben, dass die Knochenneubildung an der replantirten Trepanationsscheibe der Hauptsache nach von der Dura mater ausgeht. War das Periost nicht erhalten geblieben, so bleibt die Knochenbildung an der Aussenseite des Schädels sehr gering, oder sie fehlt ganz.

Auffallend stark war die Knochenbildung von Seiten der Dura mater in dem erwähnten Versuch mit Einpflanzung frischen spongiösen Knochens mit Mark; die Einheilung war hier mit stärkerer entzündlicher Schwellung verlaufen, vermuthlich in Folge unvollkommener Asepsis.

Discussion.

Herr Ziegler: Die Mittheilung von Marchand über die Substitution des todten Knochengewebes durch neu sich bildendes Knochengewebe, ohne voraufgehende Knochenresorption durch Osteoklasten, haben mich sehr interessirt. Herr Professor Kimura hat in den letzten beiden Semestern in meinem Laboratorium über Ostitis deformans gearbeitet und wir haben gefunden, dass bei dieser Knochenerkrankung ähnliche Processe vorkommen.

31. Herr Marchand-Marburg:

Zur Kenntniss der Heilungsvorgänge der Hornhautwunde und der Hornhauttransplantation.

Demonstration von mikroskopischen Präparaten und Abbildungen.

1. Hornhautwunden. Hervorzuheben ist das Verhalten der fibrinösen Verklebung bei frischen penetrirenden Hornhautwunden gegenüber der Annahme einer Entstehung der Fibrinschicht durch sogenannte fibrinoide Degeneration des Bindegewebes. Das Fibrin, welches die Verklebung der Hornhautwunde bewirkt, entsteht ausschliesslich durch Gerinnung des Kammerwassers in Folge einer nach der Verwundung eintretenden Veränderung der Absonderung seitens des Corpus ciliare (R. Greeff). Der an die Wundränder zunächst angrenzende Fibrinstreifen zieht über die durchtrennten Lamellen der Hornhaut hinweg und setzt sich mit grösster Schärfe von denselben ab.

   Die Regeneration der Descemet'schen Membran wird durch die Deckzellen an der Hinterfläche dieser Membran herbeigeführt, welche eine faserige Umwandlung zeigen; die faserigen Streifen treten frühzeitig in continuirliche Verbindung mit der hinteren Fläche der durchtrennten Descemet'schen Membran. (Diese Untersuchungsergebnisse stimmen mit der von Ranvier neuerdings gegebenen Darstellung überein.)

2. Hornhauttransplantation. Photographieen von gelungener Replantation eines kreisförmigen durch den Hornhauttrepan ausgeschnittenen Stückes mit vollständig erhaltener Durchsichtigkeit, von zwei Kaninchen, etwa 5 Wochen nach der Operation. In dem einen Versuche war das Hornhautstück noch durch eine fadenförmige Verbindung hängen geblieben. Mikroskopische Durchschnitte beider Hornhäute nach etwas längerer Dauer (in einem Fall 7 Wochen, im zweiten etwas später) zeigen das Hornhaut-

gewebe des replantirten Stückes anscheinend unverändert, nach beiden Seiten ist dasselbe durch eine schmale Narbenzone begrenzt, in deren Bereiche das Epithel noch eine mässige Verdickung erkennen lässt[1].

32. Herr R. Heinz-Erlangen:

Ueber die Herkunft des Fibrins und die Entstehung von Verwachsungen bei acuter adhäsiver Entzündung seröser Häute.

Die Frage nach der Herkunft des Fibrins in den Fibrinauflagerungen seröser Membranen ist in letzter Zeit lebhaft discutirt worden. Nach der einen Meinung — es ist dies die ältere und wohl auch heute noch die allgemeiner angenommene — entsteht das Fibrin durch Exsudation aus den Gefässen und nachträgliche Gerinnung des Exsudates; nach der anderen durch Umbildung — durch eine eigenthümliche, „fibrinoide" Degeneration — aus dem Serosa-Gewebe. Die letztere Ansicht wird namentlich von Neumann und Grawitz vertreten, während sie von Marchand und Ziegler, z. Th. auch von Orth, bekämpft wird. Für dieselbe werden folgende Gründe angeführt:

1. Ueber der Fibrinschicht findet man ab und zu eine fortlaufende Schicht von Endothelzellen. Wenn das Fibrin durch Exsudation entstanden wäre, so müsste es dem Serosaepithel auflagern. Da aber die Fibrinschicht durch das Serosaepithel überlagert wird, so sei dies ein Beweis, dass sie aus den oberflächlichen Schichten der Pleura-Serosa durch Umwandlung des bindegewebigen in „fibrinoides" Gewebe hervorgegangen sei. Hiergegen wird geltend gemacht, dass durch den Exsudatstrom das Serosaepithel leicht einmal abgehoben werden und dann stellenweise über der Fibrinschicht verlaufen könne. Dies sei aber die Ausnahme: in den meisten Fällen sei das Endothel abgestossen und zu Grunde ge-

[1] Diese Versuche wurden bereits in der Gesellschaft zur Beförderung der gesammten Naturwissenschaften zu Marburg, Mai 1897, mitgetheilt.

gangen. Es fänden sich aber nicht selten Stellen, wo das Serosaepithel auf längere Strecken unter der Fibrinschicht verlaufend sich finde. Dagegen wird wiederum von der anderen Seite ausgeführt: jene die Fibrinschicht nach unten begrenzende Endothelschicht stelle in Wirklichkeit gar nicht das Serosaepithel dar; es sei vielmehr das Endothel einer Lymphspalte, die die Grenze zwischen unverändertem und fibrinoid degenerirtem Gewebe darstelle.

2. In vielen Fällen könne man den directen Uebergang von Bindegewebe in fibrinoides Gewebe nachweisen. Zu diesem Nachweis benutzte Neumann die Pikrocaminfärbung, durch die Fibrin gelb und Bindegewebe roth gefärbt werde. In der That sieht man auf seinen Zeichnungen rothe und gelbe Partien in der oberflächlichen Schicht der Serosa in mannigfaltiger Weise neben- und durcheinander gelagert und vielfach direct in einander übergehen. Dem gegenüber wird, insbesondere von Ziegler, hervorgehoben, dass Fibrin nicht nur auf die freie Oberfläche der Serosa, sondern auch in das Gewebe der letzteren selbst abgeschieden werde, und dass man die Gewebspartien mit eingelagertem Faserstoff nicht als typisches Fibrin ansprechen dürfe.

3. Schliesslich wird betont, dass in allen Fibrinauflagerungen Kerne und Zellen bindegewebsartiger Natur gefunden würden. Grawitz giebt an, dass man bei Untersuchungen von Fibrinmembranen im frischen Zustand, auf Zusatz von Essigsäure, stets in regelmässigen Abständen darin vorkommend Bindegewebskerne sehe, womit die Abstammung der Fibrinmembranen aus degenerirtem Gewebe sicher erwiesen sei.

Wie man sieht, ist eine Einigung in der Frage noch nicht erfolgt. Den exclusiven Standpunkt, dass Fibrinauflagerungen auf serösen Häuten nie durch Exsudation, sondern stets durch fibrinoide Degeneration entstehen, nehmen gegenwärtig wohl nur Neumann und Grawitz ein. Andere, wie Orth und Borst, geben die Möglichkeit fibrinoider Umwandlung zu, während Marchand, Ziegler und wohl die grösste Anzahl der Forscher an der Entstehung der Fibrinmembranen durch Exsudation festhalten.

Die bisher erhaltenen Resultate wurden alle durch Beobachtung an Leichenmaterial gewonnen. Diese schliesst von vorn herein einige Nachtheile in sich: das Material kommt fast nie in frischem Zustande zur Beobachtung; dies ist aber für den Nachweis zelliger Gebilde, sowie für die Anstellung gewisser Reactionen, wie z. B.

für die Versilberung der Endothelgrenzen dringend erforderlich. Ferner findet man nicht allzu häufig Fälle reiner, uncomplicirter, adhäsiver Entzündung; vor Allem aber hat man immer nur ein ganz bestimmtes Stadium der Erkrankung vor sich: man kann den Process nicht in allen seinen Phasen von Anfang bis zu Ende verfolgen. Allen diesen Nachtheilen entgeht man durch Beobachtung und Experiment am Thier. Zudem ist in der Jodlösung ein Mittel gegeben, um jederzeit in serösen Höhlen eine typische acute adhäsive Entzündung hervorzurufen.

In meiner Arbeit: Ueber Jod und Jodverbindungen (Virchow's Archiv Bd. 155 S. 45) habe ich die Entzündungserscheinungen geschildert, die Einspritzung von Jod-Jodnatriumlösung in die Pleura- bezw. Peritonealhöhlen hervorruft.

Injicirt man 1 ccm 1 % Jod-Jodnatriumlösung in den Pleuralraum, so findet man nach 48 Stunden die Lungenoberfläche bedeckt z. T. mit glasigen, durchscheinenden Auflagerungen, z. T. mit undurchsichtigen, weissen Membranen, die mehr minder fest der Pleuraoberfläche anhaften. Diese Auflagerungen bestehen aus Fibrin und zwar aus typischem Exsudatfibrin. Dies ist schon makroskopisch deutlich zu erkennen. Die Grenze zwischen Pleura und Fibrinschicht ist eine absolut scharfe; in der Fibrinschicht ist nichts von Gewebsbau zu erkennen. Mikroskopisch zeigt sich dieselbe zusammengesetzt aus einem Netzwerk feinster Fasern. Wo körperliche Elemente (rothe oder weisse Blutkörperchen) der Fibrinschicht eingelagert sind, gehen von der Oberfläche derselben strahlenförmig Fasern nach allen Seiten aus. Diese verzweigen sich und verbinden sich netzförmig mit einander. In den Knotenpunkten des Netzes finden variköse Verdickungen statt; das Netzwerk sieht wie bestäubt aus. Es ist genau dasselbe Bild, das bei Gerinnung eines Tröpfchen Blutes bezw. Plasmas entsteht. Es kann also hier kein Zweifel bestehen, dass das Fibrin durch Exsudation aus den Gefässen und nachträgliche Gerinnung des Exsudates entstanden ist.

Das Pleuraepithel zeigt folgendes Verhalten: In den meisten Fällen findet man weder oberhalb noch unterhalb der Fibrinschicht einen fortlaufenden Endothelüberzug. Das Serosaepithel ist also durch die schädigende Einwirkung der Jodlösung, oder durch den durch dieselbe erzeugten Exsudatstrom abgestossen worden. Wenn

des (mit Pikrinsäure) gefärbten Fibrins dunklere, undurchsichtige Stellen, die sich bald mitten in der Fibrinschicht, bald an der freien Oberfläche, bald nahe an der Pleura selbst finden. Betrachtet man eine solche Stelle mikroskopisch, so findet man nichts von den typischen Fibrinfasern, vielmehr sieht man — neben Leukocyten und häufig auch Pleuraepithelzellen — ovale oder spindelförmige Kerne, die allem Anschein nach zu Bindegewebszellen gehören, ferner faseriges Gewebe, und sogar typische elastische Fasern, Gewebselemente, deren Vorkommen mitten in der Fibrinschicht uns vorläufig unerklärlich erscheint. Wir werden an die Aeusserung von Grawitz erinnert, dass in den Fibrinmembranen sich mittels Essigsäure Reihen von Bindegewebskernen nachweisen lassen. Auch in einer älteren, an sorgfältigen Beobachtungen reichen Arbeit von J. Meyer (Charité-Annalen IV 1853) wird über das Vorkommen ähnlicher Gebilde („spindel- und sternförmiger Zellen und stäbchenförmiger Kerne") in künstlich hervorgerufenen Fibrinauflagerungen berichtet. In unseren Präparaten zeigten jene Stellen eine bestimmte Anordnung. Die erwähnten Gewebsfasern sammt den elastischen Fasern erschienen nämlich parallel oder concentrisch oder spiralig gelagert. Sie machen den Eindruck von Quer- oder Längsschnitten von fluctuirenden oder mehr weniger eingerollten Membranen. Jedenfalls stellen sie Theile eines zusammengesetzten Gewebes dar. Das Gewebe erscheint aber stark verändert: die Gewebsfasern sind undeutlich, wie gequollen; die Bindegewebszellen in Degeneration begriffen, nur die elastischen Fasern gut erhalten. Es fragt sich: wo stammen diese Gebilde her, und wie gelangen sie in die Fibrinschicht? Handelt es sich hier doch um fibrinoid degenerirtes Gewebe, und spielen sich beide Vorgänge, fibrinöse Exsudation und fibrinoide Degeneration neben einander ab?

Ein Entscheidung dieser Fragen konnte nur gegeben werden, wenn man das allmähliche Zustandekommen der Fibrinauflagerungen schrittweise verfolgte. Es wurde daher einer Anzahl von Thieren je $^1/_2$ ccm 1 % Jodlösung in den Pleuralraum injicirt, dieselben nach 6 bezw. 12, 18, 24 u. s f. Stunden getödtet, und sofort untersucht. Diese Untersuchung ergab Folgendes: Sechs Stunden nach der Injection der Jodlösung findet man im Pleuralraum eine reichliche Menge gelber bezw. schwach röthlicher Flüssigkeit, die, herausgelassen, rasch gerinnt. Nach 12 Stunden ist die Menge des Exsudates im Pleuraraum vergrössert; dasselbe hat gallertige Consistenz und erstarrt, in ein Schälchen gegossen, fast momentan. Nach 18 Stunden findet sich die Exsudatmasse bereits im Pleuraraum selbst geronnen und der Pleurawand lose anhaftend. Sie verfestigt sich immer mehr, wobei sie an Volum abnimmt, und bedeckt schliesslich (nach 24—36 Stunden) als 1—2 mm dicke durchscheinende Schicht die unteren Abschnitte der Lungenoberfläche. Betrachtet man nun die in ein Schälchen entleerten und geronnenen Exsudatmassen von der 6., 12. oder 18. Stunde, so erkennt man in der vollständig durchsichtigen gelblichen Gallerte opake, weissliche Krümel, Fäden, Fetzen und Membranen. Dieselben fanden sich in jeder einzelnen Probe, und zwar in späteren Stadien in zunehmender Menge. Sie wurden herausgefischt und frisch, z. Th. ohne jeden Zusatz, z. Th. in 0,9% Kochsalzlösung bezw. nach Behandeln mit verschiedenen Reagentien, Formol, Osmiumsäure, Argentum nitricum etc. untersucht. Sie zeigten sich auf den ersten Blick zusammengesetzt aus Gewebsbestandtheilen: Fasern und Zellen. Vor Allem fanden sich massenhaft grosse plattenförmige Zellen mit grossem bläschenförmigem Kern. Diese Zellen waren mit einander zu flächenhaften Membranen verbunden. Der Leib der Zellen war hell; er zeigte, namentlich um den Kern herum, feine Körnchen, ausserdem aber eine Anzahl stark lichtbrechender kleiner Körner und Kugeln, die in Essigsäure sich nicht lösten, sich also als Fett erwiesen. Die grossen Kerne waren rund oder oval. Sie zeigten eine deutliche Kernmembran, sowie meist zwei grosse, deutlich hervortretende Nucleolen. Diese Zellen waren zweifellos Endothelzellen der Serosa. Dies wurde durch direkten Vergleich mit durch Abstreichen von einer gesunden Lunge gewonnenem, normalem Pleuraepithel festgestellt. Dasselbe zeigte sich mit den eben beschriebenen Zellformen vollständig übereinstimmend. Die letzteren erwiesen sich auch noch dadurch als Endothelien, dass die Kittsubstanz zwischen den Zellen durch Argentum nitricum braun bis schwarz gefärbt wurde. — Ausser den Endothelzellen waren in den erwähnten weisslichen Membranen noch andere Elemente enthalten. Es finden sich nämlich langgestreckte, spindelförmige oder sternförmige Zellen mit länglichovalem Kern. Dieselben lagern parallel verlaufenden Faserzügen an. Auf Essigsäurezusatz quellen diese Fasern und werden durchsichtig, und der Kern tritt als spindel- oder stäbchenförmiges

Gebilde deutlich hervor: danach handelt es sich um Bindegewebszellen und Bindegewebsfasern.

Als drittes Element finden wir kurze, spiralig gewundene, elastische Fasern. Das Bindegewebe und die elastischen Fasern sind identisch mit den, von der normalen Pleura durch Zerzupfen gewonnenen Gewebstheilen; namentlich die Gestalt der elastischen Fasern ist für die Kaninchenpleura sehr charakteristisch. Wir haben also in jenen membranartigen Fetzen sämmtliche Bestandtheile der Pleura wiedergefunden: in der That stellen jene abgestossene Theile der Pleura dar. Diese Abstossung ist eine weit verbreitete, — andererseits ist sie eine durchaus oberflächliche, sehr wenig tiefgehende. Denn nach Abzug der auflagernden Fibrinmembran erscheint die Pleuraoberfläche kaum verändert. An manchen Stellen allerdings erscheint die Oberfläche nicht matt, wie normal, sondern glänzend, wie abgeschürft. An solchen Stellen findet auch im Allgemeinen ein festeres Anhaften der Fibrinmembran statt. Offenbar hat hier ein etwas tiefgehender und ausgedehnterer Gewebsverlust stattgefunden. Im Allgemeinen sind aber die Ablösungen klein und durchaus oberflächlich, und makroskopisch nicht wahrzunehmen.

Die Abstossung oberflächlichster Pleuratheile erklärt nun auch das Vorkommen von Bindegewebszellen inmitten von Fibrinauflagerungen, das Grawitz als zwingenden Beweis für die Entstehung des Fibrins aus fibrinoid degenerirendem Gewebe angesprochen hatte. Dass Bindegewebszellen, dass sogar sämmtliche Bestandtheile der Pleura, und zwar in ihrem natürlichen Zusammenhang, mitten in dem Exsudatfibrin vorkommen können, zeigen unsere oben mitgetheilten Beobachtungen. Die angestellten Experimente erklären die Herkunft dieser Elemente: sie erweisen sie als zufällige Gewebseinlagerungen in dem typischen Exsudatfibrin, die mit der Entstehung der Fibrinmembran durchaus keine Beziehung haben.

Die Abstossung oberflächlicher Pleurabestandtheile nimmt, wie oben bemerkt, mit dem Verlauf des Processes immer mehr zu. Mit der Abstossung geht aber in der Folge eine vermehrte Neubildung der Theile Hand in Hand. Namentlich das Pleuraepithel zeigt sich ausserordentlich vermehrungsfähig. Die abgestossenen Membranfetzen erscheinen in späteren Stadien bei oberflächlicher Betrachtung wie solide Zellanhäufungen, zusammengesetzt aus runden oder ovalen oder sich gegenseitig polygonal begrenzenden Pleuraepithelzellen. Diese sind kleiner als die die Pleura bedeckenden Zellen, der Kern ist im Verhältniss zur ganzen Zelle grösser, sie sind ferner viel stärker granulirt und enthalten keine Fetttröpfchen, — kurz: sie machen den Eindruck jung gebildeter Zellen. Macerirt man die Membranen (in 1 $^0/_0$ Osmiumsäure oder Aehnl.), so erkennt man, dass unter der Epithelzellenschicht Bindegewebszellen und Fasern, sowie elastische Fasern sich finden.

Nach 6 bis 8 Tagen hat die Vermehrung aller Theile der Pleura so zugenommen, dass ein dem „Cor villosum" ähnlicher Zustand entsteht. Die Pleura ist stark verdickt; ihre Oberfläche grau und undurchsichtig. Von ihr gehen Zapfen und Stränge mannigfaltigster Gestalt, die sich mehrfach verzweigen können, aus, und bedecken sie an manchen Stellen als dichte Zotten. Einzelne breitere Stränge gehen von der Lungenpleura hinüber zur Pleura parietalis und bewirken Verwachsungen beider. Praedilectionszellen für diese nie flächenhaften, sondern strang- und bandartigen Verwachsungen scheinen die Lungenspitze und die Umgebung des unteren scharfen Lungenrandes zu sein. Aber auch zwischen den einzelnen Lungenlappen finden Verwachsungen statt, und zwar ebenfalls nicht flächen-, sondern bandartige. Die mikroskopische Untersuchung der Pleura ergiebt Folgendes: Die Pleura zeigt statt des ein schichtigen ein mehr- bis vielschichtiges Epithel. Die Epithelzellen sind nicht glatt, sondern oval oder kubisch; ihr Kern im Querschnitt nicht schmal und stäbchenförmig, sondern oval oder rund, im Verhältniss zur Gesammtzelle bedeutend vergrössert. Das bindegewebige Stroma der Pleura ist ebenfalls stark vermehrt. Während es im normalen Zustand (Kaninchen) sehr spärlich ist und kaum als besondere Schicht imponirt, finden wir hier unter der Epithelschicht mehrere parallele Reihen in regelmässigen Abständen liegender Bindegewebskerne. Von der Pleurafläche gehen zottenförmige Fortsätze aus. Unter der Lupe bezw. bei schwacher mikroskopischer Vergrösserung erscheinen sie wie solide Zellzapfen; nach Maceration erkennt man aber, dass auch bindegewebige Elemente an ihrer Zusammensetzung theilnehmen. Auf Schnitten zeigen die grösseren Zotten ein Stroma von faserigem Bindegewebe in welchem elastische Fasern sowie Blutgefässe eingebettet liegen. Die jüngeren Zotten zeigen in ihrem Inneren eine Art Schleimgewebe: junges Bindegewebe. Die Zotten tragen ein ein- bis mehrschichtiges cubisches Epithel, das an der Basis der grösseren Zotten in das Pleuraepithel übergeht. In diesem, wie in den die Zotten bekleidenden Epithelien zeigen sich zahlreiche Mitosen.

Wir sehen also den Elementen der Pleura eine ungemein starke Vermehrungsfähigkeit innewohnen. Die Wucherungsvorgänge bleiben übrigens nicht auf die Pleura beschränkt, sondern erstrecken sich auch auf die darunter liegenden Lungentheile. In diesen beobachten wir eine ganz merkwürdige Veränderung: Das bindegewebige Stroma zwischen den Alveolen nimmt zu; gleichzeitig wuchert das Alveolarepithel, wobei es sich in ein regelmässiges, cubisches, ja selbst cylindrisches Epithel umwandelt. Das Lungengewebe macht dann ganz den Eindruck eines acinösen Drüsengewebes. Solche Veränderungen finden sich namentlich da, wo grössere Zotten und Stränge von der Pleura ausgehen, daher namentlich an der Lungenspitze, und an den unteren scharfen Rändern der einzelnen Lungenlappen. Aehnliche Veränderungen der Lunge sind bei chronischen Entzündungsvorgängen dieses Organs bekannt.

In der früher erwähnten Arbeit (Virchow's Archiv Bd. 155) waren als Folge von Injection von Jodlösung in die Peritonealhöhle ausgedehnte Verwachsungen der einzelnen Theile mit einander beschrieben worden. 48 Stunden nach Injection von 2 ccm 2% Jod-Jodnatriumlösung in die Bauchhöhle des Kaninchens finden wir die normal eng aneinander liegenden, aber freibeweglichen, Darmtheile von trüb-grauen bezw. undurchsichtig-weissen Fibrinauflagerungen bedeckt und durch Stränge und Membranen mit einander verwachsen. Die Verwachsung ist hier — im Gegensatz zur Pleurahöhle — überwiegend eine flächenhafte. Die Erklärung für dies verschiedene Verhalten ist wohl in mechanischen Verhältnissen zu suchen: in der Pleurahöhle gestatten die regelmässigen Verschiebungen bei der Athembewegung nur eine Anheftung durch bewegliche, nachgiebige Bänder und Stränge. — Die Verwachsung ist 48 Stunden nach der Jodinjection so fest, dass sie sich nicht mehr lösen lässt; die Darmtheile bilden ein zusammenhaftendes, quer lagerndes Packet.

Um die Entstehung dieser Darmverwachsungen zu studiren, wurde einer Anzahl Kaninchen je 2 ccm 1% Jod-Jodnatriumlösung in die Peritonealhöhle injicirt, und nach 6, 12, 18, 24, 36 etc. Stunden untersucht. — Ueber die Verwachsung seröser Membranen hat Graser Untersuchungen angestellt. Er presste (bei Hunden) die Flächen der Serosa parietalis in einer emporgehobenen Hautfalte durch „Bleiplattennähte“ zusammen. Seine Vermuthung war, dass die Endothelzellen die erste Vereinigung bewirken würden. Wo er aber die beiderseitigen Reihen von Endothelzellen erhalten fand, war im Allgemeinen keine Verwachsung eingetreten; umgekehrt war an den Stellen, an denen Verwachsung stattgefunden hatte, von den Endothelien nichts mehr, oder nur kümmerliche Reste vorhanden.

Ganz ähnlich liegen die Verhältnisse bei der Verwachsung von Darmserosen auf Injection von Jodlösung. Die erste Verklebung zweier benachbarter Darmschlingen tritt bereits 12 Stunden nach der Injection ein. Nach 18 Stunden hat soweit Vereinigung stattgefunden, dass, bei vorsichtigem Herausschneiden der Verwachsungsstellen, die Darmstücke nicht auseinanderfallen. Feste Verbindung ist bereits nach 36 Stunden eingetreten. Untersucht man nun die Verwachsungsstellen mikroskopisch, so konnten selbst in den frühesten Stadien nach 12 bezw. 18 Stunden fortlaufende Doppelreihen von Endothelien nicht nachgewiesen werden. Man muss viele Präparate durchsuchen, ehe man eine Reihe von Endothelzellen neben einander liegend findet; wo das Endothel auf beiden Serosen erhalten war, waren dieselben durch einen Spalt getrennt, war also an der betreffenden Stelle eine Verbindung nicht zu Stande gekommen. Auf grosse Strecken war von Endothelien nichts mehr zu sehen. Auf anderen fanden sich zwischen den mit einander vereinigten Flächen eine Anzahl Endothelzellen aber nicht in fortlaufender Reihe, geschweige denn Doppelreihe, sondern unregelmässig verstreut, zum Theil von ihrem Mutterboden losgelöst, nur selten normal erhalten, vielmehr meistens Zerfallerscheinungen aufweisend.

Wir sind somit zu demselben Resultate gekommen wie Graser: Die Endothelien vermitteln nicht die erste Vereinigung; sie sind ihr vielmehr hinderlich, sie schützen geradezu vor derselben. Erst wenn die Endothelien ganz oder grösstentheils abgestossen sind, ist Verwachsung von Serosaflächen möglich.

Wodurch entsteht nun die erste Verklebung? Hierüber giebt die Weigert'sche Fibrinfärbung Auskunft. Mittels derselben können wir überall an Präparaten von der 12. bis 48. Stunde Fibrin zwischen den beiden Serosen nachweisen. Fibrinauflagerungen überziehen in dünner Schicht die Därme. Da wo zwei Darmschlingen einander berühren, füllt das Fibrin die zwischen denselben verlaufende Furche aus, so dass dieselbe verstrichen erscheint. Auf dem Querschnitt sieht man den von den zwei convergirenden Serosen gebildeten Winkel ausgefüllt durch einen Keil von Fibrin. Zwischen den verklebten Darmwänden ist die Schicht nur mikroskopisch nachweisbar, und zwar meist schon durch die gewöhnlichen Färbungen (z. B. mit Alauncarmin-Pikrinsäure, mitunter aber erst durch specifische Fibrinreactionen. Je mehr Zeit nach der Jodinjection verfloss, desto mehr tritt das Fibrin zurück. Gleichzeitig ist von den Endothelien kaum mehr eine Spur vorhanden und es ist Bindegewebe der einen Serosa mit dem Bindegewebe der anderen Serosa ohne deutliche Grenze fest verwachsen.

Diese Befunde stimmen vollständig überein mit den von Graser erhaltenen Resultaten. In einer zweiten Arbeit schildert Graser die Ergebnisse der Weigert'schen Fibrinfärbung bei seinen unter ganz anderen Versuchsbedingungen erhaltenen Präparaten. Mittels dieser Färbung konnte er überall zwischen den verklebenden Serosaflächen Fibrin als Bindemittel nachweisen. Die direkte Vereinigung von Serosaepithelien, die er in seiner ersten Arbeit als — zwar seltenes — Vorkommniss bezeichnet hatte, schränkt er in seiner zweiten Arbeit noch mehr ein.

---

33. Herr R. Heinz-Erlangen.

Ueber Blutschädigungen und deren Folgen.

Durch eine Anzahl Blutgifte, namentlich durch Phenylhydrazin und dessen Derirate werden eigenthümliche Veränderungen der roten Blutkörperchen hervorgerufen. In den Erythrocyten des Säugetiers (Hund, Kaninchen, Mensch) findet man bei Vergiftung mit Pyrodin, Nitrobenzol, Anilin ein (oder mehrere) stark lichtbrechende Körnchen von nicht unbeträchtlicher Grösse. Dasselbe sitzt meist auf der Oberfläche, ragt manchmal kegel- oder keulenförmig über dieselbe hervor, entfernt sich auch noch weiter, so dass es nur durch einen dünnen Stiel mit dem Blutkörperchen in Verbindung bleibt, und trennt sich schliesslich vollständig ab, während jenes als Mikrocyt zurückbleibt. Die körnchenförmigen Gebilde sind ohne irgendwelche Hülfsmittel im frischen Präparat zu sehen. Noch deutlicher treten sie hervor, wenn man zu demselben Methylviolet-Kochsalzlösung hinzusetzt. Sie färben sich dann blauviolett, und heben sich von dem gelben Leib der Blutscheibe scharf ab, ganz den Eindruck eines gefärbten Parasiten machend. Diese Veränderungen stellen offenbar eine eigenthümliche Art der Nekrose der roten Blutkörperchen dar: Ein bestimmter Theil derselben stirbt ab, und nimmt Farbstoffe begierig auf, während der andere Theil noch am Leben bleibt, und seiner Aufgabe der Sauerstoffübertragung weiter dienen kann. — Vermöge der starken Affinität zu Farbstoffen sind die Körnchenbildungen der veränderten roten Blutkörperchen auch in Schnitten, innerhalb der Blutgefässe wie Gewebe, leicht nachzuweisen. Dies brachte mich auf den Gedanken, die Schicksale der geschädigten Blutscheiben zu verfolgen: festzustellen, in welchen Organen der Untergang derselben stattfinde und in welche Endproducte sie umgewandelt würden. — Wenn Blutkörperchen in grosser Zahl untergehen, schliesst sich unmittelbar eine lebhafte Regeneration an. Es musste leicht sein, die neugebildeten, normalen, roten Blutkörperchen von den untergehenden, typisch verändeten, zu unterscheiden. So konnte — durch Zählungen — der Gang der Regeneration genau verfolgt werden. Gleichzeitig wurden die Organe untersucht, in denen dle Neubildung der Erythrocyten stattfindet und das Verhalten des Bildungsgewebes der roten Blutkörperchen, sowie deren Jugendformen studirt. Diese Untersuchungen wurden durch die ganze Wirbelthierreihe, am Kaninchen, Huhn, Eidechse, Frosch und Karpfen durchgeführt.

Die Veränderungen der roten Blutscheiben des Kaninchens bei Vergiftung mit „Blutkörperchengiften“ sind folgende. Bei gewissen Giften (z. B. p. = Amidobenzoësäureester, Anilin, p. = Amidophenol, Nitrobenzol) findet sich in jedem Blutkörperchen meist nur ein einziges glänzendes, mit Methylviolett sich färbendes Korn. Bei Vergiftung mit Phenylhydrazin, Phenylhydroxylamin, Acetylphenylhydrazin finden sich häufig mehrere „Blaukörner“; ausserdem zeigen die Blutkörperchen deutliche Schrumpfungserscheinungen. Die hochgradigsten Veränderungen werden durch Hydroxylamin herbeigeführt. Hier sieht man im Erythrocyten eine sehr grosse, oder mehrere mittelgrosse, stark lichtbrechende, gelb (durch Methämoglobin) gefärbte Kugeln, die sich mit Methylviolett blau färben.

Ganz andersartige Veränderungen werden durch diese aufgeführten Blutgifte an den roten Blutkörperchen des Frosches hervorgerufen. Hier sehen wir bei Phenylhydrazinvergiftung zunächst Degenerationserscheinungen am Kern: Derselbe schrumpft und erhält eine unregelmässige Contour; er zieht sich so stark zusammen, dass um ihn herum eine Höhlung entsteht; der difformirte Kern kann sogar dislocirt werden und neben der „Kernhöhle“ zu liegen kommen (s. Fig. 2b). Später wird auch der Zellleib verändert: Das Haemoglobin zieht sich in bandförmige oder klumpige Massen zusammen, und der Zellleib schrumpft stark, so dass die Blutscheiben verschmälert, unregelmässig contourirt, häufig wie gefältet, erscheinen.

Ganz andere Veränderungen bedingt am Frosch eine Reihe chemischer Körper, die an den roten Blutkörperchen des Warmblüters gar keine wahrnehmbaren Schädigungen hervorrufen. Es sind das Ammoniakderivate im weitesten Sinne: Chlorammonium, Methylamin, Trimethylamin, Cadaverin (Pentamethylendiamin) Amidin, Guanidin, Benzylamin etc. Diese Körper verursachen am roten Blutkörperchen des Frosches tröpfchenfömige Ausscheidungen ungefärbten (Haemoglobinlosen) Protoplasmas. Dieselben machen ganz den Eindruck von Vacuolen: Die Blutkörperchen sehen geradezu wie durchlöchert aus. Die „Vacuolen“ sind aber Protoplasmaausscheidungen, da sie sich durch Zerquetschen der Blutkörperchen isoliren, und mit Anilinfarben färben lassen. — Das Hydroxylamin verbindet beide Wirkungsarten; es bewirkt einmal Kernschrumpfung und Fältelung der Blutzellen, andererseits kleine tropfenförmige Ausscheidungen im Protoplasma der letzteren.

Die kernhaltigen, roten Blutkörperchen des Huhns, der Eidechse, des Karpfens zeigen bei Vergiftung mit Phenylhydrazin dieselben Veränderungen wie die des Frosches: Kernschrumpfung und Fältelung des Zellleibs. In gleicher Weise wirkt Hydroxylamin. Dagegen vermag weder dieses noch ein anderes NH_3 = Derivat „Vacuolenbildung“ wie beim Frosch hervorzurufen.

Was wird nun aus den veränderten Blutkörperchen? Der grösste Theil der geschädigten Elemente (die Veränderung trifft sämmtliche, in den Gefässen kreisende Erythrocyten) geht innerhalb der Gefässe selbst zu Grunde. In denselben finden wir dann die mannigfachsten Zerfallproducte: Mikrocyten, Schatten, „Blaukörner", und eine Menge blutplättchenähnlicher Gebilde. Diese Zerfallsmassen müssen nothwendig die Circulation beeinträchtigen. In der That kommt es in gewissen Gefässgebieten, namentlich in Magen und Lunge, zu Gefässverlegungen, zu „Bluttrümmerthromben". Diese Verlegungen wurden nachgewiesen durch Selbstinjection des Thieres mittels Indigcarmin. Bei dieser färbte sich überall, wo die Circulation frei war, das Gewebe dunkelblau; wo Gefässe verstopft waren, bildete sich in ihrem Verbreitungsbezirk eine helle ungefärbte Zone. In der Lunge fanden sich nun nahe unter der Oberfläche ungefärbte Keile; in der Magenschleimhaut kreisrunde, ungefärbte Stellen. — In dem Gefässgebiet jenseits der Thrombose findet später Infarcierung mit roten Blutkörperchen statt: in der Lunge treten Infarcte auf, in der Magenschleimhaut kleine cirumscripte, durch den sauren Magensaft schwarz (durch Hämatin) gefärbte Ecchymosen. — Aus diesen Ecchymosen werden kreisrunde, scharf begrenzte Geschwüre mit haemorrhagischen Grund.

Wo rothe Blutkörperchen in grosser Zahl zu Grunde gehen, wird reichlich Haemoglobin frei. Dasselbe wird zum Theil in den Leberzellen zu Gallenfarbstoff umgewandelt. Es bildet sich eine sehr pigmentreiche, dickflüssige Galle. Dieselbe staut sich leicht in den Ausführwegen, und es kommt zu Resorption der Gallenbestandtheile, zu „hepatogenem" Icterus. Bei Untergang grosser Massen von roten Blutkörperchen vermag aber die Leber nicht alles Haemoglobin in Gallenfarbstoff umzuwandeln: Blutfarbstoff tritt ins Plasma über, wie man beim Centrifugiren erkennt. Jetzt beginnt auch die Niere Haemoglobin abzuscheiden, wird selbst dadurch geschädigt und nun auch für rothe Blutkörperchen durchlässig; zu der Haemoglobinurie tritt Hämaturie. Auch die Niere vermag nicht allen im Plasma gelösten Blutfarbstoff zu entfernen; derselbe lagert sich nun in den verschiedensten Geweben ab.

Bei allen Giften, die den Untergang zahlreicher Blutkörperchen herbeiführen, finden wir beim Säugethier reichliches Blutpigment in den Leberzellen abgelagert. Das Pigment besteht aus gelbbraunen Körnchen und Krümeln, die, oft zu Haufen vereinigt, neben dem Kern liegen. Ausser in den Leberzellen findet sich Pigmentablagerung auch in dem interacinösen Bindegewebe der Leber, und zwar z. Th. extrecellular, in die Fasern des Bindegewebes eingelagert, z. Th. innerhalb von Zellen. Ausserdem finden wir auch körperlose Trümmer von roten Blutkörperchen in spindel- oder sternförmigen Zellen des interstitiellen Bindegewebes.

Ausser in der Leber wird Blutpigment in den Lymphdrüsen in grosser Menge abgelagert. Dasselbe findet sich hier zum grösseren Theile frei im Bindegewebe, zum kleineren Theile in Zellen und zwar in den Bindegewebs- wie in den Lymphzellen.

Auch im Knochenmark findet sich Pigment in Form stark lichtbrechender gelber Körnchen, z. Th. frei im Stützgewebe, z. Th. in Zellen eingeschlossen.

Wo bleiben nun die körperlichen Reste der roten Blutkörperchen: Die Mikrocyten und Schatten, die Körnchen und Kugeln, kurz die gesammten Blutkörperchentrümmer? Offenbar ist es nothwendig, dass sie möglichst schnell aus dem Kreislauf entfernt werden. Sie verhalten sich dort wie künstlich injicirte Fremdkörper. Diese werden, wie man weiss, hauptsächlich in der Milz und der Leber abgefangen. In der Leber finden sich Reste von Erythrocyten im interstitiellen Gewebe, wie erwähnt, in stern- oder spindelförmigen Zellen eingeschlossen. In denselben zerfallen sie weiter zu kleinen Schollen und Körnchen, unter gleichzeitiger Veränderung des Blutfarbstoffes, der zu braunen, mit Schwefelammonium die Eisenreaction gebenden Pigment wird.

Der Hauptablagerungsort der Blutkörperchentrümmer ist die Milz. Wir sehen letztere deshalb bei Vergiftungen mit Blutkörperchengiften stark vergrössert, ihre Consistenz vermehrt, die Farbe dunkel bis schwarz geworden. Die Blutkörperchentrümmer finden sich sowohl in den fixen Zellen, als in den Lymphzellen, als in dem Bindegewebsstratum eingelagert. Hier werden die körperlichen Reste der Blutscheiben ihrer Auflösung entgegengeführt. Sie werden gelöst, gleichsam verdaut, und dann resorbirt. Sie verschwinden damit bis auf Reste eisenhaltigen Pigmentes, das sich noch längere Zeit an Ort und Stelle erhalten kann.

Die Auflösung der Bluttrümmer in der Milz findet unter der Einwirkung lebender Zellen, z. Th. innerhalb derselben statt. Ein sehr instructives Bild über die hierbei sich abspielenden Vorgänge bietet die Milz der Katze bei Vergiftung mit Pyrodin (Acetylphenylhydrazin). Die roten Blutkörperchen der Katze sind ausserordentlich hinfällig. In ihnen bilden sich bei Vergiftung mit Acetylphenylhydrazin nicht kleine, stark lichtbrechende, mit Methylviolett sich dunkelblau färbende Körnchen, sondern es entsteht in jedem einzelnen Blutkörperchen eine gelbgefärbte Kugel, die ein Drittel bis zur Hälfte der Grösse der Blutscheibe erreicht, und wie ein Mikrocyt aussieht, der von einem schwach gelblich gefärbten Saum, als dem Rest des roten Blutkörperchens, umgeben ist. Der Innenkörper trennt sich in sehr vielen Fällen von dem Stroma, und das Blut scheint dann ganz aus „Mikrocyten“ zusammengesetzt zu sein. Auf Schnitten durch die Organe erkennt man alle Gefässe erfüllt von diesen eigenthümlichen Gebilden; von den ursprünglichen roten Blutkörperchen ist fast nichts mehr zu sehen. Auch die Milz ist ganz von ihnen erfüllt. Sie liegen zum grossen Theil frei in den Gewebsmaschen, z. Th. sehen wir sie in den Zellen eingeschlossen. In diesen erscheinen einige Mikrocyten in ihrer ursprünglichen Grösse und Gestalt, daneben sehen wir kleinere, mit zackigen Contouren; diese gehen in unregelmässig gestaltete gelbbraune Partikel über, die die Zellen als körniges Pigment erfüllen. Gleichzeitig erkennen wir, dass die vom Pigment überladenen Zellen Degenerationserscheinungen zeigen: Der Kern zerfällt in Theilstücke und kann ganz verschwinden.

Einen höchst merkwürdigen Process beobachten wir an der Milz von mit p = Amidobenzoësäureester vergifteten Kaninchen. Der p = Amidobenzoësäureäthylester bewirkt in jedem Blutkörperchen die Ausscheidung eines, meist am Rande sitzenden, oder auch einen knopfförmigen Fortsatz bildenden, stark lichtbrechenden Körnchens. Wir finden nun bei Schnitten durch die Milz ganz eigenthümliche Bilder. Die Milz ist in Formol-Sublimat-Eisessig fixirt, in Paraffin eingebettet, die $2^1/_2$ bis 5 μ dicken Schnitte mit Ehrlich-Heidenhain-Biondischem Farbengemisch gefärbt. Wir sehen nun die Gefässe der Milz von zahlreichen dunkelbraun gefärbten Körnchen umgeben. Die Körnchen liegen nahe unter dem Gefässsaum im Gewebe. Den Rand des Gefässes entlang sind nun rote Blutkörperchen in regelmässiger Folge aufgereiht, und zwar erscheinen dieselben nicht kreisrund, sondern sind nach der Gefässwand zu verjüngt, lang ausgezogen zu dünnen Fäden, die die Gefässwand durchbohren, und in den dieselbe umgebenden Körnchen inseriren. Wie ist nun dieses höchst sonderbare Bild zu erklären? Die um die Gefässe herumliegenden, die Haemoglobinfärbung zeigenden Körnchen sind identisch mit den, im Blutkörperchen durch das Blutkörperchengift hervorgerufenen, mit Methylviolett sich intensiv färbenden „Blaukörnern“. Sie stellen, selbst wenn noch mit der Blutscheibe vereint, totes, gewissermassen körperfremdes Material vor, und werden als solches in der Milz abgefangen. Sie bleiben in den Gefässen hängen und dringen bis in das darunter liegende Gewebe ein. Die Blutkörperchen können nicht folgen; sie werden nach den Körnchen hin ausgezogen, oft um das Vielfache ihres Durchmessers: daher die schwanzförmigen Fortsätze, die mit den Körnchen in Verbindung stehen. — Die Verbindung kann reissen und das Blutkörperchen schwimmt wieder frei im Lumen.

Es fragt sich, ob das geschilderte Verhalten der Milz eigenthümlich ist, oder ob auch an anderen Orten ähnliche Processe sich abspielen. Ich untersuchte daher Leber, Lymphdrüsen und Knochenmark nach dieser Richtung hin, fand aber nirgends ähnliche Bilder. Das „Ablegen“ der roten Blutkörperchen in der oben geschilderten Weise findet also nur in der Milz statt. Es muss dies in einer specifischen Eigenschaft der Milz, bezw. der Milzgefässe seinen Grund haben, und diese scheint in dem besonderen Verhalten des Endothels gegeben zu sein. Da, wo die roten Blutkörperchen dicht gedrängt die Gefässwand umsäumen, ist von Endothel nichts wahrzunehmen. An anderen Stellen sind dagegen die Endothelien unverdeckt, dann erkennt man cubische, ja zuweilen cylindrische Zellen mit grossem ovalen Kern.

Diese Zellen scheinen stark vermehrungsfähig, und leicht ablösbar, vielleicht auch amöboïder Bewegung fähig zu sein. — Durch die besondere Beschaffenheit des Endothels der Milzgefässe dürfte das Haftenbleiben der roten Blutkörperchen und die Intussusception der Körnchenbildungen zu erklären sein.

In mancher Beziehung anders als beim Säugetier gestalten sich die Verhältnisse beim Untergang von Blut bei den kernhaltige Erythrocyten führenden Wirbeltieren: beim Huhn, bei der Eidechse, beim Frosch und beim Karpfen. Das Hauptdepot für die untergegangenen Blutkörperchen und deren Derivate sind auch hier Leber und Milz. Aber die Leber verhält sich ganz anders als beim Säugetier. Bei diesem wird beim Untergang grosser Blutmengen reichlich Blutpigment in Gestalt gelbbrauner Körnchen in den Leberzellen abgelagert. Die Pigmentirung der Leberzellen ist geradezu characteristisch für alle, Blutkörperchen rasch und in grosser Menge auflösenden, Gifte. Von dieser Pigmentirung der Leberzellen ist weder beim Huhn, noch bei der Eidechse, beim Frosch oder Karpfen etwas zu constatiren. Beim Huhn gehen bei

Phenylhydrazin- oder Hydroxylamin-Vergiftung, innerhalb weniger Tage sehr grosse Mengen von Blutkörperchen zu Grunde. Gleichwohl bleiben die Leberzellen frei von jeder Ausscheidung körnigen Pigments. Dagegen scheinen sie zeitweise von Haemoglobin durchtränkt zu sein, wofür die Rotfärbung ihres Zellleibes bei Färbung mit Hametoxylin und Orange spricht. — Im Gegensatz zu den Leberzellen sind die spindel- und sternförmigen Zellen des interacinösen Leberbindegewebes, das beim Huhn reichlicher entwickelt ist, als beim Kaninchen, dicht erfüllt von Bluttrümmern. Die geschädigten Blutkörperchen sind z. Th. von den Zellen aufgenommen, und zerfallen in ihnen. Wir sehen, in grosse „Sternzellen“ eingeschlossen, rothe Blutkörperchen mit dislocirtem, an die Zellwand gedrücktem Kern und kugeligem haemoglobingefärbtem Leib. Der Kern ist häufig degenerirt; statt seiner finden wir mehrere, schlecht färbbare Partikel. Oder der Leib des Blutkörperchens ist in mehrere Stücke auseinandergefallen; zuweilen ist ein Erythrocyt förmlich in „Blutplättchen“, zahlreiche mehr minder regelmässige scheibenähnliche Gebilde, zerfallen. Schliesslich findet Umwandlung in gröbere oder feinere Körnchen gelbbraunen, eisenhaltigen Pigmentes statt.

Neben der Leber ist es vor allem die Milz, welche die, bei dem Zerfalle der roten Blutkörperchen frei werdenden, Trümmer aufnimmt. Beim Huhn ist die Milz beträchtlich vergrössert, ihre Consistenz vermehrt, ihre Farbe bedeutend dunkler. Sie ist von massenhaften veränderten Blutkörperchen und ihren Degenerationsproducten erfüllt. Wir sehen rote Blutkörperchen mit in einzelne Trümmer sich auflösendem oder allmählich unfärbbar werdendem Kern; oder wir finden sie in gelbe Haemoglobinkugeln verwandelt oder in viele kleine Scheiben („Blutplättchen“) zerfallen. Diese Zerfallsproducte liegen z. Th. in Zellen eingeschlossen, zum grösseren Theil aber frei im Gewebe. Neben den „Blutplättchen“, den Haemoglobintropfen etc. finden wir bräunlichgelbes eisenhaltiges Pigment. Wie beim Kaninchen scheint auch beim Huhn die Anhäufung von pigmentbildenden Massen innerhalb von Zellen den letzteren allmählig zum Schaden zu gereichen. Wir sehen hier wie dort den Kern seine normale Gestalt und Structur verlieren und in einzelne Fragmente zerfallen, und schliesslich die ganze Zelle degeneriren.

Wie das Huhn, verhalten sich auch die kaltblütigen Wirbelthiere mit kernhaltigen Erythrocyten. Es besteht jedoch der Unterschied, dass die Deponirung und weitere Umwandlung der veränderten Blutscheiben weit langsamer vor sich geht. So finden wir z. B. beim Frosch noch Wochen lang nach der Injection einer giftigen, aber nicht tötlichen Dosis von Phenylhydrazin, vereinzelte enorm veränderte rothe Blutkörperchen im Blute, während der grössere Theil derselben die Gefässbahn verlassen hat, neue fertige Formen aber noch nicht gebildet sind. Im Uebrigen finden wir auch bei der Eidechse, beim Frosch und beim Karpfen Vermehrung und Dunklerfärbung der Galle, Ablagerung von Degenerationsformen der rothen Blutkörperchen in dem interacinösen Bindegewebe der Leber, und namentlich Vollstopfung der Milz mit den verschiedenartigsten Blutkörperchentrümmern.

Dem Untergang von Blutkörperchen folgt prompt Ersatzbildung neuer. Der zeitliche Verlauf der Blutkörperchenneubildung, die Gestaltung der Jugendformen, der histologische Bau der Organe, in denen die Neubildung stattfindet, wird in einer Ziegler's Beiträgen demnächst erscheinenden Arbeit „Ueber Blutdegeneration und Regeneration" beschrieben werden. Hier sollen nur die wichtigsten Resultate in einigen Sätzen wiedergegeben werden:

Die durch die Blutkörperchengifte morphologisch veränderten rothen Blutkörperchen gehen sämmtlich zu Grunde. Sie verschwinden in verschieden langer Zeit aus dem Kreislauf. Diese dauert beim Kaninchen 8—12 Tage, beim Huhn nur 3—4 Tage; bei den kaltblütigen Wirbelthieren dagegen mehrere Wochen. Unmittelbar mit dem Beginn des Absterbens zahlreicher roter Blutkörperchen setzt eine rege Neubildung ein. Beim Kaninchen werden in den ersten 10 Tagen nach dem Beginn des Unterganges der geschädigten Blutscheiben pro cbmm $3^1/_2$ bis 4 Millionen neue Blutkörperchen gebildet. In durchschnittlich zwanzig Tagen ist beim Kaninchen die ursprüngliche Blutkörperchenzahl von 6 Millionen pro cbmm wieder erreicht. — Bei dem Huhn erfolgt eben so rapid, wie der Untergang, auch die Neubildung der roten Blutkörperchen. Nach 3—4 Tagen sind sämmtliche veränderte Blutzellen aus dem Kreislauf eleminirt, nach abermals 3—4 Tagen ist die ursprüngliche Zahl schon wieder erreicht. Sehr deutlich giebt sich der Verlauf der Blutdegeneration und Regeneration am Kamm des Huhnes zu erkennen: in den ersten drei Tagen nach der Injection verändert sich seine Farbe vom Tiefroth zum Blassrosa; nach weiteren drei Tagen verwandelt sie sich aus Blassrosa wieder in dunkelblutroth. — Bei den kaltblütigen Wirbelthieren dauert die Regeneration der roten Blutkörperchen weit länger; sie erstreckt sich über viele Wochen; sie ist hier nicht genau zahlenmässig zu verfolgen.

Bei starker Blutregeneration finden sich bei allen fünf Wirbelthierklassen im Blute Jugendformen, und zwar am zahlreichsten bei dem kaltblütigen Wirbelthieren, bei denen sie zeitweilig ganz allein das Blut zusammensetzen. — Beim Kaninchen enthält das Blut eine mässige Anzahl kernhaltiger rother Blutkörperchen. Ferner zeigen die neugebildeten Blutscheiben einen sehr verschiedenen Durchmesser, im allgemeinen grösser als in der Norm (8 bis 10 μ gegen 6,85 μ). Beim Huhn finden sich spindelförmige Gebilde im Blut; dieselben sind von kleineren Dimensionen als die fertigen Blutkörperchen; sie sind farblos, haemoglobinfrei; mit den ausgebildeten Erythrocyten sind sie durch Uebergangsformen verbunden. Ihre Zahl ist verhältnissmässig gering. — Solche „Spindelzellen“ kommen also nicht nur beim Frosch, wo sie längst bekannt sind, vor, sondern auch beim Huhn. Sie finden sich ausserdem bei der Eidechse und beim Fisch. Sie stellen die Jugendformen der kernhaltigen rothen Blutkörperchen vor; sie sind haemoglobinfrei. Mit den fertigen Blutscheiben sind sie durch alle möglichen Uebergangsformen verbunden. Eine bestimmte Zeit nach der Vergiftung mit dem Blutkörperchengift, z. B. 20 bis 30 Tage nach Vergiftung mit einer passenden Dosis Phenylhydrazin oder Hydroxylamin setzen sie nebst ihren Uebergangsformen ganz allein das Blut zusammen, indem zu dieser Zeit fertige rothe Blutkörperchen noch nicht ausgebildet sind.

Die rothen Blutkörperchen werden bei Kaninchen, Huhn, Eidechse und Frosch im Knochenmark, beim Karpfen in der sogenannten Kopfniere gebildet. Bei allen fünf Wirbelthierklassen ist das Erythroblastengewebe mit lymphoiden bezw. leukocytenbildendem Gewebe vergesellschaftet. Beim Kaninchen greifen Erythroblasten- und lymphoides Gewebe direct in einander; beim Huhn, Eidechse, Frosch, Karpfen ist das erstere in Gefässbahnen und zwar in venöse Capillaren eingeschlossen.

Die rothen Blutkörperchen entstehen stets nur aus dem Erythroblastengewebe, das sich durch indirecte Kerntheilung vermehrt, ein Uebergang von Leucocyten in Erythroblasten findet nie statt; das Erythroblastengewebe ist ein Gewebe sui generis, und von dem lymphoiden, bezw. Leucocytengewebe generell verschieden, und mit diesem auch durch keine Uebergänge verbunden. Das Erythroblastengewebe, bezw. die jungen Erythroblastenformen des Säugethiers sind nicht mit den embryonalen kernhaltigen rothen Blutkörperchen zu identificiren.

Die Jugendformen der roten Blutkörperchen sind farblos, haemoglobinfrei. Dies gilt auch für die Säugethier-Erythroblasten. Dieselben haben einen durchsichtigen, granulationslosen Zellleib und einen runden pyknotischen Kern. — Die Erythroblasten des Huhns bilden eine dichte, aus mehreren Zelllagen bestehende Keimschicht an der Wand der venösen Capillaren. Nach dem Lumen des Gefässes zu gehen die Erythroblasten in fertige Blutzellen über. — Bei der Eidechse findet sich eine einschichtige Zelllage von Erythroblasten an der Gefässwand. — Beim Frosch findet sich keine fortlaufende Schicht. Die Erythroblasten des Frosches sind nicht, wie behauptet wurde, mit Endothelzellen identisch. Sie stellen runde Zellen mit schmalen Protoplasmasaum und charakterischem Kern dar. — Beim Fisch liegen die Erythroblasten regellos in, von einer eigenthümlichen Wand umkleideten, Gefässräumen.

Das rothe Blutkörperchen des Säugethiers ist seiner Genese nach wesentlich Kern. Der Kern des Erythroblasten hat annähernd dieselbe Grösse und oft auch dieselbe Form wie das fertige rothe Blutkörperchen; er zeigt nämlich häufig deutliche Dellenform. Bei Färbung mit dem Ehrlich-Heidenhain-Biondischen Farbengemisch sieht man Uebergänge von dem Grün der Erythroblastenkerne über olivgrün, grünbraun, braunrot, zum Orange der kernlosen Blutscheiben. — Das kernhaltige rothe Blutkörperchen wird zum kernlosen, indem der Protoplasmasaum immer schmäler wird und schliesslich mit dem Kern verschmilzt.

Das Haemoglobin wird vom Kern gebildet; dies ist am deutlichsten an den Jugendformen der Froschblutkörperchen, gilt aber auch für die Säugethiererythroblasten.

Für das Studium der normalen Blutkörperchen, der Degenerations- und Regenerationsformen, wie für die Feststellung von Haemoglobingehalt, ist Untersuchung in frischem Zustand von entscheidender Wichtigkeit.

Discussion.

1. Herr Albrecht: Ich erlaube mir an den Herrn Vortragenden die Frage, ob er die von ihm beobachteten stark gefärbten Gebilde in vergifteten Erythrocyten für verwandt hält mit den von Arnold u. A. vor kurzem beschriebenen Formen.

2. Ich hatte bereits vorhin die Absicht, die von dem Herrn

Vortragenden erwähnten Untersuchungen Petrone's zu zitiren, welcher aus seinen Befunden wieder einmal das Persistiren des Kerns an ausgebildeten Erythrocyten folgert. Die Petrone'schen Befunde beweisen aber ebenso wie viele ähnliche nur das Vorhandensein einer leicht abspaltbaren stark tingirbaren Substanz im Blut. Es hat mich weiter lebhaft interessirt, zu hören und aus den Abbildungen zu ersehen, dass auch Herr Heinz in den Kernen der Erytroblasten keine Zeichen für intrazellulären Kernschwund hat finden können. Bis zu diesem Punkte — systematische Verkleinerung des Kernes, event. hier und da noch Sprossungen desselben, stimmen alle Beobachter überein, von da ab fehlen die zu fordernden interzellulären Uebergangsbilder der Kerne und werden durch angebliche Uebergangsbilder, stärker tingirte Flecken etc., die man gelegentlich sehen kann, ersetzt. — Die Haemoglobinbildung im Kerne habe ich in meinen Versuchen mit unkomplizirten Regenerationen nicht feststellen können und bin daher der Meinung, dass es sich in den Fällen, die der Herr Vortragende beschreibt, doch vielleicht um pathologische Veränderungen der Regeneration handelt.

Herr Aschoff: Ich würde dem Vorredner dankbar sein für die Auskunft über die Blutplättchenbefunde, besonders bei der Regeneration, da neuerdings die Blutplättchen wieder aus dem Zerfall der rothen Blutkörperchen abgeleitet werden.

Ich muss an dem Befunde von Blutplättchen in dem frisch untersuchten Blute der Thiere (Rindvieh, Pferd, Kaninchen), insbesondere aber auch beim Menschen festhalten. In der Milz findet man normalerweise blutkörperchenhaltige Zellen.

Herr Heinz: Als normalen Blutbestandtheil habe ich Blutplättchen beim Kaninchen bei Untersuchungen ohne jeden Zusatz nie gesehen. Blutplättchen-ähnliche Gebilde finden sich dagegen als Zerfallsproducte rother Blutkörperchen massenhaft; sogar die grossen kernhaltigen Blutkörperchen der Vögel zerfallen (innerhalb der Sternzellen der Leber) in „Blutplättchen“, d. i. in viele kleine runde hellgelbe Scheibchen.

Heinz ad 1. Herr Albrecht: Die von mir geschilderten Veränderungen sind durchaus verschieden von den von Arnold bei J-JK=Einwirkung erhaltenen, sowie von den als zufällige Körnchenbildung bei Katzen u. a. Thieren in neuester Zeit (in Virchow's Archiv und Anatomischer Anzeiger) beschriebenen.

34. Herr Hansemann-Berlin.

Ein casuistischer Beitrag zur Verkalkung der Gehirngefässe.

Eine Verkalkung der kleinen Gehirngefässe und der Capillaren, die unabhängig von einer Endoarteriitis chronica deformans auftritt, wurde schon vor langen Jahren von Virchow als Kalk-Metastase beschrieben. Bei dieser Gelegenheit und auch bei Beschreibung eines späteren Falles wies er darauf hin, dass solche Verkalkungen im Zusammenhang mit einem Knochenschwund auftreten, und zwar handelte es sich zuerst um einen 26jährigen Mann mit Wirbelcaries und später um eine 65jährige blödsinnige Pfründnerin mit starkem Schwund der Schädelknochen. Die vorzügliche characteristische Schilderung Virchow's lautete: „Die Gefässe der Medullarsubstanz, namentlich im Centrum semiovale machen sich schon beim Durchschneiden durch ihre Resistenz bemerklich; auf der Schnittfläche stehen sie als harte, rauhe Stacheln hervor, lassen sich leicht herausziehen, erscheinen dann wie Nadeln und zeigen mikroskopisch eine ganz ausgedehnte Ablagerung grobkörniger Kalksalze in ihrer Wand, so dass zuletzt von einem Lumen nichts mehr zu sehen ist.“ „Die Schnittfläche sah wie ein schlecht rasirter Bart aus.“ Orth schreibt in seinem Lehrbuch, dass sich die Schnittfläche des Gehirns in einem solchen Falle wie Schmirgelpapier angefühlt habe. Gleichzeitig mit Virchow hatte schon Bamberger einen solchen Zustand beobachtet und wurde von Rokitansky citirt, der dann auch wohl ähnliches gesehen hat. Im Anschluss an die Virchow'sche Deutung der Veränderung als Kalkmetasten erschienen die Arbeiten von Grohé und Küttner, die wohl Kalkablagerungen in anderen Organen (Gefässen und Darmschleimhaut), aber nicht an den Gehirngefässen sahen.

Der Fall von Bamberger betraf eine Idiotin von 34 Jahren, Auch Th. Simons Mittheilung betrifft eine 69jähre Idiotin. Endlich fand Lubimoff bei einem 49jährigen Mann, der an progressiver Paralyse der Irren litt denselben Zustand, vermisst ihn aber bei 13 anderen gleichen Fällen. Man gewinnt nicht die Ueberzeugung, dass die Verkalkungen in diesen Mittheilungen mit der Krankheit in irgend einer Beziehung standen und auch später wird die Capillarverkalkung stets als zufälliger Nebenbefund erhoben. Dahin deuten auch die kurzen Angaben in den modernen Lehrbüchern z. B. von Orth, Ziegler und in Marchand's Abhandlung „Arterien“ in Eulenburgs Encyklopaedie. Auch der Fall von Holschewnikoff und der von Mallory zeigten keine Gehirnsymptome. Der letzte interessirt uns hier am meisten, weil er am genauesten mit modernen Methode untersucht ist und ich werde noch gleich auf demselben zurückkommen.

Der Fall, den ich hier mittheilen möchte, betrifft einen 28jährigen Arbeiter, Paul Leutloff, dessen Beruf es war, in einer Mehlhandlung Säcke zu tragen. Seine Eltern sind an unbekannter Krankheit gestorben, 5 Geschwister leben noch.

Patient war ebenfalls früher gesund, bis er vor 2 Jahren einen „Rheumatismus“ bekam und sich im Anschluss daran „Sprachbeschwerden“, Schielen auf dem linken Auge und, ebenfalls links, ein Staar entwickelte. Später haben ihn aber diese Zustände nicht an der Arbeit verhindert, bis etwa 8 Wochen vor der Aufnahme. Da traten plötzlich beim Heben einer Last Krämpfe ein, die etwa 3 Stunden anhielten. Auch darnach sollen wieder Sprachstörungen vorhanden gewesen sein. Weiter bestanden häufige Schwindelanfälle, Kopfschmerzen und Schwarzsehen. Am 8. April 1899 stellten sich, wiederum nach Heben schwerer Säcke, Bewusstlosigkeit und Krämpfe ein. Der Strabismus wurde stärker. Es trat kein Erbrechen ein. Am 10. April wurde er im Krankenhaus am Friedrichshain auf der inneren Abtheilung des Prof. Krönig aufgenommen.

Der hier erhobene Status sagt in Kürze Folgendes: Gut genährter anämischer Mann, etwas dement. Die Sprache langsam, scandirend, stolpernd. Die Zunge etwas nach links abweichend. Strabismus convergens rechts. Pupillen gleichweit, reagiren gut, Linsentrübung rechts etwas stärker als links mit deutlicher Speichenbildung. Sehnenreflexe erloschen, Fussreflexe erhalten. Der Gang ist unsicher, tastend. Die inneren Organe sind normal. Obwohl keine syphilitischen Antecedenzien zu eruiren waren, wurde eine Schmierkur eingeleitet und Jodkali gegeben. Für Potatorium waren keine Anhaltspunkte vorhanden.

Am 15. April traten ohne Veranlassung Krämpfe auf, stossweise Zuckungen in beiden Händen bei schnarchender Respiration und vollständiger Bewusstlosigkeit. Dabei Trismus, Cyanose und schlechter Puls. Die Pupillenreaction war während dessen vollständig erloschen. Das Ganze dauerte etwa 3 Minuten, dann kam Patient wieder zu sich und hatte keinerlei Erinnerung an seinen Zustand. Ganz gleichartige Krämpfe wiederholten sich am 22. April und am 14. Mai. Von da an aber traten auch ohne eigentliche Krämpfe Zuckungen in beiden Armen auf und der Puls erholte sich nicht wieder. Am 23. Mai entwickelte sich links eine Pneumonie mit Pleuritis, im Harn fanden sich Eiweiss und Cylinder und am 29. Mai starb Patient unter zunehmender Herzschwäche. Die klinische Diagnose blieb durchaus unklar.

Von dem Ergebniss der Section interessirt lediglich der Gehirnbefund. Im Uebrigen möchte ich nur erwähnen, dass keine Spuren von Syphilis oder Potatorium gefunden wurden. Nirgends war eine Knochenveränderung zu bemerken, die auf einen Schwund hindeuten könnte. Auch von früherer Rachitis war nichts zu bemerken. Die Gefässe im ganzen Körper waren vollkommen normal, dem Alter des Mannes entsprechend. Kalkablagerung waren nirgends vorhanden (ausser im Gehirn), auch nicht in den Nieren oder der Magenschleimhaut. Die Pleuritis und Pneumonie waren auf Aspiration zurückzuführen. Das Herz stand in Diastole und war sehr dürftig.

Das Gehirn wiegt nach dem Aufschneiden 1620 Gramm und ist normal gebildet, mässig feucht. Die grossen Gefässe sind sämmtlich zart und durchscheinend, von normaler Elasticität. Dura ohne Besonderes, die Sinus frei. Die Pia ist weder besonders feucht noch besonders gespannt, die Gyri an der Oberfläche nicht abgeplattet. Ventrikel nicht erweitert und frei von Flüssigkeit, das Ependym glatt und glänzend. Beim Durchschneiden der Hemisphäre zeigt sich die Schnittfläche der weissen Substanz buntscheckig rosa und gelb gefleckt. Das Messer findet einen leichten Widerstand an kleinen Kalkkörpern, während die Gehirnsubstanz fleckweise sehr weich ist. Nachdem das Gehirn kurze Zeit gelegen und sich die Substanz etwas zurückgezogen hat, ragen aus der Schnittfläche kleine borstenförmige Gebilde hervor, die man einige Millimeter lang mit der Pincette hervorziehen kann. Ausserdem finden sich in den erweichten Massen gröbere Kalkkörper bis zu miliarer Grösse. Diese Veränderungen beschränken sich ausschliesslich auf die weisse Substanz der Grosshirnhemisphären. In der grauen Substanz, im Kleinhirn, im Gehirnstamm und im Rückenmark ist makroskopisch und, wie ich hier gleich erwähnen will, auch mikroskopisch keinerlei Veränderung. Besonders gegen die graue Substanz ist die Affection scharf abgesetzt und unterscheidet sich dadurch wesentlich von früher beschriebenen Fällen.

Die mikroskopische Untersuchung wurde in der Weise vorgenommen, dass frisch an Quetschpräparaten beobachtet und Dauerpräparate angefertigt wurden, nach Fixirung in Sublimat, Flemmingscher Lösung, Alkohol, theilweise mit nachfolgender Entkalkung. Von den angewandten Färbungen zeigt das Hämatoxylin aus leicht begreiflichen Gründen die wichtigste Veränderung am Besten.

Bei frischer Untersuchung sah man zunächst das Bild der Encephalomalacie: ein Gewirr von zerstörten, verquollenen, unregelmässigen Myelinfäden und gruppenweise zahllose Fettkörnchenkugeln. Blutungen waren durchaus nebensächlich. Daneben aber erschien nun der Anblick der kleinen Gefässe und Capillaren besonders merkwürdig. In den am schwersten betroffenen Stellen waren sämmtliche Capillaren verkalkt. Es trat dadurch ein sehr zierliches Netzwerk hervor, das die Capillaren so deutlich, wie bei einer Injection erkennen liess. Die Kalkmassen waren in einzelnen gröberen und feineren Körnchen angeordnet, die aber vielfach zu dickeren Massen confluirten. In gleicher Weise waren die kleinen Arterien und auch die Venen verkalkt, sämmtliche grösseren Gefäss aber ganz intakt. Während nun die kleinen Arterien und Venen in dieser Weise in Kalkröhren verwandelt waren, so konnte man leicht sehen, dass von den Capillaren nur wenige ihr Lumen behalten hatten, die meisten aber ein solides Kalkmaschenwerk darstellten. Daraus ergab sich also, dass die Erweichung der Gehirnsubstanz in Wirklichkeit eine anämische Nekrose darstellte.

Die einfach fixirten Präparate zeigten dieselben Verhältnisse und die Kalkmassen traten durch Haematoxylinfärbung recht deutlich hervor. Aber in Schnitten sieht man immer nur kleine Stücke der Capillaren, während in dem Quetschpräparat das oben geschilderte Netzwerk in besonderer Schönheit zur Anschauung kam. Doch konnte man an den fixirten Präparaten sich von der Lage des Kalkes in der Gefässwand deutlich überzeugen, und zwar so, dass dieselbe sich als eine durchaus unregelmässige herausstellte. Bald lag der Kalk mehr in der Intima, bald mehr in der Media, bald auch in der Adventitia. An den Capillaren erschien stellenweise das Endothelrohr selbst verkalkt, an anderen Partien sassen die Kalkkörnchen dem Rohr nach aussen oder nach innen auf, während daneben die Endothelkerne noch deutlich gefärbt waren.

Neben diesen verkalkten Gefässen zeigten sich stellenweise die grösseren, schon makroskopisch beschriebenen Kalkkörper, die zuweilen eine deutlich geschichtete Struktur erkennen liessen. Ich glaube, dass sie sich nur im nekrotischen Gewebe fanden und in keiner Beziehung zu Gefässen standen.

Nach Entkalkung zeigten sich nun Bilder, die vollkommen dem entsprechen, was Mollory[1]) beschrieben hat. Es bleiben nämlich an Stelle der Kalkkörper Massen zurück von homogenem oder geschichtetem Aussehen, die sich ebenso wie der Kalk selbst mit Haematoxylin färben. Mallory bezeichnet dieselben als Colloid und ich glaube, gegen diese Bezeichnung wird man wenig einwenden können, wenn natürlich auch über das chemische Verhalten der Substanz dadurch nicht viel ausgesagt ist. Es bleibt jedoch entschieden weniger Colloid übrig, als vorher Kalk vorhanden war, sodass man nicht sagen kann, dass sich der Kalk ausschliesslich in vorher colloid gewordenen Gefässen abgelagert hat. In einem Präparat, in dem man zuerst zahlreiche verkalkte Capillaren fand, sah man nach ausgiebiger Entkalkung nur noch sehr wenig Colloïd. Auch die einzelnen grösseren Kalkkörper sind nicht sämmtlich an Colloid gebunden. Die Zustände der colloiden Methamorphose und der Verkalkung verlaufen also zusammen und neben einander. Ich bin daher nicht sicher, ob man die colloide Metamorphose als Vorstadium der Verkalkung ansehen darf. Ob auch Stellen colloider Metamorphose ohne Verkalkung vorhanden sind, lässt sich nur schwer entscheiden, da das Colloid hier dem Kalk ausserordentlich ähnlich sieht und besonders auch fast dieselbe Farbenreaction giebt.

Das Besondere dieses Falles liegt also, abgesehen von der seltenen Ausdehnung der Veränderung, in verschiedenen Punkten. Ungewöhnlich ist die ganz reine Beschränkung auf die weisse Substanz, so dass die verkalkten Capillaren an der Grenze zur grauen Substanz ganz scharf in normale übergehen. Ungewöhnlich und, so weit ich sehe, einzig ist es, dass diese Verkalkung ganz selbstständig auftrat, allein das Krankheitsbild beherrschte und den Tod durch Vermittelung der Aspirationspneumonie herbeiführte. Es liegt

[1]) Die Mallory'sche Arbeit war mir hier in Berlin nicht zugänglich. Als mich Herr Chiari beim Congress nach meiner Demonstration auf die von Mallory gefundenen Colloïdmassen aufmerksam machte, kannte ich die Arbeit noch nicht und es fehlte die Angabe über das Colloïd in meinem Vortrag.

mir fern, dem Begriff der Kalkmetastase an den Gehirngefässen im Sinne Virchow's leugnen zu wollen. Aber in diesem Falle und, wie ich glaube, auch in dem von Mallory und noch in einigen anderen kann sicher von einer Kalkmetastase nicht die Rede sein. Es handelt sich um einen selbständigen Process an den Gehirngefässen, der bald mehr als Petrification, bald mehr als colloide Metamorphose (Neelson, Holschernikoff), bald als beides zusammen auftritt. Ich möchte es ausdrücklich ablehnen, dass dieser Prozess in das Gebiet der Entzündung gehört. Es handelt sich um eine reine Ernährungsstörung ohne Spuren eines Reizzustandes.

Ueber die Aetiologie dieser merkwürdigen Erkrankung, die in keinem anderen Organ eine Analogie findet, sagt auch dieser Fall nichts aus. Die eigenthümliche und seltene Kataraktbildung bei einem 28jährigen Manne ohne Diabetes und ohne vorangegangene Augenerkrankung, die ausserdem in zwei Jahren zu einer so geringen Trübung geführt hatte, die kaum eine Beschränkung der Arbeitsfähigkeit nach sich zog, war so ungewöhnlich, dass ich von hier aus eine Aufklärung zu finden hoffte. Indessen ist auch dem Ophthalmologen über der Aetiologie solcher Fälle nichts bekannt und die mikroskopische Untersuchung der Linsen selbst hat zu keinem weiteren Resultate geführt. Speciell fehlt es an Kalkniederschlägen, die man in reifen Katarakten häufig findet. Ich möchte noch am meisten glauben, dass die Linsentrübung angeboren war und erst später von dem wenig intelligenten Manne bemerkt wurde. Dann würde sie natürlich zu dem Gehirnleiden in keiner Beziehung stehen.

Literatur.

Virchow, Sein Archiv Bd. VIII S. 103 1855 u. Bd. IX S. 618.
Bamberger, Verh. der phys. med. Ges. zu Würzburg Bd. VI. 1855.
Rokitansky, Path. Anat. Bd. II. p. 472.
Grohé, Virch. Archiv Bd. 13. S. 277.
Küttner, ebenda Bd. 55. S. 521. 1872.
Lubimoff, ebenda Bd. 57. S. 371.
Th. Simon, ebenda Bd. 55. S. 534.
Holschewnikoff, ebenda Bd. 112. S. 552.
Neelson, Arch. d. Heilk. Bd. 17. 1876.
Ziegler, Lehrb. S. 54.
Orth, Lehrbuch I. S. 254.
Mallory, Journ. of Path. and Bacteriol. 1896, Bd. III.
Marchand, Eulenburgs Realencykl. „Arterien“.

35. Herr Beneke-Braunschweig.

Ein Fall von Osteoïdchondrosarkom der Harnblase.[1])

Bei einem 72jährigen Mann, welcher seit einigen Jahren an Harndrang und Blasenblutungen gelitten hatte, exstirpirte Herr G. R. Meusel in Gotha am 27. Februar 1899 einen kleinapfelgrossen Tumor, welcher von der hinteren Blasenwand ausging, das Lumen der Blase fast vollkommen ausfüllte und anscheinend vollkommen solitär war. Der Patient erholte sich nur vorübergehend und ging 8 Wochen später zu Grunde. Die Section (ausschliesslich auf die Blase beschränkt) ergab das Vorhandensein einer grösseren Anzahl von Recidiven.

Die genauere Untersuchung des Primärtumors ergab, dass derselbe fast halbkuglig war und eine breite Basis, der Operationsfläche entsprechend, besass. Er bestand im Wesentlichen aus einer breiten, meist knochenharten, central aufsteigenden Säule und knolligen, blumenkohlartigen Auswüchsen, welche mit dem centralen Abschnitt fest zusammenhingen. Mikroskopisch fanden sich alle Bestandtheile eines sogen. Callustumors; vor Allem in breiter Ausdehnung, namentlich in den älteren Theilen, osteoïdes Gewebe, welches vielfach verkalkt und dann sehr knochenähnlich war. Ueberall mengte sich demselben reichliches Knorpelgewebe bei, wobei alle Formen metaplastischen Ueberganges zwischen beiden Gewebearten vorkamen. Als drittes Gewebe, welches namentlich die jüngsten Abschnitte des Tumors charakterisirte, fand sich ein lockeres, oft sternzellenhaltiges Bindegewebe. Dasselbe umgab schon in den allerjüngsten Theilen besonders reichliche und weite Blutgefässe, welche dann weiterhin in den älteren osteoïden Theilen eine Art Markgewebe darstellten; hierbei war niemals Fettgewebe oder lymphoides, sondern immer nur jenes Bindegewebe als Umgebung der Gefässe nachweisbar; an manchen Stellen nahm dasselbe durch überwiegende Zellenbildung den Charakter eines Spindelzellensarkoms an. Manche Abschnitte an der Tumorbasis erweckten dann auch die Vorstellung, dass chondrosarkomatöse Zellmassen in Gefässlumina durchgebrochen wären; offenbar waren derartige Partieen die Grundlage der Recidivbildungen. — Vielfach

[1]) Ausführliche Mittheilung erfolgt im Archiv für pathol. Anat. etc.

enthielt der Primärtumor Nekrosen; dieselben hatten zur Ausbildung von Resorptionserscheinungen (Leukocytenansammlung u. Ae.) Veranlassung gegeben. An einer Stelle wurden auffallend breite Zellen in beschränkter Zahl gefunden, welche den Eindruck isolirter quergestreifter Muskelfasern machten; in zweien derselben liess sich thatsächlich eine Querstreifung nachweisen.

Die Metastasen waren in der Blase überall vertheilt; das grösste Recidiv sass an der Operationsstelle selbst, es umfasste den linken Ureter; ihm gegenüber auf der Vorderwand der Blase sass ein fast gleichgrosses; ferner fanden sich noch mehrere etwas kleinere, und endlich eine Anzahl sehr kleiner, zum Theil deutlich knorpelartiger Auswüchse, welche wegen der sehr dünnen, fast fadenförmigen Stiele den Eindruck multipler primärer Polypen machten (Demonstration).

Die mikroskopische Untersuchung des grossen Recidivs ergab seinen Aufbau aus einem zellenreichen Osteoidgewebe; die Structur gestattete die Bezeichnung als Osteoidsarkom; vereinzelt kamen innerhalb der Hauptmasse Knorpelinseln, offenbar neugebildet, nicht Reste des Primärtumors, vor. Den gleichen Bau zeigte der grösste der knorpelartigen gestielten Polypen [1]). Die übrigen Tumoren zeigten theils ähnliche Structuren, theils alle Uebergänge zu Sarkomformen, welche bei immer zunehmender Vermehrung ihrer Zellen immer weniger charakteristische Intercellularsubstanz aufwiesen und zuletzt durchaus als weiche Randzellensarkome imponirten.

Bei der ausserordentlichen Seltenheit dieser Bildung (bisher wurde erst ein einziger annähernd ähnlicher Knorpeltumor der Blasenwand von Shattock beschrieben) ist ein Urtheil über die Genese dieser Bildung sehr schwierig. Es liegt nahe, an eine Keimversprengung zu denken und thatsächlich wurde von Herrn Dr. Wilms Leipzig, welcher meine Präparate zum Theil gesehen hatte, diese Deutung unter Hinweis auf die ähnlichen Tumoren in Niere resp. Vagina und Uterus erhoben; Wilms ist der Ansicht, dass die Knorpelkeime etwa durch den Wolff'schen Gang bis in die Blase verschleppt worden seien. So interessant diese Anschauung ist, so lässt sich doch einstweilen die zweite Möglichkeit, dass es sich nämlich um einen einfachen Zottenpolypen der Harnblase

---

[1]) Derselbe wurde erst nach der Demonstration nachträglich mikroskopisch untersucht.

gehandelt habe, welcher metaplastisch aus Bindegewebe allmählich die verschiedenen anderen Gewebeformen bildete, nicht von der Hand weisen. Bezüglich dieses Punktes verweise ich auf die ausführliche Publication, und erinnere hier nur an metaplastische Tumoren der genannten Art in anderen Organen, bei denen eine Deutung im Sinne der Versprengungstheorie zwar gleichfalls versucht, aber noch nicht genügend erwiesen ist; für die Osteoidchondrome der Mamma z. B. schliesse ich mich der Ansicht Stilling's an, nach welcher dieselben durch Metaplasie des Bindegewebes entstanden sind. Ich denke dabei hauptsächlich an das ganz eigenartige pericanaliculäre Bindegewebe der Drüsenkanälchen, dessen färberische Eigenthümlichkeiten es dem Schleimgewebe nahestellen.

---

36. Herr Beneke:

Ein Fall von Chorionangiom.

Vor mehr als hundert Jahren, 1798, wurde von Clarke zum ersten Mal eine feste, buntscheckige, kuglige Geschwulst in einer Placenta beschrieben, welche bei der Geburt eines reifen Kindes ausgestossen worden war. Diese Geschwulst bestand nach den Angaben des Beobachters vorwiegend aus Gefässen und war anscheinend mit der bedeutenden Vermehrung des Fruchtwassers (7 l) in Beziehung zu bringen.

Seitdem sind etwa 35 ähnliche Tumoren der Placenta bekannt gegeben worden; die Häufung der Mittheilungen in den letzten Jahren deutet wohl darauf hin, dass diese Geschwülste an und für sich nicht so excessiv selten sind, sondern vielleicht nur wenig beachtet, wenn nicht gar mit anderen knotigen Producten der Placenta, „Infarkten“, verwechselt wurden. Jedenfalls lohnt es sich noch, neue Fälle dieser Tumoren, welche als echte Blastome eines fötalen Gewebes ein besonderes Interesse beanspruchen dürfen, mitzutheilen, wenn auch die Aehnlichkeit der meisten bisher beschriebenen unter einander bis in die Details geradezu überraschend ist; ist doch weder die Pathogenese noch die klinische und theoretische Bedeutung dieser Bildungen ausreichend aufgehellt, so dass die heutigen Anschauungen noch nicht wesentlich über diejenigen aus dem Jahre 1798 hinausgehen.

Der nachstehend beschriebene Fall stammt aus der Frauenabtheilung des Herzoglichen Krankenhaus zu Braunschweig; für die freundliche Ueberlassung der klinischen Daten spreche ich Herrn Medicinalrath Prof. Dr. Ehlers meinen besten Dank aus.

Die 28jährige, kräftig gebaute und völlig gesunde II para Dorette Schrader hat im Jahre 1890 eine normale Schwangerschaft und Geburt durchgemacht. Die derzeitige Schwangerschaft datirt seit Mai 1898 (letzte Menstruation Mitte Mai), und ist bisher angeblich ganz normal verlaufen. — Am 14. Januar 1899 kreissend aufgenommen, zeigt die Schwangere einen Hochstand des Fundus uteri bis zur Mitte zwischen Nabel und Proc. xiphoid. Nach Entleerung sehr grosser Mengen Fruchtwassers wird ein anscheinend reifes Mädchen geboren, 2650 gr schwer, 47 cm lang, mit 34 cm Kopfumfang. Eine halbe Stunde später folgt die Placenta. —

Normales Wochenbett; normale Entwicklung des Kindes. —

Die Placenta wiegt 1200 g und zeigt eine elliptische Form mit 22:24 cm Durchmesser; ihre Dicke ist ungewöhnlich, die Cotyledonenabgrenzung sehr stark ausgebildet. Die Nabelschnur sitzt central, ist normal gebaut, 60 cm lang. —

Das Amnion ist von gewöhnlicher Beschaffenheit, das Placentargewebe im Allgemeinen gleichfalls, Infarkte fehlen. — An einer Stelle nahe dem Rande der Placenta ist das Amnion durch einen Tumor leicht emporgehoben, welcher nach der Eihöhle zu etwas flach ist und im Ganzen die Gestalt einer etwas platt gedrückten Citrone besitzt; derselbe misst 75:60:50 mm. Seine Oberfläche ist von einer Lage Choriongrundgewebe bedeckt, von welcher einige Zotten gegen ihn vordringen; dieselben erscheinen aber gerade so wie die anstossenden Theile der kräftigen Cotyledonen vollkommen comprimirt nnd zur Seite gehoben. Innerhalb jenes Choriongewebes tritt eine Arterie und eine Vene erheblichen Kalibers in den Tumor ein; beide Stämme verlaufen annähernd geradlinig über die Placentarfläche hin bis zum Nabelstrangansatz.

Der Tumor, welcher durch eine membranöse Kapsel abgegrenzt ist, lässt sich ohne jede Schwierigkeit von dem anliegenden Choriongewebe resp. den comprimirten Cotyledonen ablösen; nach der Ausschälung hängt er ausschliesslich durch die Eintrittsstelle der grossen Gefässe mit der übrigen Placenta zusammen. Durch die Membran hindurch schimmern an der ganzen Oberfläche des Tumors mächtige Venenstämme, welche sich zuletzt an jenem Centralpunkte vereinigen.

Sein Bau ist typisch knollig. Zunächst fällt auf dem Durchschnitt ein hühnereigrosser hellgraurother Knoten ins Auge, der aus einer Menge rundlicher, gleichmässiger, stark vorquellender, weicher, bis erbsengrosser (als Minimum), sarkomartiger Ballen besteht; zwischen denselben findet sich ein mehr gallertiges, an Blutungen reiches Stroma. Der Rest des Tumors, der sich halbmondförmig zwischen dem hühnereigrossen Knoten und der Kapsel ausbreitet, ist gelblich trocken, ohne Spannung, im Allgemeinen einer trockenen Fibrinmasse ähnlich; er umschliesst wieder kleinere sarkomähnliche Knoten sowie reichliche Blutungen.

Der Tumor liegt überall, auch nach der Placenta uterina zu, vollständig im Placentargewebe eingeschlossen. Die abgeplatteten Cotyledonenmassen grenzen sich durch eine dünne Membran (offenbar comprimirtes Zottengewebe), gegen die Tumorkapsel ab; nirgends sind an der letzteren von ihr ausgehende Zotten zu beobachten.

Die mikroskopische Untersuchung des Tumors gestattet im Allgemeinen eine Unterscheidung eines Stromagewebes, welches die Kapsel und die von ihr ausgehenden Septen bildet, und eines in zahlreiche immer kleinere Gruppen auflösbaren Geschwulstgewebes, welches als das eigentlich wuchernde Element angesehen werden darf.

Das Stromagewebe entspricht genau dem Choriongewebe; es enthält ziemlich spärliche weitverzweigte Sternzellen, von denen ein dichtes feines Fibrillennetz nach allen Richtungen ausstrahlt. Die Anordnung und die Festigkeit der Fibrillen ist nicht überall gleich, sie entspricht offenbar in ihrer Ausbildung gewissen Spannungsbeanspruchungen; so sind die mehrschichtigen Lagen der Kapsel im Allgemeinen dichter als die Septa. Letztere werden um so zarter, je mehr sie durch die vordringenden Geschwulstkörper aufgeblättert werden. Mit diesen steht das Stromagewebe in innigster Verbindung, sodass eine sichere Abgrenzung beider Gewebeelemente unmöglich ist. Im Inneren der Geschwulstkörper finden sich immer noch Stromazellen diffus verbreitet und anscheinend um so stärker entwickelt, je jünger die Geschwulstkörper selbst sind.

Diese, welche unstreitig weitaus den grössten Theil des Tumors ausmachen, bestehen ausschliesslich aus Capillarwänden. Dichte Convolute von Capillaren bilden mehr oder weniger grosse, durch Septa von einander getrennte Ballen; ihr Aussehen variirt etwas je nach dem Grade der Füllung der Lumina mit Blut.

Zahlreiche Ballen zeigen eine Blutfüllung ihrer Capillaren ad maximum. Das Blut erscheint dann entweder noch gut erhalten, oder meistens im Zustande schlechter Färbbarkeit, Auslaugung der rothen Blutkörperchen, Fibrinbildung, ja sogar mit Kalkablagerungen: alles Bilder der Stagnation bis zur Nekrose bezw. der Thrombose. In diesen Abschnitten sind die Endothelien der gedehnten Capillaren platt, schmal, an Zahl relativ zurücktretend; in ihrer Kernfärbung zeigen sie, soweit dieselbe erhalten ist, nichts Besonderes; indem die Röhren dichtgedrängt neben einander liegen, geben sie das typische Bild eines einfachen Capillarangioms. Das die einzelnen Röhrchen verbindende Zwischengewebe tritt quantitativ sehr zurück, von einer Bedeutung desselben für die Gesammtanlage der Wucherung kann an diesen Stellen keine Rede sein.

Schwieriger sind die Partien zu beurtheilen, an welchen die Capillaren leer sind; es sind anscheinend vorwiegend die jüngsten Tumortheile, welche makroskopisch durch ihr sarkomähnliches Aussehen und ihr Vorspringen auf der Schnittfläche auftreten. Die Lumina sind bisweilen gar nicht mehr zu erkennen; aber auch die Diagnose, dass es sich überhaupt um Capillaren handele, macht stellenweise Schwierigkeiten, da die Endothelzellen, welche durch keinen Blutdruck mehr abgeplattet werden, hier dickere, indifferente Formen, mit grossen, eiförmigen Kernen angenommen haben. In dieser Gestalt gleichen sie den unmittelbar anliegenden Stromazellen, welche gleichfalls offenbar dem jugendlichen Stadium dieser Abschnitte und dem Mangel einer intensiveren Druckwirkung entsprechend sehr locker angeordnet sind, und so erscheint es oft ganz unmöglich, eine bestimmte Zelle als Endothel- oder Stromazelle zu erkennen oder etwa besondere Unterschiede in Bezug auf die Wachsthumsintensitäten dieser an sich unzweifelhaft verschiedenwerthigen Zellenarten aus dem histologischen Bilde abzulesen. Oft gelingt es nur mit Mühe, an solchen Stellen noch die einzelnen Capillaren mit ihrer adventitiellen Stromahülle von einander als besondere Stränge abzusondern. Wo diese Trennung ganz fortfällt, gewinnt das ganze Gewebe eine gewisse Aehnlichkeit mit einem Sarkomgewebe, welches aus indifferenten Zellen aufgebaut ist. Trotz dieser Verschwommenheit mancher Stellen lässt sich indessen doch wohl auch für sie daran festhalten, dass das Capillarendothel das eigentlich die Wucherung bestimmende Gewebe ist, dass in ihm der Sitz der blastomatösen Erkrankung gesucht werden darf. Denn wo eine auch nur geringe Füllung der Capillaren vorhanden ist, tritt ihr dominirender Charakter in der ganzen Anordnung sofort hervor; und nirgends finden sich Stellen, deren Anordnung auf eine ausschliessliche Zusammensetzung aus Stromazellen, also Chorionsternzellen, ohne Betheiligung übermässig wuchernder Capillaren zu schliessen gestattete.

Trotz der lebhaften Zellwucherung ist doch nirgends eine Gewebeanordnung eigentlich malignen Charakters nachweisbar; die Form der Abgrenzung der Geschwulstkörper im Stroma entspricht durchaus nur dem Vordringen einfacher, nicht sarkomatöser Angiome in einem gewöhnlichen Bindegewebe.

Die ältesten Tumorabschnitte sind zum grossen Theil in allen ihren Elementen nekrotisch, anscheinend in Folge von ausgedehnten Blutgerinnungen in den Gefässlumina. Sie sind dann bisweilen von Leukocytenhaufen durchsetzt und abgegrenzt und zeigen die gewöhnlichen Veränderungen, Verkalkung, Organisationsvorgänge u. s. w., wie sie an derartigen Tumortheilen auch bei Erwachsenen vorzukommen pflegen.

Im Allgemeinen sind indessen diese Organisationsvorgänge sehr spärlich entwickelt; namentlich aber fehlt in den Geschwulstcapillaren, welche durch stagnirendes nekrotisches Blut gefüllt sind und noch lebensfähige Endothelien besitzen, eine Organisation der nekrotischen Massen, die etwa von den Endothelien eingeleitet wäre.

Nirgends ist an der Aussenfläche des Tumors eine Aussprossung in Form von Zotten zu erkennen; solche würden durch Absprengung von den Gefässconvoluten haben entstehen können. Aber das Charakteristische der Wucherung der letzteren ist eben durch ihre Einlagerung innerhalb der Chorionkapsel entstanden; nirgends sind epitheliale Elemente in die Tiefe eingedrungen, wie sie zur Bildung bezw. Abgrenzung normaler Zotten erforderlich sind. An der Oberfläche der Tumorkapsel nach dem übrigen Placentargewebe zu habe ich solche epitheliale Ueberzüge gleichfalls nirgends nachweisen können, wenn ja auch ihr Vorhandensein in früheren Entwicklungsstadien nicht unwahrscheinlich erscheint. Die Tumorkapsel stand durch feine und gröbere Fibrinmassen mit den anliegenden Zotten in direkter Verbindung; auch Riesenzellen wurden in diesen vermisst. Die dünne, durch Compression entstandene, die Zotten abschliessende

Membran bestand aus Fibrin, zwischen dessen Balkenzügen sehr abgeplattete, schmale vollkommen nekrotische Zotten erkennbar waren. Ihre Anordnung gegen einander deutete auf Verkleinerung der Bluträume durch Drück; die in dieser Schicht vorhandenen Leukocyten dienten offenbar Zwecken der Resorption.

Das Verhalten der Geschwulstkapsel gegen die Placenta uterina liess sich wegen der vorhandenen Defecte an dieser Stelle leider nicht untersuchen.

Die Placenta zeigte im Uebrigen keine Besonderheiten; namentlich erwiesen sich Bau und Ausbildung der Zotten überall vollkommen normal, nur fielen die Zottengefässe durch eine gewisse Weite und den klaffenden Zustand auf, dieselben Verhältnisse also, welche den Capillaren durch chronische Stauung veränderter Organe ihr Gepräge geben. Zottenödem fand sich nirgends.

Analysiren wir die Ergebnisse der vorstehenden Mittheilung, so scheint mir zunächst festzustehen, dass es sich um ein echtes Blastom, d. h. eine Wucherung der Capillaranlagen durch pathologisch gesteigerte Wachsthumsenergie, nicht um eine einfache dislocirte Capillaranlage handelt. Der Beweis dafür liegt in der bedeutenden Spannung der Geschwulsttheile, welche in dem Vorquellen derselben auf der Schnittfläche, der Vorwölbung des Amnion nach dem Fruchtsack zu, der Compression der anliegenden Placentartheile bis zur Nekrose ihren Ausdruck findet. Dieselbe kann nur auf einer Vermehrung des Turgors der Geschwulstgewebe selbst, nicht auf der Füllung mit Blut beruhen, da der Blutdruck sich mit dem in den anliegenden Placentartheilen herrschenden sich hätte ausgleichen müssen, sodass durch ihn allein die beschriebenen Verdrängungserscheinungen unmöglich gewesen würden.

Wie weit gleichzeitig eine Abnahme der functionellen Fähigkeiten vorlag, lässt sich schwer bestimmen; mir schien die geringe Entwicklung der Organisation intravasculärer Stasen, ferner eben die Reichhaltigkeit des Tumors eben an solchen Stasen und die ungenügende Füllung der jüngsten Capillaranschauungen für unzulängliche Functionen zu sprechen, indessen ist hierüber z. Z. wenig Sicheres auszusagen.

Jedenfalls ist die Feststellung des Blastomcharakters des Tumors nach zwei Richtungen bemerkenswerth. Erstens gestattet sie die Gleichstellung der fraglichen Placentargeschwülste mit den sonstigen fötalen Angiomen, wie sie speziell in der Wand, der

Leber u. s. w. als unzweifelhafte Blastome bekannt sind; eine Vergleichung der Ursachen der Placentarwucherung mit denen der letztgenannten Geschwülste erscheint demnach zulässig. Zweitens liegt in der Feststellung der Veränderung der Wucherungsenergie eine Handhabe zur Beurtheilung der Hypothese, dass die ganze Bildung nur auf einer Aussprossung der Capillaren an pathologischer Stelle beruhe, also dem physiologischen Zottenwachsthum völlig gleichkomme. Sofern diese Hypothese nur in einer abnormen Lage der Wucherung eine ausreichende Erklärung für ihr Wachsthum sieht, würde sie wenigstens für den hier beschriebenen Tumor für unzulänglich halten; ist doch überhaupt eine Feststellung, was unter einer Verlagerung der Gefässkeime, namentlich gerade in der so weit zurückreichenden Periode ihrer ersten Entstehung, zu verstehen ist, bisher nicht versucht worden. —

Albert[1]) hat diese Hypothese dahin ausgeführt, dass die verspätete Aussprossung einer Arterie, welche dann zu weiterem Wachsthum keinen geeigneten Boden mehr findet und daher tumorartig wächst, die Ursache der Wucherung sei. Die Verspätung der Aussprossung aber ist durch nichts erwiesen; die Annahme der Aussprossung an sich ist nur eine Umschreibung der Thatsache, die Vermuthung, dass keine geeigneten Wachsthumsbedingungen vorgelegen hätten, nicht weiter präcisirt. Soweit weist die genannte Hypothese in dieser Fassung keine neuen sicheren Anhaltspunkte auf; sie lässt aber auch vor Allem die Fragen unbeantwortet, weshalb eine Arterie, welche physiologisch nicht beansprucht wurde, sich überhaupt bildete, resp. weshalb die etwa vorhandene Anlage gegenüber dem Ausfall der physiologischen Leistung nicht nur nicht der Functionsatrophie etwa in der Art der Zöttchen des Chorion laeve, verfiel, sondern sogar noch gesteigertes Wachsthum zeigte. Unter allen Umständen muss also zugegeben werden, dass eine Wachsthumssteigerung die fraglichen Tumoren charakterisirt. Die Annahme, dass dieser Zustand erst allmählich bei einer einmal vorhandenen pathologisch gelagerten Gefässanlage sich entwickelt habe, kann allerdings nicht direkt widerlegt werden. Immerhin aber erscheint es wohl auch berechtigt, mit der Möglichkeit einer schon von Anfang an bestehenden lokalen Wachsthumssteigerung zu rechnen; diese Annahme würde die Entstehung der Ge-

[1]) Arch. f. Gynaek. LVI. I. 1898.

schwulst an einer beliebigen Stelle der Placenta — mag man dabei an eine Versprengung denken oder nicht — leicht erklären.

Betreffs des Zeitpunktes der Entstehung der Wucherung kann es wohl keinem Zweifel unterliegen, dass derselbe in die allerfrühesten Stadien der Placentarentwicklung zurück zu verlegen ist. Hierfür spricht die vollkommene Entwicklung der zu- und abführenden grossen Gefässstämme, welche in jeder Beziehung den übrigen grossen Cotyledonengefässen entsprechen, ferner die Grösse des Tumors selbst, die Ausbildung der Nekrosen und ihrer secundären Veränderungen. Die Annahme, dass die Geschwulstanlage gleichzeitig mit den übrigen Placentarabschnitten entstand, ist daher wohl berechtigt. Betreffs ihrer Lage stimmt mein Fall mit den meisten bisher beobachteten überein; ich sehe in der Localisation des Knotens an der Peripherie, ja über den Rand der Placenta hinaus keinen Beweis für die ursprüngliche Anlage gerade an dieser Stelle, glaube vielmehr, dass das functionelle Wachsthum der Placenta ganz uncontrolirbare Verschiebung der einzelnen Theile bezw. eines eingeschlossenen Tumors veranlassen könnte, sodass aus der meist peripheren Lage der Tumoren noch nicht mit Sicherheit geschlossen werden kann, dass dieselben auch genau an diesen Stellen entstanden seien, dass mithin etwa gerade die peripher gelegenen Gefässe des Chorion frondosum eine besondere Disposition zu der Geschwulstbildung besitzen müssten.

Auch die naheliegende Annahme, dass etwa eine ursächliche Beziehung zwischen der Geschwulstbildung und der Rückbildung der Zöttchen des Chorion laeve bestehe, scheint mir einstweilen nicht begründet werden zu können; giebt es doch auch central in der Placenta gelegene Tumoren gleicher Art. —

Es ist fernerhin wohl schwer im einzelnen Falle zu entscheiden, ob die Capillarwucherung richtigen Zottencapillaren oder den Ernährungscapillaren des Choriongrundgewebes entspricht. Niebergall[1]) sah in einem Falle Zottenbildung direkt aus den Capillaren des Tumors hervorgehen; ich konnte in meinem Falle etwas Derartiges ebensowenig wie andere Autoren, z. B. Kramer[2]), nachweisen, fand im Gegentheil gerade die Abgrenzung der Tumorwucherung durch ein vom Chorion gebildetes Kapselgewebe. Der springende Punkt ist hier offenbar die Frage, wodurch die Capillare des Allantoisgewebes zur

[1]) Monatsschr. f. Geburtshülfe u. Gynaek. VI. 5. 1897.

[2]) Ztschr. f. Geburtshülfe u. Gynaek. XVIII. 1890.

Zottencapillare wird; und es erscheint kaum zweifelhaft, dass die Umhüllung bezw. die functionelle Vereinigung mit dem Zottenepithel die massgebende Veranlassung für die entsprechende Entwicklung der Zotte ist. Ueber die Art des Ineinanderwachsens beider Gewebeformen steht uns ein Urtheil noch nicht zu: ob eine Einsenkung des Epithels mit Hilfe der vorliegenden Blutmassen des Trophoblasten von der mütterlichen nach der fötalen Seite zu vorliegt, wie Peters vermuthet[1]), oder ob ein Vorwuchern der Gefässe in der umgekehrten Richtung nach der älteren Vorstellung die Zotten entstehen lässt, bedarf noch der Entscheidung. Jedenfalls ist die Zusammenlagerung beider Theile zur Function unumgänglich nöthig. Es wäre daher zu erwägen, ob durch das einfache embryonale Wachsthum eine Tumorwucherung resultiren müsste, wenn eine lokale Hemmung in dieser Richtung sich bei der Anlage der Placenta eingestellt hätte, etwa durch ungewöhnliche Wucherung des Choriongrundgewebes, welche die Vereinigung im physiologischen Sinne nicht zu Stande kommen liess. Für besonders wahrscheinlich kann ich diese Annahme nicht halten; lehrt doch gerade die Rückbildung der functionell weniger beanspruchten Zotten des Chorion laeve, dass die Elemente der Placenta schon trotz ihres embryonalen Charakters und ihrer grossen Neigung zur Wucherung dem Gesetz des Organismus, welches die nicht functionirenden Elemente dem Verfall opfert, unterworfen sind. Weit eher würde es denkbar sein, dass ein von Anbeginn an blastomatöser Zustand der wuchernden Tumorcapillaren vorlag, welcher jene physiologische Verbindung nicht zu Stande kommen liess; wissen wir doch, dass mit einer blastomatösen Steigerung der Wachsthumsenergie die Verringerung der functionellen Leistungen des betreffenden Gewebes Hand in Hand geht. Man könnte sich sehr wohl vorstellen, dass functionelle Minderwerthigkeit der Capillarwucherungen sie zur Bildung normaler Zotten unfähig machte; ohne diese Annahme würde es in der That schwer erklärlich sein, weshalb die wuchernden Gefässsprossen in Form eines atypischen Ballens und nicht in Form isolirter hyperplastischer epithelbekleideter Zotten, im Bilde also einer rechten Zottengeschwulst gewachsen sind. Die Annahme einer primären Blastomatose der Gefässkeime als Grundlage der ganzen Bildung erfährt durch diesen Gedankengang m. E. eine Stütze.

---

[1]) Monatsschr. f. Geburtshülfe u. Gynaek. IX. I. 1899.

Mag man hierüber verschiedener Ansicht sein, so lohnt es sich immerhin, über die Ursache der supponirten primären Blastomatose der Allantoisanlage oder, allgemeiner gesagt, ihrer lokalen Wachsthumsteigerung, Anhaltspunkte aufzusuchen. In dieser Beziehung steht nach allen Beobachtungen die Thatsache im Vordergrund, dass die fraglichen Geschwülste sich sehr häufig, so auch in meinem Falle, mit Hydramnion combinirt finden, und ferner wiederholt bei Zwillingsbildungen in derjenigen Placenta nachgewiesen worden sind, welche zu einem Eisack mit Hydramnion gehörte. Diese Combination ist eine so häufige, dass von einem Zufall kaum mehr die Rede sein kann. und es fragt sich daher, da eine gegenseitige Beziehung angenommen werden darf, welcher von beiden Processen der primäre sein möchte. Wir kennen die Ursache eines Hydramnion nicht genau, sondern wissen nur, dass die hohe Spannung in einem solchen Fruchtsack mit erheblichen Circulationserschwerungen in Placenta und Fötus verbunden ist; in ersterer erzeugt sie eine Hypertrophie der Zotten, in letzterem Stauungszustände in allen Organen, bis zu hochgradigen elephantiastischen Oedemen u. s. w. Mir ist es nicht verständlich, auf welche Weise ein Placentartumor der beschriebenen Art so hochgradige Spannungsveränderungen, sei es durch Beeinflussung des Amnion oder der Gefässe, veranlassen könnte. Ich glaube daher annehmen zu dürfen, dass die Ursachen des Hydramnion mittelbar oder unmittelbar auch diejenigen der Tumorbildung sein möchten. Nehmen wir eine stärkere schon seit Anbeginn der Placentarcirculation aus irgend einem Grunde[1]) entstandene Stauung an als dasjenige Moment, welches von den in Frage kommenden am ehesten fassbar ist, so würde also folgen, dass eine Circulationshemmung, welche in sehr früher Zeit des Placentarwachsthums sich einstellte, abgesehen von der allgemeinen Placentarhypertrophie eine auf eine oder mehrere Stellen der Placenta beschränkte lokale Blastomatose der Capillarendothelien veranlassen könnte.

Dieser Satz ist nur hypothetisch. Immerhin sind die Grund-

---

[1]) Man muss hierbei wohl nicht allein an die fötalen Theile, speciell die Herzarbeit und die specifische circulationsfördernde Thätigkeit der Zottencapillaren des Fötus, sondern auch an das Verhältniss zwischen Placentarzotten und dem Druck in den mütterlichen Bluträumen denken; eine Erschwerung der Circulation in ersteren durch abnorme Spannung in letzteren wäre denkbar.

lagen desselben nicht gar zu schwache Stützen, und in der Aetiologie der Geschwülste, der wir noch so rathlos gegenüber stehen, ist jeder, auch der kleinste Anhaltspunkt, der das Gebiet der reinen Vermuthung überschreitet, willkommen. Gerade diese Placentatumoren, bei denen ein Gewebe mit embryonaler Wachsthumskraft blastomatös wird und die Gegensätze dieser Wachsthumszustände deutlich erkennen lässt, gestatten wegen der relativ einfachen Lage der Verhältnisse am ehesten einen Einblick in das Wesen der Tumoren überhaupt. Würde man die Beziehung der Stauung zu der Blastomatose weiter zu ergründen versuchen, so ist gewiss nicht einfach an das rein mechanische Moment der Drucksteigerung im Capillarlumen zu denken. Unzweifelhaft reagiren die Endothelien aller Capillaren auf die Aenderungen des Blutdruckes auch mit Aenderungen ihrer functionellen Leistungen, in Bezug auf ihre vitale Betheiligung am Durchtritt der Flüssigkeiten (Secretion), wie auf ihre Production derberer, dem Druck entsprechender Wandelemente bezw. die gesteigerte Regeneration für verbrauchtes Zellmaterial. Diese höhere Beanspruchung der Theile würde im gewissen Sinne, soweit sie eine Steigerung der Zellleistungen nach jeder Richtung mit sich bringt, an die chronischen Reizungen erinnern, als deren Effekte wir bei nicht mehr fötalen Geweben die Geschwulstbildungen verschiedener Art so oft resultiren sehen. Vielleicht giebt es eben für jede Zellenart eine besondere Art „formativer“ specifischer Reize, deren Uebermass zuletzt die Schranken des physiologischen Wachsthums einreisst und zur Geschwulstbildung führt; für die Capillarendothelien würden eben in dieser Beziehung die Verhältnisse des Blutdruckes bezw. der Geschwindigkeit der Blutcirculation in Betracht kommen.

Knüpfen wir hier noch einmal an die oben erwähnten Analogieen zwischen Placentarangiomen und Capillarangiomen des fötalen Körpers an, so würde einer Verallgemeinerung der für die ersteren hypothetisch angenommenen ätiologischen Beziehungen zu Circulationsstörungen auch für die letzteren wohl das Wort geredet werden dürfen. Der Einwurf, dass bei den schwersten chronischen Stauungen bei Erwachsenen doch nur höchst selten angiomatöse Blastome zu Stande kommen, würde hierbei in Betracht zu ziehen sein. Aber vielleicht sind die embryonalen Gewebe, je jünger sie sind, gewissermassen in einem labileren Gleichgewicht; vielleicht reagiren sie auf die gleiche Ursache leichter im Sinne einer Geschwulstdegeneration als die Gewebe des Erwachsenen mit ihrer verminderten Wucherungsenergie und gesteigerten Functionskraft. Sehen wir doch so manche andere Tumoren, Chondrome, Sarkome u. s. w. das jugendliche Alter bevorzugen. —

Der von mir beschriebene Tumor war unzweifelhaft gutartiger Natur. Wie weit solche Tumoren maligne werden können, wage ich nach der bisher vorliegenden Literatur nicht zu entscheiden. Ich betone nur, dass infolge der mangelnden Füllung der jüngsten Capillarwucherungen mit Blut bei nur einigermassen lebhaftem Wachstum sarkomähnliche Bildungen leicht vorgetäuscht werden

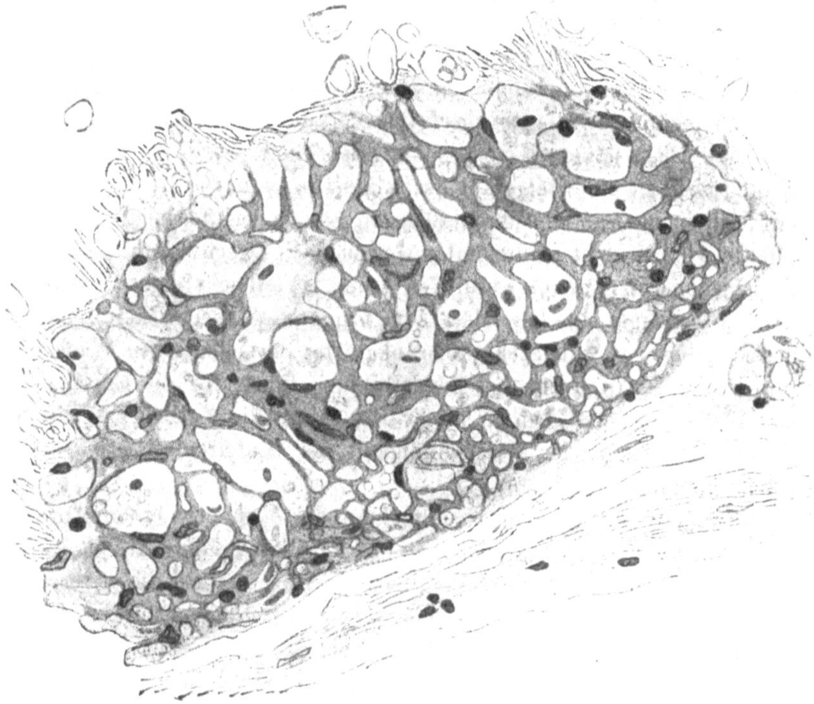

können, indem die Endothelzellen von Stromazellen nicht zu unterscheiden sind. Grossartige Dilatationen der Lumina bei riesenzellenartiger Wucherung der Endothelien, wie sie das eigentlich maligne

Haemendotheliom charakterisiren [1]), sind in den angiomatösen Tumoren der Placenta bisher nicht gesehen worden, ebensowenig wie bisher Metastasen derselben, welche sowohl im mütterlichen als im fötalen Körper erwartet werden könnten, bekannt gegeben sind. Weitaus die meisten der bisher beschriebenen Tumoren machten, wie es scheint, einen gutartigen Eindruck: ein interessanter Gegensatz gegen die durch ihre Malignität ausgezeichneten Tumoren des Chorionepithels.

Wie weit die Art der Zellenanordnung, wie weit die physiologische Regenerationsenergie der Zellenarten und die jeweiligen äusseren Wachsthumsbedingungen, sowie endlich die Differenz der umgebenden Gewebe (fötales Chorion-, mütterliches Deciduagewebe) für diesen Gegensatz bestimmend sind, ist wohl z. Z. noch kaum zu entscheiden.

Die Gegenüberstellung mit den Chorionepitheliomen berechtigt wohl zu dem Vorschlag, die sehr reichhaltige Nomenclatur der hier in Frage stehenden Tumoren durch die Einführung ihrer Bezeichnung als Chorionangiome zu vereinfachen. —

Die Abbildung entspricht einem Abschnitt des Tumors mit dilatirten, mit abgestorbenen Blutresten gefüllten Capillaren. Aufnahme mit dem Abbé'schen Zeichenapparat.

---

37. Herr L. Aschoff-Göttingen.

Ueber Endarteriitis tuberculosa aortica (Demonstration).

Im Anschluss an die Demonstrationen des Kollegen Benda möchte ich mir erlauben, Präparate eines jüngst sezirten Falles von allgemeiner Miliartuberculose herum zu reichen. Es handelt sich um einen 51jährigen Mann, der früher sehr kräftig, in den letzten Jahren stark abgemagert war. Schwer fiebernd kam er in die Klinik, wo er nach 3 Tagen starb. Diagnose: Fieberhafte Lungenaffection. Miliartuberkulose? Die Sektion bestätigt die Diagnose einer miliaren Tuberkulose der Lungen, Milz, Nieren, Leber. Aeltere tuberkulöse Geschwüre im Darm.

[1]) Ich besitze einen derartigen Tumor als polypöse Wucherung der Submucosa des Duodenum, mit zahlreichen Lebermetastasen.

Bei der Suche nach einem intravasculären Heerde wird zunächst die Intaktheit der Lungengefässe festgestellt. Auch fehlen in der Lunge grössere Käseheerde, ebenso in den bronchialen Lymphknoten. Der ductus thoracicus ist ziemlich prall mit Lymphe gefüllt. Die genaue Inspektion der Innenfläche zeigt nirgends tuberkulöse Veränderungen. Desgleichen ist das Endocard unverändert. An der Mitralis, Tricuspidalis und an den Aortenklappen leichte atheromatöse Veränderungen. Beim Aufschneiden der Aorta findet sich endlich der gesuchte Heerd.

In der Höhe der ursprünglichen Einmündungsstelle des ductus Botalli sitzt an der hinteren Wand des Aortenbogen sein länglicher, in der Richtung des Blutstroms gelagerter, circa bohnengrosser Körper. Dieses birnförmig gestaltete Gebilde ist mit seinem schmäleren peripheren Ende an einer ganz flachen, ungefähr halblinsengrossen Vorwölbung der Aortenwand angeheftet, mit seinem dickeren dem Herzen zu gelegenen Abschnitte frei beweglich. Die übrige Aorta zeigt eine Atheromatose mässigen Grades.

Der erwähnte Körper sieht aus wie ein weisser Thrombus, nur ist seine Oberfläche völlig glatt, zum Theil mit einem dünnen Schleier roth gefärbter Niederschläge bedeckt. An der entsprechenden Aussenfläche der Aorta werden keine tuberkulösen Heerde, Lymphdrüsen etc. gefunden. Auf Längsschnitten durch das gehärtete Präparat lässt sich mit blossem Auge keine Veränderung in der eigentlichen Gefässwand erkennen. Auch mikroskopisch wird die Adventitia und Media völlig intakt gefunden. Dagegen ist die Intima in nächster Umgebung der Thrombusansatzstelle minimal verdickt. Die zellreiche Intima schiebt sich ein wenig an der Basis des Thrombus, denselben bedeckend, empor. Der Thrombus selbst besteht aus feinkörnigem und fädigem Material mit zahlreich eingestreuten Leukocyten. Der korallenartige Bau ist nur wenig ausgeprägt. Auffällig sind fleckförmig eingestreute Degenerationsheerde, kenntlich an dem reichlichen Zerfall der Leukocytenkerne. Sie liegen zum Theil dicht unter der Oberfläche des Thrombus, sind aber am reichlichsten im Stiel desselben. An Stelle der Intima liegen ebenfalls diese feinkörnigen mit Chromatinbröckeln gemischten Substanzen. Die obersten Lamellen des elastischen Fasernetzes der Intima sind aufgeblättert. Die mit Verkäsung übereinstimmenden Veränderungen reichen in diese Schichten hinein. Die Grenze der Media wird nicht überschritten. In den Randgebieten des Thrombusstieles, wo derselbe von der aufgewühlten Intima überzogen ist, finden sich vereinzelte Riesenzellen. Es handelt sich also um eine lokalisirte Intimatuberculose mit sekundärer Thrombusbildung. Ob ursprünglich eine atheromatöse Veränderung der Intima vorhanden war, kann ich nicht entscheiden. Die elastischen Lamellen der Media sind ganz normal. Die Bacillenfärbung ergiebt kolossale Mengen von Bazillen, besonders in den dem Blutstrom zugewandten Thrombusschichten, weniger im Stiele. Am ersteren Ort finden sich auch kleine Kulturzöpfe.

Dieser Fall ist also nichts anderes als ein weiterer Beweis für die Richtigkeit der jüngst wieder durch Kollegen Benda vertretenen Lehre der primären Endangitis tuberculosa als Quelle für viele Fälle von Miliartuberculose. Auch in diesem Falle ist die Aorta, wie in dem einem von Benda beschriebenen, durch Atheromatose zur Infection disponirt. Wie aber kamen die ersten Bazillen, welche die Aorta inficirten, in das Blut? In dieser Beziehung beansprucht der Fall einiges Interesse, weil mit grosser Wahrscheinlichkeit ein Trauma die Veranlassung war. Das letzte Leiden des Patienten begann nämlich mit Geschwürsbildungen am Zahnfleisch in der Umgebung des rechten oberen I Molaris vor 6—8 Wochen. An diesem Geschwür ist er von zwei Aerzten mehrmals operativ behandelt worden, bis die Verschlimmerung des Allgemeinbefindens eintrat, die ihn in das Krankenhaus führte. Bei der Section konnte ich einen Fistelgang nachweisen, der einmal zwischen den Weichtheilen gegen das Jochbein zuführte, dann aber auch durch den blosgelegten Alveolarfortsatz bis in die Highmorshöhle zu verfolgen war. Aus letzterer quoll dickiger rahmiger Eiter hervor. Wenn ich auch in dem Eiter keine Bacillen nachweisen konnte, so gelang es leicht, die tuberculöse Natur des Fistelganges an mikroskopischen Schnitten durch den Befund riesenzellenhaltiger Tuberkel festzustellen. Ich glaube daher, dass durch die operativen Eingriffe gelegentlich Bazillen in das Blut gebracht worden sind, dass diese sich an der durch die leichte Verengerung und Wirbelbildung disponirten Stelle des Aortenbogens, wahrscheinlich durch atheromatöse Veränderungen unterstützt, niedergelassen und die Intimatuberculose erzeugt haben. Die günstigen Lebensbedingungen in den sekundären thrombotischen Auflagerungen haben dann, wie Benda es anschaulich schildert, zur enormen Vermehrung (Kulturzopfformen) der Bacillen und zur Miliartuberculose geführt.

38. Herr L. Aschoff-Göttingen.

Histologische Untersuchungen über die Harnsäureablagerungen. (Mit Demonstration.)

(Hierzu Tafel 6.)

Die Präparate, über welche ich kurz berichten will, entstammen einer grösseren Versuchsreihe, die Kollege Schreiber an der Göttinger medizinischen Klinik über Bildung und Ausscheidung der Harnsäure an Hunden, Kaninchen, Mäusen, Hühnern, Tauben in den letzten Jahren ausgeführt und um deren histologische Untersuchung er mich gebeten hat. Dieselben sind zum Theil geeignet, einige strittige Fragen in dem verwickelten Kapitel der Harnsäureablagerungen zu lösen.

a) Die Bedeutung der Uratzellen von Ebstein und Nicolaier.

Bekanntlich haben Ebstein und Nicolaier[1]) vor einiger Zeit Untersuchungen über Harnsäureausscheidungen in Kaninchennieren veröffentlicht. Die Harnsäure wurde theils intravenös (in Piperazinlösung), theils subkutan (in Lösung von phosphorsaurem Natron und Piperazin), theils intraperitoneal (als solche oder als harnsaures Piperazin) eingeführt. Schon nach kurzer Zeit ($^1/_4$ Stunde nach der Einverleibung) war die Harnsäure im Harn nachzuweisen und zwar meist als ein aus Sphärolithen bestehendes weissgraues Sediment in dem alkalischen Harn. Daneben fanden sich, wenn auch nicht in allen Fällen, Cylinder, Eiweiss, Blutkörperchen.

Daraus schliessen Ebstein und Nicolaier auf einen schädigenden Einfluss der gelösten Harnsäure und suchen das auch durch die mikroskopische Untersuchung zu beweisen. Dieser Beweis stützt sich in den schnell verlaufenen Fällen besonders auf den Befund der sogenannten Uratzellen. Diese als kleine und grosse Uratzellen unterschiedenen Gebilde sassen in manchen Harnkanälchen, wie sonst das unveränderte Epithel, wandständig, in anderen aber waren sie unregelmässig angeordnet, in anderen wieder füllten sie die Durchschnitte durch die Harnkanälchen vollständig. Ihr Leib war homogen, hyalin, theils farblos, theils schwach grüngelb-

---

[1]) Ebstein und Nicolaier. Ueber die Ausscheidung der Harnsäure durch die Nieren. Virchow's Archiv Bd. 143. 1896. S. 337.

lich gefärbt und zeichnete sich durch einen sehr starken Glanz aus, durch den die Zellen schon bei schwächerer Vergrösserung im ungefärbten Präparat in die Augen fielen. In diesen Zellleibern fanden sich nun kernartige Gebilde der verschiedensten Grösse, in den grossen Uratzellen in mehrfacher Zahl, welche das Licht doppelt brachen und in ihrem ganzen Aussehen völlig mit den im Lumen anderer Kanälchen frei liegenden Sphaerolithen übereinstimmten. Die letzteren zeigen zum Theil noch Reste umhüllenden Protoplasmas. Nach der Ansicht von Ebstein und Nicolaier werden die Epithelzellen gewisser Abschnitte der Harnkanälchen mit harnsauren Salzen imprägnirt. Die letzteren scheiden sich in der Zelle als Sphaerolithe aus. Welche Rolle der Kern der Zelle dabei spielt, war nicht sicher zu entscheiden. Durch Zerfall der untergehenden Epithelien werden die Sphaerolithe frei. Sie können dann noch weiter wachsen, werden weiter abwärts geschwemmt und füllen oft das Lumen sonst intakter Kanälchen aus. Die Bildungsstätten der Uratzellen sind die gewundenen Kanälchen und die Schleifen.

Eine wesentliche Stütze für ihre Ansicht, dass die Bildung der Sphaerolithe nur mit Untergang von Zellen verknüpft sein kann, finden sie in den bis dahin vorliegenden Beobachtungen über die Harnsäureausscheidung in den Nieren der Vögel und der Wirbellosen.

Endlich ziehen Ebstein und Nicolaier noch Schlüsse auf die Entstehung der Harnsäureinfarkte beim menschlichen Neugeborenen, bei dessen Zustandekommen auch eine Schädigung und ein Zerfall des Nierenepithels als nothwendig vorausgesetzt wird.

Ist diese Anschauung von dem schädigenden Einfluss der im gelösten Zustande die Epithelien durchdringenden Harnsäure bezw. ihrer Salze berechtigt?

Zunächst muss betont werden, dass die alte Anschauung von v. Wittich[1]) und Meissner[2]) über den Untergang der Epithelien in den Vogelnieren bei der Harnsäuresecretion durch die sorgfältigen Untersuchungen von Schoppe[3]) widerlegt worden sind. Die Harn-

---

[1]) v. Wittich, Ueber Harnsecretion und Albuminurie, Archiv f. patholog. Anatomie und Phys. Bd. X. 1856.

[2]) G. Meissner, Beiträge zur Kenntniss des Stoffwechsels im thierischen Organismus. Zeitschr. f. rationelle Medizin. Bd. 31. 1868.

[3]) Ph. Schoppe, Die Harnkügelchen bei Wirbellosen und Wirbelthieren. J.D. Göttingen 1897.

säure wird in Form feinster Körnchen aus dem Zellleibe an die Oberfläche ausgeschieden, vereinzelte Körnchen treten auch bereits im Protoplasma auf, die Zelle selbst bleibt aber wohlerhalten. Der Kern ist nicht direkt an der Bildung der Harnsäurekörnchen oder -Kügelchen betheiligt. Daneben muss aber Harnsäure auch in flüssiger Form ausgeschieden werden, da die Kügelchen zu grossen Sphaerolithen ausserhalb der Zellen anwachsen. Das gleiche gilt für die Reptilien. Bei den Schnecken findet freilich die Bildung der Harnsäurekugeln im Zelleib bis zur endgültigen Grösse statt. Aber bei ihrer Ausstossung geht die Zelle nicht zu Grunde.

Sollte es sich nun bei etwaiger Harnsäureausscheidung in den Nieren der Säugethiere anders verhalten? Sollten thatsächlich die Epithelien unter Bildung der Uratzellen zu Grunde gehen, wie es Ebstein und Nicolaier darstellen? Die Nachprüfungen von Sauer[1]) haben ergeben, dass in ganz gleicher Weise, wie bei den Vögeln, bei den Kaninchen die Ablagerung feiner Harnsäurekügelchen an der Oberfläche der Epithelien der gewundenen Harnkanälchen erfolgt. Er sah ferner feinste Körnchen auch in dem Protoplasma der Zellen. Gebilde, welche den von Ebstein und Nicolaier beschriebenen Uratzellen glichen, konnte er nur in spärlicher Anzahl auffinden und hält sie für Epithelien, die durch partielle Harnstauungen in den durch die Uratkugeln verstopften Gebieten zum Absterben gebracht und nachträglich mit Harnsäuresalzen imprägnirt worden sind. Eine Bedeutung für die Harnsäureausscheidung kommt ihnen nicht zu.

Ribbert[2]) beobachtete feinkörnige Harnsäureausscheidungen in den gewundenen Kanälchen. Uratzellenähnliche Gebilde erwähnt er nicht.

Bei dem ersten der fünf Versuche, die ich mit Kollegen Schreiber zusammen anstellte, konnte ich die Angaben von Sauer nur bestätigen, soweit sie die feinkörnige Ausscheidung der Harnsäure an dem freien Saum der Epithelien der gewundenen Harnkanälchen betreffen. In Folge der Alkoholhärtung war von den Stäbchensaum der Epithelien nichts mehr zu sehen. Ich konnte nicht entscheiden, ob die Körnchen ganz frei an der Oberfläche

---

[1]) Sauer, Untersuchungen über die Ausscheidung der Harnsäure durch die Nieren. Archiv f. mirkrosk. Anatomie Bd. 53. S. 218. 1899.

[2]) Ribbert, Die normale und pathologische Anatomie der Niere. Bibliotheca medica C. Heft 4. 1896.

oder im Gebiete des ursprünglichen Stäbchensaumes abgelagert wurden. Sehr überrascht war ich, gar keine Uratzellen zu finden. Den Grund dafür, glaube ich, später gefunden zu haben. Denn in zwei weiteren Versuchen beobachtete ich sie in grosser Zahl. Die fünf Versuche wurden genau nach der Vorschrift von Ebstein und Nicolaier angestellt. Nur wechselte die Menge der in 5% Piperazinlösung eingebrachten Harnsäure. Die Injektion erfolgte stets an der Vena jugularis. Zwei Thiere starben während der Injektion unter krampfartigen Erscheinungen. So bleiben nur drei erfolgreiche Versuche:

I. Mittelgrosses Kaninchen. Injection von ca. 0,3 g Harnsäure. Getödtet nach 22 Minuten.

II. Grosses Kaninchen. Injection von 0,5 g Harnsäure. Getödtet nach 22 Minuten.

III. Kleines Kaninchen. Injection von ca. 0,85 g Harnsäure. Getödtet nach 30 Minuten.

Die Nieren wurden in häufig gewechseltem absolutem Alkohol gehärtet, dann in Paraffin eingebettet. Die Schnitte wurden mit alkoholischer Vesuvinlösung gefärbt, momentan in Wasser abgespült, dann absol. Alkohol, Xylol, Balsam. Ich erhielt damit sehr schöne Kernfärbungen, die Harnsäure blieb erhalten. Zur Kontrolle wurden Schnitte nach van Gieson gefärbt. Diese Methode gab insofern vorzügliche Resultate, als alle von Harnsäure inkrustirt gewesenen Eiweisssubstanzen, also die Gerüste der Sphaerolithe, die Uratzellen violett-bläulich gefärbt blieben und sich scharf von dem gelblich gefärbten Protoplasma der gesunden Zellen abhoben.

Wie erwähnt, ergab der Versuch I ganz ähnliche Bilder, wie sie Sauer erhalten hat. Nur konnte ich Körnchen in den Zellen nicht mit Sicherheit feststellen und ebensowenig sah ich Uratzellen.

Dagegen waren dieselben reichlich in dem Versuch II. Sie fanden sich sowohl in den gewundenen Kanälchen, wie in den Schleifen. Dank der guten Kernfärbung, besonders in den van Gieson Präparaten, konnte ich nun im Gegensatz zu Sauer und in Vervollständigung der Angaben von Ebstein und Nicolaier folgendes über ihre Entstehung feststellen. Neben der feinkörnigen Ausscheidung der Harnsäure am freien Saum der Epithelien fanden sich vielfach Zellen, bei denen die Zellkuppen selbst von Harnsäurekügelchen durchsetzt waren. In den Vesuvinpräparaten war das Protoplasma dieses Zellabschnittes dunkelbraun gefärbt. In den ungefärbten Präparaten liess sich ein gelblicher Glanz an den betreffenden Stellen wahrnehmen. Meist waren die sämmtlichen das Lumen des betreffenden Kanälchens umgebenden Zellen in gleicher Weise verändert. In den van Gieson-Präparaten waren diese innersten Zellabschnitte bläulich-violett gefärbt. Der übrige Zellleib und der Kern waren ganz intakt. An anderen Stellen war der Process der Harnsäureablagerung im Zellleib schon weiter vorgeschritten. Der Kern war mehr basal gerückt, die freie Hälfte des Zellleibes zeigte mit Vesuvin eine braune Färbung und enthielt das von Ebstein und Nicolaier sogenannte kernartige Gebilde. Dasselbe bestand aus Harnsäuresalzen, die vielfach bereits die radiäre und konzentrische Schichtung der Sphärolithe aufwiesen. In dem angrenzenden, durch die braune Färbung bereits als verändert gekennzeichneten Protoplasma waren vereinzelte gleichfalls radiäre Streifungen zu erkennen. Und endlich fanden sich fertige Uratzellen, bei denen der Kern ganz platt an die Basis gedrückt war und der ganze Zellleib von einer grossen Harnsäurekugel eingenommen wurde. In den van Gieson-Präparaten war das veränderte, durch die Auswaschung von Harnsäure befreite Protoplasma an der bläulichen Färbung von dem dunklen Kerne und etwaigen gesunden Protoplasmaresten sehr gut zu unterscheiden. Das Ganze glich einer Fettzelle, bei welcher an Stelle des Fetttropfens eine Harnsäurekugel lag. Solche Uratzellen wurden auch abgestossen im Lumen der Kanälchen gefunden. In einzelnen gewundenen Kanälchen konnte ich an den noch in situ vorhandenen grossen Uratzellen auch vom Kern nichts mehr entdecken.

Die Anschauung von Sauer, dass die Uratzellen abgestorbene und nachträglich mit Harnsäure inkrustirte Epithelien sind, besteht also nicht zu Recht. Jedoch ist auch die Meinung von Ebstein und Nicolaier, wonach die Harnsäure in jedem Falle einen schädigenden Einfluss auf die Epithelzellen ausübt, in den veränderten Epithelien zur Ausscheidung kommt und durch Zerfall der Zellen frei wird, in dieser Form nicht aufrecht zu erhalten. Sicher ist, dass eine feinkörnige Ausscheidung der Harnsäure an der Epitheloberfläche erfolgt, ohne dass die Zelle selbst geschädigt wird. In Uebereinstimmung mit Sauer glaube ich, dass bei geringen Harnsäuredosen die Niere des Kaninchens sämmtliches ihr zugeführtes Material in dieser, man möchte sagen physiologischen Form (nach dem Vorbild der Vögel und Reptilien) ausscheiden kann. Anders, wenn die Harnsäuremenge zu gross wird. Die von mir gesehenen Uebergangsbilder, welche die Epithelien in den verschiedensten Stadien der Harnsäureüberladung, die an den freien Pol beginnt und nach dem basalen fortschreitet, darstellen, ohne dass der Kern und das freigebliebene Protoplasma zunächst irgend welche Veränderungen degenerativer Art zeigen, lassen keine andere Deutung zu, als dass es sich um ein Ermüdungsphänomen handelt. Die Harnsäure ist an und für sich kein Gift für die Nierenepithelien. Ungeheuren Mengen gegenüber erlahmt aber schliesslich das Vermögen der Zelle, die Harnsäure in einer festen Eiweissverbindung auszuscheiden, und die Zelle selbst wird Ort der Ablagerung. Wird schliesslich das ganze Protoplasma in dieser Weise verbraucht, so muss ja der Tod der Zelle eintreten.

Wenn nun wirklich die Uratzellen nur der Ausdruck einer Erschöpfung sind und mit der sozusagen physiologischen Bildung der freien Sphaerolithe, die aus den ausgeschiedenen kleinen Körnchen durch selbständiges Wachsthum entstehen, nichts zu thun haben, so musste man bei Einverleibung besonders grosser Dosen von Harnsäure auch besonders reichliche Bildung von Uratzellen erwarten. Und das bestätigte der 3. Versuch, bei dem jeder Schnitt eine grosse, oft sehr grose Zahl von Uratzellen aufwies. Natürlich mischen sich die abgestossenen Uratzellen den freien Sphaerolithen bei, und da der anhängende Rest von Protoplasma und Kern verloren gehen kann, ist es schwer, den in dem Sammelröhren liegenden Sphaerolithen ihre Abstammung anzusehen. So lange noch etwas Protoplasma haftet, tragen die intracellulär entstandenen Harnsäurekugeln einen bräunlichen Saum in den Vesuvinpräparaten.

In den grösseren Sammelröhren finden sich nun zwischen den Harnsäurekugeln vielfach Zell- und Kerntrümmer. Soweit dieselben nicht von den sogenannten Uratzellen abstammen, sind sie von der epithelialen Bekleidung der Sammelröhren selbst abzuleiten. Dieselbe ist vielfach defekt, oft sind die Zellen platt an die Wand gedrückt, und es gelingt nicht selten der Nachweis, dass besondere Vorsprünge an den Harnsäurecylindern in die Lücken hineinpassen oder mit den platten Zellen korrespondiren, so dass hier an eine mechanische Lösung und Quetschung gedacht werden muss. Dazu kommen noch die Läsionen beim Schneiden. Bei vorheriger Entfernung der Harnsäure sind die Epithelverlagerungen entschieden geringer, aber keineswegs völlig geschwunden.

Ein Vergleich mit den Harnsäureinfarkten beim menschlichen Neugeborenen ist schwer zu ziehen. Seit dem Beginn dieser Untersuchungen hatte ich nur einmal Gelegenheit, einen schönen ausgeprägten Fall mit der nöthigen Sorgfalt zu konserviren. Ich habe keine Uratzellen gefunden. Ebensowenig fanden sich in den van Gieson Präparaten die entsprechenden Bilder, noch überhaupt Zeichen einer schwereren Läsion der Epithelien. Mir scheint daher die Vermutung von Ebstein und Nicolaier, dass auch beim menschlichen Harnsäureinfarkt der Zerfall von Nierenepithelien eine Rolle spielt, zu wenig gestützt, dazu bedarf es noch weiterer Untersuchungen.

Was endlich den Ort der Harnsäureausscheidung anbelangt, so kann ich nur die alten Angaben bestätigen, dass die Niere ganz ungleichmässig sezernirt. Im Einzelnen steht auch nach meinen Untersuchungen fest, dass in den Glomeruluskapseln keine Harnsäure zu finden ist. Die Auscheidungen beginnen erst in den gewundenen Kanälchen I. Ordnung. Im Gegensatz zu Ribbert[1]), welcher die Ausscheidung der Harnsäure nur in den gewundenen Kanälchen I. Ordnung vor sich gehen lässt, muss ich der Ansicht von Ebstein und Nicolaier beipflichten, dass auch in den Schleifen eine Bildung von Harnsäure erfolgt. Selbstverständlich muss der Einwand einer möglichen Resorption berücksichtigt werden. Dieselbe ist natürlich nicht ganz auszuschliessen. Indes sind die Veränderungen an den Epithelien der Schleifen ganz die gleichen, wie an denjenigen der gewundenen Kanälchen, und deshalb glaube ich dieselbe als Sekretion auffassen zu müssen. In dem dritten Versuche sind die Schleifen sogar stärker beteiligt als die gewundenen Kanälchen, wenigstens in einzelnen Abschnitten.

Ueber andere von Kollegen Schreiber angestellte Versuche über Erzeugung von Harnsäureinfarkten lasse ich ein kurzes Protokoll folgen:

1. Maus A. Am ersten Tage 0,13 g Harnsäure in Wasser aufgeschwemmt in die Bauchhöhle gespritzt.
   Am dritten Tage 0,17 g desgl. Am Ende des dritten Tages getötet.

Es wurden keine Harnsäureablagerungen gefunden. Die Epithelien der

---

1) Ribbert l. c.

gewundenen Kanälchen und ihre Kerne sind ohne besondere Veränderungen. In den Sammelröhren keine hyalinen Ausscheidungen.

2. Maus B. 0,14 g Harnsäure wie oben injizirt. Tod am ersten Tage. Sehr reichliche Harnsäureablagerungen. Keine Nekrosen oder gröbere Veränderungen an den Rinden-Epithelien, auch nicht an den Zellen der graden Harnkanälchen, in welchen die Harnsäurekugeln liegen. Nach Lösung derselben kommen schwach röthlich gefärbte hyaline Gerüstsubstanzen zu Tage. Keine Uratzellen.

3. Maus C. Am ersten Tage 0,6 g Hypoxanthin und Xanthin (ä).
Am vierzehnt. „ 0,8 g „ „ „
Tod in der folgenden Nacht.

Keine Harnsäureablagerungen. Keine Epithelveränderungen. Hyaline Kügelchen in den Glomoruluskapseln.

4. Maus D. 0,21 g Harnsäure injizirt. Stirbt in der folgenden Nacht. Deutliche, aber an Zahl geringe Harnsäurecylinder. Keine Epithelnekrosen in der Rinde. Keine Uratzellen. Hyalines Gerüst an den Harnsäurecylindern leicht nachweisbar.

5. Junger Hund, eine Woche alt.

Subkutan werden 0,5 g Harnsäure (d. h. 0,3 g pro Kilo Körpergewicht) in 20% Piperazinlösung injizirt. Nach 8 Stunden getödtet.

Deutlicher Harnsäureinfarkt. Die Zellen der graden Harnkanälchen (Sammelröhren) sind vielfach platt gedrückt oder aus dem Verband herausgerissen. Eine Betheiligung derselben an der Bildung der Harnsäurecylinder ist nicht festzustellen. Die Epithelien der gewundenen Kanälchen sind an den freien Flächen stark zerrissen (Alkoholwirkung?) und die Kerne sind oft mangelhaft gefärbt. Keine Uratzellen.

Kurz erwähnt sei noch ein Fall von Harnsäureinfarkt bei einem Leukämiker. Hier war es zu reichlichen krystallinischen Ausscheidungen in Form von Nadeln und rhombischen Tafeln in den Sammelröhren gekommen. Die Zerstörungen des Epithels konnten nur als mechanische, durch das Abwärtsschwemmen der groben Krystalle bedingte Verletzungen angesehen werden. Die Folge der Krystallablagerungen waren Leucocythenanhäufungen um die Kanälchen. Die Epithelien der gewundenen Kanälchen zeigten ausgedehnte Nekrosen.

b) Harnsäureablagerungen im Blut nach Unterbindung der Ureteren beim Hahn.

In einer neueren Arbeit hat Likhatscheff[1]) die histologischen Veränderungen in den Geweben des Hahnes nach Ureterenunterbindung eingehend beschrieben. Er versucht dabei, auch die Frage

[1]) Likhatscheff, Experimentelle Untersuchungen über die Folgen der Ureterenunterbindung bei Hühnern mit besonderer Berücksichtigung der nachfolgenden Uratablagerungen. Zieglers Beiträge Bd. 20. 1896. S. 102.

nach den Beziehungen zwischen Nekrose, Harnsäure und Harnsäureablagerung zu entscheiden und kommt zu einer Ablehnung der Ebstein'schen Theorie, nach welcher die gelösten Salze der Harnsäure die Gewebsnekrose hervorrufen sollen, die ihrerseits wieder durch Säurebildung zur Auskrystallisation der sauren harnsauren Salze führt. Er stützt sich dabei vor Allem auf den Befund von Harnsäurenadeln in anscheinend gesundem Gewebe und auf die Degenerations-Heerde ohne Krystalle. Letztere hat er freilich sehr selten gefunden, und die beigegebene Zeichnung beweist nur, dass in dem betreffenden Schnitt ein sehr kleiner Theil des nekrotischen Gewebes zwischen den Harnsäurebündeln frei geblieben ist. Wenn man bedenkt, dass die Krystalle ihre besondere Form haben und sich nicht dem nekrotischen Gewebe völlig anschmiegen können, so ist ein derartiger Befund noch kein Beweis gegen die innige Beziehung zwischen Nekrose und Krystallabscheidung. Ausserdem ist neuerdings durch Zaudy (Sitzungsbericht d. mediz. Gesellsch. in Göttingen Deutsche mediz. Wochenschrift 1899 Nr. 11) der Beweis erbracht worden, dass wenigstens im Zentrum aller nekrotischen Heerde Nadeln zu finden sind. Der erste Einwand, Krystallisation ohne Nekrose stützt sich vor allem auf das Vorkommen der Nadelbüschel, welche die Wand der Blutgefässe durchsetzen, ohne dass an den Blutkörperchen irgend welche Veränderungen wahrzunehmen wären. Aber hier wendet Likhatschoff selbst ein, dass von einem Nekroseheerd Lösungen in die gesunde Umgebung vordringen und dort auskrystallisiren können.

Mir standen mehrere Fälle von Ureterenunterbindungen beim Huhn, die Kollege Schreiber ausgeführt hatte, zur Verfügung. Ich berichte hier nur über einen, der besonders interessante Verhältnisse bot.

Das betreffende Thier starb 18 Stunden nach der Unterbindung, wurde im Moment des Todes secirt und die inneren Organe noch lebenswarm fixirt. Die gefundenen Veränderungen können daher, um diesem Einwurf von vornherein zu begegnen, nicht als postmortale, höchstens als agonale gedeutet werden. Um das allgemeine Ergebniss der histologischen Untersuchung kurz zusammenzufassen, so fand ich als Zentren der nadelförmigen Harnsäureausscheidungen nur die von Flüssigkeit durchströmten Kanalsysteme, also Blutcapillaren, Blutgefässe, Gallenwege, Harnkanälchen, Bronchien (abgesehen von den serösen Häuten). Wenn es sich nur um sehr wenige, kleine Nadeln handelte, so war es oft sehr schwierig an dem Gefässinhalt oder den umliegenden Zellen, in oder zwischen welche die Nadeln sich erstreckten, eine Degeneration wahrzunehmen. Bei grösseren Ablagerungen aber gelang das regelmässig, so z. B. in den Leberheerden. Freilich nur im Zentrum, während die letzten Ausläufer der Nadeln zwischen oder in anscheinend normalen Zellen steckten. Ich kann also nur die innige Beziehung der Gewebsdegeneration zum Zentrum der Krystallisation bestätigen.

Ist nun diese Degeneration etwas der Krystallisation vorausgehendes, durch deren chemische Wirkungen erst die Krystallisation ermöglicht wird, oder fällt Degeneration und Krystallisation zusammen, genügt die einfache Anhäufung von Harnsäure in gewisser Menge und Konzentration, um die Degeneration und Krystallisation zugleich zu bewerkstelligen?

Für letztere Annahme scheint mir der Befund in den Venen der Niere zu sprechen. In dem Inhalt derselben finde ich nämlich zahlreiche Büschel von Harnsäurenadeln. Dieselben gehen keineswegs von der Wand aus, sondern haben ihr Zentrum im Blute selbst. Freilich liegen die Büschel als Ganzes mehr der Wand genähert, während der Achsenstrom frei ist (Fig. 5). Die Nadeln berühren vielfach die Wand. Oft sieht es aus, als ob das Büschel aus der Wand entspringt (cf. Fig. 4 bei Likhatscheff). Aber die genauere Untersuchung zeigt, dass dasselbe in einem kleinen Seitenast der Vene steckt und aus ihm in die letztere hineinragt (Fig. 6). Es lässt sich leicht nachweisen, dass fast überall, wo Capillaren oder kleinere Aeste in die grösseren Venen einmünden, solche Krystallbüschel liegen und dass die vorher erwähnten mehr frei liegenden um diese Einmündungsöffnungen herum gruppirt sind. Die Nadeln, welche die einzelnen Krystallbüschel zusammensetzen, sind in der Richtung des Blutstromes umgebogen, wie die Sumpfgewächse in einem fliessenden Bache (Fig. 5.) Desgleichen finden sich solche Krystallbüschel überall in dem Capillarsystem, aber nie in den Arterien der Niere. In den van Gieson-Präparaten sieht man nun, wenn auch nur an Stelle der grösseren Nadelbüschel eine Degeneration der Blutzellen, insbesondere Kernzertrümmerung an den oft auffällig reichlich vorhandenen Leukocyten (Fig. 6). Auch sind die roten Blutkörperchen im Gebiet der Nadeln und noch darüber hinaus fest aneinandergebacken, wie agglutinirt. (Fig. 5.) Nirgends sah ich das Bild eines leukocytären Thrombus. Es ist wohl keine Frage, dass die in den Harnkanälchen gestauten Massen von dem Venensystem resorbirt worden sind, und dass die stark konzentrirte Harnsäure bei der allmählichen Abnahme der Blutstromgeschwindigkeit dort zur Ausscheidung kam, wo die Verlangsamung besonders stark wurde, d. h. am Uebergang des Capillarnetzes in die weiten Venen. Bei der Auskrystallisation kam es, sei es durch chemische, osmotische, vielleicht auch durch mechanische Momente zur Schädigung der Blutzellen, am stärksten im Zentrum der Krystallisation. Denn dass in dem immerhin noch strömenden Blute eine umschriebene Nekrose der Blutelemente und erst secundär eine Auskrystallisation hätte stattfinden sollen, ist schwer zu denken. Auf die bei der Krystallisation stattfindende Schädigung der Gewebe ist um so mehr Gewicht zu legen, als die schädigende Wirkung selbst konzentrirter Lösungen harnsaurer Salze noch nicht exakt bewiesen ist. Die vom Kollegen Schreiber und mir in dieser Richtung angestellten Versuche (Aufbewahrung lebenswarmer oder erkalteter Leberstückchen in warmen gesättigten Lösungen von harnsaurem Natron, Injectionen der gleichen Lösungen in abgeschnürte Muskeln etc.) haben zu keinem entscheidenden Resultat geführt.

Eine weitere Frage wäre, ob die Nekrose vielleicht erst secundär nach Ausscheidung der Krystalle eintrete, indem dieselben einen schädigenden Einfluss auf die Gewebe ausüben. Das wäre nur möglich, wenn eine theilweise Lösung der Krystalle stattfände. Ob dieselbe im menschlichen Körper, wo die Krystalle an ein Eiweissgerüst gebunden sind, statthat, ist noch nicht bewiesen. Wohl aber hat Riehl[1]) gezeigt, dass ein Abbau der krystallinischen Massen durch einspriessendes Granulationsgewebe mit Fremdkörperriesenzellenbildung in den Tophi die Regel ist. Das gleiche kann ich für die krystallinischen Abscheidungen in die Niere bestätigen. Ich habe fast in sämmtlichen in letzter Zeit untersuchten Gichtnieren Riesenzellen in den verschiedensten Grössen an den einzelnen Heerden nachweisen können.

His[2]) und Freudweiler[3]) haben an experimentell erzeugten

---

[1]) Riehl, Zur Anatomie der Gicht. Wiener medic. Wochenschrift 1897 S. 761.

[2]) His, Bericht der 69. Vers. deutscher Naturforscher und Aerzte.

[3]) Freudweiler, Experimentelle Untersuchungen über das Wesen der Gichtknoten. Deutscher Anz. f. klin. Med. Bd. 63. 1899. S. 266.

Heerden von Natriumbiurat bei Kaninchen ähnliche Befunde erhoben. Ihre Versuche sind indes für die Entstehung der Nekrose und ihre Beziehung zu den Krystallen des sauren harnsauren Natron bei der Gicht nicht ohne Weiteres zu verwerthen. Zunächst sind die plötzlich eingeführten Mengen so gross, dass die mechanische Wirkung der Zerreissung der Gewebe eine grosse Rolle spielt. Besonders wichtig ist aber, dass das als Nadeln injizirte Natriumbiurat sehr schnell Umlagerungen zu Kugeluraten und Schollen erfährt, dass es Eiweissverbindungen eingeht, später wieder in Nadelform auftritt, kurzum eine Reihe von Veränderungen durchläuft, welche mit der Einwirkung der gelösten Harnsäuresalze und ihrer Krystallisation bei der Gicht nicht verglichen werden können. Sie beweisen nur, dass bei den starken physikalischen Veränderungen (Schwankungen des osmatischen Druckes etc.), welche die Umkrystallisationen begleiten, die Gewebe stark leiden.

Die Versuchsergebnisse an den Hähnen machen es aber unwahrscheinlich, dass bei der Auskrystallisation der Nadeln im thierischen Körper solche Umkrystallisationen stattfinden. Niemals finden sich im Blut Kugelurate. Also muss die Schädigung der Zellen kurz vor oder bei der Auskrystallisation erfolgt sein. Die Blutbefunde sprechen sehr für die letztere Annahme.

Wenn also, und darin stimme ich mit Riehl, His, Freudweiler überein, die Nekrose nicht die Ursache der Krystallisation, sondern meiner Meinung nach umgekehrt die Krystallisation die Ursache der Nekrose ist, so bleibt die Frage noch offen, warum die Harnsäure auskrystallisirt. Ohne dieselbe weiter diskutiren zu wollen, möchte ich nur aus den obigen Befunden das herausheben: Die Hauptablagerungen finden sich dort, wo der Gehalt der Harnsäure und der Kohlensäure am reichsten (Nierenvene) und die Flüssigkeitsströmung am schwächsten ist (Uebergang des venösen Capillarnetzes in die Venen).

Discussion.

Herr Beneke: In Bezug auf die Entwicklung der Nekrosen durch primäre Ablagerung der Harnsäurekrystalle schliesse ich mich Herrn Aschoff völlig an. Bei Gichtnieren beobachtet man im Mark kleine Heerde von Krystallen, welche von einem Leukocytenwall und Granulationszellen mit degenerirten Kernen umgeben sind und grosse Aehnlichkeit mit Tuberkeln haben. An der primären

Ablagerung der Krystalle an diesen Stellen kann gar kein Zweifel sein. (Klin. Handb. f. Harn- u. Sexualkrankheiten I.)

Erklärung der Abbildungen.

Figur 1. Kaninchen III. Vesuvinfärbung.
a) Harnkanälchen mit oberflächlicher Ausscheidung der Harnsäurekörnchen.
b) und c) Harnkanälchen mit Einlagerungen von Harnsäure in das Zellprotoplasma und entsprechender Veränderung des letzteren im Bereich der freien Zellhälfte. Die Kerne sind noch deutlich erhalten.

Figur 2. Kaninchen III. Van Gieson-Färbung.
a) Epithelien mit verändertem Protoplasma, entsprechend Fig. 1 b und c.
b) Unveränderte Epithelien.

Figur 3. Abgestossene grössere Uratzellen mit Resten von Protoplasma und Kern. Van Gieson-Färbung. Kaninchen II.

Figur 4. Kaninchen II. Vesuvinfärbung. Kernlose fertige Uratzellen mit Sphaerolithen.

Figur 5. Ureterenunterbindung beim Hahn. Nierenvene mit Krystallablagerungen im Blut. Vesuvinfärbung.

Figur 6. Ureterenunterbindung beim Hahn. Einmündungsstelle eines kleinen Astes von oben her in eine grosse Vene. van Gieson-Färbung. Zwischen den bläulich gefärbten Gerüsten der Harnsäurenadeln die zertrümmerten Zellkerne.

Nachtrag bei der Korrektur am 8. März 1900.

Nach meiner Rückkehr aus München erfuhr ich von Herrn Dr. Zaudy, dass der Hahn, von dem die oben beschriebenen Präparate stammen, identisch ist mit dem von ihm untersuchten Hahn D, den Herr Dr. Schreiber mit Herrn Dr. Zaudy zusammen operirt hatte. Leider ist mir diese Thatsache bei Beginn meiner Untersuchungen nicht mitgetheilt worden. Die genaueren Ergebnisse seiner histologischen Untersuchungen, auf die Herr Dr. Zaudy wegen Mangels an Zeit in seinem Vortrage (l. c.) nicht näher eingehen konnte, sind unterdess in der gemeinsam mit Herrn Dr. Schreiber verfassten Arbeit „Ueber die bei Vögeln künstlich zu erzeugenden Harnsäure-Ablagerungen“ im 79. Bande des Archivs f. d. ges. Physiologie 1900 veröffentlicht worden.

Die darin enthaltenen Angaben des Herrn Dr. Zaudy über die Lage der Krystallbüschel in den Nierenvenen werden durch meine unabsichtlich und unbewusst angestellten Nachuntersuchungen im Grossen und Ganzen bestätigt.

Seinen Schlussfolgerungen kann ich aber in keiner Weise zustimmen. Die Gewebe in der Agone, das Blut der agonalen Blutwellen sollen nach ihm dieselben Eigenschaften besitzen, wie die im Leben entstandenen Nekroseheerde, welche nach Ebstein durch die sich entwickelnde Säure die Auskrystallisation bedingen. Zu dieser Meinung konnte er nur kommen, weil er ebenso wie Likhatscheff, die Veränderungen des Blutes innerhalb der Krystallbüschel übersehen oder nicht gefunden hat. Das ist aber grade der wichtige Punkt, das besondere Ergebniss meiner Untersuchung. Diese Degenerationsheerde im Blut unterscheiden sich nur durch ihren geringeren Umfang von den sicher im Leben entstandenen nekrotischen Heerden der Leber. Auch ich glaube, dass die Krystallisationen im Nierenvenenblut in der allerletzten Zeit des Lebens in Folge der durch die Agone bedingten Blutstromverlangsamung zu Stande gekommen sind. Aber das Blut war noch lebend und reagirte in gleicher Weise durch Protroplasmazerfall und Kernzertrümmerung auf die eintretende Krystallisation, wie das lebende Lebergewebe. Wenn das Blut in der Agone schon todt wäre und deshalb, wie Herr Dr. Zaudy meint, die Krystallisation hervorriefe, so wären die Degenerationsheerde des Blutes im Gebiet der Krystallbüschel schwer zu verstehen. Entweder sind sie Folgen der Agone: dann sieht man nicht ein, warum nicht das ganze Blut so verändert ist. Oder sie sind Folgen der Auskrystallisation: dann muss man sich wundern, dass diese in angeblich todtem Gewebe hervorgerufenen Veränderungen so auffällig den Nekroseheerden im lebenden Gewebe, z. B. in der Leber gleichen.

---

39. Herr L. Aschoff-Göttingen.

Ueber die Lage des Paroophoron.

Seit dem Erscheinen des bekannten Werkes von Waldeyer über Eierstock und Ei hat man der Auffassung gehuldigt, dass das dem Giraldès'schen Organ entsprechende Gebilde beim Weibe, das sogenannte Paroophoron, medianwärts vom Nebeneierstock bis zum Seitenwinkel hin im lig. latum zu suchen sei, und man hat auch die spärlichen Befunde von vereinzelten Drüsenschläuchen in dieser Gegend als Paroophoron gedeutet.

Bei meinen Untersuchungen[1]) über das Vorkommen von Urnierenresten im lig. rotundum stiessen mir Zweifel an der Richtigkeit dieser Lehre auf, und auf Grund meiner Präparate von Embryonen und Foeten kam ich sehr bald zu der Ueberzeugung, dass das Homologon des Giraldès'schen Organs überhaupt nicht zwischen Nebeneierstock und Tubenwinkel gesucht werden darf, weil es thatsächlich wo anders liegt. Deshalb waren auch die vielen Versuche, bei älteren Foeten oder Neugeborenen sichere Reste des sekretorischen Urnierentheils mit erhaltenen Glomeruli in dem erwähnten Bezirk zu finden, resultatlos verlaufen.

Ich fand, dass bei Foeten von 4 und 6 cm Scheitelsteisslänge der noch erhaltene sekretorische Theil der Urniere in gleicher Höhe mit dem sexuellen Theil lag und sogar noch weiter kranialwärts verfolgt werden konnte. Ich habe die betreffenden Foeten in der erwähnten Arbeit kurz beschrieben. Der sexuelle Theil ist von dem sekretorischen durch die Ansatzstelle des Mesorchium bezw. Mesovarium getrennt. Der sexuelle liegt ventral und lateral, der sekretorische dorsal und medial. Wenn dieser sich am längsten erhaltende Rest des sekretorischen Urnierenabschnittes thatsächlich das spätere Giraldès'sche Organ und das Paroophoron bilden sollte, so waren die üblichen Schemata, in welchen diese Organe kaudalwärts, d. h. weiter abwärts im Verlauf der Geschlechtsstränge liegend gezeichnet wurden, falsch. Für das Giraldès'sche Organ sprechen schon die genauen Angaben von Czerny gegen das Schema. Er sagt ausdrücklich: „Der Sitz dieses Gebildes ist die letzte Theilungsstelle der art. sperm. vor deren Eintritt in die Geschlechtsdrüse.“ Während der sexuelle Theil der Urniere zwischen Hoden und dem im freien Rand der Urnierenfalte verlaufenden Wolff'schen Gang gelegen ist, ist der sekretorische Abschnitt, bezw. sein dürftiger Rest zwischen Hoden und dem Boden der Urnierenfalte, von welchem aus die Gefässe emporsteigen, um in den Hoden einzudringen, gelegen. Und dieser Rest liegt bei älteren Foeten direkt kranialwärts vom sexuellen Theil, d. h. oberhalb des Nebenhodenkopfes in Folge Streckung der Aeste der art. spermatica, zwischen welche das Giraldès'sche Organ eingestreut ist. Davon habe ich mich sehr schön an einem 19 cm langen Foetus, bei welchem zugleich Nebennierenkeime versprengt oder erhalten waren, überzeugen

[1]) Aschoff, Cystisches Adenofibrom der Leistengegend. Monatsschrift f. Geb. u. Gynaek. Bd. IX. 1899. S. 25.

können. Das Giraldès'sche Organ hat also mit Hoden, Nebenhoden und Vas deferens viel weniger zu thun, als mit den Vasa spermatica.

Ueberträgt man diese Verhältnisse auf das weibliche Geschlecht, so wird man auch hier das dem Giraldès'schen Organ entsprechende Paroophoron auf Grund der obigen Befunde nicht medianwärts, sondern in gleicher Höhe mit dem Epoophoron oder sogar kranialwärts, d. h. lateral, und zwar unterhalb der Ansatzstelle des Mesovarium zu suchen haben. Das Epoophoron liegt zwischen Eierstock und freiem Rand der Urnierenfalte, die hier von der Tube begrenzt wird, das Paroophoron zwischen Ovarium und dem Boden der Falte, d. h. dem Abschnitt des lig. latum, in welchemdie Art. spermatica von der Beckenwand her gegen das Ovarium emporsteigt.

Schema derLage des Giraldès'schen Organs und des Paroophoron.

Männlich.

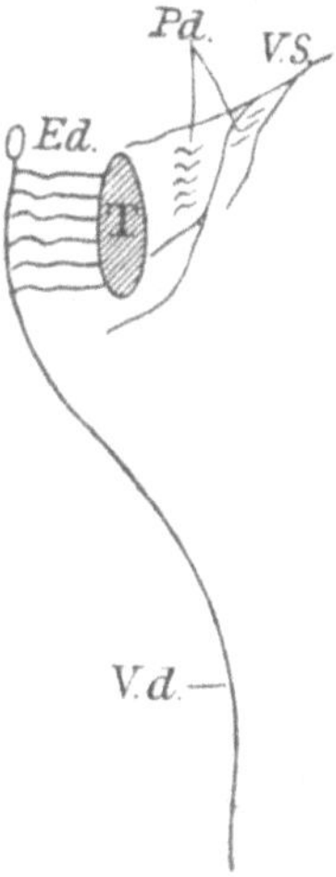

T. Testis
Ed. Epididymis
Pd. Paradidymis
V.S. Vasa spermatica
V.d. Vas deferens.

Weiblich.

1. Von hinten und oben gesehen.

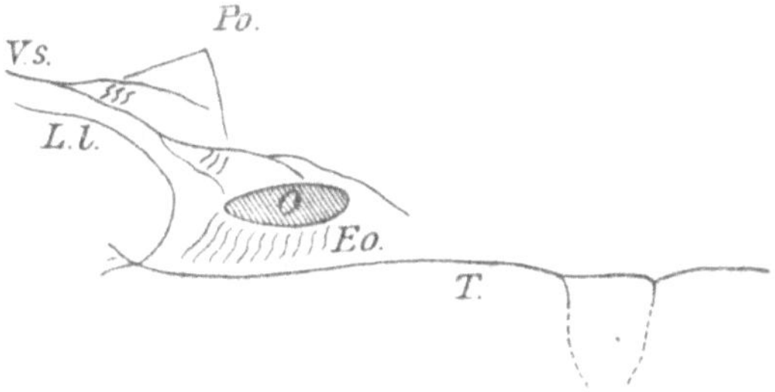

2. Von vorn gesehen.

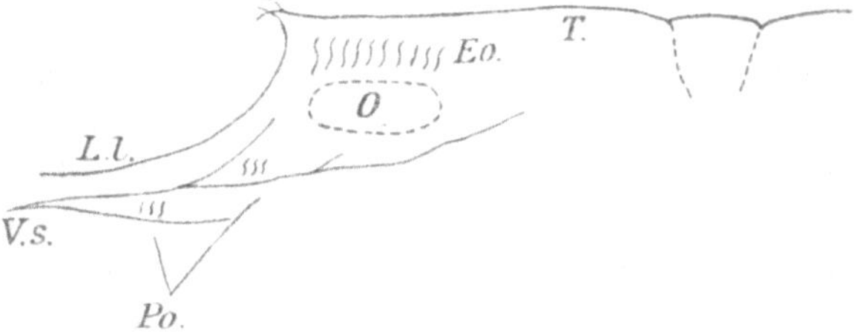

O. Ovarium
T. Tube
Eo. Epoophoron
Po. Paroophoron
V. S. Vasa spermatica
L. l. Lig. latum.

Ich führte in meiner damaligen Arbeit an, dass ich selbst keine Erfahrungen über das Vorkommen des Paroophoron an der skizzirten Stelle bei Neugeborenen oder Erwachsenen besässe, dass aber Tourneux kleine Drüsengruppen am freien Rande des lig. latum und unterhalb des Ovariums als Reste des sekretorischen Abschnittes der Urniere bei Säugethieren abgebildet hat.

Vor Kurzem ist es mir nun möglich gewesen, an einem fast ausgetragenen Kinde an der vermuteten Stelle das Paroophoron zu finden. Bei der Sektion entdeckte ich am lig. latum nahe dem freien Rande beiderseits kleine Nebennieren, und anolog dem Befunde bei einem männlichen Foetus hoffte ich, hier Urnierenreste zu finden. Meine Erwartungen wurden nicht getäuscht. Zwischen den Aesten der Art. spermatica lagen vereinzelte und gruppenförmig angeordnete Drüsen und sehr schön erhaltene Glomeruli.

Als ich diesen ersten, meine in der früheren Arbeit aufgestellte Hypothese beweisenden Fall, gefunden hatte, erschien eine grössere Arbeit von Rob. Meyer[1]), in welcher derselbe gleichfalls über Paroophoronbefunde berichtete und zwar genau an der von mir geforderten Stelle. Es gelang ihm in 5 Fällen, bei Foeten und Neugeborenen, zwischen den Aesten der art. spermatica, bezw. in ihrer nächsten Nähe Drüsenschläuche und zwar dreimal mit Glomeruli aufzufinden. Er kommt zu demselben Schluss wie ich, dass das Paroophoron nicht medianwärts vom Eierstock, sondern unterhalb desselben und lateral davon zu suchen sei.

Unverständlich ist mir die in einer Anmerkung ausgeführte Polemik Meyers gegen meine Angaben, die durch seine Befunde nur bestätigt worden sind. Vielleicht ist die irrthümliche Auffassung aus der nicht scharf genug markirten Abgrenzung zwischen den von mir zitirten Worten Czernys und meinen eigenen entstanden. Auch fasste ich mich absichtlich sehr kurz, weil die Erörterungen mit dem eigentlichen Thema nichts zu thun hatten. Ich bedaure das jetzt, weil ich sehe, dass die Kürze zu Missverständnissen geführt hat. Wenigstens kann der an das Czerny'sche Zitat über das Giraldès'sche Organ angeschlossene Satz: „Dasselbe (i. e. Giraldès'sche Organ) liegt also kranialwärts oder in gleicher

[1]) Rob. Meyer, Ueber epitheliale Gebilde im Myometrium des foetalen und kindlichen Uterus einschliesslich des Gartnerschen Ganges. Berlin 1899. S. Karger.

Höhe mit dem Mesorchium und Mesovarium. Die Lage des Paroophoron wird jedoch als eine kaudale bezeichnet" so aufgefasst werden, als wenn ich den Namen Giraldès'sches Organ für die homologen Gebilde bei beiden Geschlechtern angewendet wissen wollte und behauptete, dass Paroophoron und Giraldès-sches Organ nichts mit einander zu thun hätten. Ich schrieb aber vorher:

„Ich glaube daher, dass es nicht gerechtfertigt ist, Drüsenbefunde in dem Tubenwinkel mit dem Giraldès'schen Organ völlig gleich zu stellen." Denn letzteres liegt eben zwischen den Hauptverästelungen der art. spermatica, also muss das Homologon, wie schon Czerny andeutet, auch dort gesucht werden. Ich fuhr fort: „Die Lage des Paroophoron wird jedoch als eine kaudale bezeichnet. Man kann[1]) wohl kaudalwärts gelegene Urnierenschläuche als Paroophoron bezeichnen, aber der eigentliche sekretorische Theil muss an der letzten Theilungsstelle der art. spermatica vor dem Hilus der Geschlechtsdrüse gesucht werden." Damit wollte ich sagen, dass, wenn man diese dem Tubenwinkel zu gelegenen Drüsenschläuche als Paroophoron bezeichnet, dieses Paroophoron nicht homolog ist dem Giraldès'schen Organ. Will man aber den Namen Paroophoron für die dem Giraldès'schen Organ entsprechende Gebilde beim Weibe reserviren, was ich für das einzig richtige halte, so muss das Paroophoron künftig an seiner richtigen Stelle zwischen den Hauptästen der art. spermatica gezeichnet werden.

Welche Bedeutung die kaudalwärts nach dem Tubenwinkel zu gelegenen Drüsenschläuche haben, ob sie Reste des sexuellen oder sekretorischen Urnierenabschnittes sind, ob überhaupt eine solche scharfe Trennung gemacht werden kann, das wage ich zunächst nicht zu unterscheiden. (Vergl. L. Pick, Ueber Adenomyome des Epoophoron und Paroophoron. Virchows Archiv Bd. 156. 1899.)

Ferner habe ich nichts anderes behauptet, als dass der sich am längsten erhaltende sekretorische Abschnitt der Urnieren entweder kranialwärts oder in gleicher Höhe mit dem Geschlechtstheil und zwar medial und dorsal von demselben liegt. Ob derselbe früher weiter kaudalwärts gelegen ist, habe ich nicht weiter dis-

---

[1]) Im Original nicht gesperrt gedruckt.

kutirt. Mag aber auch dieser Rest des sekretorischen Urnierentheils, welcher später zum Giraldès'schen Organ und zum Paroophoron wird, dem ursprünglich kaudalen Abschnitte der Urniere entsprechen, so bleibt meine Behauptung zu Recht bestehen, dass schon vom dritten Monat an dieser Urnierentheil in gleicher Höhe oder oberhalb, d. h. kranialwärts vom Sexualtheil liegt, und dass die daraus entstehenden Gebilde bei älteren Foeten, Neugeborenen und Erwachsenen an gleicher Stelle zu suchen sind, d. h. zwischen den gröberen Aesten der art. spermatica vor Eintritt in die Geschlechtsdrüse, beim Weibe also unterhalb und nach aussen von der Ansatzstelle des Mesovarium, entlang dem freien Rande des lig. latum.

Discussion:

Herr Chiari: Ich möchte darauf hinweisen, dass gelegentlich bei Hydrocele congenita cystica testis wahrscheinlich auf Urnierenreste zu beziehende drüsige Bildungen im Plesus spermaticus zu sehen sind, wie Bittner vor einiger Zeit darüber berichtet hat.

---

40. Herr Werner Rosenthal-Frankfurt a. M.

Ueber den Nachweis von Fett durch Färbung.

Daddi[1]) hat 1897 zuerst vorgeschlagen, Fett zum histologischen Nachweis mit Sudan III, einem Bisazofarbstoff zu färben. Ich habe seit zwei Jahren dieses Verfahren angewandt und bin sehr davon befriedigt. Hier meine Präparate zu demonstriren, dazu bewog mich der Umstand, dass das Daddi'sche Verfahren zwar 1898 von Rieder[2]) für klinisch diagnostische Zwecke lebhaft empfohlen, bei den bisher veröffentlichen histologischen Arbeiten aber meines Wissens nicht verwendet wurde; Handwerck hat

[1]) L. Daddi, Archives italiennes de biologie, 1897, Une nouvelle méthode de colorer le grais etc.

[2]) H. Rieder, Deutsch. Arch. f. klin. Med., Bd. 59, 1898. Ueber die Verwendbarkeit etc.

sich in seiner unter der Leitung von Herrn Dr. Schmaus gefertigten histologisch-technischen Untersuchung[1]) sogar recht tadelnd über den Werth dieser Methode ausgesprochen.

Dieser Misserfolg beruht vielleicht z. Th. darauf, dass Daddi in seiner kurzen Mittheilung keine genaueren Angaben über die Ausführung der Färbung gegeben hat. Er hatte mir vergangenes Frühjahr die Absicht mitgetheilt, eine weitere Veröffentlichung folgen zu lassen: da erhielt ich kurz darauf seine Todesanzeige. Daher glaube ich mich berechtigt, das Verfahren, welches ich ausprobirt habe und das mich in allen Fällen zu guten Resultaten geführt hat, hier ausführlich mitzutheilen.

Das frische Material härte ich in Formol und schneide dann mit dem Gefriermikrotom. Es schien mir zweckmässig, dem Formol zur besseren Konservirung der Zellen und insbesondere der Zellkerne Zusätze zu machen. Als in den meisten Fällen vortreffliche Härtungsflüssigkeit, die sich zu allen pathologisch-diagnostischen Zwecken und auch für spätere Paraffin- oder Celloïdineinbettung eignet, benützte ich zuletzt meist 5 % Formollösung (2 % Formaldehydlösung) in gesättigter wässriger Pikrinsäurelösung[2]). Nach 24 Stunden sind etwa 5 mm dicke Scheiben darin durchgehärtet und lassen sich nach kurzem Auswaschen in fliessendem Wasser in sehr dünne Gefrierschnitte zerlegen. Schädliche Folgen von längerem oder auch wochenlangem Verweilen in solcher Lösung sind mir nicht aufgefallen, auch nicht bei einfacher Formolhärtung[3]). Es gelang bei günstigem Material, Schnitte bis herab zu 10 μ Dicke zu erhalten. In Wasser aufgefangen geben dieselben bald die Pikrinsäure, die sie noch gelb färbt, ab[4]). Ich habe dieselben dann, um bei der Färbung möglichst schonend zu verfahren, in Siebchen weiter behandelt. Die Glassiebe der käuflichen Siebdosen eignen sich

---

[1]) Carl Handwerck, Beiträge z. Kenntniss vom Verhalten der Fettkörper u. s. w. Ztschr. für wissensch. Mikr., Bd. XV, 1898, S. 177.

[2]) Nur wenn Blutfarbstoffe in den Geweben gelöst enthalten sind (meist bei gefaulten blutreichen Organen) führt diese Härtung zu störenden Farbstoffniederschlägen, die leicht mit pathologischen Pigmenten verwechselt werden können.

[3]) Vgl. dagegen Handwerck, l. c.

[4]) Handelt es sich nur um grob diagnostische oder Demonstrationszwecke, so kann man auch frische Gefrierschnitte nach der hier angegebenen Methode mit Sudan-Haematoxylin färben, wobei freilich Schrumpfungen eintreten.

dazu nicht, da die weichen Gefrierschnitte zusammengerollt durch die ziemlich weiten Oeffnungen schlüpfen und an deren rauhen Rändern häufig auch zerreissen. Sehr gut bewähren sich kugelcalottenförmige Siebchen aus Silberblech mit feinen, glattrandigen Löchern und auf drei angelöteten Füssen stehend. Mit Hilfe derselben kann man zarte Gefrierschnitte allen möglichen complicirten Färbeverfahren unterziehen und zwar, wenn man Anlass hat, mehrere Schnitte den gleichen Proceduren zu unterwerfen, in verhältnissmässig sehr kurzer Zeit. In solchen Sieben spüle ich die Schnitte in 50% Alkohol, färbe dann in gesättigter Sudanlösung in 70—85% Alkohol, in schwächerem Alkohol bis zu einer ½ Stunde, in stärkerem nur 10 Minuten etwa, spüle wieder einige Sekunden bis ½ Minute in 50% Alk., dann längere Zeit in destill. Wasser, färbe kurze Zeit in irgend einem Alaunhaematoxylin oder Haemalaun, so dass ich nicht zu differenziren brauche, spüle in destill. Wasser, lasse in Brunnenwasser das Haemateïn nachbläuen und untersuche in Glycerin oder Glycerinleim. Dann heben sich bei Beleuchtung mit weitem Kegel von Tageslicht schon bei schwacher Vergrösserung auch die feinsten Fettstäubchen durch ihre hellrothe Färbung von dem weissen oder meist graublauen Grund ab, während sie bei starker Vergrösserung und enger Blende als stark lichtbrechende Kügelchen einzeln zu erkennen sind. Etwas grössere Fetttröpfchen dagegen sind bei jeder Beleuchtung aufs deutlichste scharlachroth gefärbt.

Wesentlich scheint mir bei dem Verfahren zu sein 1. die Sudanlösung nicht in zu starkem Alkohol zu bereiten und die Schnitte nicht unnöthig lang darin zu lassen, da dabei etwas Fett gelöst werden könnte[1]; 2. das Abspülen mit 50% Alkohol: gerade dieser hat nämlich die richtige Concentration, um weder wesentlich Sudan aus dem Fett auszulaugen, noch das überschüssige Sudan auf dem Schnitt krystallinisch auszufällen, wie es geschieht, wenn man die Schnitte aus der Farblösung direct in Wasser bringt. Uebrigens können Sudankrystalle, braunrothe Nadeln und dreieckige Platten, auch wenn sie sich in nicht ganz sorgfältig gemachten Präparaten finden, zu keinen Irrtümern Anlass geben, sobald man sie einmal kennt. Endlich scheint mir auch die Nachfärbung mit Haematoxylin, die schon Daddi als anwendbar empfohlen hatte,

[1]) Exakte Versuche darüber habe ich nicht angestellt.

zur schärferen Hervorhebung auch feinster Fetttropfen sehr wichtig. Manche Arten von Zellprotoplasma halten nämlich bei dem angegebenen Verfahren etwas Sudan zurück, so dass sie ganz hellrosa gefärbt erscheinen, so z. B. die Epithelien der Leber und der gewundenen Harnkanälchen und quergestreifte Muskelfasern. Dieselben färben sich aber auch mit Alaunhaematoxylin wie bekannt recht leicht; ob bei dem angegebenen Verfahren das Haematoxylin das Sudan verdrängt oder nur verdeckt, weiss ich nicht, jedenfalls treten Fetttröpfchen nach der Haematoxylinfärbung in den genannten Zellarten viel schärfer hervor als ohne dieselbe.

Zu Thierversuchen wünschte ich auch Nahrungsfett mit Sudan zu färben; diese Versuche und Beobachtungen an den Schnitten führten zu den folgenden Erfahrungen über das Wesen der Sudanfettfärbung, die mir mit Rücksicht auf die Theorie der Färbemethoden überhaupt nicht ganz unwichtig erscheinen.

Die Sudanfärbung beruht auf der leichten Löslichkeit von Sudan III in Fett, während dieser Farbstoff in Wasser ganz unlöslich und auch in 96 °/₀ Alkohol noch nicht zu 1 °/₀ löslich ist. Dementsprechend färben sich wirklich feste Fettsubstanzen, z. B. Fettsäurekrystalle nie mit Sudan. In geschmolzener Stearinsäure ist Sudan leicht löslich wie in entsprechend erhitztem Neutralfett zu einer fast schwarzen klaren Lösung; beim Erstarren tritt dann plötzlich ein Farbenumschlag zu hellroth ein: lässt man einen Tropfen der klaren Lösung zwischen Objectträger und Deckglas erstarren, so sieht man mit starker Vergrösserung wie die schneeweissen Fettsäure- und die leuchtend rothen Sudankrystalle ganz getrennt aufschiessen. Entsprechend findet man auch in den Geweben nie anderes als tropfenförmiges Fett gefärbt. Ich muss also mit Handwerck der Angabe Daddi's entgegentreten, dass der Farbstoff an die Fettsäuren gebunden sei, z. B. bei der Verseifung an diesen hafte.

Es gelang mir nun aber nicht, Oele oder thierische Fette in vitro entsprechend intensiv zu färben, wie bei dem oben angegebenen Verfahren das Fett in den Geweben, derart nämlich, dass noch Tröpfchen von höchstens wenigen Mikren im Durchmesser deutlich roth erschienen. Durch Erhitzen des Fettes konnte ich zwar entsprechend intensive Farblösungen erhalten, beim Abkühlen auf Zimmertemperatur aber krystallisirte der überschüssige Farbstoff wieder aus unter Abblassen des Fettes. Höchstens zweiprocentige, in dünner

Schicht nur hellorange gefärbte Lösungen waren klar haltbar. Ich musste deshalb annehmen, dass sich in dem Gewebsfett bei der Färbung eine übersättigte Lösung des Farbstoffs bilde. Diese Annahme wurde auf schönste bestätigt, als ich in verschiedenen kräftig gefärbten Präparaten nach Wochen und Monaten in grösseren Fetttropfen (in richtigen Fettzellen) vorher nicht vorhandene Sudankrystalle fand, während die Färbung des Fettes entsprechend heller geworden war. In kleinen und kleinsten Fetttröpfchen war eine solche Krystallisation niemals eingetreten und dieselben erschienen daher z. Th. deutlich dunkler gefärbt, als vielmals dickere grosse Tropfen.

Es entsteht also in den Geweben eine übersättigte Lösung des Farbstoffs im Fett, die infolge mechanischer Bedingungen meist dauernd erhalten bleibt. Auf Deckgläschen aufgestrichnes Fett dagegen färbt sich nach dem angegebenen Verfahren nicht stärker, als der Löslichkeit des Sudan bei Zimmertemperatur entspricht; ebenso verhält sich Fett, das mit dem Messer über den Schnitt verschleppt und in seine Gewebsspalten gepresst worden ist[1]).

Ich habe mich bemüht die Zuverlässigkeit der Methode zu prüfen: ist alles, was im Gewebe sich mit Sudan färbt, Fett und färbt sich alles Fett damit? Die zweite Frage ist schwer zu beantworten, da wir keine andere Methode besitzen, alles Fett zu erkennen, um damit die Sudanbilder zu prüfen. Ich kann nur sagen, dass das Sudan nie versagte, wo unzweifelhaft Fett vorhanden war, und dass sich damit Fett in Gewebsformen nachweisen liess, in denen es bisher noch nicht beobachtet war, und wo die Untersuchung des frischen Materials wie auch Osmiumhärtung im Stich liessen. Dass man nicht erwarten darf, feste, krystallisirte fettähnliche Substanzen damit zu färben, geht aus dem früher gesagten hervor.

---

[1]) Das ungünstige Urtheil Handwercks über die Methode beruht vermuthlich z. Th. auf solchen Beobachtungen. Es drängt sich die Hypothese auf, die Bildung der übersättigten Lösung beruhe auf dem Vorhandensein von Membranen um die Fetttropfen, welche für alkoholgelöstes Sudan durchgängig, für fettgelöstes undurchgängig seien. Die Hypothese ist nicht gewagt, da Membranen um Fetttröpfchen ja schon von Beneke und von Schmaus dargestellt worden sind. Hervorheben will ich aber, dass sich auch die anscheinend freien Fetttröpfchen in Intercellularsubstanz und capillare Fettemboli färberisch wie das Zellfett verhalten, also auch durch Membranen begrenzt gedacht werden müssen.

Ist nun alles Gefärbte wirklich Fett? Deutlich färbt sich mit der Methode auch Nervenmark, aber in einem viel helleren und mehr rosenrothen Ton als Fett. Rein dargestelltes Lecithin scheint sich im selben Ton wie Nervenmark mit Sudan zu färben. Eine Verwechslung von Myelintropfen und Fett ist jedenfalls auszuschliessen.

Ich benützte als Reagenz auf Fett seine Löslichkeit in Schwefeläther und in Petroläther. An sehr vielen Präparaten, besonders in allen Fällen, in denen an der Natur der gefärbten Tröpfchen nur irgend ein Zweifel auftauchen konnte, färbte ich mehrere Schnitte zusammen in der oben geschilderten Weise und untersuchte sie. Dann wurde ein Theil der Schnitte, nach kurzem Abspülen in concentrirtem und in absolutem Alkohol, für $^1/_2$ Stunde oder länger in Schwefel- oder Petroläther gebracht, dann wieder durch Alkohol in Wasser zurückgebracht und nun ebenso wie das erste Mal mit Sudan gefärbt. In keinem Fall wurden dann noch mit Sudan gefärbte Tröpfchen in den Präparaten gefunden, während Myelin z. B. von neuem, wenn auch in etwas anderem Ton als zuerst, schwach gefärbt hervortrat. So lange also andere, in Schwefeläther und Petroläther leicht lösliche, in Wasser unlösliche und stark lichtbrechende Substanzen, die Sudan leicht lösen, aus thierischen Geweben nicht bekannt sind, dürfen wir alles mit Sudan orange oder scharlachroth Gefärbte für Fett erklären.

Bei flüchtiger Untersuchung, ungenügender Beleuchtung oder Vergrösserung können dem wenig Geübten Verwechslungen mit den stark lichtbrechenden braunen Pigmenten atrophischer Muskelfasern oder Leberzellen unterlaufen, da diese Körnchen bei der angegebenen Behandlung vortrefflich erhalten bleiben und im Kontrast zum bläulichen Grund oft röthlich schimmern. Eine genauere Untersuchung oder auch die Lösungsprobe mit Aether klären dann auf. Wirkliche Lipochrome erhielt ich leider nicht zur Prüfung.

Zur Beurtheilung des praktischen Werths der Färbung müssen wir sie mit den bisher üblichen Untersuchungsmethoden auf Fett vergleichen, der Untersuchung des frischen Materials und der Osmirung. Die Untersuchung frischer Abstreif- oder Zupfpräparate oder von Gefrierschnitten führt ja in vielen Fällen bequem zum Ziel, aber sie lässt sich häufig nicht anwenden. In vielen Fällen kann man mit ihr nicht entscheiden, ob die nachgewiesenen stark lichtbrechenden Körnchen Fett oder irgend eine andere Substanz sind:

denn die oben angeführten Lösungsreactionen versagen hier, da bei ihnen das Eiweiss koagulirt und dadurch das Aussehen der Schnitte derart verändert wird, dass man nicht mehr beurtheilen kann, ob die vorher vorhandenen „Fettkügelchen“ erhalten oder verschwunden seien.

Als grosser Vorzug der Osmirung wäre dagegen hervorzuheben, dass man das osmirte Material einbetten und sehr feine Schnitte herstellen kann. Ich brauche aber nur auf Handwercks Untersuchung zu verweisen, die ergab, dass dabei nicht alles vorhandene Fett geschwärzt und erhalten wird. Das von Handwerck empfohlene Verfahren, Schnitte in erwärmter Marchi-Lösung zu osmiren, gleicht in der Vorbehandlung vollständig dem oben geschilderten, hat also in dieser Hinsicht keine Vorzüge. Das Resultat aber sind, nach meiner Erfahrung beim Vergleich beider Methoden an demselben Material, viel klarere und schärfere Bilder bei Sudan-Haematoxylin- als bei Osmiumbehandlung. Dazu kommt, dass bei Osmiumbildern zuweilen Täuschungen unterlaufen können durch andere osmiumreduzirende Substanzen oder durch schwarzbraune Pigmente und dass osmiumgeschwärztes Fett in Aether und Petroläther doch ungleich schwerer löslich ist, als unverändertes, so dass die oben beschriebenen Lösungsproben sich an Osmiumpräparaten schwerer anstellen lassen, als an Sudanpräparaten. Endlich aber fand ich auch in verschiedenen Fällen mit Sudanfett feinste Fetttröpfchen, die ich nach Handwercks Vorschrift nicht darstellen konnte. Das darf nicht überraschen, da ja nach H.'s Untersuchung nur Oleïn und Oleïnsäure Osmium reduziren, man aber nicht a priori die Möglichkeit zurückweisen kann, dass in den Geweben reine Palmitin- und Stearinfette entständen.

Handwerck selbst hat anscheinend solche Bilder mit Sudan gesehen. Denn er erwähnt, dass man damit öfters Fett ausserhalb von Zellen finde, nie aber bei Osmierung. Er wagt die Vermuthung, es handle sich um Kunstproducte, indem sich etwas Fett im Sudanalkohol löse und dann wieder im Gewebe ausgefällt werde. Wäre diese Annahme begründet, so müsste man erwarten, viel mehr solcher Bilder zu finden, wenn man Schnitte aus dem Sudanalkohol direct in Wasser bringt. Dann sieht man zwar immer Sudankrystalle in Menge über die Schnitte vertheilt, aber freie Fetttröpfchen ebenso selten wie bei der vorschriftsmässigen Behandlung. Zweitens lassen sich die Bilder von freien Fetttröpfchen, die ich beobachtet habe, durch jene Annahme nicht erklären; denn diese finden sich dann immer in ganz bestimmten Gewebspartien, sehr unregelmässig über die Schnitte vertheilt, und ohne jede örtliche Beziehung zu grösseren intracellulären Fetttropfen, in deren nächster Nähe allein man sie nach Handwercks Annahme erwarten müsste. Freilich muss man bei allen Präparaten sehr vorsichtig in der Beurtheilung sein; denn Verschleppung von Fett mit dem Mikrotommesser kommt sehr häufig und in jeder Form vor. Die grösseren dieser Tropfen zwar färben sich nur blass, wie oben erwähnt; aber kleinere häufig ebenso intensiv wie das übrige Fett, vermuthlich weil sie unverletzt verlagert worden sind.

Nach alledem scheint mir die Färbung mit Sudan, wenn nöthig mit der Gegenprobe der Aetherlöslichkeit, das zuverlässigste Untersuchungsmittel auf Fett. Sie ist zugleich bequem auszuführen und liefert hübsche Bilder. Ganz besonders eignet sie sich zu Demonstrationszwecken, und zur Aufsuchung sehr seltenen Fettes, z. B. vereinzelter verfetteter Muskelfasern. Ganz leicht fettig degenerirte Muskelfasern fallen auch in dicken und grösseren Schnitten schon bei 70facher Vergrösserung durch einen röthlichen Schimmer genügend auf. Endlich sind die Präparate haltbarer als Osmiumpräparate. Handwerck giebt an, dass auch bei dem von ihm vorgeschlagenen Einschluss in venetianisches Terpentin ohne Deckglas die Osmiumfärbung sich nicht immer hielte. Die in gutem Glycerinleim eingeschlossenen Sudan-Haemateïnpräparate zeigen dagegen auch nach mehr als einem Jahr keine Veränderung.

Zum Schlusse seien hier einige Befunde erwähnt, die ich mit dieser Methode erhob und die vielleicht einiges Interesse erwecken, z. Th. meines Wissens noch nicht bekannt sind.

In allen möglichen Epithelien liesen sich unter pathologischen Bedingungen feine Fetttröpfchen ohne sonstige Degenerationszeichen finden, unter anderm auch in verhornenden Plattenepithelien, ohne dass es sich irgend um eine bösartige Neubildung handeln konnte, z. B. an frisch überhäuteten Stellen chronischer Unterschenkelgeschwüre. Die Fetttröpfchen lagen dann in Zellen des Rete Malpighi in der Nähe der Kerne, ähnlich wie die Keratohyalinkörner. Doch liess sich in Präparaten, in denen auch diese deutlich mit Haematoxylin gefärbt waren, gar keine weitere Beziehung zwischen ihnen und den Fetttröpfchen bemerken.

Im Granulationsgewebe finden sich häufig fettenthaltende junge Bindegewebszellen und noch häufiger mit Fett vollgepfropfte Mastzellen. Im miliaren Tuberkel dagegen sah ich nie Fett, wenn noch keine Verkäsung eingetreten war. Mit dieser tritt auch Fett auf, doch findet sich im Innern etwas ausgedehnterer Käsemassen kein Fett mehr, oder doch nur Spuren, während gerade die Grenze des Käseheerdes wie conturirt erscheint von fettführenden Zellen. Dort liegende Riesenzellen ähneln dann zuweilen Fettzellen, während andere Riesenzellen daneben ganz frei von Fett sind. Zuweilen findet man Schnitte durch frische Käsemassen durchzogen von Strichen mit kleinen Fetttröpfchen: es sind das offenbar frühere Grenzen kleinerer Käseheerde, die zu dem grossen verschmolzen, wobei auf den „Binnengrenzen" das Fett dann nicht wieder verschwand, wie es augenscheinlich geschieht bei allmählichem Wachsen der Verkäsung auf Kosten des Tuberkelgewbes.

Dann sah ich bei plötzlichen Kreislaufstörungen, z. B. im Experiment, 6 Stunden nach Unterbindung eines Nierenarteriensastes beim Kaninchen, an der Grenze des Infarctes, starke Schwellung und Verfettung des Gefässendothels.

Endlich beobachtete ich, wie oben erwähnt, Fett ausserhalb von Zellen, und zwar in Form allerfeinster dicht beisammen liegender Tröpfchen innerhalb pathologisch veränderter Intercellularsubstanz. Dass solche Befunde noch nicht beschrieben wurden, beruht wohl darauf, dass diese Fettstäubchen sich weder im frischen Präparat von der sehr stark lichtbrechenden umgebenden Substanz abheben, noch sich meiner Erfahrung nach mit Osmium schwärzen lassen. Solches mit Sudan sehr leicht demonstrirbare Fett, dessen Tröpfchen sich aber zuweilen nur mit der Immersionslinse getrennt erkennen lassen, fand ich einigemal im hyalin degenerirten Stroma von Carcinomen, dann öfters in der hyalinen Substanz kleiner sklerotischer Arterien und endlich bei einigen Fällen von Amyloïd innerhalb der amyloïden Substanz verschiedener Organe. Bei andern Fällen von Amyloïd dagegen vermisste ich es auch bei mehrmaliger Untersuchung.

Ich hoffe, die eben angeführten Beobachtungen nach systematischer Nachprüfung des gesammelten Materials bald ausführlicher veröffentlichen zu können.

41. Herr Scheib-Prag.

Ueber einen Fall von chronischer Tuberculose der Parotis.

Die Tuberkulose der Parotis gehört zu den allerseltensten pathologischen Befunden. Bis jetzt sind, abgesehen von einem Falle von Legueu, der in der Séance de la societé anatomique de Paris am 9. Januar 1896 einen Fall als „Tuberculose ascendente" der Parotis erwähnte (siehe Progrès médical 1896, No. 1, S. 7), über den aber bisher meines Wissens keine weitere Publication erschienen ist, des genaueren beschrieben nur zwei Fälle, nämlich die Fälle von Stubenrauch 1894 und Bockhorn 1898.

Im Falle von Stubenrauch (siehe Archiv für klin. Chirurgie, Bd. 47, Heft 1, S. 26) handelte es sich um einen sonst völlig gesunden 60jährigen Mann, der seit mehreren Jahren an Stomatitis und profuser Speichelsecretion gelitten hatte. Bei seiner Aufnahme in die Universitäts-Poliklinik in München fand man vor dem rechten Ohre eine 3 cm im Durchmesser haltende halbkugelige cystische Geschwulst, die von normaler verschieblicher Haut bedeckt war. Dieselbe hatte sich im Laufe von 3 Monaten aus einem kleinen, harten Knoten, der keine Beschwerden verursacht hatte, entwickelt. Bei der Exstirpation erwies sich der Tumor als eine aus dem umgebenden Parotisgewebe leicht ausschälbare mit einer speichelartigen Flüssigkeit erfüllte Cyste, die nur an der Basis mit dem Drüsengewebe inniger verwachsen war. Die mikroskopische Untersuchung der Cystenwand ergab als innerste Schicht tuberculöses Granulationsgewebe (von Leukocyten umgebene Epitheloidzellenhaufen mit stellenweiser centraler Nekrose, hie und da Riesenzellen aufweisend). Durch fibrilläres Bindegewebe war von dieser geschieden eine zweite Schicht, bestehend aus zerstreutliegenden Ausführungsgängen, durch Epitheloidzellentuberkel getrennt. Die Gefässe erschienen verdickt, ihr Lumen verengt und zeigten dieselben kleinzellige Infiltration in der Umgebung. Die äusserste Gewebslage in der Cystenwand erwies sich als bestehend aus Drüsenläppchen, von welchen meist die peripher gelegenen Theile erkrankt waren. Auch hier fanden sich Epitheloidzellentuberkel, obliterirte Gefässe, die wie auch die Drüsenausführungsgänge kleinzellige Infiltration in der Nachbarschaft zeigten. Der mikroskopische

Nachweis der Tuberkelbacillen bestätigte die Diagnose auf Tuberculose.

In dem von Bockhorn beschriebenen Falle (siehe Archiv für klin. Chirurgie, Bd. 56, Heft 1, S. 189) hatte sich bei der früher immer gesunden 39 jährigen Patientin im Laufe von acht Tagen eine die ganze linke Wange einnehmende, bei Berührung schmerzhafte Geschwulst entwickelt. Dieselbe war von praller Consistenz, die Haut darüber geröthet, gespannt und glänzend, nicht aufhebbar. Die in zwei Operationen und nachheriger längerer ambulatorischer Behandlung auf der Klinik des Herrn Prof. v. Bergmann in Berlin vorgenommene Entfernung der erkrankten Theile führte die Patientin vollkommener Heilung zu. Bei der mikroskopischen Untersuchung fand sich auch hier 1. noch normales Drüsengewebe, 2. Auftreten von Rundzellenanhäufungen und von epitheloiden Zellen im Bindegewebe, 3. eine Schicht mit starker keimzelliger Infiltration, Epitheloidzellen und Riesenzellen, jedoch ohne Drüsengewebe und 4. Partien nur mit Verkäsung. Auch in diesem Falle wurden mikroskopisch Tuberkelbacillen nachgewiesen.

Bei Erörterung der Genese der Tuberculose der Parotis kommt keiner der beiden Autoren zu einem bestimmten Schlusse. Stubenrauch schliesst eine primäre tuberculöse Erkrankung der in der Parotis gelegenen Lymphdrüsen wegen vollständigen Mangels derartigen Gewebes in den untersuchten Schnitten aus und glaubt an eine ductugene Entstehung der Tuberculose in seinem Falle, wofür ihm die chronische Stomatitis und die Entzündungserscheinungen um die Ausführungsgänge zu sprechen scheinen. Bockhorn zählt die verschiedenen überhaupt denkbaren Genesen auf. In Bezug auf seinen Fall spricht sich Bockhorn dahin aus: Eine primäre Erkrankung der in der Parotis gelegenen Lymphdrüsen ist auszuschliessen; eine Infection von den Tonsillen aus ist nicht wahrscheinlich, weil Patientin nie an Anginen gelitten hatte, und für eine ductugene Entstehung spricht nicht das mikroskopische Bild; so dürfte also die tuberculose Erkrankung auf interacinösem Wege, vielleicht durch Vermittelung der Lymphbahnen vom Munde aus, entstanden sein.

Es erscheint somit die Mittheilung neuer Fälle gewiss sehr wichtig, um auf diese Weise der Frage nach der Genese der Tuberculose der Parotis näher zu rücken.

Mein Fall betrifft ein 15 jähriges Mädchen aus Prag, welches am 31. Dezember 1898 auf die II. interne Abtheilung des Herrn Hofrath Professor Dr. Pribram aufgenommen wurde. Dieselbe hatte seit 4 Wochen eine Anschwellung an der rechten Wange in der Parotisgegend bemerkt; welche hie und da besonders bei Nacht schmerzhaft war. Seit 14 Tagen hatte sich Husten ohne Auswurf gezeigt und waren in der Nacht Schweisse aufgetreten; dabei war der Appetit geringer geworden. Bis auf einen vor 2 Jahren überstandenen „Typhus“ war Patientin früher immer gesund gewesen. Ihre Eltern und Geschwister sollen ebenfalls immer gesund gewesen sein. Bei Erhebung des Status constatirte man bei der auffallend blassen und mässig fiebernden (38·1° C) Patientin eine der rechten Parotis entsprechende Anschwellung, über welcher die Haut nicht faltbar war und wärmer erschien. Die Mundöffnung des rechten Ductus Stenonianus sprang als kleinerbsengrosse, bei Druck leicht schmerzhafte, etwas geröthete Protuberanz vor. Weiter zeigte sich eine Vergrösserung der rechtsseitigen Halslymphdrüsen. Ueber den Lungen bestanden nur vereinzelte Rasselgeräusche. Sonst liess sich nichts pathologisches nachweisen. Am 11. Januar 1899 wurde die Patientin behufs Vornahme eines etwaigen chirurgischen Eingriffes auf die Klinik des Herrn Professor Dr. Wölfler transferirt. Hier constatirte man eine Anschwellung in der rechten Parotisgegend; dieselbe war ziemlich derb, aus einem Ganzen bestehend und zeigte in der Höhe des äusseren Gehörganges Fluctuation, sie war bei Druck schmerzhaft; die Haut darüber erschien nicht geröthet. Der Mund konnte nur wenig geöffnet werden. Die Geschwulst begrenzte sich nach hinten bis über den Musculus sternocleido-mastoideus, ging über den Unterkieferwinkel nach abwärts und nach vorne bis zum Vorderrande des Musculus masseter. Die Lymphdrüsen des Halses waren tastbar und vergrössert. Bei der noch am 11. Januar 1899 vorgenommenen Incission über der fluctuirenden Stelle entleerten sich necrotische Massen. Die Incission wurde durch einen Trockenverband bedeckt. Vom nächsten Tage an stieg nun die Temperatur constinuirlich höher, sodass dieselbe am 16. Januar 1899 40·2° C erreichte. Am 13. Januar constatirte man über der rechten Lunge oben und unten etwas Dämpfung, leichtes Bronchialathmen und verstärkten Stimmfremitus. Im Secrete, welches sich aus der Incisionswunde entleerte, wurden mikroskopisch zahlreiche Tuberkelbacillen nachgewiesen. Nun wurde die Patientin abermals auf die

II. interne Abtheilung des Herrn Hofrathes Professor Dr. Pribram transferirt. Auch hier ergab die bakteriologische Untersuchung des Secretes aus der Incisionswunde der rechten Parotisgegend Tuberkelbacillen. Das 40° C betragende Fieber dauerte in dieser Höhe bis zum Tode an. Am 25. Januar und 26. Januar trat Epistaxis auf, wodurch die ohnedies sehr beträchtliche Anaemie noch gesteigert wurde. Am 2. Februar 1899 erfolgte der Exitus letalis. Die klinische Diagnose wurde auf: Parotitis tuberculosa dextra, Chlorosis und Tuberculosis pulmonum gestellt.

Die am 3. Februar 1899, 1^h p. m. im deutschen pathologisch-anatomischen Institute von mir vorgenommene Section ergab folgenden Befund:

Der Körper war 164 cm lang, von kräftigem Knochenbaue, gut entwickelter Muskulatur und von mittlerem Panniculus adiposus subcutaneus. Die allgemeine Decke war sehr blass. Unterhalb der linken Mamma fand sich eine circa handtellergrosse Fläche der Haut mit zahlreichen bis erbsengrossen Haemorrhagien besetzt. Ebensolche kleine Blutungen bedeckten die Haut an der Radialseite des linken Handgelenkes. Todtenflecken waren an den abhängigen Körperpartien nicht wahrnehmbar. Die Todtenstarre war an den Extremitäten deutlich ausgesprochen. Das Haupthaar war braun, die Pupillen mittelweit, die rechte erschien etwas weiter als die linke. Die sichtbaren Schleimhäute zeigten grosse Blässe. Vor dem rechten Ohre in der Parotisgegend bemerkte man eine schräg nach abwärts in der Richtung gegen den rechten Mundwinkel zu verlaufende, circa 2 cm lange und auf 1 cm klaffende Incisionswunde, in deren Grunde verkästes Gewebe sichtbar war. Die ganze Gegend der rechten Parotis war geschwollen, die Haut darüber aber nicht geröthet. Der Hals und Thorax waren von mittlerer Länge, die Mammae drüsenreich, ziemlich gross. Das Abdomen überragte etwas das Niveau des Thorax, die Bauchdecken waren nicht gespannt. Das äussere Genitale zeigte nichts abnormes. Die weichen Schädeldecken waren blass, in ihrer vorderen Hälfte fanden sich 3 circa 1 cm^2 grosse Blutaustritte. Der Schädel hatte einen Horizontalumfang von 52 cm und war von normaler Dicke. Die Sinus der harten Hirnhaut erfüllte spärliches geronnenes Blut. Die weichen Hirnhäute und das Gehirn zeigten starke Anaemie und war die weisse Substanz des Grosshirns wie auch die Rinde und das Mark der beiden Kleinhirnhemisphären von zahlreichen frischen punktförmigen Haemorrhagien durchsetzt. Das Zwerchfell reichte rechts bis zur 3., links bis zur 4. Rippe. Die blasse Schleimhaut des Mundes und Pharynx war nicht pathologisch verändert. Die Zähne waren vollkommen intakt. Das Ostium des rechten Ductus Stenonianus erwies sich als völlig normal. Dagegen erschien die rechte Parotis bei der vorgenommenen Präparation total verkäst. Sie bestand aus einem Aggregate von hanfkorn- bis haselnussgrossen käsigen Herden, welche zum Theile bereits zur Consistenz eines dicken Eiters erweicht waren. Makroskopisch erkennbares Parotisgewebe war nirgends mehr zu sehen. Ebenso waren die rechtsseitigen submaxillaren Lymphdrüsen, wie auch die sonstigen oberflächlichen und tiefen Lymphdrüsen auf der rechten Halsseite verkäst. Die Glandulae salivales submaxillares und sublinguales erschienen makroskopisch, sowie die l. Parotis nicht erkrankt. Die Schilddrüse liess nichts pathologisches erkennen, ebenso wenig die Schleimhaut des Larynx und der Trachea, die nur grosse Blässe aufwiesen. Die Lymphdrüsen an der linken Halsseite waren nicht verändert. Die Lungen waren frei, zeigten mässige Dunsung, erschienen auf dem Durchschnitt blass, oedematös und waren von spärlichen bis halberbsengrossen weislichgelben Knötchen durchsetzt. Die peribronchialen Lymphdrüsen der rechten Seite, von welchen zwei stark verkalkt waren, waren deutlich vergrössert. Die linksseitigen peribronchialen Lymphdrüsen erwiesen sich anthrakotisch und auf dem Durchschnitt von kleinen weisslichen Knötchen durchsetzt. Im Herzbeutel fanden sich zwei Esslöffel serös-fibrinösen Exsudates. Das Pericard war mit einigen käsigen Knötchen von Erbsengrösse besetzt. Das Herz zeigte von der Blässe abgesehen nichts abnormes. Den gleichen Befund gab der Oesophagus. Die Leber war entsprechend gross von gewöhnlicher Consistenz und liess auf ihrer Oberfläche wie auf dem Durchschnitte stecknadelkopfgrosse über die Fläche nicht vorspringende weissliche Knötchen erkennen. Die Milz war von massenhaften gleich beschaffenen Knötchen durchsetzt. Die Nieren waren blass, sonst gesund, desgleichen der übrige Harnapparat. Auf dem linken Ovarium sass kurzgestielt ein erbsengrosses accessorisches Ovarium. Ersteres zeigte auf dem Einschnitt einen über erbsengrossen frischen Blutungsherd in einen Follikel. Der übrige Genitalapparat, der ganze Magen und Darmcanal, das

Pankreas und die Nebennieren liesen mit Ausnahme der Blässe nichts pathologisches erkennen. Die pathologisch-anatomische Diagnose lautete: Tuberculosis obsoleta glandularum lymphaticarum peribronchialium dextrarum. Tuberculosis chronica parotidis dextrae et glandularum lymphaticarum colli lateris dextri. Tuberculosis chronica pulmonum, hepatis, lienis et pericardii. Ecchymoses multiplices cerebri, cerebelli et cutis. Haemorrhogia in folliculo ovarii sinistri. Anaemia universalis. Ovarium accessorium sinistrum.

Zum Zwecke der weiteren Untersuchung wurde ein grosses Stück der rechtsseitigen Parotis aus der Leiche herausgeschnitten und in 2 Scheiben zerlegt. Die eine derselben wurde behufs makroskopischer Demonstration nach Kaiserling conservirt, die andere Scheibe wurde für die vorzunehmende histologische Untersuchung in 5 Stück zertheilt, diese Stücke in Alkohol gehärtet und nach Celloidineinbettung geschnitten. Eine gleiche Härtung in Alkohol erfuhren die beiden Gaumentonsillen, die beiderseitigen Glandulae salivales sublinguales, ein Stück der Glaudula salivalis submaxillaris dextra und schliesslich je ein Stück Leber und Milz. Die sofortige mikroskopische Untersuchung der Ausstrichpräparate von den Schnittflächen der verkästen rechten Parotis, mittelst der Verfahren von Ehrlich und Ziehl-Neelsen ergab reichlichste Tuberkelbacillen.

Das Ergebniss der histologischen Untersuchung der fünf aus der Parotis herausgeschnittenen erkrankten Gewebsstücke, bei denen durchwegs die Färbung mit Haematoxylin-Eosin angewandt wurde, war folgendes:

Stück I. Dasselbe wies ziemlich grosse Herden von Verkäsung auf; an der Peripherie dieser aber auch selbständig meist die Mitte einzelner Läppchen einnehmend fand sich Granulationsgewebe, welches sich vielfach zu Miliartuberkeln verdichtete. Dieses Granulationsgewebe erwies sich als epitheloides Tuberkelgewebe. Auf dieses folgte nach aussen zu kleinzellige Infiltration, wodurch die benachbarten Acini oft vollständig verdeckt wurden.

Stück II. Hier fand sich der gleiche Befund wie in I. Ausserdem konnte man mitten im Granulationsgewebe verlaufende, erweiterte mit Detritus erfüllte grössere Drüsengänge noch deutlich erkennen, deren Epithel bereits in Zerfall begriffen war. In deren Nähe befindliche Blutgefässe erschienen nicht pathologisch verändert.

Andererseits waren aber vielfach in verkästem Gewebe liegende frisch thrombosirte Gefässe zu sehen.

Stück III zeigte theils noch völlig erhaltene Drüsenläppchen, theils solche, die im Centrum Granulationsgewebe enthielten, an welches sich nach aussen Verkäsung anschloss. In einzelnen Arterien und Venen, die in verkästem Gewebe lagen, war Thrombose (Fibrin und Leukocyten) wahrzunehmen.

Stück IV (siehe Fig. I). Auch hier waren wiederum grössere und kleinere Herde von Verkäsung mit peripherem Granulationsgewebe im Centrum von Drüsenläppchen sichtbar. In diesen Herden waren oft von Detritus erfüllte obliterirte Drüsengänge gelegen. In den noch nicht zerfallenen Drüsenpartien zeigten sich an den Drüsengängen Entzündungserscheinungen, während die Blutgefässe noch keine Veränderung aufwiesen. Innerhalb des verkästen Gewebes lagen stellenweise thrombosirte Gefässe.

Stück V liess gleichfalls Herde von Verkäsung mit peripher angeordnetem Granulationsgewebe erkennen, in welchem hier und da grössere oder kleinere Drüsenpartien noch erhalten waren. Stellenweise waren in Schnitten dieses Stückes Käseherde in dem benachbarte Acini von einander trennenden Bindegewebe ge-

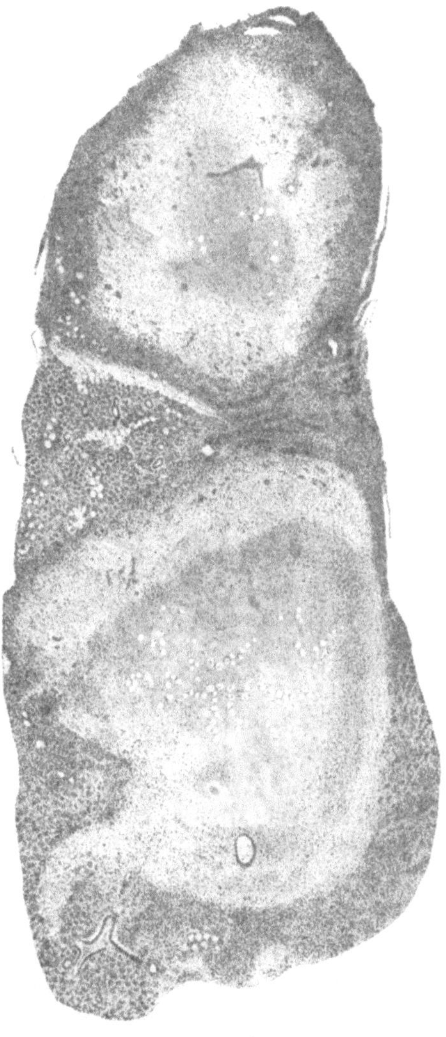

Fig. I.

lagert, die von diesem auf das umliegende Drüsengewebe übergriffen (siehe Fig. II).

In den Schnitten von sämmtlichen fünf Stücken wurde nach Tuberkelbacillen gesucht und hierzu die früher erwähnten Färbungsmethoden benützt. Schon nach relativ kurzem Suchen gelang es in allen Schnitten Tuberkelbacillen in stattlicher Zahl aufzufinden und zwar lagen dieselben theils mitten im verkästen Gewebe,

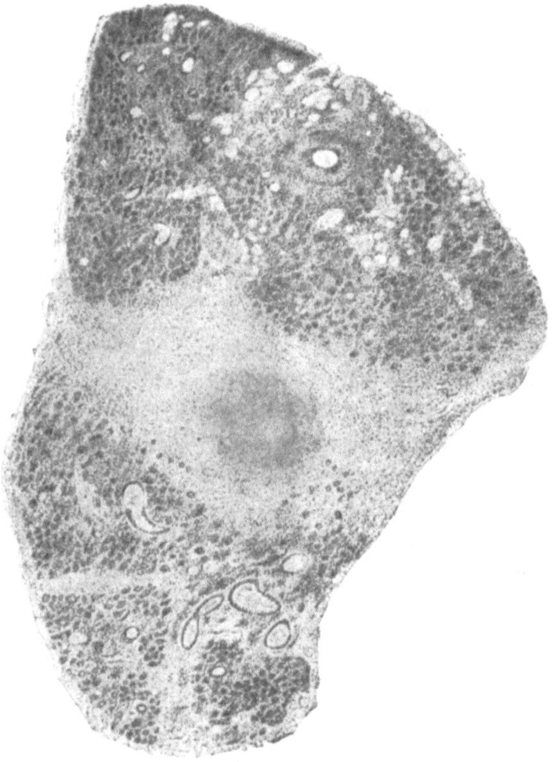

Fig. II.

theils an der Grenze zwischen diesem und dem tuberkulösem Granulationsgewebe.

Nur in Schnitten von Stück III waren die Tuberkelbacillen ausserdem noch haufenweise in nächster Umgebung von drei grösseren Blutgefässen, von denen zwei frischer, das dritte älter thrombosirt waren, halbkreisförmig in grösstenteils verkästem Gewebe gelagert; und zwar in solcher Menge, dass man bereits mit schwacher Vergrösserung dieselben als roth gefärbte Einlagerungen in dem mit Löfflers Methylenblau nachgefärbten Gewebe erkennen konnte. Nirgends jedoch war und zwar auch nicht ein einziger Tuberkelbacillus innerhalb von Drüsengängen, weder in erhaltenen noch in bereits erkrankten, wie auch nicht in Gefässen zu finden.

Die mikroskopische Untersuchung der beiden Gaumentonsillen, der Glandulae salivales sublinguales und der Glandula salivalis submaxillaris dextra ergab bis auf geringe Lipomatose in den Speicheldrüsen vollkommen normale Verhältnisse. Dagegen wurde die schon makroskopisch gestellte Diagnose auf Tuberkulose im Bereiche der zahlreichen Knötchen in Leber nnd Milz durch das Mikroskop vollkommen bestätigt, indem dieselben sich als zerstreute Herde miliarer Tuberkel erwiesen, die meist im Centrum starke Verkäsung zeigten und den gleichen Charakter hatten, wie die Tuberkelherde in der rechtseitigen Parotis.

Es liegt somit hier in der That ein Fall von Tuberkulose der Parotis vor, und zwar chronischen Charakters, was durch die bereits hochgradige Verkäsung gekennzeichnet ist, und zeichnet sich dieselbe durch den grossen Reichthum an Tuberkelbacillen aus. Geht man an die Erörterung der Genese dieser tuberkulösen Erkrankung der Parotis, so sind, wie es bereits Bockhorn auseinandergesetzt hat, folgende Möglichkeiten ins Auge zu fassen:

1. Könnte es sich um eine primäre Tuberkulose der im Innern der Parotis gelegenen Lymphdrüsen handeln, die erst secundär auf jene übergegriffen hatte. Da in sämmtlichen untersuchten Schnitten von der Parotis nirgends eine Spur von Lymphdrüsengewebe zu finden war, glaube ich diese Entstehungsart ausschliessen zu dürfen.

2. Wäre an ein Aufsteigen der tuberkulösen Erkrankung von der Mundhöhle aus innerhalb des Ductus Stenonianus in die Drüse selbst zu denken, i. e. an eine ascendirende Tuberkulose der Parotis.

Gegen eine derartige Auffassung meines Falles scheint mir zu sprechen a) der in der Leiche ganz normale Befund an der Mündung des rechtseitigen Ductus Stenonianus in der Mundhöhle, b) der vollständige Mangel von Tuberkelbacillen in Drüsengängen in den zahlreichen untersuchten Schnitten, c) das Fehlen von dominirenden Veränderungen in den Drüsengängen; vielmehr lassen sich die pathologischen Veränderungen an diesen ganz gut als secundär erklären.

3. Ist die Entstehung auf interacinösem Wege, also auf dem Wege der Blut- oder Lymphbahn zu bedenken und zwar entweder von der Mundhöhle aus, wo ja auch beim gesunden Menschen, wie von vielen Autoren nachgewiesen wurde, häufig Tuberkelbacillen sich finden, oder einem anderweitigen tuberkulösen Herde im Körper. Als Anhaltspunkte für eine derartige Auffassung der Genese in meinem Falle sind zu erwähnen: a) der theils intra-, theils interlobulare Beginn des tuberkulösen Prozesses (siehe Fig. I u. II). b) Die anatomische Identität der Tuberkulosenherde in der Parotis mit den Tuberkelherden in der Leber und Milz. c) Der Umstand, dass die Verbreitung der Tuberkelbacillen eine derartige war, dass mitunter grosse Mengen in förmlich dichtgedrängten Haufen in der unmittelbaren Nähe von grossen Blutgefässen, die oft älter thrombosirt waren, sich fanden. Da eine Stomatitis nicht vorhanden war, ferner die Zähne gesund waren und keine tuberkulose Erkrankung der Tonsillen sich nachweisen liess, erscheint die Annahme der Genese der Parotistuberkulose von der Mundhöhle aus unwahrscheinlich. Ich glaube daher meinen Fall in genetischer Hinsicht dahin auffassen zu müssen, dass hier von einem älteren tuberkulosen Herde, etwa von der Tuberkulose der rechtseitigen peribronchialen Lymphdrüsen auf dem Wege der Blutbahn Tuberkelbacillen in die rechtseitige Parotis importirt wurden und dort die Parotistuberkulose erzeugten. Die Tuberkulose der Lymphdrüsen an der rechten Halsseite entwickelte sich dann secundär in Bezug auf die Tuberkulose der rechtseitigen Parotis.

Zum Schlusse sei mir gestattet, meinem verehrten Chef, Herrn Hofrath Professor Dr. Chiari für die vielfache Förderung meiner Arbeit meinen ergebensten Dank auszusprechen.

Erklärung der Abbildungen.

Figur 1. Schnitt aus dem Stück IV. der rechtseitigen Parotis. Mikr. Zeiss. Oc. 2. Obj. a_3.

Man sieht hier Tuberkelherde in Drüsenläppchen der Parotis mit centraler Verkäsung; in dem einen Herde ist ein mit Detritus erfüllter Ausführungsgang zu erkennen.

Figur 2. Schnitt aus dem Stück V der rechtsseitigen Parotis. Mikr. Zeiss. Oc. 2, Obj. a_3

Tuberkelherd zwischen zwei Drüsenläppchen der Parotis.

42. Herr Dr. Hermann von Schrötter-Wien.

Demonstration einer seltenen Geschwulst vom Larynxeingang.

Unter einer grösseren Zahl von Carcinomen des Larynx und Pharynx, die ich im heurigen Jahre in viro sowie bei der Nekropsie zu beobachten Gelegenheit hatte, möchte ich mir erlauben Ihnen die Präparate des folgenden Falles zu zeigen, der ein gewiss selteneres Specimen darstellt.

Es handelt sich, wie Sie aus den Abbildungen entnehmen wollen, um eine ca. 3 cm lange, ca. 2 cm breite glatte walzen-

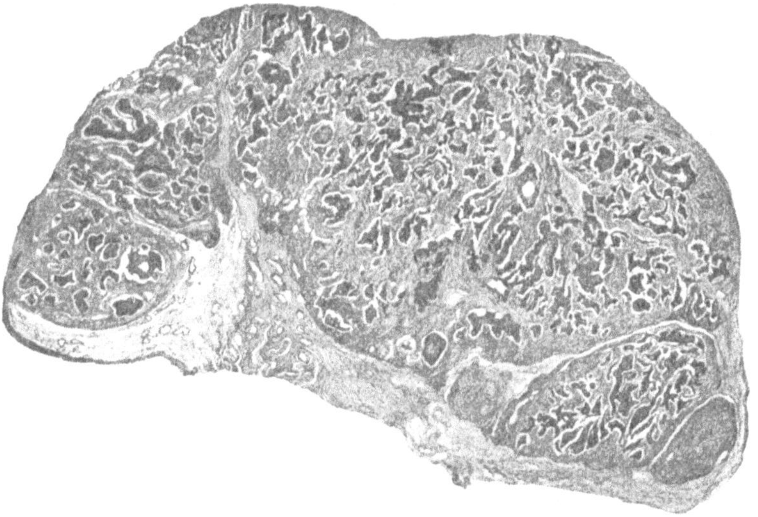

Carcinoma pendulum plic. aryepigl. sin.

förmige Geschwulst, die derart auf der linken aryepiglottischen Falte ritt, dass der obere, innere Antheil die Larynxlichtung bei tiefer Respiration vollständig ausfüllte, während die andere Hälfte nach abwärts in den linken Sinus pyriformis hineinragte. Drüsenschwellungen waren bei dem 72jährigen Kranken nicht zu constatiren.

Nach der Entfernung, bei welcher, wie Sie sehen, ein beträchtlicher Antheil faltbarer succulenter Schleimhaut mitgenommen wurde, erwies sich der ca. 8 gr schwere Tumor von derber Consistenz und alveolarem Gefüge. In ein dünneres und dickeres Netzwerk von Bindegewebe ragen zapfenartig durch Druck- und Anpassungsverhältnisse mannigfach deformirte epitheliale Elemente hinein. Nur an einigen Stellen konnte nach Anfertigung zahlreicher Serien der Ausgang vom Deckepithele nachgewiesen werden; nirgends besteht ein organischer Zusammenhang zwischen den Zellnestern und dem Stroma, stets sind beide Texturen scharf von einander geschieden. Cancroidperlen oder regressive Metamorphosen sind nicht vorhanden.

Was den Fall bemerkenswerth macht, ist das polypöse Auftreten des Carcinoms, das als beweglicher pendulirender Tumor mit schmalem Stiele von der pharyngealen Fläche der linken aryepiglottischen Falte ausgegangen war. Es besteht somit eine Aehnlichkeit mit jenen polypösen Carcinomen wie sie mitunter an der äusseren Haut vorkommen.

Die Abbildung von zwei scheinbar analogen, an der v. Schrötter'schen Klinik beobachteten Fällen, bei welchen es sich jedoch um der Larynxumrandung aufsitzende Sarcome (Spindelzellensarcome) handelte, möchte ich mir noch beizufügen erlauben.

---

43. Herr Hans Schmaus-München.

Zur Struktur der Leberzellen.

An den Randpartieen feiner Schnitte von Leberstückchen, welche mit den gewöhnlichen Fixationsmitteln behandelt worden waren, fällt regelmässig eine von jener der inneren Theile verschiedene Structur der Zellkörper auf, nämlich eine dort fehlende, wabige Beschaffenheit, wobei es sich indess nicht um eine echte Wabenstructur, sondern um eine Bläschenstructur handelt, indem der Zellkörper grösstentheils aus feinen, im optischen Durchschnitt als Ringkörper erscheinenden Bläschen zusammengesetzt ist. Diese Structureigenthümlichkeit, welche auch an anderen Organen hervortritt, wurde schon früher von mir und Böhm beschrieben und auf eine stärkere Quellung der Randtheile zurückgeführt. Nach nunmehr von E. Albrecht und mir vorgenommenen Untersuchungen handelt es sich dabei um einen Effect der bei Einwirkung der Reagentien in den Zellkörpern auftretenden „tropfigen Entmischung“. In den Randtheilen der Präparate bleiben dieser Tropfen auch bei der durch die Fixationsmittel hervorgerufenen Gerinnung in jener Form bestehen, während in den inneren Theilen der Stückchen dieselben später schrumpfen und so die gewöhnlich im Zellkörper wahrzunehmenden Körner — nämlich faediges- und feinkörniges Gerinnsel bilden.

Eine tropfige Entmischung kommt aber nicht bloss durch die Wirkung von Reagentien, sondern auch an der lebenden Zelle als periodischer Zustand vor. Wahrscheinlich hängt dieselbe mit verschiedenen Functionszuständen der Zelle zusammen; es handelt sich also um „functionelle“ Structuren. In den Leberzellen ist die Entmischung am stärksten ausgesprochen und in Form grosser Tropfen (im Hungerzustand) vorhanden. Bei reichlicher Fetteinlagerung in den Zellen tritt sie, wenn auch weniger ausgesprochen, neben den Fetttropfen und von diesen unterscheidbar auf. Bei Kohlehydratfütterung zeigen die stark glykogenhaltigen Zellen bei der frischen, in der früher angegebenen Weise vorgenommenen Untersuchung theils keine deutliche Entmischung, theils zwischen den Entmischungstropfen auffallend breite opake Zwischenräume. Manchmal erscheinen die Zellen, abgesehen von dem etwa vorhandenen Fett, fast völlig homogen. Es spricht dies im Allgemeinen dafür, dass das Glykogen den Zellen nicht in Körnern oder Schollen, sondern in diffuser Form eingelagert ist. An fixirten, in entsprechender Weise behandelten Präparaten zeigt sich das Glykogen in Form von Schollen oder Körnern oder in Form eines Netzwerkes oder eines Wabenwerkes eingelagert. Im Ganzen bilden hier die Glykogenmassen innerhalb der Zellen, wir bekannt, vielfach unregelmässige und besonders halbmondförmige Einlagerungen. An Präparaten, welche ohne Rücksicht auf Erhaltung des Glykogens mit den gewöhnlichen Reagentien vorbehandelt waren, lassen die Zellen (nach vorhergegangener Kohlehydratfütterung) meistens grosse, unregelmässige oder halbmondförmige, im Allgemeinen nach der Oberfläche der Stücke zu orientirte Lücken erkennen, welche als „Glykogenlücken“ bezeichnet werden können. Solche finden sich auch neben nachweisbarem Glykogen in Schnitten, in welchen das Glykogen conservirt ist. Es lässt das darauf schliessen, dass durch manche Fixationsmittel, insbesondere durch Formol-Müller und Sublimat, das Glykogen nicht sofort ausgefällt, sondern zunächst im Diffusionsstrom mitgenommen wird und sich erst später, wenn die gerinnenden Zellgrenzen der weiteren Verbreitung Halt gebieten, in der erwähnten Form niederschlägt. Das durch Formol-Müller oder Sublimat fixirte Glykogen ist durch nachträgliche Wasserbehandlung nicht oder nur mehr sehr schwer löslich. (Demonstration.)

---

44. Herr Eugen Albrecht-München.

Zur physiologischen und pathologischen Morphologie der Nierenzellen.

(Hierzu Tafel 7.)

An wenigen Fragen lässt sich die reactionäre Macht einmal gebildeter und überkommener Begriffe und Vorstellungen so deutlich erkennen, wie an der Geschichte unserer Anschauungen über die elementare Structur und den Aggregatzustand des Protoplasmas. Man hat sich auf Grund von Beobachtungen und Erwägungen, welche zur Zeit Brücke's oder der ersten von Flemming's berühmten Untersuchungen beweisend erscheinen mochten, daran gewöhnt, für die lebende Substanz die Doppelzusammensetzung aus einer festen Structurgrundlage und einer flüssigen Zwischensubstanz als Postulat anzunehmen, oder schlechthin als erwiesen zu betrachten. Unsere moderne Fixations- und Färbetechnik, so schöne Erfolge sie nach anderer Richtung gezeitigt hat, musste naturgemäss von jener Grundfrage der Zellbiologie nach dem Aggregatzustande der lebenden Substanz, für welche sie keinerlei Aufklärung zu bieten vermochte, ablenken —.und so erlebten wir in den letzten Jahrzehnten wiederholt das Schauspiel, dass sogar so grundlegende Untersuchungen wie jene von Berthold, oder die neuern von Bütschli und seinen Schülern, von Quincke und Andern nicht zu einer gründlichen Revision unserer Vorstellungen von der physikalischen Natur der lebenden Substanz zu führen imstande waren. Eine solche Revision aber ist eine unbedingte Forderung, wenn unsere Zellforschung nicht in ein endloses Sammeln und Aneinanderreihen von Zellleichenbildern ausarten soll, wenn nicht der heute schon fast aufgehobene Zusammenhang der Morphologie mit den Fragen und Forschungsweisen der physikalischen und chemischen Physiologie völlig verloren gehen soll.

Ich habe bereits in mehreren Mittheilungen darzuthun versucht, dass durch eine von den früheren abweichende Art experimenteller Untersuchung der Zellen zunächst jene eine Grundfrage der Zellforschung, nach der physikalischen Natur des Protoplasmas, in sehr vielen Fällen positiv entscheidbar ist, und zwar bisher zumeist in dem Sinne sich beantworten liess, dass das Protoplasma und viele seiner Producte, wie dies schon die genannten Autoren wahrscheinlich zu machen versuchten, rein aus flüssigen Bestandtheilen sich aufbaut. So lange man die Gesetzmässigkeiten nicht kannte, welche in Flüssigkeiten in ebenso streng normirter Weise, wie in starren Systemen formbildend zu wirken vermögen, so lange mochte einer solchen Behauptung der prinzipielle Einwand entgegen gehalten werden, dass feste, dauernde Structuren nur in festen — im physikalischen Sinne des Wortes — Bildungen denkbar seien. Dieser Einwand ist hinfällig durch die zahlreichen Untersuchungen zur Molekularphysik der Flüssigkeiten, welche theils von Physikern, theils von Biologen bereits ausgeführt sind. Es kann sich also, nachdem die Möglichkeit einer Morphologie auch der Flüssigkeiten im Prinzipe erwiesen ist, für den Fall der lebenden Substanzen heute nur darum handeln, ob in jedem einzelnen Falle die Entscheidung über den Aggregatzustand möglich ist, ob die Schwierigkeiten der Untersuchung nicht für unsere Hilfsmittel unüberwindlich sind.

Gestatten Sie, dass ich Ihnen heute zunächst an dem Beispiel der Nierenzellen, welches sich zu solcher Beweisführung und zur Nachprüfung besonders eignet, den Beweis ihrer Flüssigkeitsnatur rekapitulire [1]).

Die Epithelien der gewundenen Harnkanälchen zeigen frisch und ohne Zusatz mit den stärkstmöglichen Vergrösserungen untersucht, die bekannte basale Stäbchenstructur, dem entsprechend in der Flächenansicht der Kanälchen dicht nebeneinander stehende, wie Körnchen erscheinende Stäbchenquerschnitte.

---

[1]) Vgl. Schmaus und Albrecht, Zur Frage der Koagulationsnekrose. Deutsche med. Wschr. 1899. No. 6 u. 7.

Durch dieses positive Ergebniss der Untersuchung frischer Nierenzellen mittels Oelimmersion wird der Streit über die Natur der basalen Stäbchen ohne weiters entschieden; von einer Wabenstructur oder einer Entstehung derselben durch Einfaltung der Zellwand kann keine Rede sein.

Die Kerne liegen an der inneren Grenze der Stäbchen, manchmal etwas tiefer, manchmal mehr gegen das Lumen zu. Sie zeigen einen scharfen linearen Kontur, im Innern lassen sie nur gelegentlich ein nucleolusähnliches Gebilde erkennen, zumeist erscheint das Innere homogen. Weiter nach innen sieht man zunächst eine nach Thierarten und Individuen (Secretionszuständen?) verschieden grosse Anzahl glänzender Körnchen, welche oft in ziemlich regelmässigen Abständen in Ruhelage verharren und so vermuthen lassen, dass sie durch irgendwelche Structurelemente, vielleicht durch die Wände äusserst feinwandiger Tropfen (s. u.) fixirt sind. Manchmal lassen sich auch solche Wände mit Sicherheit erkennen. Ein Bürstenbesatz ist bei der Untersuchung frischer Zellen fast nie erkennbar: hier versagt offenbar die Methode der Untersuchung ohne Zusatzflüssigkeiten. Andererseits sind die genannten glänzenden Körnchen, soviel ich sehe, bisher in der Literatur nirgends erwähnt worden; ihr Vorhandensein scheint mir aber schon deswegen von Bedeutung, weil ich ähnliche Körnchen (Tröpfchen) in allen bisher untersuchten sezernirenden, sowie in vielen anderen Zellen wahrnehmen konnte und denselben somit sicher irgendwelche wesentliche physiologische Wertung zukommen muss.

Bei Zusatz von Wasser (oder physiologischer Kochsalzlösung) nun zeigt sich in kürzester Frist der ganze Stäbchensaum, ebenso aber auch die centralen Abschnitte der Zelle umgewandelt in eine äusserst grosse Anzahl von feinen Tropfen: die Zellleibmasse ist, um den von mir vorgeschlagenen Ausdruck zu gebrauchen, gleichmässig tropfig entmischt[1]).

Zwischen den Tropfen treten die glänzenden Körnchen nunmehr noch deutlicher hervor. Bei Druck gelingt es häufig, einzelne Tropfen aus der zerpressten Zelle hinwegschwimmen zu sehen. Die Kerne bleiben zunächst unverändert; später zeigen sie doppelt contrirte Kernmembran, Kerngerüst etc. in der bekannten Weise.

---

[1]) S. Sitzungsberichte der Gesellschaft für Morphologie und Physiologie. München 1898. 1899.

Weiterhin tritt, indem die zunächst nur wenig verdünnte Zellgrundflüssigkeit mehr und mehr Wasser aufnimmt, bezw. im Wasser etc. sich löst, an den Zellen der zerrissenen Harnkanälchen gleichseitig eine zunehmende Vergrösserung und Abblassung der Tropfen auf, bis dieselben sich nicht mehr unterscheiden lassen, sei es nun, dass sie ausserordentlich stark Wasser aufnehmen, sei es, dass sie mit der Grundflüssigkeit sich homogen mischen.

Hier sind einige Bemerkungen nothwendig. Das Phänomen der tropfigen Entmischung ist beweisend für die Flüssigkeitsnatur der entmischten Substanzen unter der Voraussetzung, dass nicht durch die entmischenden Reagentien selbst eine Lösung vorher fester Bestandtheile erfolgt sein könne. Der Herzmuskel z. B., welcher mittelst Wasser nur in seinem protoplasmatischen Theile entmischbar ist, zerfällt in Tropfen auch in seiner contractilen Substanz, sobald er in 0,25 % Ammoniaklösung gebracht wird. So wenig seine Nichtentmischbarkeit in Wasser gegen die Flüssigkeitsnatur der contractilen Substanz sprechen kann — es kann sich ja und wird sich vermuthlich hier um Körper handeln, die in Wasser nicht löslich sind —, so wenig ist die eben erwähnte tropfige Entmischung in NH_3 für die Flüssigkeitsnatur der contractilen Substanz beweisend: denn hier handelt es sich vermuthlich um eine primäre Lösung des Myosins oder anderer Bestandtheile, wofür auch die weiter folgenden Veränderungen und die bekannten Daten der physiologischen Chemie sprechen, auf die ich hier nicht eingehen will. Indessen darf man wohl für den Fall der Nierenzelle und das angewendete Reagens, Wasser, eine analoge Vermuthung ruhig zurückweisen: denn es ist kaum anzunehmen und kaum je angenommen worden, dass gerade diejenigen Substanzen, welche in Wasser oder sehr starken Verdünnungen der umgebenden Flüssigkeit leicht in Lösung gehen, also etwa Albumine, Globuline etc. die „feste“, dauernde Grundlage der Zelle bilden sollten; ausserdem findet, wie erwähnt, die Entmischung so momentan, wie mit einem Rucke statt, dass auch hieraus auf eine ausserordentliche Labilität der betreffenden ausfallenden Substanzen geschlossen werden muss; endlich ist, wenn man etwa annehmen sollte, dass vorher feste Substanzen quellen und sich in der neuen Flüssigkeit zertheilen sollten, dagegen einzuwenden, dass von derartigen quellenden Granulis oder Netzen etc., welche doch auch von Anfang an deutlich, bezw. deutlicher als nach eingetretener

„Quellung" sein müssten, auch bei continuirlicher Beobachtung nichts wahrnehmbar ist.

Als zweiten Punkt möchte ich hervorheben, dass die Entmischung in dem ganzen Zellleib, sowohl in der Region der Stäbchen, als mehr central, gleichmässig (wenn auch nicht in gleich grossen Tropfen) erfolgt, — ebenso wie in allen anderen mit Entmischung reagirenden thierischen und pflanzlichen Zellen. Es muss sich also hier wohl um irgend eine auch für die verschiedenartigstructurirten Elemente der Zellen und für verschiedene Zellarten gemeinsame Eigenschaft handeln, welche in diesem Verhalten gegenüber dem Wasser, sowie verdünnten Salzlösungen zur Geltung kommt. Man wird sofort dazu gedrängt, an ganz bestimmte gleichmässig vertheilte Körper, chemische Verbindungen zu denken; indessen möchte ich die Mittheilung der speciellen Vermuthungen, die sich mir in dieser Hinsicht ergaben, verschieben, bis ich Versuche vorzulegen vermag.

Auf einen für die Physiologie wie Pathologie der Zelle gleich wichtigen Punkt mag hier gleichfalls hingewiesen sein. Mit der Feststellung der Flüssigkeitsnatur des ganzen Zellinhalts in der Nierenzelle ist dieselbe zu einem s. v. v. „lebenden Flüssigkeitsgemenge" geworden: ein bedeutend grösserer Theil der Lebensthätigkeiten der Zelle als gewöhnlich angenommen wird, fällt damit in das Gebiet der Flüssigkeitsphysiologie und Flüssigkeitspathologie; und es wird nur von unserer Definition der „Lebenserscheinung" überhaupt abhängen, ob und wie weit wir Lebensvorgänge nicht direct zellularer Art auch in den interzellularen Flüssigkeiten des Körpers annehmen wollen. Es wird selbstverständlich sowohl ontogenetisch, als physiologisch in Anbetracht des Ausgangs aller Bildungen von Zellen, sowie der specifischen Eigenschaften und Anordnungen in der die Zellen zusammensetzenden Körper im Grunde die Zelle immer das auslösende und bestimmende Element der gewöhnlichen Lebensvorgänge sein und bleiben, eine Rückkehr zu humoralpathologischen Anschauungen darf seit Langem als definitiv ausgeschlossen betrachtet werden. Aber auch jene seltsamen Erscheinungen, welche die neuere Blutserumforschung kennen gelehrt hat, und welche Manchen im Gegensatz zur Zellularpathologie zu stehen schienen, werden vielleicht zum Theile mit der gleichen Berechtigung als Lebensvorgänge bezeichnet werden können, wie z. B. manche intrazelluläre Verbindungen und Trennungen von Körpern, die keinen directen morphologischen Ausdruck finden. Ich erwähne diese Consequenz hier nur im Hinblick auf die bekannte, ziemlich lebhafte Discussion, welche vor nicht langer Zeit den Streit der Humoral- und Solidar-Pathologie von Neuem zu eröffnen schien und auf einer allerdings nicht ganz unentschuldbaren Verquickung der Begriffe Solidar- und Zellular-Pathologie beruhte.

M. H.! Bei den nahezu mystischen Eigenschaften, welche man gewohnt ist, mit dem Begriffe der lebenden Zelle zu verbinden, lässt sich aus dem Nachweis der Entmischung im Zupf- oder Quetschpräparat noch nichts darüber vermuthen, wie die Zelle sich gegenüber der entmischenden Flüssigkeit verhält, wenn dieselbe ihr gleichsam auf dem physiologischen Weg, von der Blutbahn her verabreicht wird, aus welcher nach einer nicht seltenen Ausdrucksweise die Zelle sich ihr Nähr- und Arbeitsmaterial „auswählt". Ich verwende daher in Parallelversuchen, soweit möglich, die sämmtlichen Flüssigkeiten, welche für die Entmischungsversuche an Zupfpräparaten oder dünnsten Schnitten gebraucht werden, auch in der Weise, dass von der Aorta etc. her sofort nach Tödtung des Thieres die betreffende Lösung solange unter geringem Drucke injicirt wird, bis dieselbe farblos aus den Venen abfliesst; darauf folgt entweder Einlegung dünner Stücke in fixirende Flüssigkeiten oder, wenn die verwendeten Substanzen es gestatten, sofortige Nachspritzung einer concentrirten Sublimatlösung in das Organ und Fixation der Stücke in Sublimat. Es war ja nun zunächst denkbar, dass die Zelle sich „weigerte", die Kochsalzlösung oder Wasser etc. von der Capillarwand her ebenso aufzunehmen, wie aus der Untersuchungsflüssigkeit des Zupf- etc. Präparates. Sie thut das nicht: die Entmischung ist ebenso kräftig und vollkommen, wie im Zupfpräparat. Figur 1 zeigt ein gewundenes Kanälchen, welches in der angegebenen Weise behandelt wurde. Die Tropfen sind durch die Sublimatfixation vielfach ziemlich stark verzerrt und unregelmässig geworden; die Wände treten hervor, während die Innensubstanz ungefärbt erscheint.

An diesen letztern Umstand möchte ich eine kurze Bemerkung über einen wenig beachteten Punkt knüpfen. Wenn wir uns erinnern, dass im thierischen Körper der durchschnittliche Wassergehalt ca. 630‰, in Muskeln, Blut, Drüsen bis über 800‰ beträgt, während der Eiweissgehalt der Organe zwischen 100 und

200 ‰ schwankt[1]), so ist es selbstverständlich, dass in unsern Präparaten im Fixationsbild das Wasser (bezw. die Lösungen verschiedener Salze etc.) soweit es nicht bei der Gerinnung gebunden wird, ebenfalls zum Ausdruck kommen muss. Und zwar entweder in Form feinster Lücken zwischen den Eiweiss- und anderen Fällungen, oder in Form gröberer Lücken, Tropfen, Spalträume — je nach der Art seiner Vertheilung und Bindung einerseits, der geschehenen Ausfällungen andererseits. Im Allgemeinen wird man die ungefärbt bleibenden Lücken, die bekanntlich nach den Fixationsmethoden sehr verschieden sind, als den negativen Ausdruck des Wassers bezw. der nicht mit den Zellfärbemitteln färbbaren Salzlösungen ansehen dürfen, soweit es sich nicht um Fett, Zucker, Glycogen etc. handelt. In den hier gezeichneten Präparaten wird es sich also in den Tropfen vermuthlich um entweder schon ursprünglich sehr stark wasserhaltige, oder besonders stark Wasser anziehende Substanzen oder Gruppen von Substanzen handeln müssen, welche, wenigstens im fixirten Präparat, sich aus einem dünner flüssigen Kern und einer stärker färbbaren, wohl concentrirteren, von der Zwischensubstanz im fixirten Präparate nicht abgrenzbaren Oberflächenpartie zusammensetzen. Auf die genauere Deutung der Entstehung dieser Figuren werde ich bei anderer Gelegenheit eingehen.

Ferner mag an dem Bild der Wasserentmischung von der Arterie aus noch auf einen anderen Punkt hingewiesen sein. Das Wasser bewirkt im frisch untersuchten Präparate nach kurzer Zeit Hervortreten von Kernmembran und anderen Fällungen in dem vorher fast oder ganz homogenen und einfach konturirten Kern[2]). Im fixirten Präparat zeigt sich, dass in der verdünnten Flüssigkeit, welche der Zellleib nach der Wasserentmischung darstellt, das Chromatin der Kerne mehr oder weniger dem Nachweis sich entzogen hat — ohne dass dabei die Kern formsich wesentlich zu ändern braucht.

---

[1]) Niere von Kälbern nach Hammarsten 221‰ Eiweiss und Extractivstoffe, 728 ‰ Wasser; Niere einer alten Frau nach Oidtmann 811‰ Wasser, 179‰ organische Substanz.

[2]) Ich bemerke, dass es mir natürlich ferne liegt, für die schwer erkennbaren Verhältnisse am Kern der Nierenzellen die Möglichkeit unsichtbarer Strukturen zu leugnen: sie sind in frischen Präparaten nicht zu sehen, und ich beschränke mich auf die Beschreibung des positiv Nachweisbaren. Beim Seeigel liegt die Sache anders. (Siehe Sitzungsberichte des Münchener morphologischen Gesellsch. 1898 Heft III.)

Schon bei schwacher Vergrösserung erkennt man nun in den mit Safranin gefärbten Präparaten überall grosse Flecken diffus roth gefärbter Zellleibsubstanz, besonders in den mit chromatinreichen Kernen ausgestatteten gewundenen Harnkanälchen; und es erscheint die Vermutung naheliegend, dass es sich hier um wegdiffundirende, vielleicht in chemischer Umwandlung begriffene chromatische Substanz handle. Dabei zeigt sich nun, dass diese rothgefärbte Masse im Zelleib ausschliesslich in Form von „Körnchen" bezw. Verdickungen in den Knotenpunkten des Netzwerkes sowie an den Wänden der „Waben" strichförmig und flächenhaft niedergeschlagen wird. Mit anderen Worten: falls die eben gemachte Annahme zutrifft, so erfolgt die Strömung des Chromatins entlang den Entmischungstropfen; in diese letztern scheint kein Chromatin einzutreten. Man wird daraus auch umgekehrt den Wahrscheinlichkeitsschluss ziehen dürfen, dass in diesen Zwischen-„Wänden", in der Grundflüssigkeit der Zelle, die hauptsächlichste Zuströmung der chromatinauflösenden Flüssigkeit stattfinde. Ich behalte mir vor, auf die physiologische Deutung dieser Thatsache bei anderer Gelegenheit zurückzukommen.

Nebenbei mag hier angemerkt sein, dass die Kerne des Bindegewebes und der Endothelien in der Niere wie in andern Organen ihr Chromatin im Allgemeinen beträchtlich fester zu halten scheinen als die Parenchymzellen — ein Verhalten, welches mit der bekannten höhern Resistenz dieser Gebilde gegenüber schädigenden Einflüssen (z. B. Unterbindung der Arterie) im Einklang steht.

M. H.! Der tropfige Zerfall der Zellleiber erfolgt sowohl durch Wasser als viele verdünnte Salzlösungen, besonders schön mit verschiedenen Kochsalzlösungen (unter anderen mit der fälschlich sogenannten physiologischen Salzlösung), namentlich auch, wie ich das schon früher für das Seeigelei hervorhob, sehr schön mit den Ammoniumsalzen. Im fixirten Präparate und vielfach zunächst auch im frisch untersuchten Präparat wird dadurch das Bild typischer Wabenstrukturen, manchmal auch mit Bütschli'schen Alveolarsäumen, erzielt. Ich habe schon früher darauf hingewiesen, dass in sehr vielen Fällen die Wabenstruktur ein Artefact darstellt, hervorgerufen eben durch die tropfige Entmischung, und wiederhole diese Bemerkung hier für die Nierenzelle. Bei der Leichtigkeit, mit welcher Entmischung eintritt, ist es wohl verständlich, dass diese „Wabenstruktur" ihrem Entdecker als eine ausserordentlich allgemeine, als die lebende Struktur κατ' ἐξοχήν erscheinen konnte.

Ich streife nur mit wenigen Worten eine bedeutungsvolle Frage, oder vielmehr Fragenreihe, welche hier oder schon früher naturgemäss gestellt werden muss: Wie verhalten sich die gebräuchlichen Fixations- und Härtungsmittel gegenüber der im frischen Präparat nachweisbaren Struktur? Dass sie „entmischen", fällen und zum Theil wieder lösen, ist von vornherein evident. Es wird sich also zunächst darum handeln, die Formen des ohne Zusatz untersuchten Präparates in ihrer Veränderung „abgeleiteten Form," wiederzufinden. Ich gehe nicht weiter auf die Frage nach der verschieden getreuen Fixation der Nierenzellstruktur durch die verschiedenen Reagentien ein, welche vor nicht langer Zeit wieder ausführlich erörtert worden ist (Disse, Sauer u. A.); nur möchte ich, da die hier gezeichneten Figuren des bessern Vergleiches halber durchweg von mit Sublimat und auch im Uebrigen in völlig gleicher Weise behandelten Stücken stammen, darauf hinweisen, dass der Sublimat in concentrirter Lösung die basale Stäbchenstruktur im Allgemeinen recht schlecht wiedergiebt, nur Körnerreihen erkennen lässt, im Uebrigen das bekannte körnig-netzige Gerüst zeigt (Fig. 2). Der Sublimat ist für die Nierenzelle ein Gerinnselbildner, um den Ausdruck Fischers zu gebrauchen. Den Bürstenbesatz und dessen Abgrenzung gegen die basale Zellleibspartie zeigt er leidlich.

M H.! Wir sind mit der eben gestellten letzten Frage bereits in ein neues Gebiet eingetreten. Von der Erledigung der physikalischen Grundfrage wenigstens für den protoplasmatischen Inhalt der Nierenzellen sind wir auf das Gebiet der chemischen Fragen übergangen. Es ist nach unsern gebräuchlichen chemischen und physiologisch-chemischen Vorstellungen fast selbstverständlich, dass die durch den Zusatz verschiedener Flüssigkeiten erzeugten Abänderungen innerhalb der Zellen bedingt sind erstens durch das verschiedenartige Verhalten der die Zellen zusammensetzenden Körper gegenüber den jeweiligen chemischen Körpern der Reagentien, zweitens von ihrer Anordnung und Bindung innerhalb der Zelle, drittens von der Art der Zufuhr und Concentration etc. der als Fixationsmittel u. s. w. verwendeten Lösungen.

Daraus ergiebt sich ohne Weiteres die Frage, ob nicht, wie in der makroskopisch-physiologischen Chemie, so auch unter den Bestandtheilen der Zelle mikroskopisch bestimmte Körper oder

Gruppen von solchen sich durch Verwendung verschiedener Salze und Concentrationen etc. sollten innerhalb der Zelle durch ihre Löslichkeit bezw. Fällbarkeit nachweisen lassen, oder, mit andern Worten: ob nicht mit Hilfe solcher Einwirkungen auf die Zelle ein morphologischer Nachweis ihres chemischen Baues gegeben werden kann. Die Bedeutsamkeit solcher Fragestellung springt in die Augen: falls sich zu ihrer Lösung Mittel finden lassen, ist die Möglichkeit eröffnet, ein mikroskopisches Parallelgebiet zur physiologischen Chemie zu schaffen und diese letztere sozusagen erst eigentlich lebendig zu gestalten, umgekehrt aber die Cytochemie in einer viel ausgedehnteren Weise als dies bisher, z. B. durch Kossels, Ehrlich's und Anderer Untersuchungen geschehen ist, auszubilden. Von den technischen Voraussetzungen, welche erfüllt sein müssen, um solche Fragestellung einigermassen berechtigt und aussichtsvoll erscheinen zu lassen, erwähne ich hier zwei. Erstens muss der Nachweis gebracht werden, dass in der That mit den Reagentien der physiologischen Chemie oder andern neu zu findenden typische konstante Structurveränderungen erzeugt werden, welche nicht blos auf Gemeinsamkeiten des physikalischen Baues, sondern der aufbauenden chemischen Verbindungen schliessen lassen; zweitens, dass die zu wählenden Reagentien derart wirken, dass neben Lösungen bestimmter Körper sofortige Fällungen anderer erfolgen, da andererseits durch die nothwendigen Strömungen etc. allzu starke Verzerrungen der Zellbilder entstehen müssten.

Aus dieser Ueberlegung ergiebt sich von selbst für die Methodik solcher Versuche, dass mit Untersuchungen auf dem Objectträger, nach Art der üblichen mikroskrospischen Reactionen, etwa mit seitlichem Zufliessenlassen des Reagens, nichts gedient ist, dass vielmehr die Organstückchen in möglichst dünnen Schnitten (ich verwende das Doppelmesser dazu) in möglichst grosse Mengen der betreffenden Lösungen verbracht werden müssen, und zwar derart, dass dieselben von allen Seiten möglichst gleichmässig der Flüssigkeitseinwirkung ausgesetzt sind. Selbst dann giebt es häufig noch erhebliche Differenzen zwischen den oberflächlichen Schichten, auf welche die fixirenden u. s. w. Reagentien genau in der beabsichtigten Concentration einwirken, in welchen die Wegführung der gelösten Stoffe am ausgiebigsten und schnellsten erfolgt, und den tiefer gelegenen Abschnitten, in welche die Flüssigkeiten langsamer, in m. w. veränderter Concentration, bei Gemischen auch nicht selten in anderen relativen Mengenverhältnissen der Komponenten eindringen, und aus welchen der Strom der Diffusion und Osmose nach der Oberfläche vielfachen Schwierigkeiten bebegegnet, langsamer und unvollkommener vor sich geht.

In der gedachten Weise habe ich schon zur Zeit meines Neapler Aufenthaltes eine grosse Reihe von Versuchen angestellt und dieselben, zum Theil in Parallele mit makroskopischen und mikroskopischen Lösungs- und Fällungsversuchen an Eiweisskörpern etc., seither andauernd fortgeführt. Aus naheliegenden Gründen sind diese Versuche auch von vorläufigem Abschlusse weit entfernt, und ich muss mich daher begnügen, für diese Anfänge und Vorversuche einer systematischen Morphochemie der Nierenzellen Ihre Aufmerksamkeit auf einige wenige Punkte zu lenken, nur etliche charakteristische Bilder vorzuführen.

Zunächst sei erwähnt das Verhalten der Nierenzellenstructur gegenüber Magnesiumsulfat-Lösung (5 %). Wie Figur 3 zeigt, erhält dieselbe (in bestimmten Partien des Stückes) das Bild der basalen Stäbchen und zeigt ausserdem einen mässig breiten Saum, dessen feine Strichelung den Bürstenbesatz verräth. Die Kerne sind intensiv gefärbt, in der Tiefe der Zellleiber gelegen. Spärlich sind kleine Lücken im Zellleib vorhanden.

In den betreffenden Abschnitten der Stücke sind also die Bestandtheile der Zelle im Wesentlichen so gefällt worden, dass sie auch gegenüber den nachfixirenden etc. Reagentien in der Hauptsache erhalten blieben.

Wesentlich andere Bilder liefern verdünnte Ammonsulfatlösungen. In Präparaten, die mit 1 % Ammonsulfat behandelt worden (Fig. 4), ist der Bürstenbesatz zumeist viel länger, als er in Sublimat- oder $MgSO_4$-Präparaten beobachtet wird; ausserdem aber erscheinen hier seine „Stäbchen" deutlich isolirt mit andern Worten: jene Substanz, die zwischen den „Stäbchen" des Bürstenbesatzes in jenem Reagens erhalten blieb, ist hier verschwunden, sie ist in 1 % Ammonsulfat öslich und damit vorläufig wenigstens in einer Richtung charakterisirt. Der übrige Zellleib ist tropfig (wabig) entmischt; für die hier gelösten bezw. gefällten Substanzkategorien gilt die gleiche Folgerung.

Nach Behandlung mit concentrirter Ammonsulfatlösung (Fig. 5) erscheinen die Zellleiber als ziemlich dickmaschiges Netzwerkmit unregelmässigen Lücken. Die Kerne zeigen theilweise völlig geschwundenes Chromatin, und nur eine achromatische Kernmembran, sowie einen kleinen achromatischen Klumpen im Innern — einen „Lanthaninglobulus“, wenn ich mich eines Ausdrucks von M. Heidenhain bedienen darf; theilweise lassen sie innerhalb der Kernmembran eine Randzone mit spärlicher diffus vertheilter basichromatischer Substanz und im Innern eine ziemlich grosse Menge achromatischer, von stärker gefärbtem oxychromatischen Netzwerk durchsetzter Substanz erkennen. Vielfach nun trifft man an solchen Kernen in mehr oder minder beträchtlicher Menge intensiv basichromatisch gefärbte Körnchen an der Oberfläche der Kernmembran an- oder eingelagert, an welche sich nach dem Zellleib zu ein heller, scharf abgegrenzter, manchmal leicht basichromatisch gefärbter Hof anschliesst. Das Bild erinnert ausserordentlich an die Lösungsfiguren anorganischer Körper und verdankt wohl auch keinem andersartigen Vorgang seine Entstehung. Da normaliter und in Sublimatpräparaten keine derartigen Chromatinkörner an der Oberfläche sich finden, muss es hier sich um eine Substanz oder Substanzenkategorie handeln, welche entweder unter dem Einflusse des Ammonsulfats gebildet wurde und an die Kernoberfläche gelangte, oder an dieser bereits vorhanden war, primär ausgefüllt wurde und secundär, wahrscheinlich unter weiterer chemischer Umwandlung, wieder partiell in Lösung geht. Dieser Vorgang erinnert an ältere Beobachtungen, welche ich mit Dr. Schmaus an der unterbundenen Niere, sowie an aseptisch aufbewahrten Nierenstückchen machte. Es fanden sich dort vielfach umschriebene Sprossunge an der Kernoberfläche, oft von beträchtlicher Grösse (namentlich bei Wiederlösung der Ligatur), welche ich seither, entsprechend meinen geänderten Anschauungen über die physikalische Natur des Kernes u. Zellleibs, vermuthungsweise auf umschriebene Herabsetzungen der Oberflächenspannung zwischen Kern und Zellleib glaubte zurückführen zu sollen.

Ein anderer Vorgang im Kern lässt sich in gewissen Partieen der mit concentrirter $MgSO_4$-Lösung behandelten Präparate beobachten. Hier zeigt sich (Fig. 6) ebenfalls eine Gliederung des Kerns in eine centrale compactere, ganz oder fast achromatische Masse und einen peripherischen, offenbar wasserreicheren Theil; aber die Anordnung der Substanz ist mehr diejenige von unregelmässigen Waben grösserer und kleinerer Art. Es liegt also vielleicht eine Art von partieller tropfiger, „wabiger“ Entmischung im Kern vor.

M. H.! Ich gehe heute nicht weiter auf die morphologischen Besonderheiten der für die einzelnen Reagentien sich ergebenden

Bilder ein, noch auch auf die zahlreichen unabgeschlossenen Versuche, welche bei der systematischen mikroskopisch-chemischen Paralleluntersuchung mit den Reagentien der physiologischen Chemie, namentlich im Hinblick auf arteficielle Erzeugung „pathologischer“ Veränderungen im Kern und im Zellleib sich bereits ergeben haben; das muss einer eingehenden Mittheilung vorbehalten bleiben.

Es war hier nur meine Absicht, Ihnen einige typische Bilder vorzuführen, um aus diesen den Rückschluss zu ziehen, dass in der That bestimmte Anordnungen von Substanzen im Zellleib und Kern schon bei so groben Versuchsanordnungen wie den oben angegebenen erweisbar sind: dass somit wenigstens die Hoffnung schon heute als berechtigt gelten kann, ein Stück weit in die morphologische Chemie der Zelle auch auf diesem Wege vorzudringen.

M. H.! Hinter der fast unübersehbaren Menge von Versuchen, welche sich aus den bisher besprochenen primären und relativ primitiven Anordnungen ergeben, erhebt sich ein noch viel ungeheureres Fragengebiet: dasjenige nach der Werthung und Bedeutung der physikalischen Mischung und Entmischung, nach den chemischen intra- und interzellulären Umsetzungen in den physiologischen und pathologischen Zuständen der Zelle, also das Gebiet unserer eigentlichsten Aufgaben. Es ist klar, dass Versuche und Vermuthungen in dieser Hinsicht für den Augenblick verfrüht erscheinen müssen. Immerhin möchte ich an die Thatsache erinnern, dass in pathologischen Fällen so häufig die Basalstäbchenreihe verschwindet (z. B. bei trüber Schwellung, bei der parenchymatösen Nephritis etc.), Vorgänge, die vielleicht einer tropfigen Entmischung entsprechen[1]), sowie, dass in einem Versuche, für welchen ich vorläufig eine Fehlerquelle nicht habe ausfindig machen können, beim Kaninchen eine wahrscheinlich physiologische hochgradige Entmischung von Nierenzellen gelang. Ich gab einem kräftigen, gesunden Thiere concentrirten Sirup per Klysma und untersuchte am folgenden Tage die Struktur, welche die Niere darbot. Sie zeigte, frisch untersucht, hochgradige, deutlichste tropfige Entmischung; im fixirten Zustande jene Bilder, welche Sie in Fig. 7 und 8 abgebildet sehen, in allen möglichen Zwischenstadien. Die Voraussetzung des Versuchs war, dass bei derwahrscheinlich entstehenden Glycosurie reichlich Wasser die Epithelien passiren und so möglicherweise, falls dieselbe über-

[1]) S. Albrecht, Neue Fragestellungen zur Pathologie der Zelle. Sitz.-Ber. d. M. morph. Ges. 1899.

haupt vorkommt, eine physiologische tropfige Entmischung der Nierenzellen stattfinden würde. In der That zeigen sich nun die Zellen enorm vergrössert, das Lumen ausserordentlich verengt, in den Zellen theilweise deutliche Netzwabenzeichnung, zum Theil grosse helle Räume mit nur theilweise in Netzform angeordnete Körnchen und Fädchen — offenbar die ausgefällten Reste der sehr stark verdünnten eiweissartigen Bestandtheile des Zellleibs.

Wie angedeutet, glaube ich in Anbetracht der fast allzu charakteristischen Veränderungen der Nierenepithelien mich vorläufig nicht berechtigt, den vereinzelten bisher untersuchten Versuch — die Controlversuche mit möglichst geringer und andersartig erzeugter höherer Wasserausscheidung durch die Nieren sind noch nicht mikroskopisch verarbeitet — als beweisend für das physiologische Vorkommen tropfiger Entmischung in den Nierenepithelien anzusehen. Aber die Möglichkeit ist theoretisch gegeben und wird sich hoffentlich auch einmal in praxi darthun lassen.

Figurenerklärung.

Sämmtliche Abbildungen stellen gewundene Harnkanälchen der Kaninchenniere dar, gezeichnet mit Seibert Apochr. Imm. 2 mm, Ok. 8, in Tischhöhe. (Fixation mit conc. wäss. Sublimatlösung).

Figur 1. Wasserdurchspülung von der Arterie aus. Kerne zum Theil mit diffus vertheiltem Chromatin, zum Theil in vorgeschrittener Entfärbung. „Chromatin“ vertheilung im Zellleib. (Safranin-Picrinsäure-Färbung).

Figur 2. Normale Niere, Sublimatfixationsbild.

Figur 3. Magnesiumsulfat 5,0%. Safranophilie der basalen Stäbchen (Färbung wie Fig. 1.)

Figur 4. Ammonsulfat 1%. Hämalaunfärbung.

Figur 5. Ammonsulfat concentr. Hämalaun-Eosinfärbung.

Figur 6. Magnesiumsulfat concentr. Färbung wie 5.

Figur 7 u. 8. Zwei Harnkanälchen aus Niere nach Syrupinfusion. Holzessignachbehandlung im Schnitt, ohne Färbung.

---

45. Herr J. Orth-Göttingen.

Ich hatte mehrere Demonstrationen angemeldet, aber angesichts der Fülle der angemeldeten Vorträge wieder verzichtet. Da nun noch etwas Zeit ist und ich meine Präparate hier habe, so will ich wenigstens noch einige vorzeigen. Ich gehe dabei nicht mehr auf eine Beurtheilung und Besprechung der Befunde ein, sondern beschränke mich auf eine kurze Schilderung der Thatsachen.

1. Zuerst zeige ich einige mikroskopische Präparate von Lebercavernomen, welche Herr Dr. Schmieden als Volontärassistent meines Instituts angefertigt hat. Sie stellen die Beweisstücke dar zu der vorläufigen Mittheilung über die Arbeit des Herrn Schmieden, welche ich in meinem letzten Institutsbericht (Göttinger Nachrichten, M, 1899) gegeben habe, und betreffen hauptsächlich Cavernome mit Leberzellenbalken und Combinationen von knotiger Leberzellenhypertrophie und Cavernombildung. Es befindet sich darunter ein Präparat von einem neugeborenen und eins von einem mehrere Wochen alten Kinde.

2. Es folgen Präparate meines Assistenten Herrn Dr. Heile, betreffend Ochronose und Pseudoochronose. In einem Gläschen befinden sich tintenschwarze Rippenknorpel von einem Fall von Ochronose bei einer 36jährigen Frau, in einem 2. Gläschen Rippenknorpel, welche durch längere Behandlung mit Formol eine ebenso schwarze Färbung erhalten haben. Auch darüber habe ich in dem genannten Institutsbericht bereits Mittheilung gemacht. Dagegen bringe ich etwas ganz Neues, anscheinend bisher noch nicht Beobachtetes in den mikroskopischen Präparaten einer schon makroskopisch pigmentirt aussehenden Lymphdrüse des Ochronosefalles, in welcher das Netzwerk der Lymphräume in eine starre, sowohl mit Schwefelammonium wie mit Ferrocyankalium und Salzsäure starke Eisenreaction gebende Gittermasse verwandelt ist. Zahlreiche, zum Theil sehr grosse Riesenzellen liegen zwischen den und um die starren Bälkchen herum.

3. Schliesslich lade ich die Herren noch ein zu der Demonstration einer grösseren Anzahl Diapositive pathologisch-histologischer mikroskopischer Präparate, welche Herr Dr. Gaylord nach im Göttinger pathologischen Institut von ihm hergestellten Photographien anfertigen liess und dem Institut als werthvolles Unterrichtsmittel geschenkt hat. — Die Demonstration fand mit dem Zeiss'schen elektrischen Projektionsapparat des Münchener pathologischen Institutes statt.

46. Herr C. J. Eberth-Halle.[1])

Zur Histologie der verminösen Pneumonie der Säuger.

Bei dem Schaf, Reh, der Katze finden sich nicht so selten verschiedene Strongylen in den Bronchien und Alveolen und frischere wie ältere pneumonische Erkrankung theils in der Gestalt lobulär pneumonischer Heerde, theils als verschieden ausgebreitete Lungencirrhose. Da, wie ich schon in einer früheren Arbeit beschrieben habe[2]), ein zufälliges Zusammentreffen der verschiedenen entzündlichen Prozesse mit der Nematodeninvasion nur für einzelne Fälle anzunehmen ist, darf man die Parasiten zunächst für die Pneumonie verantwortlich machen, sie als deren nächste Ursache betrachten.

Eine weitere Untersuchung zeigt jedoch, dass die Verhältnisse nicht so einfach liegen. Denn nicht diejenigen Alveolen, welche die junge Brut (Eier und Embryonen) oder geschlechtsreife Strongylen beherbergen, sind entzündlich verändert, sondern vielmehr die benachbarten Partien. Ja die ersteren zeigen, abgesehen von einer geringen Erweiterung der Alveolen, keine anderen Veränderungen; sie sind lufthaltig und lassen sowohl jegliche Transsudation wie zellige Entzündungsproducte vermissen.

Die in der Umgebung der von den Strongylen occupirten Partieen gelegenen Bezirke dagegen befinden sich im Zustande eines hochgradigen Oedems oder eines desquamativen Catarrhs mässigen Grades, zum Theil auch enthalten sie daneben zelliges und fibrinöses Exsudat. Die Alveolenwandungen sind stark injicirt und hier stösst man oft auf lobuläre Blutungen.

Da gerade diese entzündlich und hämorrhagisch infiltrirten Stellen frei von Parasiten waren, diese vielmehr nur in lufthaltigen Partien gefunden wurden, dürften die Parasiten die directe Ursache der Lungenveränderungen schwerlich sein. Ja, das Verhalten

---

[1]) Durch Erkrankung war ich verhindert, vorstehende Mittheilung, wie ich beabsichtigt hatte, bei der letzten Naturforscherversammlung in München in der Section für Pathologie vorzutragen.

[2]) Ueber Hyperplasie der Muskeln des Lungenparenchyms. Virchows Archiv 72 Bd. 1878.

der von ihnen bewohnten Alveolen spricht dafür, dass auf die Parasiteninvasion das Lungengewebe nicht sobald oder kaum mit entzündlichen Veränderungen in den Alveolen antwortet, und dass darum diese in anderen Ursachen ihren Grund haben müssen. Zweifelsohne sind solche in verschiedenen Schädigungen — stärkerer Verlegung der Bronchiolen durch die Parasiten und die dadurch veranlasste Sekretstauung, Compression der benachbarten Alveolen durch die von Parasiten eingenommenen und erweiterten Alveolen durch partielles vicariirendes Emphysem und Infektion — zu suchen.

In starkem Contrast zu den geringfügigen Veränderungen in den Alveolen bei noch frischer Strongyleninvasion stehen die des eigentlichen Gerüstes schon im acuten Stadium und in noch höherem Grade bei längerer und massenhafter Ansiedlung der Strongylen.

Die Gerüstbälkchen sind nämlich schon früh durch die starke Hyperämie und seröse Infiltration verbreitert, da und dort sind ihre Kerne vermehrt und an manchen Stellen findet sich eine heerdförmige Leukocyteninfiltration besonders um die feinsten Bronchien und auch um die Blutgefässe. Später entwickelt sich eine recht beträchtliche fibröse Induration, die je nach der Localisation der Parasiten bald mehr circumscript, bald mehr diffus auftritt, während die pneumonisch infiltrirten Partien käsig zerfallen. Diese Induration bietet aber eine besondere Eigenthümlichkeit, nämlich eine hochgradige Hyperplasie der glatten Muskulatur der Alveolenwände und insbesondere der Arterien und der Bronchien.

In einer früheren Arbeit (Ueber Hyperplasie der Muskeln des Lungenparenchyms. Virchows Archiv 72. B. 1878) habe ich bereits auf die beträchtliche Hyperplasie der Lungen-Muskeln bei der verminösen Pneumonie der Katze im Vergleich zu derjenigen der Ziege und den indurativen Prozessen der menschlichen Lunge, bei denen doch im Ganzen die Muskelhyperplasie in bescheidenen Grenzen bleibt, aufmerksam gemacht und die Erklärung hierfür nicht sowohl in der reichlichen Entwicklung der Muskulatur in der normalen Katzenlunge, sondern vielmehr in der grösseren Vulnerabilität und Reizbarkeit dieser finden wollen. Wie weit diese Anschauung zutrifft, will ich nicht entscheiden. Indem ich aber die Befunde bei Thieren mit denjenigen des Menschen vergleiche, könnte es doch scheinen, als ob dergleichen Unterschiede sich nicht bestreiten lassen. Wenn wir nämlich absehen von der Art des Reizes, so finden wir selbst bei der hochgradigsten Cirrhose der Menschenlunge oder bei der braunen Induration niemals eine derartige Hyperplasie der Muskulatur wie bei den Thieren mit verminöser Pneumonie, vorausgesetzt, dass der Prozess bereits längere Zeit besteht und zu einer stärkeren Induration geführt hat.

Ob überhaupt bei den chronisch entzündlichen Prozessen der Thiere die Neubildung von Muskelfasern auch ohne den specifischen Reiz durch Würmer zu Stande kommt, vermag ich vorläufig nicht zu sagen. Zwar findet sich bei den chronischen mit Verkäsung und Induration verlaufenden Pneumonien der Katze ebenfalls Neubildung von Muskeln in der Lunge, ohne dass sich die genannten Parasiten nachweisen lassen, aber schwer ist es, zu beweisen, dass diese chronischen Prozesse nicht das Endresultat einer früheren Nematodeninvasion sind.

Auch die Lunge eines Rehes, welche eine noch ganz aus Eiern und Embryonen bestehende Brut von Rundwürmern beherbergte, lieferte einen ganz übereinstimmenden Befund wie die Lunge des Schafes bezüglich der frischen entzündlichen Veränderungen. Die mit Eiern und Embryonen gefüllten Alveolen waren noch lufthaltig, frei von Exsudat, und enthielten nur da und dort einige desquamirte Epithelien.

Die ungleiche Betheiligung der präexistirenden Muskelfasern an der Hyperplasie findet vielleicht ihre Erklärung in dem verschiedenen Sitz der Parasiten, je nachdem sie mehr in den Bronchien oder den Alveolen oder im Lungengewebe selbst sich angesiedelt haben. So findet man bald mehr die eigentliche alveoläre Muskulatur, bald die des Stroma oder beide, bald daneben auch die der Bronchien und Arterien, weniger jene der Venen gewuchert. Diese starke musculäre Verdickung besonders der feineren Bronchien fand ich besonders stark bei der verminösen Pneumonie des Rehs. Hier blieb die Hyperplasie der Alveolen- und Stromamusculatur sogar weit zurück hinter der bedeutenden Massenzunahme der bronchialen. Ein Vergleich mit den normalen Verhältnissen ergiebt eine Dickenzunahme der Bronchien- und Bronchiolenwand um mehr als das Zehnfache, und diese Verdickung, welche auf Kosten der Lichtung sich vollzieht, also eine concentrische ist, kommt lediglich durch Zunahme der Muskulatur zu Stande. Die Verdickung ist bald mehr gleichmässig, so dass der Bronchialquerschnitt einem dicken Ring mit engem Lumen gleicht, bald eine sehr unregelmässige, dass dann dieser Ring mit Buckeln und Unebenheiten besetzt erscheint. Im letzteren Falle weicht auch die Anordnung der Muskelzellen von den normalen Verhältnissen insofern ab, als die überwiegend ringförmige Muskulatur durch Züge schräg- und längsverlaufender Muskelbündel verstärkt wird, welche die oben erwähnten knotigen Verdickungen der Bronchialwand veranlassen.

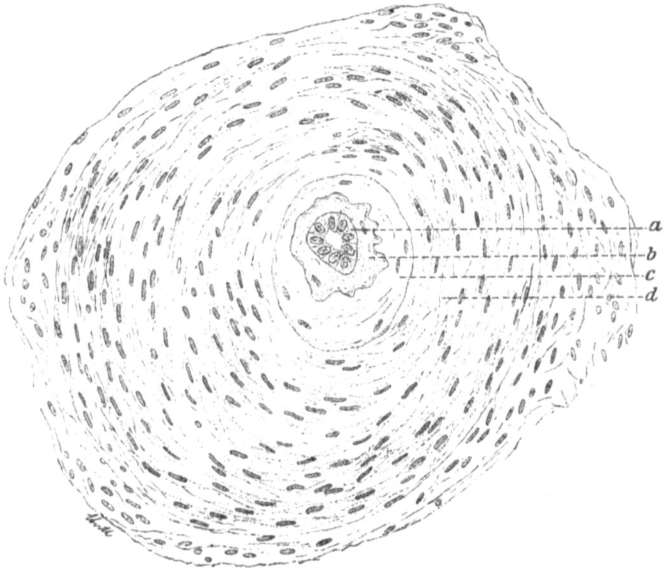

Besonders in den feineren Bronchien tritt diese starke Verengung stärker hervor als in den mittleren. Die dünne Schleimhaut hat hieran keinen Antheil, sie scheint sich vielmehr ganz passiv zu verhalten. Ihre Falten verstreichen allmählich, das Epithel, aus cylindrischen und kubischen Zellen bestehend, lockert sich zum Theil und fällt grösstentheils ab, endlich wird die Lichtung so sehr reducirt, dass sie auf dem Querschnitt noch kaum 2—3 platte Epithelzellen erkennen lässt. Mit fortschreitender Verdickung wird das Bronchialrohr ganz verschlossen, und nur einige wenige platte Kerne deuten noch ungefähr das ehemalige Lumen an.

Die Ursache dieser ungewöhnliche Hypertrophie der Bronchialmuskulatur ist wahrscheinlich in der Schädigung der Bronchien durch früher dort angesiedelte Rundwürmer zu suchen. Wenigstens fehlte es nicht an deutlichen Anzeigen hierfür. So war mitunter die Bronchialwand durch schmale mit neuem zarten Bindegewebe angefüllte Gänge unterbrochen, die wohl die Wege waren, auf denen die früheren Bewohner der Bronchien in das Lungenparenchym ausgewandert waren.

Die starke Hyperplasie der Bronchialmuskulatur beim Reh beruht jedenfalls nicht auf einer ursprünglichen stärkeren Entwicklung der Muskeln, denn diese sind auch in der normalen Lunge des Rehs nicht reichlicher als beim Schaf.

Die Eigenart dieser Bronchitis hypertrophicans, bedingt durch die Massenzunahme ihrer Muskulatur, die zu hochgradigem ja selbst vollständigem Verschluss der Bronchien führt, im Vergleich mit ähnlichen indurativen und hyperplastischen Processen bei verschiedenen chronischen Bronchitiden des Menschen dürfte demnach wohl in der Verschiedenheit der bei Thieren und dem Menschen wirkenden Reize ihre Erklärung finden.

Vor Allem kommt für den Menschen das specifisch ätiologische Moment — der Strongylus — nicht in Betracht. Denn eine derartige Ansiedlung dieses Nematoden, wie sie so häufig bei Thieren sich findet, ist vom Menschen nicht bekannt.

Wie aus der früheren Darstellung hervorgeht, ist die durch die Gegenwart der jungen Rundwürmer veranlasste Schädigung der Lunge, wenn sie nicht in zu grosser Anzahl vorkommen, gering. Die Parasiten sind also kein starker Reiz für das Lungengewebe.

Stärker wird schon der Bronchus geschädigt, wenn die geschlechtsreifen Thiere dort länger verweilen, besonders, wenn sie und ihre Embryonen in die Bronchialwand eindringen. Die Reize dagegen, welche beim Menschen die verschiedenen Formen der chronischen, mit Verdickung der Wand einhergehenden Bronchitiden erzeugen, sind ganz andere, die wohl auch bei Thieren den durch die Parasiten gesetzten Reiz noch verstärken können, aber für die einfachen Fälle zunächst nicht in Frage kommen.

Bei der obliterirenden Bronchitis verminosa der Thiere handelt es sich wahrscheinlich um einen häufig sich wiederholenden, mehr mechanischen Reiz, bei dem Menschen mehr um chemisch wirkende Schädlichkeiten als Ursache der verschiedenen Formen der chronischen und insbesondere der hypertrophischen Bronchitis. So ist es auch verständlich, wenn die Hyperplasie der Muskeln nicht bei jeder Strongyleninvasion gefunden wird, wenn nach Auswanderung der Würmer ins interstitielle Lungengewebe in den grösseren Bronchien so gut wie keine Veränderungen angetroffen werden (Schlegel)[1]), diese vielmehr auf die Capillarbronchien der befallenen Heerde sich beschränken. So bleibt nur eine auf gewisse Bezirke sich erstreckende Capillarbronchitis die gleichzeitig mit der Verkäsung und Verkalkung der Wurmheerde ausheilen kann.

Auch die Schilderung der Lungenerkrankung durch Strongyleninvasion von Arthur Müller[2]) stellt die Veränderungen der Bronchien — die schleimig eitrige und desquamative Bronchitis, die Bronchiektasie, die Peribronchitis in den Vordergrund. Auch Periphlebitis wurde von ihm beobachtet, die sich wie die Peribronchitis meist auf eine kleinzellige Infiltration beschränkte und nur selten zur Bildung kleiner Abscesse führte. Müller erwähnt auch neben heerdförmigen Pneumonieen die interstitielle Entzündung und die Verdickung der Bronchialwand durch kleinzellige Infiltration der Submucosa und des peribronchialen Gewebes ohne die musculäre Verdickung der Bronchialwand zu betonen. Derartige Fälle von Hyperplasie der Bronchial-Muskulatur, dass das Lumen auf ein Minimum verengt wurde, scheinen demnach auch bei der Wurmpneumonie der Thiere nicht gerade die Regel zu sein.

---

[1]) Die durch den Strongylus capillaris verursachte Lungenwurmseuche der Ziege. Archiv für wissenschaftliche u. praktische Thierheilkunde 25. Bd. 3. u. 4. H. 1899.

[2]) Die Nematoden der Säugethierlungen und die Lungenwurmkrankheit. Deu sche Zeitschrift für Thiermedizin Bd. 15. 1889.

Erklärung der Textfigur.

Feiner Bronchus mit Hypertrophie der Muskulatur bei verminöser Pneumonie des Rehes.

a Epithel, b Mucosa, c Submucosa, d Muskulatur. Vergrösserung 200.

Geschäfts-Sitzung der deutschen Pathologischen Gesellschaft,

gehalten im Parterre-Zimmer der Kaim-Säle zu München,

am Dienstag, den 21. Sept. 1899, Vorm. 9 Uhr.

Die für die Geschäfts-Sitzung aufgestellte Tagesordnung lautete folgendermassen:

1. Bericht des Schatzmeisters über den Kassenbestand. Entlastungs-Ertheilung.
2. Vorschlag des Schriftführers, die „Verhandlungen" zu erweitern und stattlicher zu gestalten, insbesondere auch durch Beifügung von Tafeln.
3. Antrag des Schriftführers betr. die Fassung der Referate und der Discussions-Bemerkungen.
4. Wahl des Vorstandes für 1900.

Zu 1. Bericht des Schatzmeisters über den Kassenbestand.

Herr Marchand theilt mit, dass der Kassenbestand insofern als ein günstiger zu bezeichnen sei, als die Kasse augenblicklich etwas über M. 1500,— enthalte. Dabei sei noch zu bedenken, dass ein erheblicher Bruchtheil der Jahresbeiträge erst eingezahlt werden solle.

Auf Vorschlag des Vorsitzenden werden die Herren Hansemann und v. Kahlden zu Rechnungs-Prüfern ernannt. Nachdem diese die Beträge und Quittungen ordnungsmässig befunden, wird dem Schatzmeister die Entlastung seitens der Gesellschaft ausgesprochen und Herrn Marchand vom Vorsitzenden der Dank der Gesellschaft kundgegeben.

2. Antrag des Herrn Ponfick auf Erweiterung u. s. w. der „Verhandlungen“.

Nach kurzer Erörterung wird der Antrag:

„Die Verhandlungen sowohl umfassender zu gestalten durch Aufnahme von Original-Aufsätzen statt der im 1. Jahrgange überwiegenden Referate, als auch stattlicher durch Beifügung von Tafeln“

einstimmig angenommen.

Mit Rücksicht auf letzteren Punkt stellt Herr Marchand den Antrag:

„Als Höchstbetrag dessen, was für 1899 auf Druck und Tafeln verwendet werden dürfe, Fünfzehnhundert Mark festzusetzen.“

Auch dieser Zusatz findet einstimmige Billigung.

Um die durch den Antrag Ponfick nebst dem Zusatze Marchand beschlossenen Aenderungen in die Wirklichkeit überzuführen, erweist es sich als unumgänglich, mit der Georg Reimer'schen Verlags-Buchhandlung in neue Verhandlungen einzutreten. Mit deren Führung wird der Vorsitzende, sowie die Herren Ponfick und Marchand betraut.

Im Zusammenhang hiermit wird es als selbstverständliche Folgerung des gefassten Beschlusses bezeichnet, dass in Zukunft der Bericht der Versammlung deutscher Naturforscher und Aerzte lediglich ein Referat über jeden der gehaltenen Vorträge bringen solle.

Was die Diskussions-Bemerkungen betrifft, so wird auf Antrag des Herrn Orth beschlossen, dass in den Verhandlungen der Naturforscher-Gesellschaft einzig und allein die Namen derjenigen Redner aufgeführt werden sollen, die sich hieran betheiligt haben, während sie in voller Ausführlichkeit in den Verhandlungen der pathologischen Gesellschaft wiedergegeben werden sollen.

Nach längerer Berathung erhält der Antrag Orth die folgende Fassung:

„Die Mitglieder der pathologischen Gesellschaft verzichten auf den Abdruck ihrer Diskussions-Bemerkungen in den Verhandlungen der Naturforscher-Versammlung, da diese bereits in den Verhandlungen der pathologischen Gesellschaft Aufnahme finden.“

3. Antrag des Herrn Ponfick betr. die Fassung der Referate und Diskussions-Bemerkungen.

Unter dem Eindrucke der die Uebersichtlichkeit und die wünschenswerthe formale Uebereinstimmung des Textes störenden Verschiedenartigkeit der Referate und Diskussions-Bemerkungen, wie sie die im vorigen Jahre eingelieferten Schriftsätze erkennen liessen, beantragt Herr Ponfick:

„Hier, wie dort stets direkte Rede zu wählen.“

Die Versammlung stimmt dem einmüthig zu.

4. Wahl des Vorstandes für das Jahr 1899—1900.

Auf Antrag des Herrn Birch-Hirschfeld-Leipzig wird der bisherige Vorstand einstimmig wiedergewählt, — mit der selbstverständlichen Ausnahme des diesjährigen „Einführenden“ der Abtheilung für Allgem. Pathologie u. s. w., Herrn Bollinger-München, dessen Platz im Vorstande dem Einführenden der nächstjährigen Versammlung in Aachen vorbehalten bleibt.

Hiernach setzt sich der Vorstand für 1899/1900 zusammen aus den Herren:

Rudolf Virchow-Berlin, F. von Recklinghausen-Strassburg, Ponfick-Breslau, Marchand-Marburg, Chiari-Prag, Ziegler-Freiburg i.Br. und Orth-Göttingen.

Zugleich wird in Aussicht genommen, als Einführenden für 1900 Herrn Prof. Dinkler-Aachen zu gewinnen.

Nach Erledigung der vorgezeichneten Tagesordnung wird noch über folgende Anträge des Herrn Hansemann-Berlin verhandelt:

5. „Die Tagesordnung für die einzelnen Sitzungen der pathologischen Gesellschaft wird vom Vorsitzenden im Verein mit dem jeweiligen Einführenden der Sektion festgestellt und alsdann im Tageblatt jedes Mal bekannt gemacht“, ferner über:

6. „Nicht angemeldete Vorträge dürfen in die Tagesordnung nicht eingeschoben werden.“

Nach kurzer Verhandlung werden beide Anträge ohne Widerspruch angenommen und darauf die Verhandlung vom Vorsitzenden geschlossen.

Satzungen.

Zweck.

§ 1.

Die deutsche pathologische Gesellschaft verfolgt den Zweck, bei dem stetig wachsenden Umfange der Forschung einen Mittelpunkt für gemeinsame wissenschaftliche Arbeit zu bilden und zur Vereinigung der Fachgenossen beizutragen.

Tagungen.

§ 2.

Um in diesem Sinne einen persönlichen Gedankenaustausch herbeizuführen, veranstaltet die Gesellschaft für ihre Mitglieder periodisch wiederkehrende Tagungen und im Bedürfnissfalle ausserordentliche.

An den hierbei stattfindenden Sitzungen sich zu betheiligen ist auch Nichtmitgliedern, welche durch ein Mitglied eingeführt sind, gestattet. Jedoch haben diese nicht das Recht, mit abzustimmen.

§ 3.

Die ordentlichen jährlich abzuhaltenden Tagungen werden in zeitlicher und örtlicher Verbindung mit den „Versammlungen der deutschen Naturforscher und Aerzte" abgehalten.

Ausserordentliche Tagungen werden, je nachdem sich das Bedürfniss dazu herausstellt, durch den Vorstand angeordnet und zwar entweder in Berlin oder in einer anderen, im deutschen Sprachgebiete gelegenen Stadt, falls sich darin die für Demonstrationen erforderlichen Mittel und Werkzeuge beibringen lassen.

§ 4.

Für die ordentlichen Tagungen trifft der Vorstand die Vorbereitungen unter Mitwirkung des „Einführenden" der gleichnamigen Sektion der jeweiligen Naturforscher-Versammlung.

Der Vorsitzende und der Einführende unterzeichnen gemeinsam die Einladung zu dieser Vereinigung und treffen vorläufige Bestimmung über die Reihenfolge der dafür angemeldeten Vorträge.

§ 5.

Für ausserordentliche Tagungen trifft der Vorsitzende die Vorbereitungen im Verein mit dem Schriftführer der Gesellschaft.

Sitzungen.

§ 6.

Die während der ordentlichen Tagung stattfindenden wissenschaftlichen Sitzungen der Gesellschaft fallen mit denen der Naturforscher-Versammlung zeitlich zusammen.

Sondersitzungen greifen nur insoweit Platz, als Gegenstände zu verhandeln sind, welche sich auf die Organisation und Verwaltung der Gesellschaft beziehen, jedenfalls also zum Zwecke der jährlich wiederkehrenden Vorstandswahl.

§ 7.

Den Beschlüssen dieser Sondersitzungen sind ferner vorbehalten alle Veränderungen, welche bezüglich

a) des Jahres-Beitrages,

b) der Satzungen,

c) des Fortbestandes der Gesellschaft

etwa beabsichtigt werden.

Die betreffs dieser Punkte zu stellenden Anträge sind zugleich mit der Einladung zu der bevorstehenden Sitzung anzukündigen.

Veröffentlichung der Verhandlungen.

§ 8.

Für die Herausgabe der in den Sitzungen gehaltenen Vorträge und gepflogenen Verhandlungen sorgt die Gesellschaft mittelst einer selbstständigen Veröffentlichung, ohne damit die gewohnte Aufnahme eines Auszuges in die Berichte der Naturforscher-Versammlung auszuschliessen.

Ueber die Veröffentlichung solcher Vorträge, welche Nichtmitglieder gehalten haben, bleibt dem Vorstande, je nach Befinden, nähere Rücksprache mit dem Redner und die endgültige Entscheidung vorbehalten.

Die Schriftleitung der herauszugebenden Verhandlungen liegt dem Schriftführer ob, falls nicht ein besonderer Redakteur vorgesehen wird.

§ 9.

Jene jährlich wiederkehrende Veröffentlichung, ein Bericht über die in der jeweiligen Tagung gehaltenen Vorträge und Erörterungen, erscheint als besondere Schrift und steht jedem Mitgliede zu ermässigtem Preise zu.

Mitgliedschaft.

§ 10.

Die Mitgliedschaft wird erworben durch schriftliche Anmeldung bei dem Schriftführer und Zahlung des Jahresbeitrages von zehn Mark, welche in der ersten Hälfte des Kalender-Jahres zu erfolgen hat.

Ein Mitglied, welches trotz zweimaliger Mahnung seitens des Schatzmeisters länger als ein Jahr im Rückstande bleibt, gilt als ausgeschieden und wird aus der Liste der Gesellschaft gestrichen. Mittelst Nachzahlung tritt es aber ohne Weiteres wieder ein.

§ 11.

Nur Mitglieder sind berechtigt, in den Sitzungen der Gesellschaft das Stimmrecht auszuüben.

Vorstand.

§ 12.

Der Vorstand setzt sich zusammen aus:

a) Vorsitzendem,

b) stellvertretendem Vorsitzenden,

c) Schriftführer,

d) Schatzmeister,

e—g) 3 anderen Mitgliedern.

Der Einführende der pathologischen Sektion der künftigen Naturforscher-Versammlung hat, insofern er Mitglied der Gesellschaft ist, Anspruch auf einen dieser Vorstands-Posten.

§ 13.

Ausser den genannten 7 Mitgliedern wird ein achtes als Ersatzmann gewählt, welches im Falle des Ausscheidens eines Vorstands-Mitgliedes nachrückt.

Für den Fall vorübergehender Behinderung des Schriftführers ist der Vorsitzende berechtigt, für die jeweilige Einzelsitzung einen Stellvertreter zu ernennen.

§ 14.

Die Mitglieder des Vorstandes nebst dem Ersatzmann werden in einer besonderen Sitzung der jährlichen ordentlichen Tagung von den Anwesenden mittelst schriftlicher Abstimmung gewählt.

Jede Wahl gilt auf ein Jahr und zwar mit Einschluss der nächsten ordentlichen Tagung.

Die alsdann ausscheidenden Mitglieder sind sofort wieder wählbar[1]).

§ 15.

Dem Vorstande bleibt nicht nur die Regelung seiner eigenen Thätigkeit, seiner Verhandlungs- und Abstimmungsweise vorbehalten, sondern auch die Schaffung einer Geschäftsordnung für die Sitzungen der Gesellschaft.

§ 16.

Ferner liegt ihm die verantwortliche Verwaltung des Gesellschafts-Vermögens ob, sowie deren Vertretung nach Aussen, auch in gerichtlicher Hinsicht.

Für sämmtliche in letzteren beiden Richtungen geschehenen Schritte ist er verpflichtet, in der nächsten Tagung die Genehmigung der Gesellschaft einzuholen, sowie über alle wichtigeren Vorgänge, etwaige Verhandlungen, welche er in deren Interesse mit Anderen gepflogen hat, und Aehnliches Bericht zu erstatten.

Uebergangsbestimmung betreffs der für die Sitzungen zu schaffenden Geschäftsordnung.

§ 17.

Ueber die endgültige Geschäftsordnung für die Sitzungen soll in der nächstjährigen Tagung Beschluss gefasst werden.

Jedoch wird schon jetzt grundsätzlich anerkannt, dass die pathologische Sektion der Naturforscher-Versammlung die Tagesordnung dafür bestimmt und über die Reihenfolge der Vorträge entscheidet.

---

[1]) Bis dahin stand hier der Zusatz: „Nur der Vorsitzende kann als solcher nicht von Neuem in den nächstjährigen Vorstand gewählt werden," wurde aber auf Antrag des Herrn v. Recklinghausen einstimmig zu streichen beschlossen.

Mitglieder

der

Deutschen Pathologischen Gesellschaft*).

Aufgestellt Ende 1899.

---

1. Albrecht, E., Assistent am patholog. Institut. München.
2. Armanni, L., o. Prof. d. path. Histologie. Neapel, Griotelli 15.
3. Arnold, J., o. Prof. d. path. Anat., Geh. Hofrath. Heidelberg, Geisbergstrasse 1.
4. Aschoff, L., Privatdocent d. path. Anat. und 1. Assistent. Göttingen.
5. Ascanazy, M., Privatdocent d. path. Anat. und 1. Assistent. Königsberg.
6. Babes, O., o. Prof. u. Director des Instituts für Pathologie und Bacteriologie. Bukarest.
7. Bardenheuer, Prof., Geh. San.-Rath., Dirig. Arzt am Bürger-Spital. Köln.
8. Barker, L. J., Ass. Prof. of Anatomy, John Hopkins Univ. Baltimore.
9. Baumgarten, P., o. Prof. d. path. Anat. Tübingen.
10. Benda, C., Prosector am Städt. Krankenhaus Am Urban. Berlin, Kronprinzen-Ufer 30.
11. Bendz, H., o. Prof. d. path. Anat. Lund.
12. Beneke, R., Prosector am Städt. Krankenhaus. Braunschweig.
13. v. Bergmann, E., o. Prof. d. Chirurgie, Geh. Med.-Rath. Berlin.
14. Blanchard, R., Prof. à la Faculté de médecine. Paris, 226 Boulevard St. Germain.
15. Boddaert, R., o. Prof., Dir. d. med. Univ. Klinik. Gent, Coupure 46.
16. Boheman, H., Doc. d. path. Anat. am Karol. Institut. Stockholm.
17. Bollinger, O., o. Prof. d. path. Anat., Obermedicinalrath. München, Goethestrasse 54.
18. Borrmann, R., Assistent am patholog. Institut. Breslau.
19. Borst, M., Privatdocent d. path. Anat. Assistent. Würzburg.
20. Bostroem, E., o. Prof. d. path. Anat., Geh. Med.-Rath. Giessen.
21. Bouchard, Ch., Prof. à la Faculté de méd. Paris, 174 Rue de Rivoli.
22. Busse, O., Privatdocent d. path. Anat. Assistent. Greifswald.
23. Chiari, H., o. Prof. d. path. Anat. an der deutschen Universität. Prag.

*) Der Doctor-Titel ist weggelassen worden.

24. Denys, J., o. Prof. d. path. Anat. u. Bacteriologie. Löwen.
25. Dietrich, Tübingen.
26. Dinkler, Professor, Leit. Arzt am Städt. Krankenhause. Aachen.
27. Dürck, H., Privatdocent u. Assistent am path. Institut, Prosector am städt. Krankenhaus r. d. Isar. München, Nussbaumstr. 2a.
28. Eberth, C., o. Prof. d. path. Anat., Geh. Med.-Rath. Halle a. S.
29. Eppinger, H., o. Prof. d. path. Anat. Graz.
30. Ernst, P., a. o. Prof. u. 1. Assistent am Path. Institut. Heidelberg.
31. Fleischhauer, San.-Rath. Düsseldorf.
32. Foà, Pio, o. Prof. d. allg. Path. Turin, Corso Valentino 40.
33. Fraenkel, E., Prosector d. neuen allg. Krankenhauses. Hamburg-Eppendorf.
34. Friedrich, O. L., a. o. Prof., Director der chirurg. Poliklinik. Leipzig, Flossplatz 31.
35. Fritsch, H., o. Prof. d. Gynäkologie, Geh. Med.-Rath. Bonn.
36. Fujinami, A., z. Z. Strassburg i. E. Neudorf, Heiritzweg 11.
37. Gaylord, H. R., Buffalo U. S. A.
38. Grawitz, P., o. Prof. d. path. Anat. Greifswald.
39. Gusserow, o. Prof. d. Gynäkologie, Geh. Med.-Rath. Berlin, Roonstr 4.
40. Hamilton, D. J., o. Prof. d. path. Anat. Aberdeen, Schottland.
41. Hanau, A., Prosector am Canton-Spital. St. Gallen.
42. Hansemann, D., Prof., Prosector am städt. Krankenhaus Friedrichshain. Berlin W., Derfflingerstr. 21.
43. Hauser, E., o. Prof. d. path. Anat. Erlangen.
44. Heller, A., o. Prof. d. path. Anat., Geh. Med.-Rath. Kiel.
45. Henke, F., Privatdocent u. 1. Assistent am path. Institut. Breslau.
46. Homén, E. A., o. Prof. d. path. Anat. Helsingfors.
47. Hueter, Prosector am städt. Krankenhause in Altona.
48. v. Jaksch, R., o. Prof. d. inneren Medicin. Prag.
49. Jores, L., Prof., Privatdocent d. path. Anat. Bonn.
50. Israël, O., a. o. Prof. u. Assistent am path. Institut zu Berlin. Charlottenburg, Knesebeckstr. 1.
51. v. Jürgensen, o. Prof. d. inneren Medicin. Tübingen.
52. Jürgens, R., Prosector an der Kgl. Charité. Berlin.
53. v. Kahlden, C., a. o. Prof. d. path. Anat. Freiburg i. B.
54. Kast, o. Prof. d. inneren Medicin, Geh. Med.-Rath. Breslau, Neue Taschenstr. 32.
55. Kaufmann, E., o. Prof. d. path. Anat. Basel.
56. Key, A., o. Prof. d. path. Anat. am Karol.-Institut. Stockholm.
57. Klebs, E., Prof. Chicago.
58. Knauss, R., Prosector am Katharinen-Hospital, Stadtarzt. Stuttgart.
59. Kockel, R., a. o. Prof. d. gerichtl. Medicin und 1. Assistent am path. Institut. Leipzig, Stephanstr. 22.
60. König, Fr., o. Prof. d. Chirurgie, Geh. Med.-Rath. Berlin NW., Brücken-Allee 35.
61. Koester, o. Prof. d. path. Anat. Geh. Med.-Rath. Bonn.
62. Kraus, Fr., o. Prof. d. inneren Medicin. Graz, Rechbauerstr. 10.

63. Krehl, L., o. Prof. d. inneren Medicin. Marburg.
64. Kretz, R., Docent f. path. Anat., Prosector. Wien IV, Theresianumgasse 8.
65. Kromayer, Privatdocent d. Pharmakologie. Halle a. S., Poststr. 8.
66. Kuhn, C. H., o. Prof. d. path. Anat. Amsterdam, Oosteende 15.
67. Langerhans, P., Prof., Privatdocent d. path. Anat. und Prosector am städt. Krankenhaus Moabit. Berlin, Brücken-Allee 11.
68. Langhans, Th., o. Prof. d. path. Anat. Bern.
69. Lassar, O., a. o. Prof. d. Dermatologie. Berlin NW., Carlstr. 19.
70. Leichtenstern, Director d. inneren Abth. des Bürgerspitals, Prof. Geh. San.-Rath. Köln.
71. Lesser, A., a. o. Prof. der gerichtl. Medicin. Breslau.
72. v. Leyden, E., o. Prof. der inneren Medicin, Geh. Med.-Rath. Berlin W., Bendlerstr. 30.
73. Liebreich, O., o. Prof. der Pharmakologie, Geh. Med.-Rath. Berlin, Neustädt. Kirchstr. 9.
74. Litten, M., Prof., Priv.-Doc. der inneren Medicin. Berlin, Königgrätzerstrasse 8.
75. Löwit, M., o. Prof. der allg. Pathologie. Innsbruck.
76. Lubarsch, O., Prof. Hygienisches Institut. Posen.
77. Lübimoff, N., Prof. der path. Anat. Kasan.
78. Lüpke, Prof. a. der thierärztl. Hochschule. Stuttgart.
79. Mallory, F. B., Assistent, Prof. of Pathol. Harvard med. School. Boston N.S.
80. Manasse, Priv.-Doc. Strassburg i. E., Nicolaistaden 8.
81. Marchand, F., o. Prof. der path. Anat., Geh. Med.-Rath. Marburg.
82. Marckwald, Prosector am städt. Krankenhaus. Aachen.
83. Martin, A., o. Prof. der Gynäkologie. Greifswald.
84. Martinotti, G., o. Prof. d. path. Anat. Bologna.
85. Meltzer, S. J., Arzt. New-York, 66 East 124 Street.
86. Morpurgo, B., Prof. d. path. Anat. Siena.
87. Mosler, o. Prof. d. inneren Med., Geh. Med.-Rath. Greifswald.
88. Muir, R., Prof., University of Glasgow.
89. Naunyn, o. Prof. d. inneren Med. Strassburg i. E.
90. Nauwerck, C., Prosector am Städt. Krankenhaus. Chemnitz.
91. Neumann, E., o. Prof. d. path. Anat., Geh. Med.-Rath. Königsberg i. Pr.
92. Orth, J., o. Prof. d. path. Anat., Geh. Med.-Rath. Göttingen.
93. Ostertag, Prof. an der Thierärztlichen Hochschule. Berlin NW., 6.
94. Paltauf, R., o. Prof. der path. Histologie und allg. Pathol. Wien IX, Lackirergasse 1.
95. Plimmer, H. G, Lecturer on Pathology, 28. St. Johns Wood Road 2. W. London.
96. Pommer, G., o. Prof. d. path. Anat. Innsbruck.
97. Ponfick, E., o. Prof. d. path. Anat., Geh. Med.-Rath. Breslau, XVI, Novastr. 3.
98. Prudden, M. T., Departement of Pathology. College of Physicians and surgeons, New-York, 437 West 59. Street.
99. Quensel, U., Laborator d. path. Anat. am Carolinischen Institut. Stockholm.

100. v. Recklinghausen, o. Prof. d. path. Anat. Strassburg i. E.
101. Reddingius, R. A., o. Prof. d. path. Anat. Groningen.
102. Ribbert, H., o. Prof. d. path. Anat. Zürich.
103. v. Rindfleisch, E., o. Prof. d. path. Anat., Geh. Rath. Würzburg.
104. Rischpler, A., Strassburg i. E., Ruprechtsauer-Allee 16.
105. Rosenthal, W., Assistent am path. Institut. Erlangen.
106. Ruge, C., Professor, San.-Rath. Berlin W., Jägerstr. 61.
107. Saxer, Fr., Privat-Docent d. path. Anat. und 1. Assissent am path. Institut. Marburg.
108. Schede, M., o. Prof. d. Chirurgie, Geh. Med.-Rath. Bonn.
109. Schlagenhaufer, Prosector am k. k. Elisabeth-Spital. Wien XIV. 8.
110. Schmaus, H., Priv.-Doc. und 1. Assistent am path. Institut. München, Herzog Heinrichstr. 38.
111. Schmidt, M. B., Priv.-Doc. d. path. Anat. u. 1. Assistent am pathol. Institut. Strassburg i. E.
112. Schmorl, G., Med.-Rath, Pros. am städt. Krankenhause. Dresden.
113. v. Schrötter, H., Assistent an der III. med. Klinik. Wien IX, Mariannengasse 3.
114. Schuchardt, K., Prof., Director d. Chirurg. Abth. d. städt. Krankenhauses. Stettin.
115. Schütz, Prof. an der Thierärztlichen Hochschule, Geh. Reg.-Rath Berlin, Luisenstr. 56.
116. Seiffert, M., Prof. d. Universitäts-Kinderklinik. Leipzig.
117. Senator, H., a. o. Prof. d. inneren Med., Geh. Med.-Rath. Berlin NW., Bauhofstr. 7.
118. Shattock, Joint Lecturer on Pathology and Bacteriology St. Thomas Medical School. Pathological Curator of the Hunterian Museum, Royal College of Surgeons, Lincoln's Inn Fields. London.
119. Siegenbeek van Heukelom, o. Prof. d. path. Anat. Leyden.
120. Simmonds, Prosector am Krankenhaus St. Georg. Hamburg, Johns-Allee 50.
121. Soltmann, O., o. Hon. Prof. u. Med.-Rath, Director des Kinderkrankenhauses. Leipzig, Goethestr. 9.
122. Stilling, H., o. Prof. d. path. Anat. Lausanne.
123. Stintzing, o. Prof. d. inneren Med. Jena.
124. Stroebe, H., Prosector am städt. Krankenhause. Hannover.
125. Sundberg, C., Prof. d. Pathologie und Hygiene. Upsala.
126. Thoma, R., Prof. d. path. Anat. Magdeburg, Gr. Diesdorferstr. 208.
127. Thorel, Ch., Prosector am städt. Krankenhause. Nürnberg.
128. Tillmanns, a. o. Prof. d. Chirurgie, Med.-Rath, General-Oberarzt à la suite. Leipzig, Wächterstr. 30.
129. Trendelenburg, o. Prof. d. Chirurgie, Geh. Med.-Rath. Leipzig, Königstr. 33.
130. Unna, P. G., Dermatalog. Hamburg.
131. Virchow, R., o. Prof. d. path. Anat. Geh. Med.-Rath. Berlin W., Schellingstr. 10.

132. Waldeyer, o. Prof. der Anat. Geh. Med.-Rath. Berlin, Lutherstr. 35.
133. Walz, Priv.-Doc., Assistent am path. Institut. Tübingen.
134. Weichselbaum, A., o. Prof. der path. Anat. Wien X., Porzellangasse 15.
135. Weigert, C., Prof. u. Geh. Med.-Rath, Senckenberg's path. Institut, Frankfurt a. M.
136. Werth, o. Prof. der Gynäkologie. Kiel.
137. Wilms, W., Assistent a. d. chir. Klinik. Leipzig.
138. Winkler, Assistent am pathol. Institut. Breslau, Auguststr. 3.
139. Wölfler, A., o. Prof. d. Chirurgie d. deutschen Universität. Prag, Tonnengasse.
140. Wright, J. H., Director of the Laboratory of the Massach. General Hospital. Boston, U. S.
141. v. Wyss, H., a. o. Prof. d. gerichtl. Medicin. Zürich.
142. Wysokowicz, W., o. Prof. d. path. Anat. Kiew.
143. Zahn, F. W., o. Prof. d. path. Anat. Genf, Plainpalais.
144. Ziegler, E., o. Prof. d. path. Anat., Geh. Hofrath. Freiburg i. B.
145. v. Ziemssen, o. Prof. d. inneren Med., Geheimrath. München, Lindwurmstr. 2.

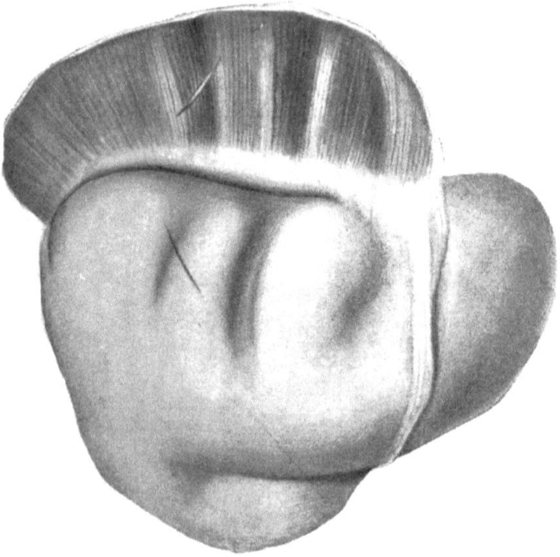

Fig. 1.

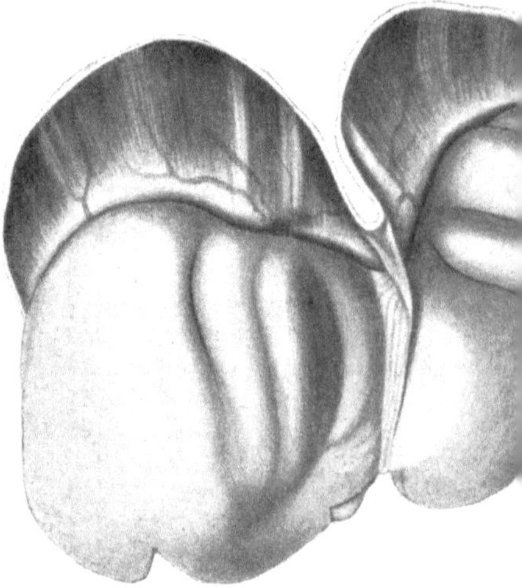

Fig. 4.

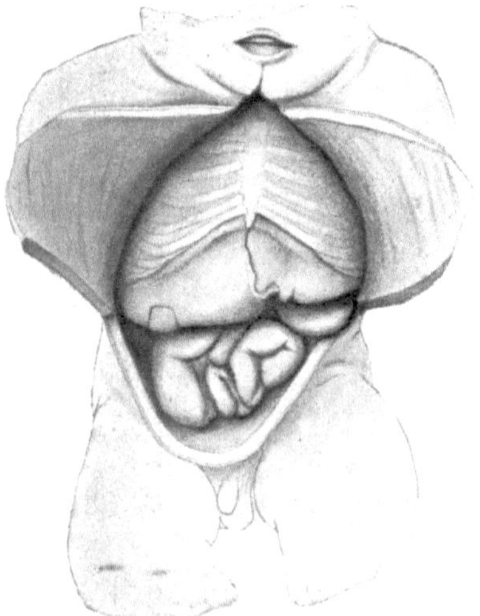

Fig. 2.

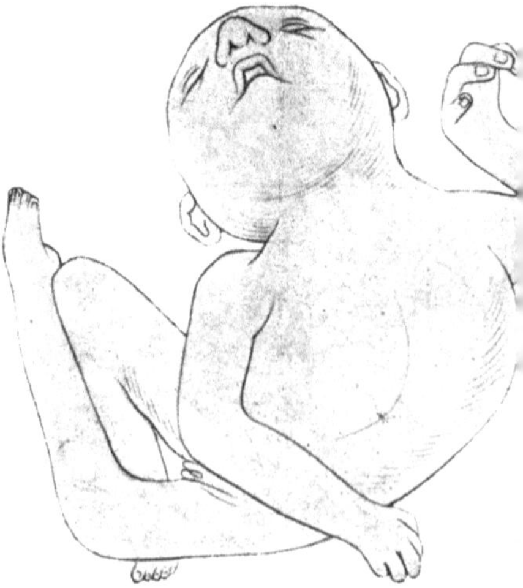

Fig. 5.

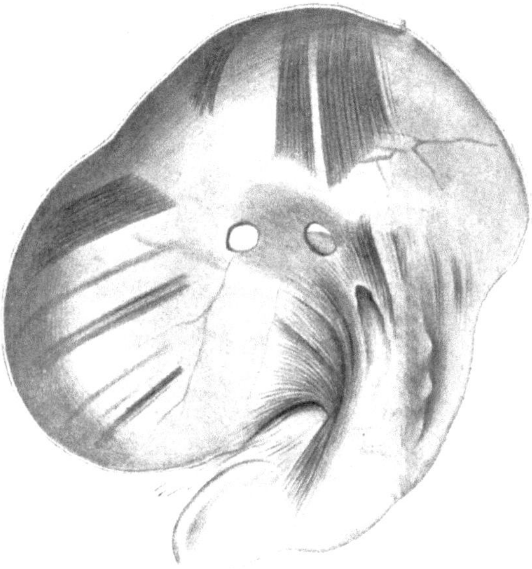

Fig. 6.

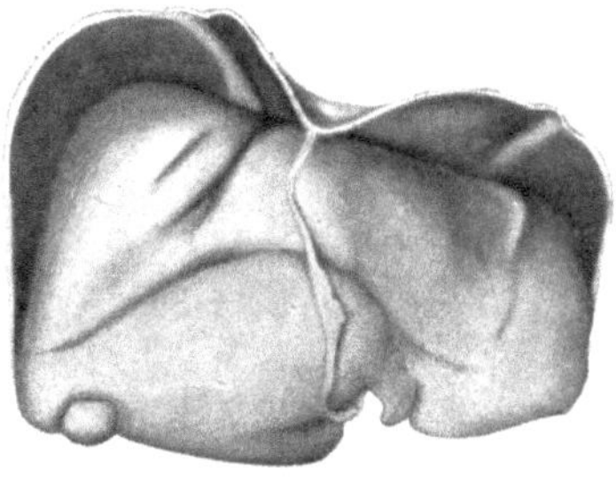

Fig. 3.

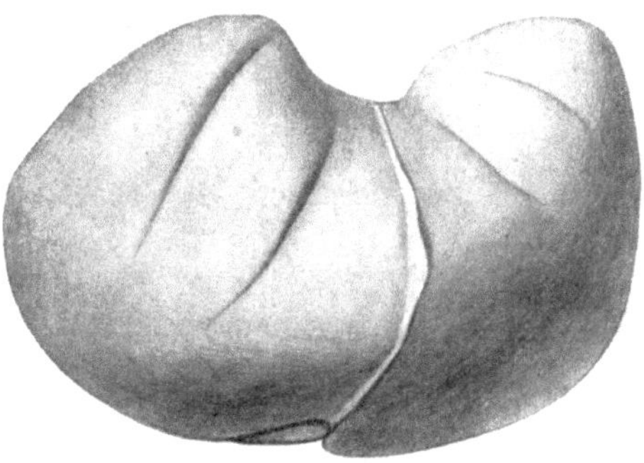

Fig. 7.

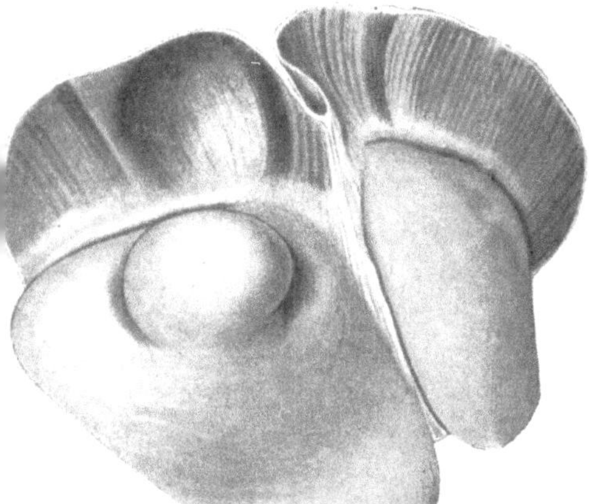

Fig. 8.

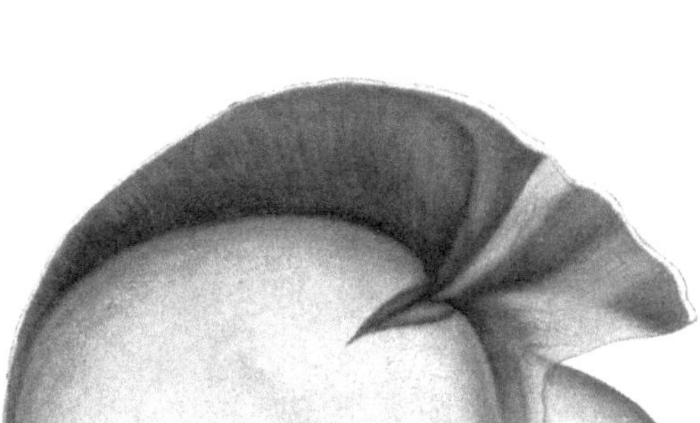

Fig. 9.

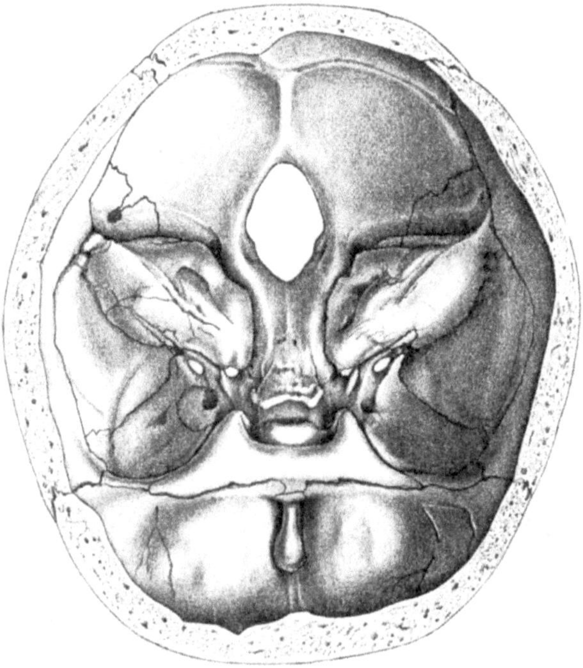

Fig. 1.

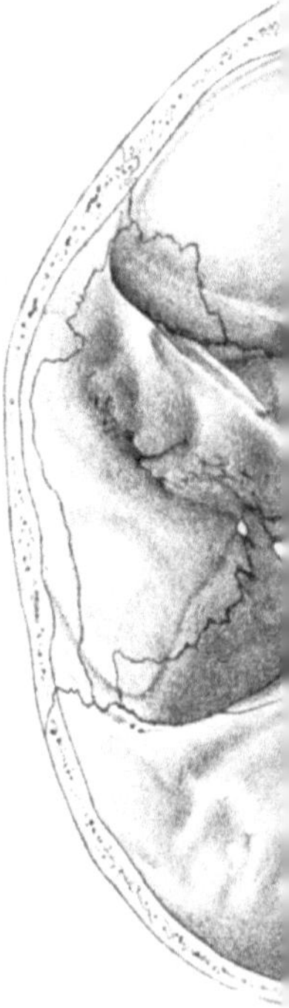

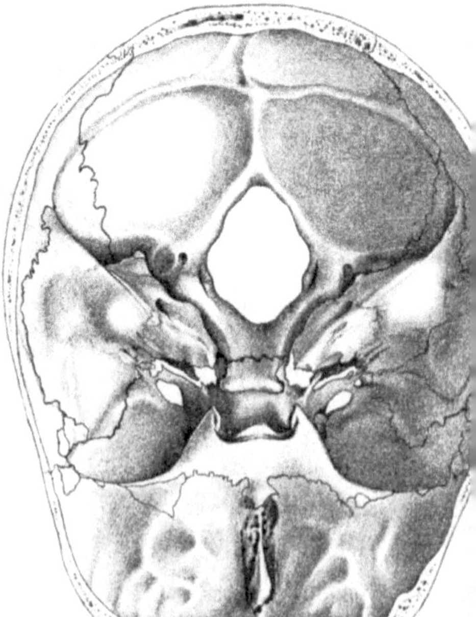

Fig. 4.

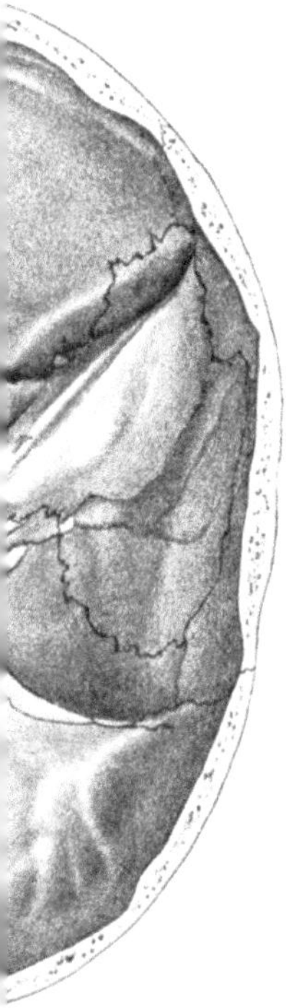

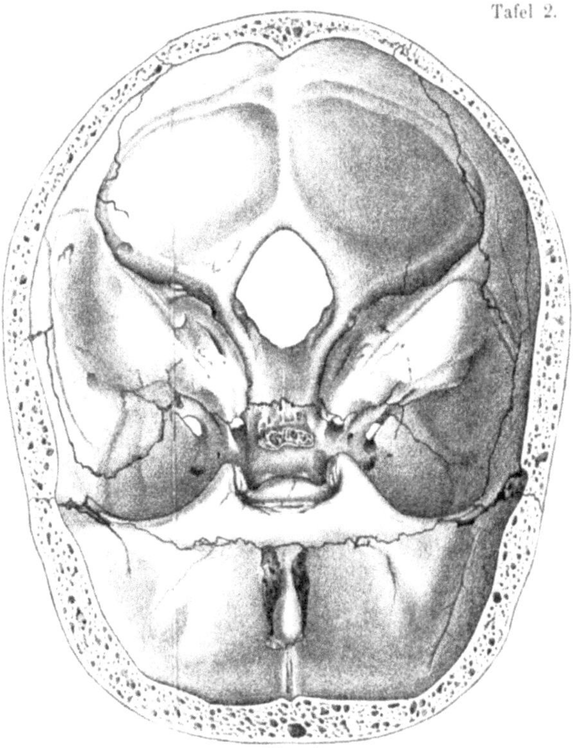

Fig. 3.

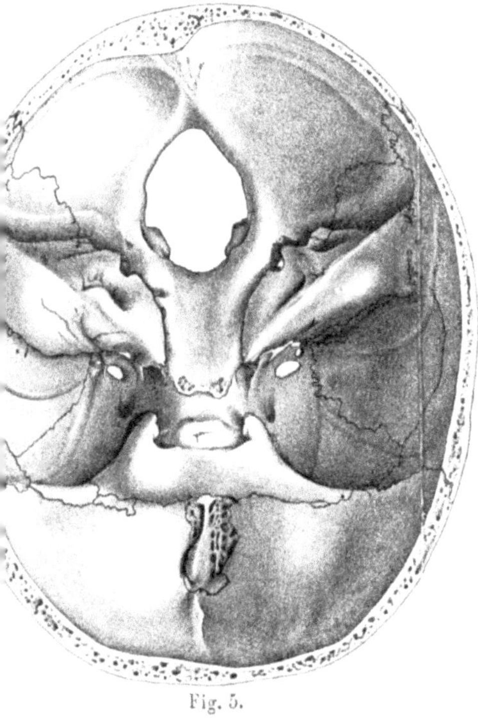

Fig. 5.

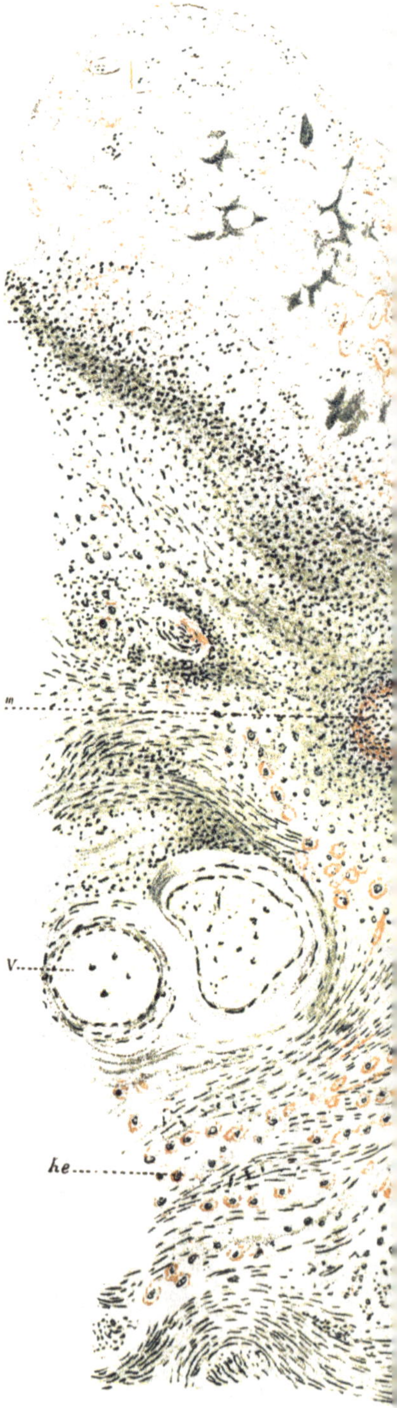
m
v
he

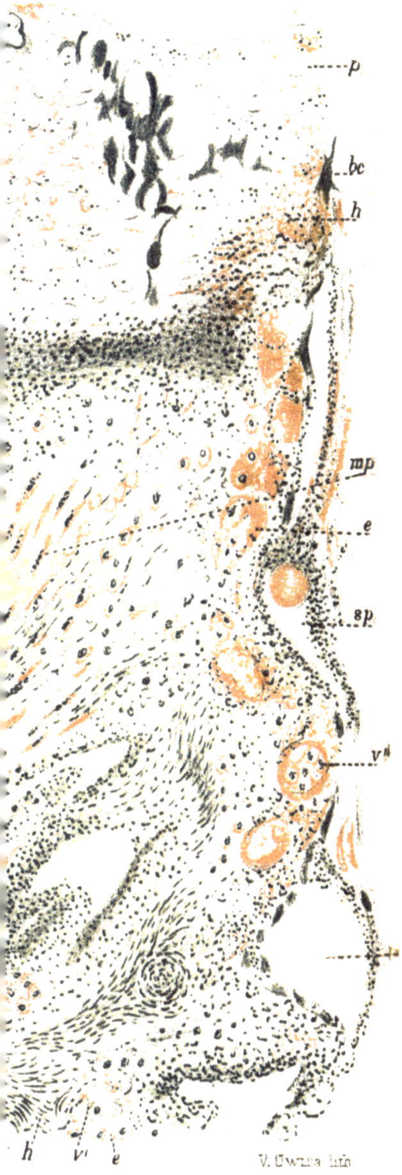
p
bc
h
mp
e
sp
v''
h
v'
e
V. Uwira lith.

Fig. 3.

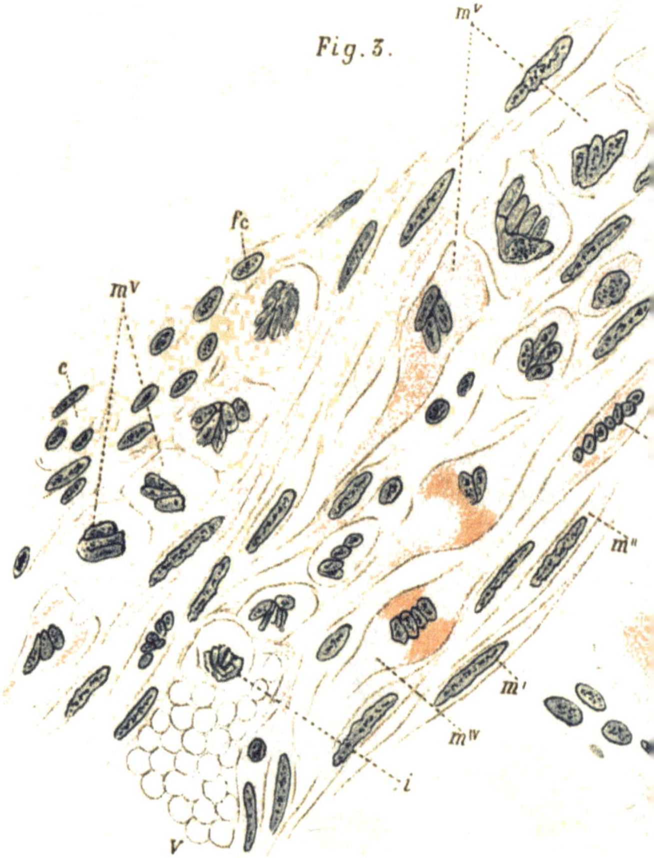

Fig. 2.

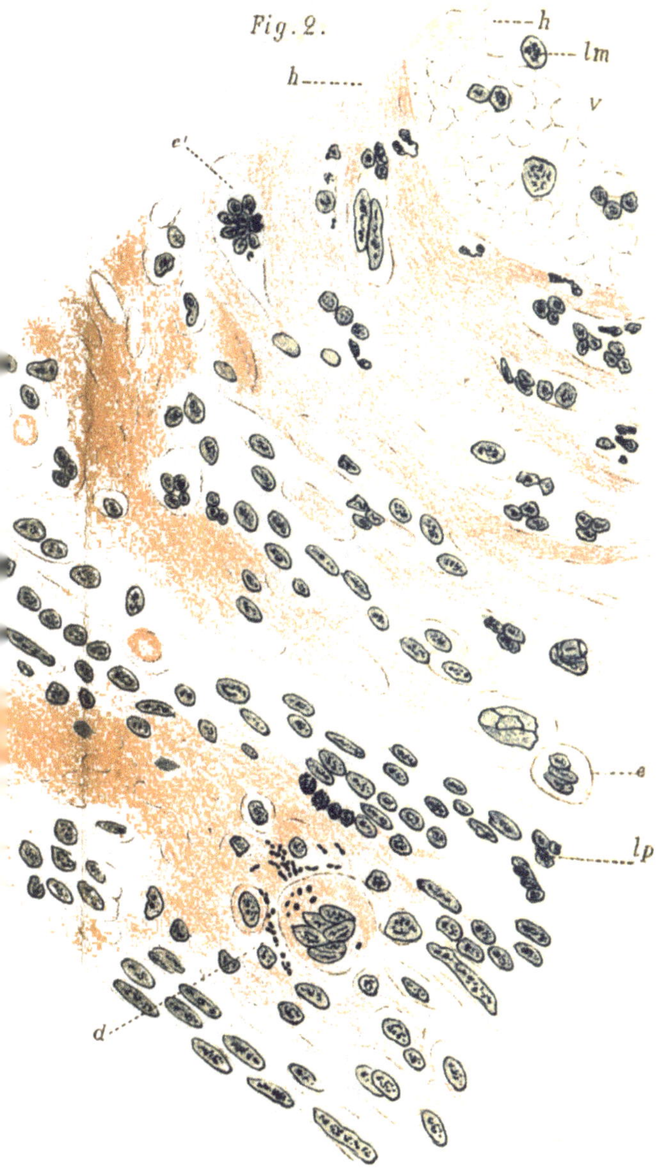

V. Uwira lith.

Fig. 1.

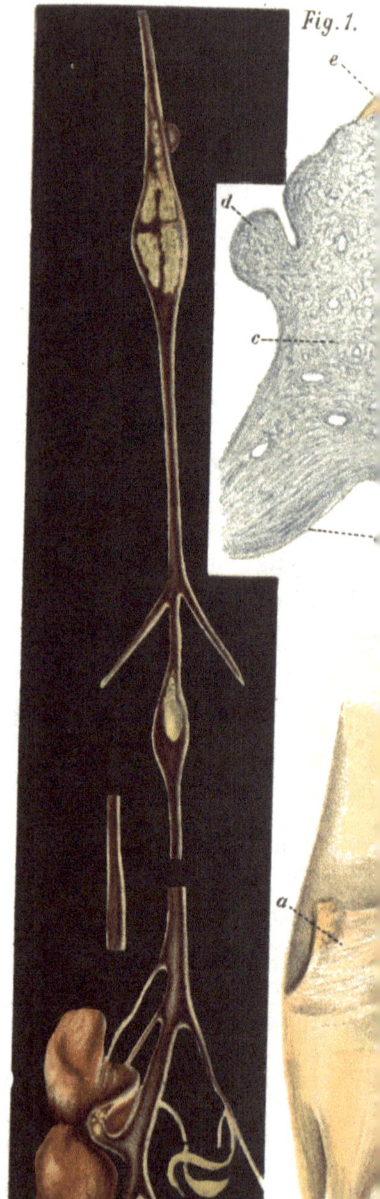

Taf. V.

Fig. 4.

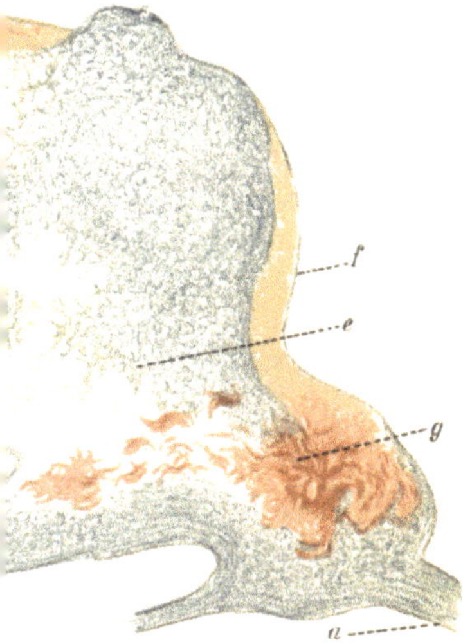

Fig. 2.

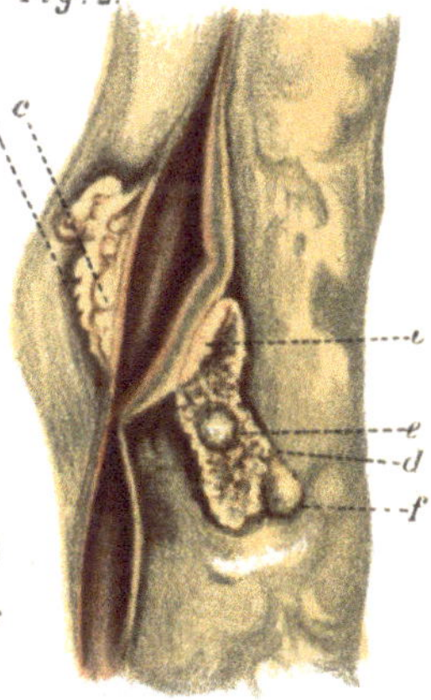

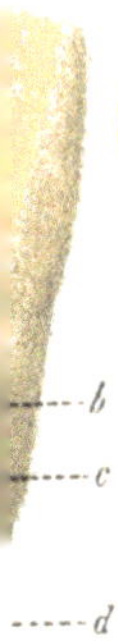

Fig. 3B.

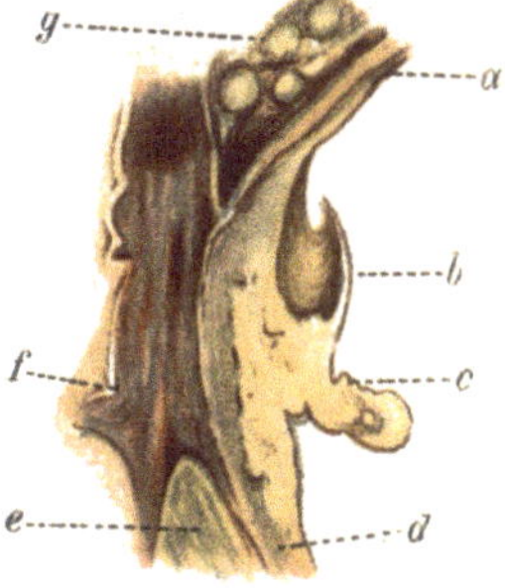

V. Uwira lith.

Fig. 1.

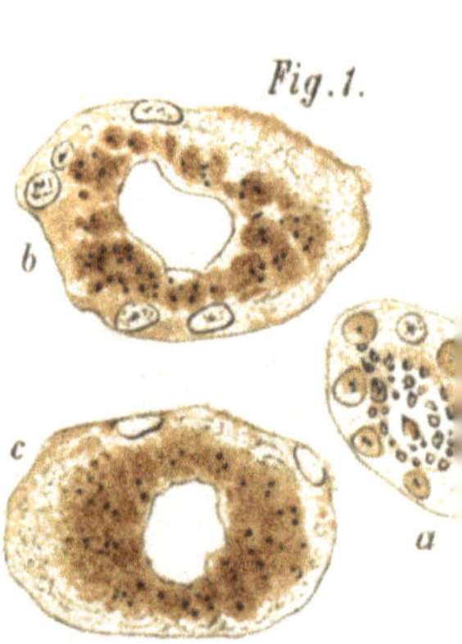

Fig. 3.

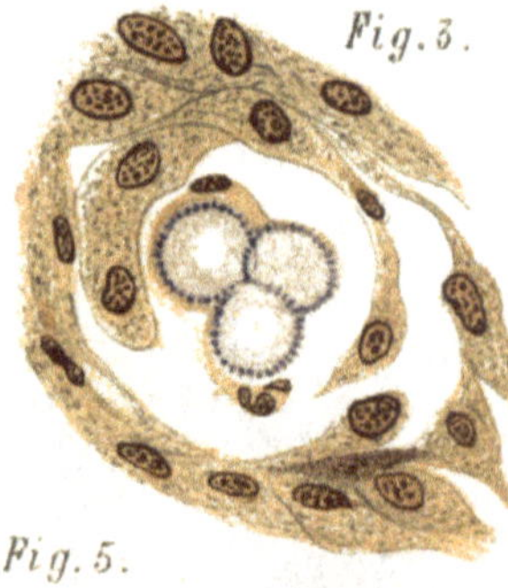

Fig. 5.

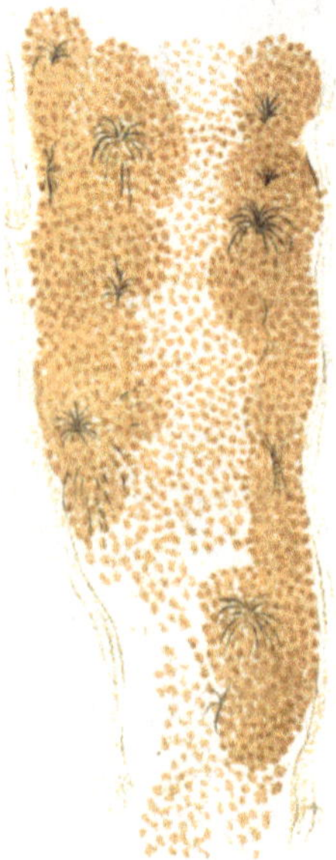

Taf. VI

g. 2.

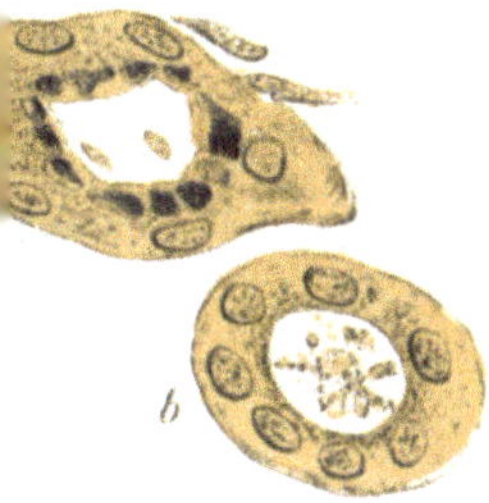

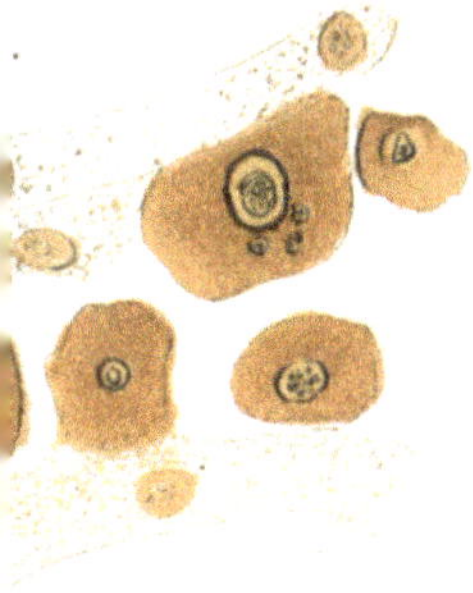

Fig. 6.

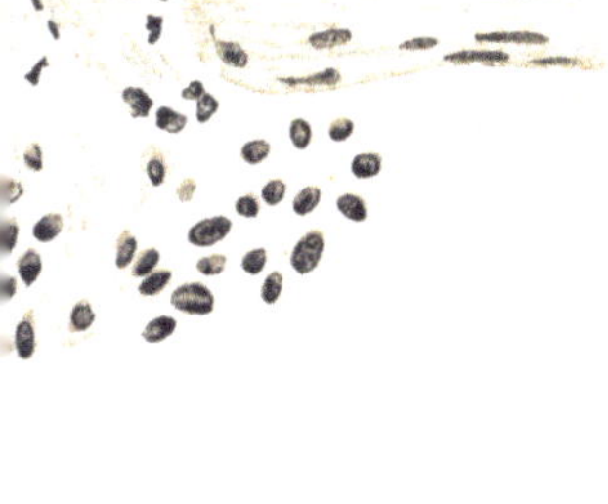

V. Uwira lith.

Fig. 1.

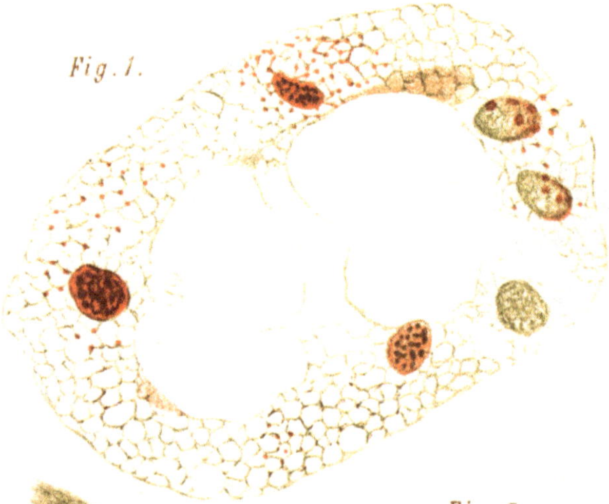

Fig. 3.

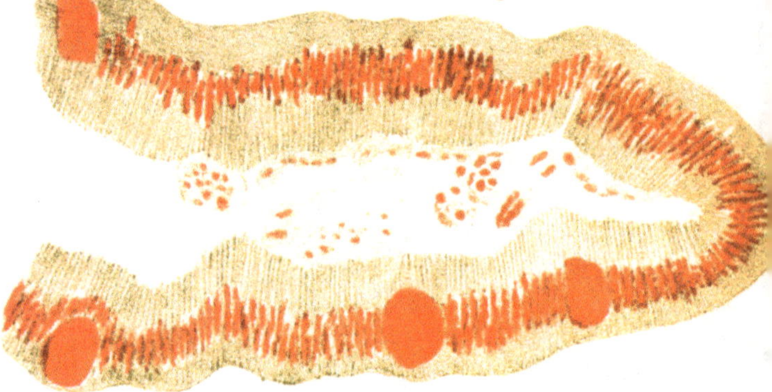

Fig. 7.

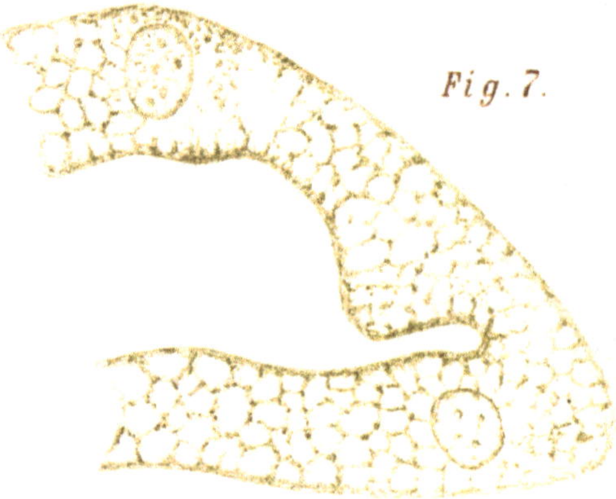

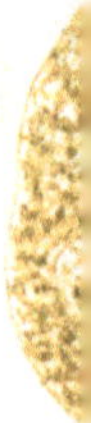

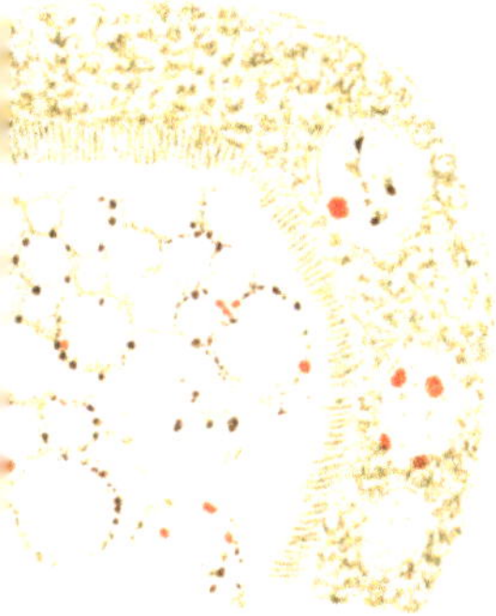

Fig. 4.

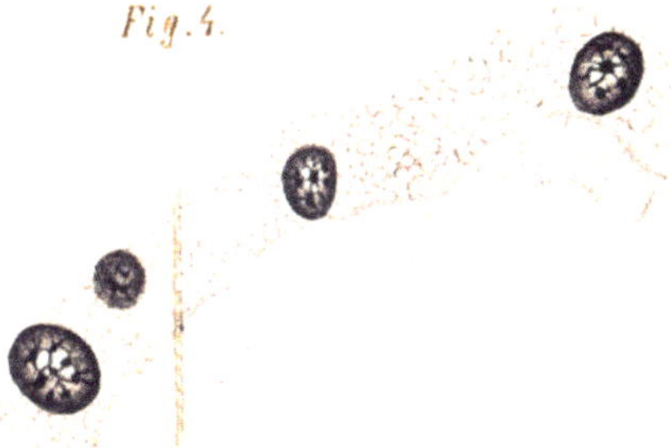

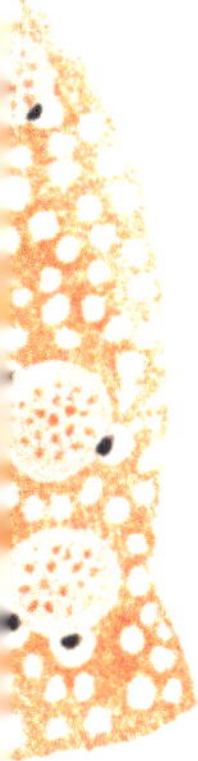

Fig. 6.

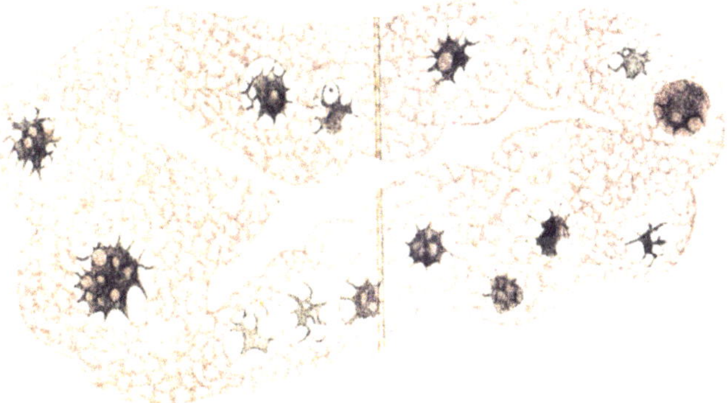

Fig. 8.

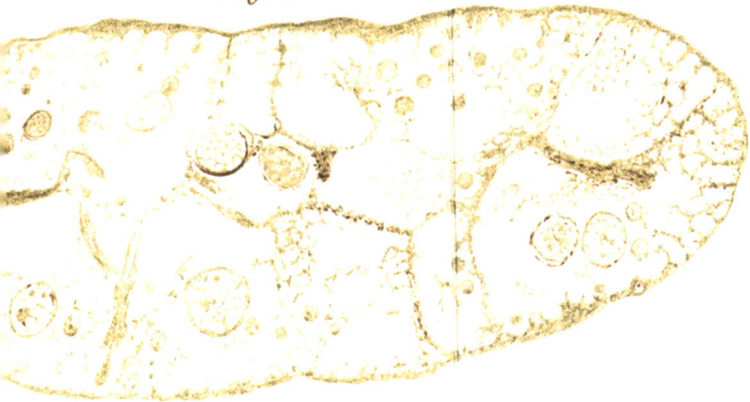

V. Uwira lith.

FSC
www.fsc.org
MIX
Papier | Fördert gute Waldnutzung
FSC® C083411

Kolibri 360 GmbH
Ferdinand-Jühlke-Straße 7
99095 Erfurt, Deutschland
produktsicherheit@kolibri360.de